Gerhard
Das Frauen-Gesundheitsbuch

Die Autorin

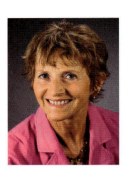

Prof. Dr. Ingrid Gerhard hat 30 Jahre lang an der Universitätsfrauenklinik in Heidelberg gelehrt, geforscht und Frauen betreut. Dort hat sie eine Ambulanz für Naturheilkunde und Umweltmedizin aufgebaut. Ihre jahrzehntelange Erfahrung mit schulmedizinischen und komplementären Heilmethoden möchte sie in diesem Buch an alle Frauen weitergeben.

Unter Mitarbeit von

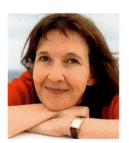

Iris Hammelmann. Sie befasst sich mit Themen der Naturheilkunde, des Wohlbefindens und des Sports. Sie arbeitet als freie Journalistin und Buchautorin.

Prof. Dr. med. Ingrid Gerhard
Unter Mitarbeit von Iris Hammelmann

Das Frauen-Gesundheitsbuch

Wo Naturheilverfahren wirken, wann Schulmedizin nötig ist

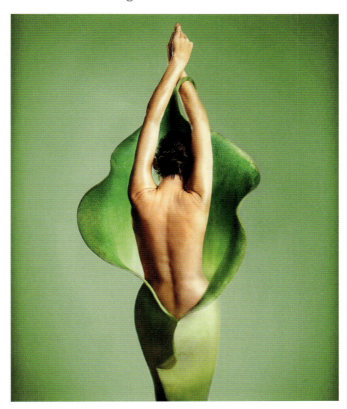

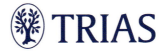

Inhalt

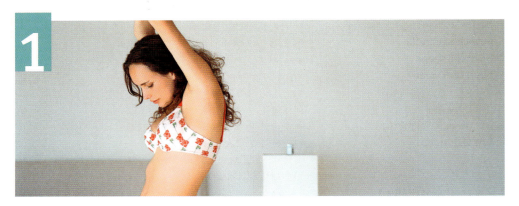

Geleitwort	9
Vorwort	10

Frau und Gesundheit · 13

Situation der Frau heute	14
▎ Was ist heute anders?	14
▎ Die verschiedenen Lebensphasen	15
Medizin heute	18
▎ Technik und Kostendruck	18
▎ Therapie statt Prophylaxe	18
▎ Symptomen auf den Grund gehen	19
▎ Der kleine Unterschied	20
Fazit für die Patientin	22
▎ Selbstinformation und -verantwortung	22

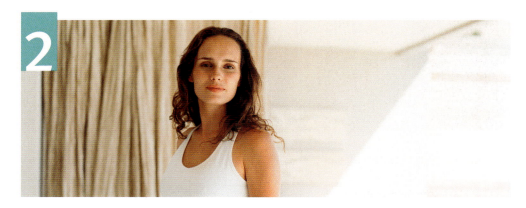

Methoden zur Gesunderhaltung · 25

Psychologische Methoden	26
▎ Energetische Methoden	26
▎ Verhaltenstherapie	27
▎ Weitere Methoden	29
Körperübungen und Meditation	30
Sport	31
▎ Stressabbau	31
▎ Kreislauftraining	32

▌ Muskelaufbau	32
▌ Gewichtskontrolle	33
▌ Glückshormone	34
▌ Sport für Frauen	35

Schlafen 37
▌ Das passiert im Körper 37
▌ Schlafstörungen 39

Sexualität 41
▌ Das passiert im Körper 41

Die Körperpflege 43
▌ Die Basis 43
▌ Verwöhnprogramm für besondere Lebensphasen 45

Vorsorge 46
▌ Vorsorgeuntersuchungen 46
▌ Impfungen 47

Ernährung 49
▌ Allgemeine Tipps 49
▌ Darmgesundheit 56
▌ Leberstoffwechsel 58
▌ Säure-Basen-Haushalt 59
▌ Diäten 61

Umwelt 63
▌ Negative Einflüsse 63
▌ Positive Einflüsse 69

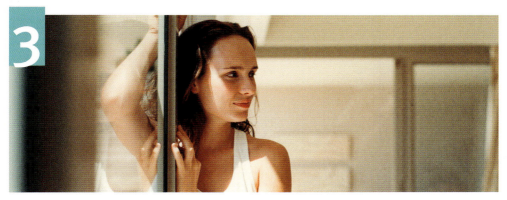

Methoden zum Gesundwerden 75

Special: Klassische Selbstbehandlung 76

Naturheilkundliche Therapie und Diagnostik 79
▌ Nahrungsergänzungen 79
▌ Von der Nahrung zum Medikament 91
▌ Homöopathie 95
▌ Traditionelle Chinesische Medizin (TCM) 99
▌ Sonstige Verfahren 101

Special: Erste Hilfe mit Naturheilmitteln 110

Konventionelle Therapie und Diagnostik 115
▌ Diagnoseformen 115
▌ Behandlungsformen 116

Inhalt

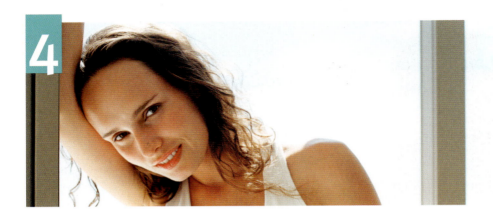

4 Frauentypische Erkrankungen   119

Die äußeren Geschlechtsorgane und Blase   120
- Entzündungen   120
- Geschlechtskrankheiten   130
- Senkung der inneren Beckenorgane   136
- Ungewollter Harnverlust   139
- Infekte der Harnwege   142

Gebärmutter und Umgebung   146
- Zysten am Gebärmutterhals   146
- Polypen   146
- Myome   148
- Unterleibsentzündung   150
- Endometriose   154

Die Eierstöcke   161
- Zyste am Eierstock   161
- Perlenschnur-Zysten   163

Die Brust   165
- Entzündung   165
- Zysten und gutartige Tumoren   167

Hormone aus dem Gleichgewicht   170
- Periodenstörungen   170
- Schmerzhafte Blutungen   177

Special: Die Hormone der Frau   180
- PMS   182
- Die Wechseljahre   185

Special: Happy Aging – fit und fröhlich alt werden   194

Fortpflanzung   195
- Kinderwunsch   195
- Schwangerschaft   201
- Wenn es traurig endet   209
- Verhütung   212

Special: Störungen der Sexualität   217

Angstdiagnose Krebs   221
- Brustkrebs   221
- Gebärmutterkrebs   228
- Mit Krebs umgehen   234

5

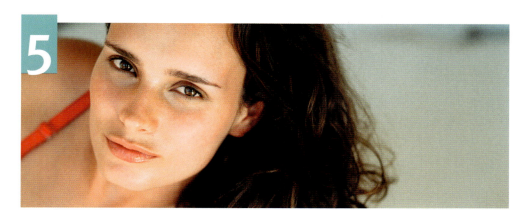

Allgemeine Erkrankungen	243
Special: **Erste Hilfe**	244
Erkältung & Co.	247
▎ Erkältung	247
▎ Folgeerkrankungen	248
Der Stoffwechsel	253
▎ Wenn Fett krank macht	253
▎ Zuckerkrankheit	256
▎ Fettstoffwechselstörungen	258
Herz-Kreislauf-Erkrankungen	260
▎ Niedriger Blutdruck	260
▎ Hoher Blutdruck	262
▎ Koronare Herzerkrankungen	264
▎ Aus dem Rhythmus	266
▎ Krampfadern	269
Gehirn und Nervensystem	273
▎ Wenn der Schädel brummt	273
▎ Schwindel	274
▎ Abschied vom Gedächtnis	276
Augen und Ohren	278
▎ Die Augen	278
▎ Die Ohren	281

Magen-Darm-Erkrankungen	285
▎ Es brennt	285
▎ Durchfall	287
▎ Verstopfung	289
▎ Chronisch entzündliche Darmerkrankungen	291
Leber und Gallenblase	295
▎ Leberentzündung	295
▎ Fettleber	296
▎ Gallensteine	298
Bewegungsapparat	299
▎ Rückenschmerzen	299
▎ Rheuma	301
▎ Osteoporose	308
▎ Hallux valgus	310
Haut und Haare	312
▎ Verschiedene Hauttypen	312
▎ Akne	312
▎ Haarausfall	314

Inhalt

Immunsystem und Allergien		316
Allergien		316
Neurodermitis		321
Asthma		322
Die Psyche		324
Stress und Burn-out-Syndrom		324
Schlafstörungen		327
Depressionen		328
Essstörungen		330

Anhang		333
Hersteller und Bezugsquellen		333
Tipps zum Weiterlesen und Adressen		335
Sachverzeichnis		343
Impressum		350

Geleitwort

Unser Leben sollen wir mit Verantwortung und Sorgfalt führen. Dazu brauchen wir Wissen – und das vorliegende Buch vermittelt uns solches in Hülle und Fülle.

„Das Frauengesundheitsbuch" ist eine echte Neuheit auf dem Büchermarkt. Dieser Ratgeber vermittelt einen umfassenden Überblick über Krankheiten, darüber, wie sie zu beurteilen und zu behandeln sind; und dies weit über den Bereich der typischen Frauenerkrankungen hinaus (oft handelt es sich um Krankheiten, die sowohl Männer wie Frauen erfassen). Gleichzeitig bekommen Sie, liebe Leserinnen, Anregungen, wie Sie sorgsam mit Ihrem Körper umgehen können, damit Geist und Seele sich darin wohl fühlen und idealerweise gar nicht erst erkranken.

Wegen der überreichen Fülle von Informationen ist es empfehlenswert, sich zunächst einen Überblick zu verschaffen, um das zu finden, was Sie schon immer wissen wollten. Am besten beginnen Sie mit dem allgemeinen Teil und suchen sich dann die Beschwerden und Krankheiten heraus, die momentan für Sie oder Ihre Lieben von Bedeutung sind. Auf diese Weise lernen Sie den Aufbau dieses wertvollen Buches kennen und können es als eine Art Nachschlagewerk jederzeit benutzen.

Sie lernen einerseits die Bereiche modernster Medizin besser zu verstehen, andererseits werden Sie mit den wichtigsten Formen der Naturheilkunde (Homöopathie, Traditionelle Chinesische Medizin etc.) vertraut gemacht und auf weiterführende Literatur sowie besondere Organisationen oder hilfreiche Webseiten hingewiesen.

Da die Frau ja meist Hüterin der Gesundheit in der Familie ist, wird dieses einzigartige und außerordentlich erfreuliche Buch Ihnen lebenslang eine große Stütze sein. So hoffe ich, dass viele Familien durch dieses kostbare Werk gerade über uns Frauen Rat und Hilfe finden werden.

Dr. Veronica Carstens
Essen, im Juli 2009

Fachärztin für Innere Medizin, Homöopathie

Gründerin der Karl und Veronica Carstens Stiftung (Deutschlands führende Wissenschaftsorganisation auf dem Gebiet der Komplementärmedizin)

Gründerin von Natur und Medizin (Europas größte unabhängige Patientenorganisation im Bereich Komplementärmedizin)

Vorwort

Das Bild der Frauen hat sich in den letzten Jahren gewaltig gewandelt. Längst sind sie nicht mehr „nur" Hausfrauen, sondern leiten, wie die Werbung es nennt, kleine Familienunternehmen. Auch im Umgang mit der Gesundheit hat sich einiges getan. Natürlich wird auch heute noch hier und da ein Pflaster geklebt oder der gute alte Kamillentee gekocht. Doch das ist bei weitem nicht alles. Die Frau ist heute eine Gesundheitsmanagerin für sich, ihren Partner, die Kinder und auch oft genug für Freunde.

Das will dieses Buch

Zugegeben, dieses Buch kann kein Medizinstudium ersetzen, auch nicht das Gespräch mit Ihrem vertrauten Haus- oder Frauenarzt. Trotzdem kann und soll es Sie auf Augenhöhe mit diesen Fachleuten bringen. Vermessen, finden Sie? Ich denke nicht. Ich habe versucht, Ihnen das Wichtigste zusammenzustellen, sowohl über Therapie- als auch über Untersuchungsmethoden, sowohl über Vorbeugung, Ernährung, Umwelteinflüsse als auch über Operations- und Bestrahlungstechnik, sowohl über typische Frauenerkrankungen als auch über Beschwerden, die genauso gut Ihren Mann, Sohn oder Vater treffen können.

Die prall gefüllten Kapitel sollen dafür sorgen, dass Sie wissen, was los ist, und die richtigen Fragen stellen können, statt von Fachchinesisch erschlagen zu werden bzw. durch fehlende Informationen allein gelassen zu sein. Das Ziel ist klar: Sie sollen wissen, was wirklich gut für Sie ist, anstatt sich aus Unwissenheit mit dem Zweitbesten zufrieden zu geben.

Zur Anwendung des Buches

Uns ist völlig klar, dass der riesige Umfang verschiedener Themen zwangsläufig dazu führt, dass einzelne Bereiche relativ kurz gefasst sind. Wenn Stoffe oder Methoden, wie Bachblüten, Schüsslersalze, Traditionelle Chinesische Medizin (TCM) oder Homöopathie in wenigen Seiten abgehandelt werden, heißt es nicht, dass ich sie für wenig wirksam oder hilfreich halte. Nur ist es sinnvoller, wenn Sie, nachdem Sie sich mit diesem Buch einen Überblick verschafft und die für Sie passenden Therapieformen gewählt haben, Details darüber in speziellen Ratgebern nachlesen. Eine Auswahl solcher monothematischer Bücher, die ich Ihnen ans Herz legen möchte, finden Sie im Anhang. Auf Dauer ist es ganz sicher sinnvoll, sich mit einer oder zwei Methoden intensiv zu beschäftigen. Wenn Sie sich ein bisschen spezialisieren, werden Sie im Umgang mit Mitteln und Anwendungen einfach sicherer.

Sie werden sehen, dass ich bei allen Beschwerden neben den klassischen Medikamenten der Schulmedizin auch immer verschiedene alternative Mittel nenne. Die sollen natürlich nicht alle gleichzeitig genommen werden. Wählen Sie das Mittel aus, das Ihnen nach Rücksprache mit einem Fachmann empfohlen wird, von dem Sie schon gehört haben, oder das Sie ein-

Vorwort ◀

fach spontan anspricht. Jeder Körper reagiert anders, jeder Mensch hat bestimmte Vorlieben. Probieren Sie aus! Was Ihnen gut tut, ist vielleicht auch für Ihre Freundin oder Tochter geeignet. Versteifen Sie sich aber nicht darauf. Eventuell reagiert sie auf ein anderes Präparat viel besser.

Bei der von mir vorgeschlagenen Auswahl an Nahrungsergänzungen und Medikamenten (und Firmen) besteht kein Anspruch auf Vollständigkeit. Ich habe die ausgewählt, mit denen ich selbst in der Ambulanz für Naturheilkunde gute Erfahrungen gemacht habe, oder die ich im Hinblick auf Anbau, Herstellungsverfahren, Zusammensetzung und Ökologie für empfehlenswert erachte. Berücksichtigen Sie bitte, dass die Beipackzettel aus formalen Gründen oft nicht die Angaben enthalten, die Sie in diesem Buch finden. Lassen Sie sich nicht verunsichern, und nehmen Sie eventuell Kontakt mit dem Hersteller auf. Im Anhang finden Sie alle wichtigen Adressen.

Im vierten Kapitel finden Sie die Erkrankungen, die Sie als Frau betreffen können. Das ist ein Schwerpunkt dieses Buches, weshalb sie ausführlicher geschildert sind als die allgemeinen Erkrankungen, die beide Geschlechter betreffen. Letztere sind im fünften Kapitel an der Reihe. Dort gemachte Vorsorge- und Therapievorschläge gelten, wenn nicht anders angegeben, auch für den Mann.

Mir ist klar, dass viele Fragen für Sie offen bleiben. Besprechen Sie die mit Ihren Ärzten. Und schauen Sie regelmäßig in mein Magazin:

Gut zu wissen

Die Therapievorschläge in Kapitel 4 und 5 sind unterteilt in konventionelle, alternative und unterstützende Maßnahmen. Die alternativen sind für Sie gedacht, wenn Sie – zumindest zeit- oder versuchsweise – ohne die konventionellen auskommen möchten. Die unterstützenden Möglichkeiten können ergänzend zu konventionellen und alternativen Methoden genutzt werden.

www.netzwerk-frauengesundheit.com, in dem ich Sie über weitere seltenere Krankheiten informiere und in das ich aktuelle Informationen, die noch nicht im Buch stehen, stelle.

Ich wünsche Ihnen, dass Sie gesund und fröhlich bleiben oder werden!

Ihre
Prof. Dr. med. Ingrid Gerhard
Heidelberg, im Juli 2009

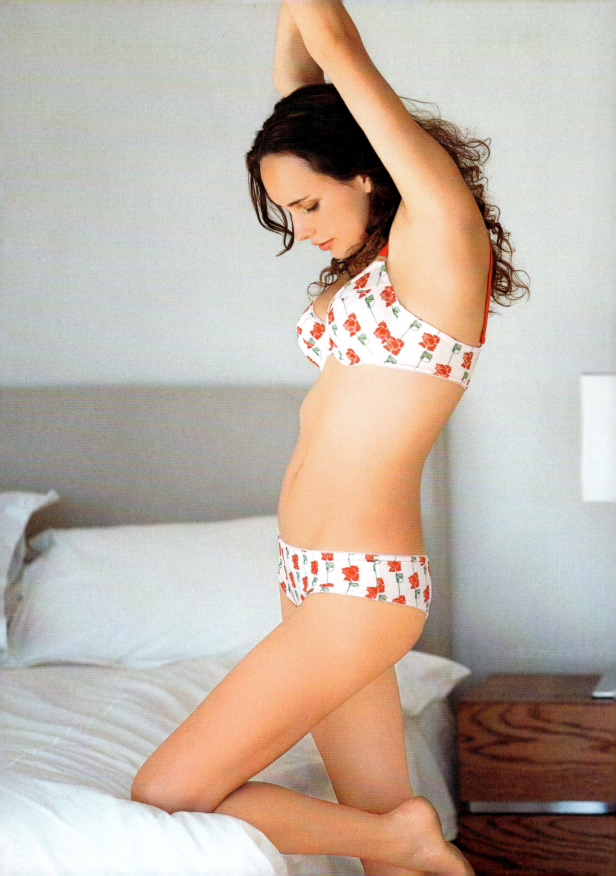

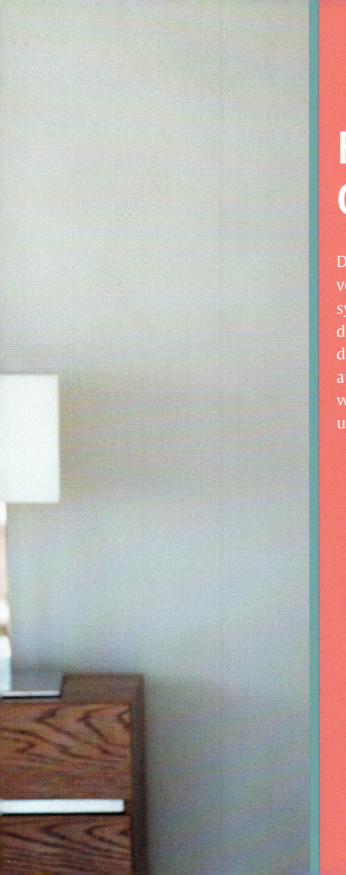

Frau und Gesundheit

Die Frauen haben sich verändert, das Gesundheitssystem hat sich verändert und die Medizin selbst auch. Als ob das nicht genug wäre, ist es auch noch ein Unterschied, welches Geschlecht ein Patient und welches der Arzt hat.

Frau und Gesundheit

Situation der Frau heute

Die Entwicklung unserer Umwelt scheint immer schneller voran-
zuschreiten. Mit ihr entwickeln auch wir uns. Selbstverwirklichung und
Selbstbestimmung scheinen die dominierenden Schlagworte zu sein,
wenn es um moderne Frauen geht. Tatsächlich haben wir uns
glücklicherweise weit von der Frau des 19. Jahrhunderts entfernt,
die zum Teil noch nicht einmal bei der Wahl des Ehemannes ein
Mitspracherecht hatte.

Was ist heute anders?

Das klassische „Kinder, Küche, Kirche" von
damals wurde von „Karriere, Kinder, Körperkult" abgelöst. Das bedeutet, dass die Frau
von heute sich weitgehend über ihre
Karriere definiert. Eigenes Geld zu verdienen, hat einen hohen Stellenwert. Wer sich
eigentlich für eine Familie entscheidet, um
sich ausschließlich Erziehung und Haushalt
zu widmen, gerät in ein zweifelhaftes Licht.
Kinder? Ja, aber nicht nur – sondern auch.
Das führt zur Doppelbelastung, denn noch
immer bleibt der Umgang mit dem Nachwuchs, das Kochen und Putzen und das
durch die Berufstätigkeit von Mann und Frau
komplizierter gewordene Organisieren des
Familienlebens überwiegend Frauensache.

Das Frauenbild – rein optisch

Der dritte Begriff, mit dem wir die moderne Frau beschrieben haben, lautet Körperkult. Nicht jede Frau läuft ins Fitness-Stu-
dio. Aber wenn von einem Bild die Rede ist,
können Äußerlichkeiten nicht außer Acht
gelassen werden. Schon gar nicht, da unser

heutiges Frauenbild stark von Äußerlichkeiten geprägt wird. In den Medien sehen
wir sie ständig, die schöne schlanke Frau,
die stets modisch gekleidet ist und regelmäßig zum Friseur geht. Sie joggt, Junior in
einem coolen Wagen vor sich her schie-
bend, und macht Wellness. Uns wird der
Entwurf eines Superweibes, eins mit der
Natur und technisch auf dem neuesten
Stand, kreativ und bodenständig, mütter-
lich und sexy, selbständig, erfolgreich,
voller Energie und anlehnungsbedürftig
sanft als Realität verkauft.

Nicht zu schaffen: Scharen von Frauen
eifern diesem vermeintlichen Ideal nach
und haben natürlich keine Chance, es je zu
erreichen. Das führt zu großem Druck, die
Selbstbestimmung geht verloren, kaum
dass sie greifbar war. Zwar haben sich die
Emanzipationskämpferinnen des 20. Jahrhunderts von einigen Zwängen befreien
können, doch stecken wir heute in neuen
fest, die uns nicht selten in Identitätskrisen
oder Burn-out treiben.

Situation der Frau heute ▶

Die verschiedenen Lebensphasen

Jede Frau macht eine Entwicklung vom Kind zur Erwachsenen durch. Das bringt nicht nur starke seelisch-geistige Veränderungen mit sich, vom verspielten Mädchen über die rebellierende Jugendliche zur selbständigen verantwortungsvollen Erwachsenen, sondern natürlich auch körperliche, die auch optisch mehr oder weniger deutlich sichtbar sind.

Pubertät und Erwachsenwerden

Schon mit acht oder neun Jahren beginnt bei einem gesunden, unter normalen Bedingungen heranwachsenden Mädchen die Vorbereitung auf die Pubertät. Die Eierstöcke produzieren vermehrt Östrogene, die in das Blut gelangen. Durch den Einfluss der weiblichen Hormone erhalten die Geschlechtsorgane gewissermaßen den Startschuss, sich zu entwickeln. Brust, Scheide und Gebärmutter reifen und verändern sich.

Auch männliche Sexualhormone spielen eine Rolle. In den Nebennieren werden nämlich Androgene gebildet, die dafür sorgen, dass sich ganz allmählich Scham- und Achselhaare bilden und länger werden. Während die Jungen mitten in der Pubertät einen Bart bekommen und ihren Stimmbruch haben, zeigen sich beim weiblichen Geschlecht vor allem Rundungen an den Hüften und der Brust. Die so genannte Menarche, also die erste Menstruation, tritt auf. Es hat zuvor jedoch noch kein Eisprung stattgefunden. Fast immer gehen dem ersten Eisprung und der darauf folgenden ersten echten Menstruation meh-

rere solcher so genannter anovulatorischen Zyklen voraus. Die Geschlechtsreife tritt bei einigen Mädchen bereits mit zehn oder elf Jahren ein.

Die zweite interessante Phase nach der Pubertät ist die zwischen etwa 20 und 35 Jahren. Jetzt ist das Mädchen Frau und muss sich entscheiden, ob sie Kinder haben will oder nicht. Ihr Körper steht „gefühlt" in der Blüte. Sie ist leistungsfähig und voller Energie.

Zweite Lebenshälfte

Etwa um das 40. Lebensjahr beginnt wiederum eine spürbare Veränderung, bei vielen Frauen heutzutage ein regelrechter Wendepunkt. Einerseits gehen einige Fachleute davon aus, dass jetzt bereits das Altern, im Sinne von Nachlassen der Körperfunktionen, einsetzt. Andererseits fühlen sich viele Frauen so gut wie noch nie. Die Kinder stehen auf eigenen Füßen, und im Job ist eine Position erreicht, in der man sich wohl fühlt. Unsicherheiten aus jüngeren Jahren weichen einem Selbstbewusstsein, das verkündet: „Das bin ich, das will ich, das kann ich!"

Aber: Gerade jetzt lauert die Gefahr, den eigenen Körper über den beruflichen Erfolg und die zahlreichen Möglichkeiten von Vergnügungen zu vergessen. Dabei beginnt schon jetzt der Abbau von Knochen- und Muskelmasse. Wer viel um die Ohren hat, pflegt aus körperlicher Sicht vielleicht trotzdem einen „passiven" Lebensstil, der neuen Erkenntnissen zufolge dafür verant-

Frau und Gesundheit

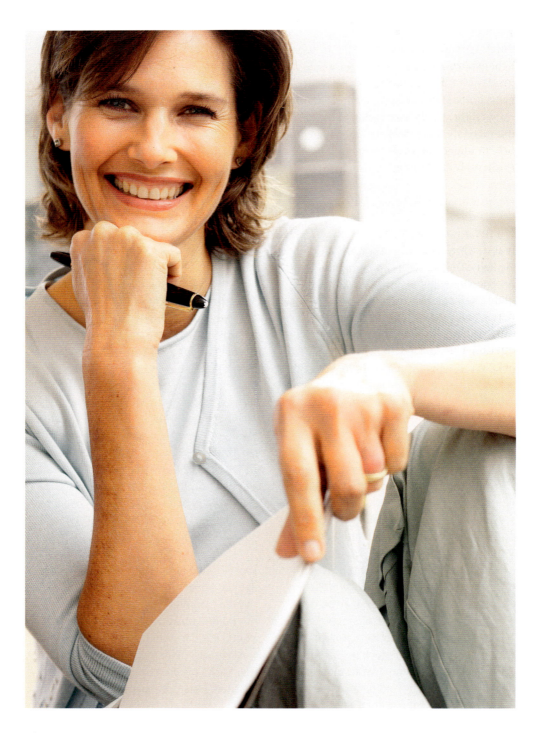

Situation der Frau heute ◄

wortlich ist, dass der Alterungsprozess dadurch schneller in Gang kommt und deutlicher spürbar ist. Anti oder Better Aging ist in aller Munde. Das Beste, was Sie für sich tun können: Sorgen Sie ab Mitte oder Ende 30 verstärkt für eine gesunde Lebensweise mit ausgewogener Ernährung, körperlichem und geistigen Training und ausreichend Entspannung.

Wechseljahre und Alter

Der Abbau von Knochendichte und Muskelmasse schreitet beschleunigt voran, wenn Sie keine Gegenmaßnahmen ergreifen. Die Arterien verengen sich und weisen vermehrt Kalkablagerungen auf. Ganz besonders gravierend sind die Veränderungen durch die immer mehr zurückgehende Produktion und Ausschüttung der weiblichen Sexualhormone. Die Wechseljahre mit all

ihren möglichen Begleiterscheinungen setzen ein (S. 185). Zudem sinkt die Zahl der Immunzellen und der Sinneszellen, die etwa für das Hören zuständig sind. Das bedeutet zum einen, dass die Infektanfälligkeit wächst, zum anderen, dass die Wahrnehmung von akustischen und auch optischen Eindrücken sinkt.

Aber keine Angst: Wenn Sie sich bemühen, körperlich und geistig fit zu bleiben, werden Sie mit 60 Jahren ein biologisches Alter wie unsere Vorfahren mit 40 Jahren haben, das stellten namhafte Wissenschaftler kürzlich fest. Und noch etwas Positives hat diese Lebensphase: Sie werden erfahrener, weiser, müssen weniger Verantwortung für andere übernehmen, sondern können es sich wirklich gönnen, mehr für sich selber und ihre persönliche Entwicklung zu tun.

Frau und Gesundheit

Medizin heute

Der Landarzt, der nicht nur Blutbild und Röntgenaufnahmen seiner Patienten kennt, sondern auch deren Familie und Lebensgeschichte, existiert fast nur noch im Fernsehen. Medizinischer Fortschritt ist gut, daran besteht kein Zweifel. Doch sollte die Technik nicht über allem stehen. Einerseits profitieren die Patienten, andererseits verkümmern sie zu Nummern in einem riesigen Wirtschaftsapparat.

Technik und Kostendruck

Der moderne Medizinbetrieb hat kaum Platz für Mitgefühl oder Menschlichkeit. Dafür fehlt schlicht die Zeit. Moderne Maschinen und Instrumente müssen regelmäßig gewartet und vor allem genutzt werden, um sich zu rechnen. Das erfordert in Krankenhäusern eine straffe Organisation, die Arbeitsschritte minutiös in Tagespläne einteilt. Kliniken und Praxen spezialisieren sich. So geht der Blick auf das gesamte Individuum verloren. Und: High-Tech-Geräte müssen sich bezahlt machen. Das kann dazu führen, dass aus wirtschaftlicher Überlegung statt ausschließlich aus medizinischer Notwendigkeit Untersuchungen und Therapien bis hin zu Eingriffen durchgeführt werden.

Therapie statt Prophylaxe

Grundsätzlich muss man sagen, dass Mediziner in den westlichen Industrieländern erst auf den Plan treten, wenn jemand krank ist. Während in ländlichen Regionen Chinas Ärzte noch dann einen guten Ruf genießen, wenn ihre Patienten keinerlei Beschwerden bekommen, geht es in Europa ausschließlich darum, bereits vorhandene Gebrechen zu bekämpfen. Ein einfaches Beispiel: Obwohl eine Schreibtischarbeiterin mit Krankengymnastik und Massagen den Zustand ihrer Halswirbelsäule erheblich verbessern könnte, bewilligt die Krankenkasse nur sechs Anwendungen. Zahlt sie keine weiteren Behandlungen aus eigener Tasche, muss sie mit chronischen Schäden durch die permanente Fehl- und Überbelastung rechnen.

An der falschen Stelle gespart
Immer wieder ist im Zusammenhang mit dem Gesundheitswesen von einer Kostenexplosion die Rede. Kein Wunder, rund

Medizin heute

240 Milliarden Euro kostet es in der Bundesrepublik jährlich. Sparen ist da sicher nicht verkehrt. Doch an welcher Stelle lohnt es sich wirklich, Geld auszugeben, bzw. Budgets zu kürzen? Im Jahr 2000 wurden „nur" 29,4 Milliarden für einen Posten ausgegeben, der die Prävention, Transporte, Forschung und Ausbildung zusammenfasst. Fast die Hälfte der Gesamtkosten wird gebraucht, um die immer älter werdenden Menschen zu versorgen. Wiederum davon muss mehr als die Hälfte aufgewendet werden, um Herz-Kreislauf-Erkrankungen, Beschwerden des Bewegungsapparates, psychische Störungen und Erkrankungen des Verdauungstraktes zu behandeln. Die Kosten in all diesen vier Gruppen könnten durch günstigere vorbeugende Maßnahmen erheblich gesenkt werden.

Symptomen auf den Grund gehen

Bestimmt kennen Sie das selbst. Sie haben Kopfschmerzen und nehmen dagegen eine Tablette. Das hilft. Jedenfalls für den Moment. Wenn Sie sich nicht damit befassen, woher das Symptom kommt, wird es Sie immer wieder behelligen. In diesem Fall könnten Verspannungen dahinter stecken. Werden die gelöst, tritt der Schmerz erst gar nicht auf, und die Tabletten könnten eingespart und dem Organismus erspart werden.

Gegenbewegung
Wird nur ein Symptom behandelt, ist die Unzufriedenheit nicht weit. Immer mehr Patientinnen wünschen sich einen Arzt, der die Zusammenhänge erkennt, der weiß, wenn ein Problem zuerst in Angriff genommen wird, löst sich ein anderes unter Umständen von ganz allein. Verschiedene Heilmethoden aus der alten Volksmedizin mit Jahrtausende alter Tradition oder auch neueren Datums setzen hier an und schreiben Ganzheitlichkeit groß. Dazu gehören zum Beispiel Homöopathie, Anthroposophie oder auch die Traditionelle Chinesische Medizin. Einerseits etablieren sich diese Methoden heutzutage zunehmend, andererseits sind viele Frauen nicht zufrieden, wenn sie ausschließlich „alternativ" therapiert werden. Sowohl mit apparativen und Labormethoden als auch mit ganzheitlicher Anamnese soll der Arzt die Ursache ihrer Beschwerden finden. Wie so oft im Leben gilt auch im Gesundheitswesen: Der Mix macht's.

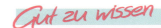

IGEL-Leistungen

Leistungen, die Ihre Krankenkasse nicht vorsieht, nennt man IGEL-Leistungen (Individuelle Gesundheitsleistungen). Das sind medizinische Vorsorge- oder Wunschleistungen, die Ihnen nach der Gebührenordnung für Ärzte berechnet werden. Manche können durchaus wichtig für Sie sein, lassen Sie sich daher von Ihrem Arzt gründlich und schriftlich über die Kosten und die Konsequenzen der Untersuchungen aufklären.

Frau und Gesundheit

Nicht „entweder oder" sondern „auch"

Integrative Medizin ist das Stichwort. Tatsächlich wünschen sich mehr als 80% der Frauen einen Arzt, der sich mit Naturheilverfahren auskennt. Doch sie wollen – oder können es sich aus Kostengründen nicht leisten – keinen, der sich darauf beschränkt. Der ideale Arzt der Zukunft begleitet die Frau gewissermaßen vom Kindes- bis in das Seniorenalter. Er klärt sie über die verschiedenen infrage kommenden Diagnose- und Therapiemöglichkeiten auf, erklärt ihr die Vor- und Nachteile der

Leistungen, die sie zusätzlich haben kann, aber selbst bezahlen muss, und versetzt sie in die Lage, aktiv Gesunderhaltung zu betreiben und leichte Beschwerden selbst zu behandeln.

Wenn wir wollen, dass immer mehr Ärzte, nicht nur Frauenärzte, ihre Patientinnen als informierte Partnerinnen ernst nehmen, müssen wir dies deutlich machen. Das geht zum Beispiel, indem Sie sich einem Arzt anvertrauen, für den integrative Medizin kein Fremdwort ist.

Der kleine Unterschied

Frauen und Männer sind anders. Und zwar nicht nur, weil vielleicht die einen besser einparken und die anderen besser zuhören können. Auch körperlich biologisch unterscheiden sich die Geschlechter natürlich. Was eigentlich völlig selbstverständlich sein sollte, hat bisher nur in geringem Maße dazu geführt, dass Frauen und Männer aus unterschiedlichen Blickwinkeln betrachtet werden, wenn sie eine Arztpraxis betreten. Dabei beschränkt sich Frauenmedizin längst nicht auf Frauenleiden. Und geschlechtsspezifische Medizin meint nicht nur Erkrankungen der jeweiligen Geschlechtsorgane. Sie geht viel weiter. Ein Beispiel: Männer sind generell eher Vorsorgemuffel und schlucken lieber eine Tablette als ihren Lebensstil zu überdenken. Sie müssen also ganz anders an Verhaltensänderungen herangeführt werden. Oder: Frauen nehmen Schmerzen anders wahr als Männer. Trotzdem wird bisher zu wenig unterschieden. Das wird deutlich, wenn

man bedenkt, dass bestimmte Medikamente nicht oder kaum an Frauen getestet werden. Ein noch sehr junger Zweig der Medizin, die so genannte Gender Medizin (Gender, engl. = Geschlecht) befasst sich genau mit diesen Unterschieden und setzt sich zum Ziel, sie zum Wohle beider Geschlechter in Zukunft mehr zu berücksichtigen.

Wieso Frauen anders krank sind

Es fängt mit den Genen an und hört bei den Hormonen auf, könnte man sagen. Zum Thema Gender Medizin gibt es eigene Bücher, die ich Ihnen sehr empfehlen kann. Schon folgender kleiner Überblick dürfte allerdings klar machen, warum gleiche Diagnostik und Therapie nicht zum gleichen Erfolg führen kann.

Hinzu kommen Faktoren der Umwelt. Früher wurde die Arbeitswelt von Männern

Medizin heute ◀

Gut zu wissen

Rein biologische Unterschiede

- Der Chromosomensatz ist anders, einmal XX, einmal XY.
- Männliche und weibliche Hormone sind in unterschiedlicher Gewichtung vorhanden.
- Der Stoffwechsel funktioniert anders.

- Gewicht und Umfang der inneren Organe und des Gehirns unterscheiden sich.
- Die Gehirnaktivität ist unterschiedlich.
- Knochen- und Gefäßdicke weichen ebenso voneinander ab wie der Umfang der Muskelmasse.

dominiert. Heute stehen auch Frauen „ihren Mann", versorgen nicht selten allein eine Familie. Damit kommen Anforderungen und Belastungen auf sie zu, die noch vor 50 Jahren fast ausschließlich Männer krank gemacht haben. Und auch vermeintlich typisch männliche Verhaltensweisen werden zunehmend übernommen, unangenehme Konsequenzen inklusive. Der wachsende Konsum von Zigaretten und Alkohol bei Frauen schon in jungen Jahren ist nur ein Beispiel dafür.

Trotzdem haben Frauen und Männer auch heute noch beispielsweise eine sehr unterschiedliche Art zu kommunizieren. Während sie sich ausführlicher mitteilen will, bringt er, übertrieben gesagt, kein Wort heraus. Kommunikation ist keine Einbahnstraße. Nicht nur die Art sich auszudrücken, unterscheidet sich, sondern auch das, was bei dem Gegenüber ankommt. Daraus resultieren Fehldiagnosen und auch Fehler in der gewählten Therapie.

Arzt oder Ärztin?

Kaum zu glauben: Zu Beginn des 19. Jahrhunderts wurde Frausein an sich als Krankheit angesehen. Der Mann wurde als Modell für den gesunden Menschen begriffen. Erfreulicherweise haben wir uns weit von einer solchen Sichtweise entfernt.

Frau und Gesundheit

Fazit für die Patientin

Sie haben jetzt einen Überblick über die heutige Situation der Medizin und damit über Ihre Situation als Patientin. Nun ist es an Ihnen, das Beste daraus zu machen. Indem Sie dieses Buch zur Hand genommen haben, haben Sie bereits den ersten Schritt zu Ihrem Wohlbefinden und Ihrem Gesundheitsschutz getan. Tun Sie noch mehr!

Selbstinformation und -verantwortung

Fühlen Sie sich aufgefordert, selbst Verantwortung für sich und Ihre seelische und körperliche Gesundheit zu übernehmen! Damit ist nicht gemeint, dass Sie sich selbst diagnostizieren und behandeln sollen. Es geht viel mehr darum, dass Sie erkennen: Auch in der Medizin gibt es nicht immer richtig und falsch. Es gibt nur: für Sie ideal oder für Sie eher nicht geeignet. Darum sollten Sie an Entscheidungen weitestgehend beteiligt sein. Das funktioniert aber nur, wenn Sie auch wissen, wovon die Rede ist. Magazine, wie die Apotheken Umschau oder der Diabetiker Ratgeber helfen Ihnen, auf einem aktuellen Stand zu sein.

Wenn Sie speziell Naturheilkunde und Homöopathie nutzen wollen, dann werden Sie Mitglied bei Natur und Medizin, der Fördergemeinschaft der Karl und Veronica Carstens Stiftung (www.naturundmedizin. de). Dort erhalten Sie fundierte Informationen zur Wirksamkeit von naturheilkundlichen Verfahren und werden über Möglichkeiten und Grenzen der alternativen Medizin aufgeklärt. Regelmäßig erscheinen

Patientenratgeber, die Zeitschrift „Natur und Medizin" und die Informationsserie „Kompass Komplementärmedizin". Mit den Mitgliederbeiträgen und Spenden an Natur und Medizin wird die Forschungsarbeit der Carstens-Stiftung zu Naturheilverfahren und Homöopathie finanziert. Gleichzeitig profitiert Natur und Medizin von deren wissenschaftlicher Kompetenz.

Die zweite Meinung

Wenn es um Information und Verantwortung geht, ist eine Ärztemeinung manchmal nicht genug. Sie sollen nicht ermutigt werden, bei leichten Erkrankungen immer mehrere Ärzte aufzusuchen, was zu höheren Kosten aber bestimmt nicht zu einem besseren Resultat führen würde. Geht es aber um schwerwiegendere Dinge, ist es sehr oft sinnvoll, mindestens eine zweite Meinung einzuholen. Nicht jeder Mediziner hat mit allen Bereichen des menschlichen Körpers oder der Seele im gleichen Maß Erfahrungen. Und zuletzt gibt es einfach Diagnosen, die auch einen gestande-

Fazit für die Patientin ◄

nen Arzt herausfordern. Die Auswertung einer Mammographie etwa verlangt viel Erfahrung und ist dennoch nicht einfach. Deshalb ist es sinnvoll, wenn die Röntgenaufnahmen der Brust immer von zwei Fachleuten unabhängig voneinander betrachtet werden. Sollten die Diagnosen nicht übereinstimmen, wird eine dritte Meinung eingeholt.

Sie sollten sich um eine zweite Meinung kümmern, wenn:
- Sie dem Arzt, der die Diagnose gestellt hat, nicht vertrauen.
- Ihnen nicht genug über die Anzeichen, die zu der Diagnose geführt haben, und die weitere Vorgehensweise erklärt wurde.
- die Diagnose so schwerwiegend ist, dass sie ernste Konsequenzen für Ihr Leben hat.
- es sich um eine eher seltene Erkrankung handelt, und Sie wissen, dass es dafür Spezialisten gibt, die Sie konsultieren können.

Stimmen zwei Ärztemeinungen nicht überein, hadern Sie nicht mit der Entscheidung, wem Sie glauben und vertrauen sollen, sondern holen Sie sich ruhig auch noch eine dritte Einschätzung ein.

Die Dinge im Griff

Haben Sie sich eine ernstere Erkrankung zugezogen, dann sammeln Sie alle Befunde und notieren Sie sich, wann bei Ihnen welche Untersuchungen gemacht worden sind und welche Medikamente (auch naturheilkundliche und Nahrungsergänzungen) Sie eingenommen haben. Aus dem Internet können Sie in Kürze Anamnesebögen herunterladen, die Sie ausfüllen und jederzeit ergänzen können, so dass Sie sich nicht in jeder Arztpraxis dieselbe Arbeit machen müssen. Bedenken Sie: Es geht um Ihre Gesundheit, und Sie wollen das Heft in der Hand behalten, Sie sind Ihre eigene Gesundheitsmanagerin!

Und noch etwas: Rechnen Sie damit, dass Ihr Arzt viele der ganzheitlichen Methoden, über die ich Sie in diesem Buch informieren werde, nicht kennt oder nichts von ihnen hält. Lassen Sie sich nicht entmutigen. Leider ist heute das Medizinstudium noch nicht ganzheitlich ausgerichtet, und die Studenten und jungen Ärzte erfahren wenig über Naturheilkunde und Homöopathie.

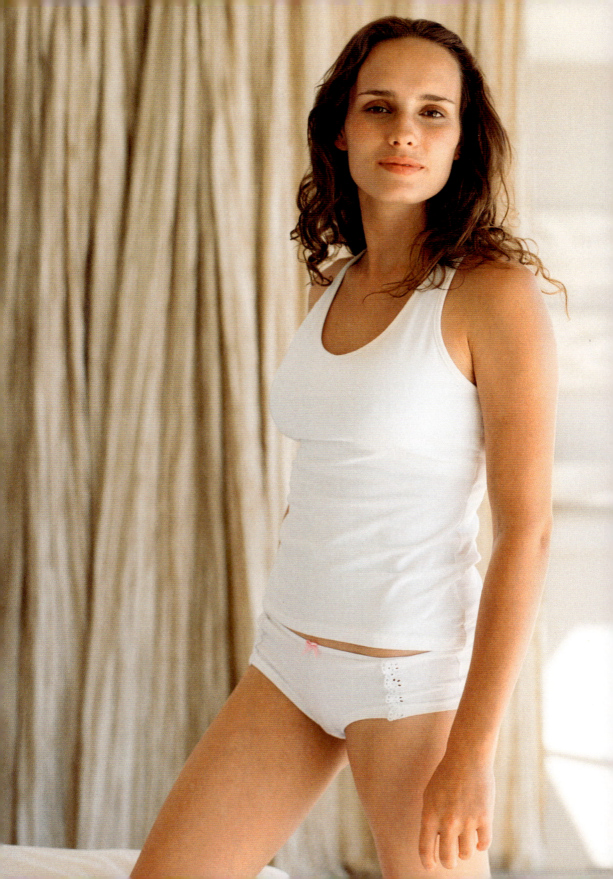

Methoden zur Gesund- erhaltung

Halten Sie es wie ein chinesischer Mediziner: Definieren Sie Ihren Erfolg als Gesundheitsmanagerin darüber, dass Sie gar nicht erst krank werden. Ganz viele Hilfs- mittel dafür finden Sie in diesem Kapitel.

Methoden zur Gesunderhaltung

Psychologische Methoden

Menschen, die ausgeglichen sind, in sich ruhen und bewusst abschalten können, sind besser gegen die Auswirkungen von Stress gewappnet und haben ein stärkeres Immunsystem. Probieren Sie aus, und suchen Sie sich die Methode oder Techniken heraus, die am besten zu Ihnen passen. Ganz wichtig: Es ist unmöglich, Sie an dieser Stelle mit allem ausführlich vertraut zu machen. Besorgen Sie sich zunächst ein Buch über die Methode, die Sie näher interessiert, und buchen Sie dann unbedingt einen Kurs, um von Anfang an Fehler zu vermeiden und am besten zu profitieren.

Energetische Methoden

Hierunter werden Methoden zusammengefasst, die davon ausgehen, dass nicht nur der sichtbare Körper krank wird, sondern dass unsichtbare Energiebahnen den Körper durchziehen und ihn auch als Aura umhüllen. Gerät der Energiefluss aus dem Gleichgewicht, so können daraus unterschiedliche Beschwerden und Krankheiten resultieren, die durch die Behandlung des Energieflusses und Auflösung von Stauungen gebessert oder geheilt werden können. In Deutschland gibt es seit 2004 ein Gesetz, dass das Ausüben Geistigen Heilens erlaubt, ohne dass man dazu Arzt oder Heilpraktiker sein muss. Es ist aber klar, dass diese Behandlung nicht den Besuch beim Arzt ersetzen soll, sondern dass damit die Selbstheilungskräfte unterstützt werden.

Handauflegen: Als Mutter werden sie instinktiv die Hand auf den Bauch Ihres Kindes gelegt haben, wenn es über Bauchschmerzen klagte. Sie übertragen dabei Energie auf Ihr Kind. Heiler werden versuchen, beim Handauflegen nicht die eigene Energie zu übertragen, um sich nicht zu schwächen, sondern sich innerlich leer zu machen, um die kosmische Energie fließen zu lassen.

Reiki: Im Westen wurde das Handauflegen in den letzten Jahren wieder als Reiki (Rei = Seele, Geist, Ki = Chi) verbreitet. Diese japanische Heilmethode wurde im 19. Jahrhundert von Dr. Mikao Usui wiederentdeckt.

Prana-Heilen: Prana ist ein anderes Wort für Chi, also für die Lebensenergie. Beim Prana-Heilen, oder auch Pranic Healing, wird mit der feinstofflichen Energiehülle, der Aura, gearbeitet. Das bedeutet, der eigentliche physische Körper wird nicht berührt.

Psychologische Methoden ▶

Tuina: Hierbei handelt es sich um die chinesische manuelle Therapie, die die Mutter des Jin Shin Jyutsu ist. Man nimmt an, dass das ganze System der Leitbahnen, das in der Akupunktur genutzt wird, aus den Tastbefunden bei dieser Massagetechnik entwickelt wurde. Man nutzt die Hände für vier Funktionen: um damit zu drücken, Vibrationen zu erzeugen, das Gewebe zu bewegen und durch Kneifen Druck und Zug auszuüben.

Jin Shin Jyutsu: Es geht um Berührungen und Atmung. Genauer gesagt, gibt es laut Jin Shin Jyutsu 26 Energiepunkte, die als Schlösser angesehen werden. Ist ein Schloss geöffnet, kann die Energie fließen, ist es aber verschlossen, kommt es zur störenden Blockade. Die Punkte werden mit den Händen oder Fingern berührt oder gehalten. Dabei wird auf die bewusste Atmung geachtet.

Verhaltenstherapie

Unter dem Begriff der Verhaltenstherapie werden verschiedenste psychotherapeutische Methoden zusammengefasst. Sie alle haben das Ziel, dem Patienten Hilfestellungen an die Hand zu geben, damit der in Zukunft Probleme besser und vor allem allein bewältigen kann.

In erster Linie wird von den verschiedenen Methoden Gebrauch gemacht, wenn Ängste, Persönlichkeits- und Essstörungen oder auch Suchterkrankungen vorliegen. Darüber hinaus sind sie für psychosomatische Beschwerden interessant, also dann, wenn sich körperliche Symptome im Zusammenhang mit psychischen Störungen einstellen. Sinnvoll sind die verschiedenen Methoden aber auch, um erst gar keine psychischen Beschwerden zuzulassen. Leistungsdruck ist heutzutage ein Faktor, der das Entstehen erheblich begünstigen kann. Das fängt schon in der Schule an und zieht sich durch alle Berufe. Darum finden Sie hier ein paar Tipps, wie Sie verhindern, dass der Leistungsdruck Sie erdrückt.

Überprüfen Sie Ihr Selbstwertgefühl: Wie schon erwähnt, verlangen Frauen heute oft Übermenschliches von sich: gut im Job, schön, sportlich, die perfekte Mutter mit dem saubersten Designer-Haushalt. Das kann nicht funktionieren und führt dazu, dass jede Einschränkung als Versagen empfunden wird. Das Selbstwertgefühl sinkt. Typische Anzeichen dafür sind:

- Kritik nehmen Sie erheblich stärker wahr als Lob.
- Komplimente sind Ihnen eher peinlich.
- Ihnen fallen sofort negative Eigenschaften an sich auf aber kaum positive.
- Betont jemand Ihre positiven Eigenschaften, meinen Sie, das sei nichts besonderes.
- Sie sind Perfektionistin und wollen besser sein als das Mittelmaß.
- Wenn Sie sich mit anderen vergleichen, dann nur mit denen, die etwas besser können, mehr haben, besser aussehen als Sie.

Treffen mindestens drei der Aussagen auf Sie zu, scheint es mit Ihrem Selbstbewusst-

Methoden zur Gesunderhaltung

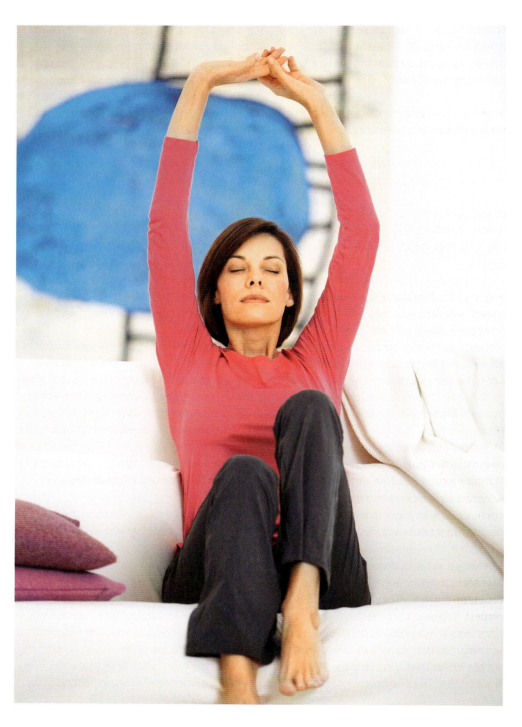

Psychologische Methoden ◀

sein nicht zum Besten zu stehen. Tun Sie etwas dagegen, denn Sie sind mit Sicherheit bewundernswerter und liebenswerter, als Sie gerade glauben.

Sagen Sie Nein: Damit der Leistungsdruck Sie gar nicht erst in den Strudel von Selbstwertkrise und psychischen Beschwerden zieht, ziehen Sie die Bremse. Der Hebel dafür heißt Nein. Gerade Frauen befürchten, nicht mehr geliebt zu werden, wenn sie eine Bitte ablehnen. Aber gerade Frauen können ein Nein auch durchaus liebenswürdig rüberbringen.

Weitere Methoden

Es gibt neben der Verhaltenstherapie weitere Methoden, die dabei helfen, besser und gesünder durch den Alltag zu kommen.

Angewandte Kinesiologie: Der Begriff kommt aus dem Griechischen (kinesis = Bewegung; logos = Wort, Lehre), die Methode verbindet die neuesten wissenschaftlichen Erkenntnisse, beispielsweise der Gehirnforschung, mit traditionellen natürlichen Heilverfahren, die Körper und Geist als Einheit betrachten.

NLP: Die Abkürzung steht für Neuro-Linguistisches Programmieren. Schädliche Verhaltensmuster sollen sozusagen von besseren überdeckt werden. Sie programmieren sich also, jedenfalls in Hinsicht auf bestimmte Situationen, neu.

Bioenergetische Analyse: Grundlage ist, dass seelische Vorgänge, wie psychische Verletzungen oder verdrängte Triebe, sich körperlich bemerkbar machen. Und zwar in einer Verhärtung von Muskelgruppen. Achtung: Suchen Sie sich unbedingt einen zertifizierten Therapeuten (CBT = Certified Bioenergetic Therapist).

Autogenes Training: Der Berliner Psychiater J. H. Schultz entwickelte aus der Hypnose eine Entspannungstechnik, die jeder leicht erlernen kann. Mit etwas Übung kann das Autogene Training genutzt werden, um etwa vor einer Prüfungssituation ruhig und gleichzeitig konzentriert zu werden.

Progressive Muskelentspannung nach Jacobson: Durch eine besondere Technik der Muskelan- und entspannung, die leicht zu lernen ist, wird die Wahrnehmung des Körpers geschult, so dass über die Beschäftigung mit der Muskulatur psychische Symptome vom Übenden selber beeinflusst werden können. Hat sich auch bei chronischen Schmerzen und Schlafstörungen bewährt.

Visualisieren: Der Begriff bedeutet, etwas sichtbar zu machen. Im Idealfall ist das die Gesundheit. Stellen Sie sich immer wieder vor, dass Sie fit und gesund sind. In der praktischen Anwendung geht es meist um konkrete Vorstellungen, wie die, dass Sie komplett entspannt sind. Oder noch effektiver: Sie stellen sich täglich im Geist vor, wie Sie ein bestimmtes Ziel erreichen wollen, egal ob im Beruf, im Sport oder in einer Beziehung.

Methoden zur Gesunderhaltung

Körperübungen und Meditation

Im letzten Abschnitt konnten Sie lesen, wie wichtig es ist, Geist
und Seele ab und zu auf positives Denken und Entspannung zu lenken.
Viele Körperübungen sind hierfür ein gutes Instrument.

Glauben Sie, dass Sie vollkommen entspannt sein können, wenn Sie eilig durch
die Gegend rennen? Oder meinen Sie, im
Lotussitz bei tiefer Atmung können Sie
dennoch nahezu hysterisch sein? Wohl
kaum. Über Körperübungen können Kreislauf, Nervensystem und auch Herzschlag
beeinflusst werden, die wiederum helfen,
Geist und Seele zu regulieren.

Yoga: Für den Europäer, der keine neue
Lebensphilosophie oder Religion anneh-
men möchte, eignen sich vor allem die
Körper- und Atemübungen. Deshalb ist
Hatha Yoga zu empfehlen. Hierbei stehen
bestimmte Haltungen und Körperübungen,
Asanas genannt, sowie Atemübungen,
Pranayama, absolut im Vordergrund.

Fünf Tibeter: Auch hierbei handelt es sich
um eine Kombination aus leichten Bewegungen bzw. Haltungen und Atmung. Da
Mönche in Tibet seit Hunderten von Jahren
Körper und Geist damit gesund halten sollen, bekamen die fünf Basisübungen den
Namen „Fünf Tibeter".

Qigong: Qigong lässt sich als „Arbeit
an der Lebensenergie" interpretieren.
Es geht darum, seine eigene Energie zu
spüren und Körper, Geist und Atmung
zu regulieren.

Tai Chi: Ziel der Bewegungs- und Entspan-
nungsmethode ist es, die Balance zwischen
Yin und Yang zu erhalten oder wieder her-
zustellen. Überwiegt dauerhaft Yin oder
Yang, wird man nach der Vorstellung der
TCM krank. Deshalb werden die harmoni-
sierenden Körperübungen als praktische
Gesundheitsvorsorge angesehen.

Bauchtanz: Es gibt wohl kaum einen Tanz,
bei dem man seine Weiblichkeit so gut
spürt wie beim Bauchtanz. Und zwar nicht
nur bei Idealfiguren sondern auch bei fülli-
gen oder kleinen Frauen. Zwei Aspekte sind
aus gesundheitlicher Sicht wichtig. Zum
einen ist es der seelische Aspekt. Frauen,
die mit ihrem Körper nicht zufrieden sind
oder gar den Kontakt zu ihrem Körper verloren haben, nehmen beim Bauchtanz intensiv Kontakt auf und lernen die schönen
Seiten kennen. Zum anderen ist es der körperliche Aspekt. Die Bewegungen sorgen,
natürlich nur nach einer gewissen Trai-
ningszeit, für eine gute aufrechte Haltung.
Muskelpartien werden gedehnt und gelockert, die Wirbelsäule wird gestärkt. Immer mehr Frauenärzte raten ihren Patientinnen zu Bauchtanz, wenn diese unter
Menstruationsschmerzen leiden. Außerdem sind die Übungen das beste Beckenbodentraining und hilfreich bei beginnender
Harninkontinenz.

30

Sport

Täuschen Sie sich nicht, auch Yoga oder Tai Chi können in sportliche Betätigung ausarten. In diesem Abschnitt soll es allerdings um die rein körperlichen Aspekte der Bewegung und ihre Folgen gehen. Mit dem Sport ist es so eine Sache: Die einen kriegen nicht genug davon, die anderen können sich nicht dazu aufraffen. Fest steht: Der menschliche Körper ist für Bewegung gemacht.

Stressabbau

Stress scheint ein Schlagwort unserer Zeit zu sein. Dabei ist er im Grunde so alt wie die Menschheit selbst. Stellen Sie sich nur einmal einen Höhlenmenschen vor, der ein Tier jagen muss oder, vielleicht noch schlimmer, von einem gejagt wird. Der hatte richtig Stress! Das Wort kommt aus dem Englischen und bedeutet Druck, Anspannung, stammt ursprünglich aus dem Lateinischen (stringere = anspannen). Heute müssen wir nicht mehr um unser Leben fürchten. Der Stress hat sich verändert, ist jetzt seelischer Natur. Ärger mit dem Chef, Streit in der Familie oder ein Tagesablauf, der von früh morgens bis spät abends von Hektik gekennzeichnet ist.

Das passiert im Körper

Die Stressreaktionen, die sich im Körper abspielen, sind zu verstehen, wenn man ihren Ursprung betrachtet. Bei Gefahr oder der Aussicht auf Beute, begann das Herz mehr zu pumpen, der Blutdruck stieg. Die Atmung beschleunigte, die Pupillen weiteten sich und die Muskeln wurden angespannt. Das geschah durch vermehrte Ausschüttung einiger Hormone, wie beispielsweise Adrenalin, Noradrenalin oder auch Cortisol. Die sorgten dafür, dass die Reaktionsfähigkeit gesteigert, das Schmerzempfinden gesenkt und die Durchblutung der Muskulatur erhöht wurde. Wenn Sie all diese Reaktionen betrachten, stellen Sie fest, dass sie den Menschen optimal in die Lage versetzt haben, seine Beute zu erlegen oder erfolgreich die Flucht zu ergreifen. Der Körper wurde auf Höchstleistung programmiert und hat diese auch tatsächlich erbracht. Das genau ist der Knackpunkt. Durch die Aktivität benutzen Sie gewissermaßen den vermehrten Sauerstoff und die erhöhte Muskelspannung. Die Hormone können langsam ab-, die verschiedenen Stressreaktionen zurückgebaut werden.

Stressstau vermeiden: Wird Stress ausgelöst, weil Ihre Kinder Sie kränken, der Chef Ihnen eine zusätzliche Aufgabe aufbürdet, spielen sich noch immer die gleichen Reaktionen ab wie vor Tausenden Jahren. Nur: Sie laufen nicht mehr weg oder jagen Ihre Kinder. Der

Methoden zur Gesunderhaltung

Körper wird die Stresssymptome nicht los. Kommt es zum Stau, bleibt also der Sympathikus, der anregende Teil des Nervensystems, dauernd in Aktion, stellen sich allmählich Langzeitfolgen ein. Die Muskulatur verhärtet sich, das Immunsystem ist überlastet, der Blutdruck bleibt dauerhaft hoch, und das Herz-Kreislauf-System zeigt Störungen. Steuern Sie rechtzeitig dagegen, indem Sie gerade wenn es stressig zugeht, Sport treiben! Zwanzig Minuten flott durch die Natur zu spazieren, kann schon reichen. Noch günstiger sind Mannschaftssportarten oder auch Gymnastik. Ihre Gedanken müssen sich dabei ganz auf Ihre Tätigkeit konzentrieren, der Ärger ist vergessen.

Kreislauftraining

In den Industrieländern führen Herz-Kreislauf-Erkrankungen, dazu gehören auch Gefäßerkrankungen, die Liste der Todesursachen nach Häufigkeit an. Ganz oben steht die Arterienverkalkung, Arteriosklerose. Sie verursacht Durchblutungsstörungen der Herzkranzgefäße, Bluthochdruck, Herzinfarkt oder Schlaganfall. Wenn Sie regelmäßig Sport treiben, das bedeutet mindestens dreimal wöchentlich 30 bis 45 Minuten, wird das Muskelgewebe des Herzens stärker, mehr Blut kann pro Herzschlag fließen, weshalb Ihr Herz auf Dauer weniger leisten muss, um Ihren gesamten Organismus dennoch ausreichend mit Blut zu versorgen. Die Gefäße erweitern sich, und die Fließeigenschaft des Blutes wird besser. Im Ruhezustand werden Sie tendenziell einen niedrigeren Blutdruck haben. Und ein niedriger Blutdruck ist der beste Garant für ein langes Leben.

Muskelaufbau

Wenn Sie eine gute Figur behalten oder gar bekommen wollen, dann ist es mit dem Kreislauftraining nicht getan. Unsere Muskulatur, die früher durch schwere Arbeit im Haushalt oder in Feld und Garten täglich gefordert wurde, verkümmert heute. Stattdessen macht sich Fett breit. Durch die nachlassende Muskelkraft fällt der Belastungsreiz für die Knochen weg, die werden dünner und Osteoporose droht. Nicht umsonst schießen Fitnessstudios aus dem Boden. Denn das Trainieren an den Geräten ist nicht nur etwas für Mister Universum, sondern gerade auch für Frauen, die ein höheres Risiko für Osteoporose als Männer haben. In jedem Alter kann man damit anfangen, allerdings sollte man sich vergewissern, dass das Personal gut ausgebildet ist und die Geräte sicher. Im Alter lassen Kraft und Koordination viel stärker nach als die Ausdauer, dafür kann man aber einen Muskel selbst im hohen Alter in relativ kurzer Zeit noch aufbauen. Und selbst bei Übergewicht, Herzerkrankungen oder Zuckerkrankheit ist der Effekt von Krafttraining für den Stoffwechsel ausgeprägter als bei Kreislauftraining.

Sport ▶

Maß halten

Finger weg von Hochleistungssport. Jedenfalls dann, wenn der Sie zusätzlich unter Druck setzt. Für die Gesundheit ist die moderate Variante erheblich besser. Beachten Sie dabei folgende Tipps:

- Falls Sie bereits auf die Lebensmitte zugehen, oder sie erreicht oder überschritten und bisher keinen Sport getrieben haben, sollten Sie mit einem ärztlichen Check starten. Fachliche Beratung und eventuell sogar Begleitung brauchen Sie auch, wenn Sie unter chronischen Erkrankungen oder starkem Übergewicht leiden.

- Gehen Sie es langsam aber konsequent an. Lieber mit zwei schwungvollen Spaziergängen zu je 30 Minuten beginnen, als sich überfordern und die Lust verlieren. Seien Sie sich aber darüber klar, dass nur Regelmäßigkeit den positiven Effekt hat. Streben Sie vier Einheiten Sport pro Woche à 45 Minuten an.

- Bauen Sie auch kleine Bewegungseinheiten in Ihren Tagesablauf ein. Entscheiden Sie sich öfter mal bewusst dazu, einen Weg zu Fuß oder mit dem Fahrrad zu erledigen, statt immer gleich ins Auto zu steigen. Und gewöhnen Sie sich an, prinzipiell auf einen Fahrstuhl zu verzichten.

Gewichtskontrolle

Eigentlich toll: Der durchschnittliche Bewohner eines Industrielandes lebt im Schlaraffenland. Er braucht sich nicht mehr körperlich anzustrengen für seine Nahrung und hat trotzdem mehr als genug davon zur Verfügung. Dass mit Notzeiten momentan eher nicht zu rechnen ist, hat der Organismus allerdings noch nicht registriert. Das Ergebnis ist einfach: Er bekommt mehr als er braucht und speichert den Überschuss.

Das passiert im Körper

Je aktiver Sie sind, desto höher ist Ihr Energieumsatz. Die Stoffwechselaktivität wird beim Sport angekurbelt, und Sie verbrennen mehr Fett. Gleichzeitig bauen Sie Ihre Muskeln auf. Wer eine Sportart mit diesem Schwerpunkt wählt, kann auf der Waage sogar eine Gewichtszunahme entdecken, weil Muskeln schwerer sind als Fett. Sie

verbrennen aber auch mehr Energie als Fett. Und zwar auch im Ruhezustand. Das bedeutet also, dass Sie es viel leichter haben werden, weitere Pölsterchen loszuwerden bzw. keine neuen anzusetzen, wenn Sie erst einmal Muskeln aufgebaut haben.

Kriegen Sie Ihr Fett weg!

Neuesten Erkenntnissen zufolge ist nicht nur Übergewicht riskant, sondern vor allem ein dicker Bauch. Zu viele Kilos auf den Hüften lassen das Risiko an einer Herz-Kreislauf-Erkrankung zu leiden, steigen. Forscher fanden jetzt heraus, dass speziell Bauchfett zusätzlich vermehrt entzündungsfördernde Stoffe produziert. Eine wirkliche Erklärung haben sie dafür noch nicht, aber sie haben festgestellt, dass neben Herzbeschwerden auch Diabetes und Krebs im Vergleich häufiger bei Per-

Methoden zur Gesunderhaltung

Gut zu wissen

Achten Sie auf Ihre Mineralien

Wenn Sie jetzt regelmäßig Sport treiben, achten sie darauf, dass Sie sich besonders reichlich mit Gemüse und Salat versorgen, sonst kann es Ihnen passieren, dass Sie durch das Schwitzen neben Flüssigkeit zu viele wichtige Mineralstoffe verlieren: neben Kochsalz auch Magnesium, Kalium und Zink. Gleichen Sie rasch Ihren Flüssigkeitshaushalt wieder aus, am besten mit Fruchtsaftschorle ($1/3$ Saft, $2/3$ Wasser), Mineralwasser oder Grünem Tee. Die meisten der angepriesenen Sportgetränke sind überflüssig und zudem noch voller Zusatzstoffe.

sonen mit dickem Bauch auftreten, als bei solchen, die ihr Übergewicht auf den Hüften oder eher am Po mit sich herumtragen. Dr. med. Helmut Gohlke, Vorstandsmitglied der Deutschen Herzstiftung, brachte es auf den Punkt: „Ab einem Bauchumfang von 102 cm ist bei Männern mit einem deutlichen Anstieg des Herzinfarktrisikos zu rechnen, bei Frauen sogar bereits ab 88 cm."

Glückshormone

Kennen Sie das auch: Erst können Sie sich nicht aufraffen, dann laufen Sie aber doch Ihre Runde und sind hinterher viel fröhlicher. Sehen Sie in solchen Momenten mal in den Spiegel. Okay, Sie sind verschwitzt, haben gerötete Wangen, aber Ihre Augen strahlen vor Glück. Das ist keine Einbildung. Beim Sport werden nämlich so genannte körpereigene Opiate freigesetzt. Wie viel die Glückshormone tatsächlich bewirken, ist umstritten. Die einen behaupten, erst bei einer Höchstleistung wie einem Marathon ist ihre Freisetzung spürbar, andere meinen, dass sie nach jeder sportlichen Betätigung vermehrt produziert werden.

Das passiert im Körper ...

Glück ist nach aktueller Forschung im Grunde nichts anderes als Chemie. Das erklärt, warum Menschen mit bestimmten Störungen im Gehirn trotz optimaler Lebensbedingungen traurig sein können. Um Glück oder Freude, Trauer oder Wut empfinden zu können, sind Botenstoffe nötig, die Informationen an die entsprechenden Stellen transportieren. Beim Sport wird ein ganzer Cocktail solcher Botenstoffe ausgeschüttet. Das sind beispielsweise Dopamin, Noradrenalin und Serotonin. Dopamin etwa ist für den Antrieb zuständig. Es motiviert, lenkt die Konzentration auf das Positive. Wenn Sie sich oft lustlos fühlen, kann regelmäßiges Schwimmen oder Radeln daran einiges ändern. Serotonin ist als Stimmungsaufheller bekannt. Man weiß, dass sich depressive Verstimmungen damit lindern lassen. Außerdem hilft der Stoff, Ängste unter Kontrolle zu halten.

Sport

... und im Geist

Erwarten Sie bitte nicht den ultimativen Glücksrausch. Oder besser: Hängen Sie die Laufschuhe nicht gleich wieder an den Nagel, wenn dieser von manchem Trainer versprochene Rausch ausbleibt. Auf jeden Fall wird sich schnell ein psychischer Effekt einstellen. Sie werden merken, dass Sie direkt nach der Sporteinheit stolz sind, den inneren Schweinehund besiegt zu haben. Je länger Sie trainieren, desto mehr werden Sie schaffen und das mit weniger Anstrengung. Spätestens wenn Sie bemerken, welche Fortschritte Ihr Körper macht, jubelt auch Ihre Seele. Nicht zuletzt das Selbstbewusstsein verändert sich positiv. Sie bekommen wieder ein besseres Körpergefühl und wissen, dass Sie bei Unternehmungen mit Freunden und Ihren Kindern besser mithalten können. Das macht auf jeden Fall glücklich.

Sport für Frauen

Es gibt kaum Unterschiede zwischen Sport treibenden Männern und Frauen. Und im Grunde eignen sich alle Sportarten sowohl für Frauen als auch für Männer, von Gymnastik bis Boxen. Das beweist immer wieder eindrucksvoll die weibliche Fußball-Nationalmannschaft. Besonders im fortschreitenden Alter treten zunehmend Frauen Sportvereinen bei. Das hängt stark mit der Gesundheitsvorsorge zusammen, um die sie sich mehr kümmern als die Herren.

Trotzdem gibt es zumindest in bestimmten Phasen etwas zu beachten. Und es gibt Bewegungsarten, die speziell dem weiblichen Körper gut tun.

Mit Baby im Bauch

Generell dürfen und sollen Sie ruhig auch während der Schwangerschaft Sport treiben. Gerade in den ersten Monaten sind keine Probleme zu befürchten. Als Maßstab gilt mehr denn je: Nicht übertreiben! Nur so lange Sie sich wohlfühlen, tut es Ihnen und dem Ungeborenen auch gut. Was Sie vermeiden sollten, sind Gefahren. Reiten auf einem wilden ungestümen Pferd birgt ein zu hohes Risiko, ebenso Speedskating und vergleichbar Rasantes. Außerdem ist Leistungssport nur mit fachlicher Begleitung empfehlenswert. Wenn Sie auf Bauchmuskeltraining nicht verzichten wollen, wechseln Sie einfach die Übungen, da die herkömmlichen Sit-ups ab etwa der 15. Woche nicht mehr ratsam sind. Besprechen Sie mit einer Hebamme, welche Übungen in Ihrem Fall für Bauch und Beckenboden angezeigt sind.

Bedenken Sie außerdem, dass Bänder, Sehnen und Gelenke geschmeidiger und damit verletzungsanfälliger werden, und dass das zunehmende Gewicht die Gelenke stärker belastet als üblich. Bewegung im Wasser bietet sich jetzt besonders an.

Regelmäßig während der Regel

Grundsätzlich hilft regelmäßiger Ausdauersport dem Körper, die Menstruation lockerer und schmerzfreier über die Bühne zu bringen. Überanstrengung durch Höchstleistungen kann dagegen den Rhythmus

35

Methoden zur Gesunderhaltung

durcheinander bringen und sogar dafür sorgen, dass die Regel völlig ausbleibt. Auch während der kritischen Tage selbst muss auf keine Sportart verzichtet werden. Wenn Sie Lust auf Bewegung haben, dann werden Sie auch aktiv. Regelschmerzen können gelindert werden, weil die gesamte Muskulatur sich lockert.

Beckenbodentraining

Wenn Sie sich etwas wirklich Gutes tun und einer Senkung beispielsweise der Gebärmutter oder der Blase und daraus folgender Inkontinenz entgegenwirken wollen, machen Sie täglich Beckenboden- gymnastik. Bauch, Beine und Po werden gerade von Frauen aus Gründen der Optik liebend gern trainiert. Der Beckenboden dagegen ist unsichtbar und wird meist ver- nachlässigt, bis er erschlafft und sich böse Folgeerscheinungen zeigen.

So geht's: Gerade am Anfang ist es gar nicht so einfach, ausschließlich die richtigen Mus- keln anzuspannen. Es kann helfen, zunächst mit einer Hebamme, Krankenschwester oder Physiotherapeutin zu üben. Folgender

Gut zu wissen

Auch für Männer

Übrigens lohnt sich das Training auch für Männer. An der Universität von Köln hat man herausgefunden, dass schlaffe Muskeln in diesem Bereich zu Potenzstörungen führen können.

Test zeigt Ihnen, ob Sie die gewünschten Beckenbodenmuskeln anspannen:

Wenn Sie das nächste Mal auf der Toilette sind, versuchen Sie, den Urinstrahl zu stop- pen. Gelingt das, setzen Sie die richtigen Muskeln ein. Überprüfen Sie dabei, dass Sie ruhig weiter atmen und nicht zusätzlich den Bauch anspannen.

Die einfachste aber effektive Übung ist das wechselweise An- und Entspannen. Span- nen Sie die Beckenbodenmuskeln an, halten die Spannung rund drei Sekunden und lassen dann für die gleiche Zeit locker. Wiederholen Sie das Ganze mindestens zehnmal. Am besten gewöhnen Sie sich an, dreimal täglich zu üben.

Gut zu wissen

Der kleine Unterschied

Rein biologisch haben Frauen Männern gegenüber Vor- und Nachteile im Sport:
- Der Fettanteil vom gesamten Körper- gewicht ist bei Frauen höher, ihr Muskelanteil entsprechend niedriger, weshalb Kraftsportarten und Schnell- kraft eher männlich sind.

- Frauen haben weniger Hämoglobin als Männer. Das ist der Transporter für Sauerstoff im Blut.
- Dafür sind Frauen leichter.
- Weibliche Bänder, Muskeln und Gewebe sind elastischer und besser dehnbar.

Schlafen

Gesunder Schlaf ist überlebenswichtig, damit sich der Organismus
regenerieren kann. Man sollte meinen, schlafen kann jeder. Doch
leider gibt es eine ganze Reihe von Störungen, die die nötige Erholung
boykottieren.

Das passiert im Körper

Sie hatten einen harten Tag, gehen ins Bett
und schlafen ein. Kurz zusammengefasst,
passiert dabei Folgendes: Die Muskelspannung sinkt, die Hirnwellen verändern sich.
Vom leichten Schlaf gehen Sie allmählich in
die Tiefschlafphase über. Dabei sinkt der
Blutdruck, der Herzschlag verlangsamt
sich, der Atem wird flacher aber meist
gleichmäßiger, und die Körpertemperatur
sinkt. All das geschieht aber nur, wenn Ihre
Zirbeldrüse genug Melatonin ausschüttet,
ein Hormon, das dann in die Blutbahn gelangt, wenn kein Licht mehr über die Netzhaut ins Auge fällt. Ein Grund dafür, dass
Sie nicht einschlafen können, wenn Sie
noch bis in die Nacht hinein auf den
PC-Bildschirm starren. Da Melatonin auch
noch viele andere wichtige Funktionen im
Körper hat, es wird auch „Polizist der
Polizisten" genannt, sollten Sie dauerhaft
nicht auf Ihr Schlafhormon verzichten.

Typen und Bedürfnisse
Man kann keine allgemeingültige Regel
darüber aufstellen, um wie viel Uhr man
am besten ins Bett geht und wie lange man
schlafen sollte. Jeder Mensch ist verschie-
den und muss sich zusätzlich auf seine
Tagesform einstellen. Die Gene bestimmen,
ob Sie zu den „Eulen" gehören, die morgens
eher schwer aus dem Bett kommen und
abends zur Hochform auflaufen, oder ob
Sie doch die „Lerche" sind, die früh aus den
Federn springt aber auch früh wieder
müde wird. Auch die benötigte Schlaf-
menge ist genetisch verankert. Ob jemand
nach sechs oder erst nach acht Stunden
putzmunter ist, hat nichts mit Faulheit zu
tun.

Schlafphasen
Schlafen ist nicht einfach nur ein Zustand,
sondern man macht verschiedene Stadien
durch, die unterschiedlich lang und tief
sind. Wenn man vom Wachzustand langsam in den Schlaf gleitet, durchläuft man
erst zwei leichte und oberflächliche Stadien und erlangt meist zügig das 3. und
4. Stadium des Tiefschlafs. Diese Tiefschlafphasen sind besonders wichtig für die
Regeneration des Körpers und des Gehirns. Nach etwa 90 Minuten beginnt die
5. Schlafphase, die man REM-Phase nennt,
in der die Augen sich heftig bewegen

Methoden zur Gesunderhaltung

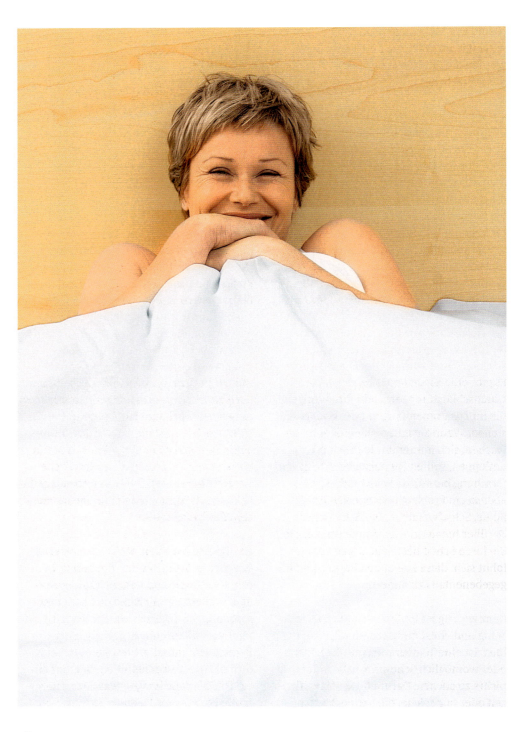

Schlafen ▶

(Rapid Eye Movement) und das Gehirn so aktiv wie im Wachzustand ist, denn jetzt werden die Eindrücke des Tages in Träumen verarbeitet.

Der Einfluss des Alters: Interessant zu wissen ist, dass das Schlafbedürfnis bis etwa zum 20. Lebensjahr abnimmt. Das ist auch gut so, denn als Säugling braucht der Mensch rund 18 Stunden. Es ist deshalb durchaus sinnvoll, Kinder nicht bis spät in die Nacht wach bleiben zu lassen. Um auf ihr benötigtes Pensum zu kommen, müssten sie sonst bis weit in den nächsten Tag schlafen. Und: In der Pubertät wird so ziemlich jeder zur Nachteule. Wenn Ihr Kind im entsprechenden Alter abends den Weg ins Bett so schwer findet, wie morgens den Weg aus den Kissen, ist das eine völlig normale, von dem Hormon-Chaos ausgelöste Veränderung. Erst nach der Pubertät kristallisiert sich heraus, ob der Mensch Frühaufsteher oder Morgenmuffel ist.

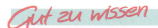

Kinder brauchen ihren Schlaf

Sind die Bedürfnisse auch unterschiedlich, passen Sie auf jeden Fall auf, dass Ihre Kinder genug Schlaf bekommen. Man hat herausgefunden, dass Kinder umso übergewichtiger sind, je weniger sie nachts schlafen.

Schlafstörungen

Es gibt eine ganze Reihe von Ein- und Durchschlafstörungen und Erkrankungen, die im Zusammenhang mit der Nachtruhe stehen. Wenn Sie morgens nie erholt aufwachen, sich immer müde durch den Tag schleppen, sollten Sie unbedingt Ursachenforschung betreiben. Schichtarbeit kann ebenso ein Problem sein wie kribbelige Beine, Schlafwandeln oder Schnarchen. Darüber hinaus gibt es simple Umstände, die Ihren Schlaf beeinträchtigen können. Es lohnt sich, diese zuerst zu überprüfen und gegebenenfalls zu ändern.

Ganz wichtig ist Ihr Schlafzimmer. Es sollte ruhig und vollständig abzudunkeln sein. Ideal ist eine Temperatur um 18 °C. Staub oder womöglich Schimmel haben hier nichts zu suchen. Darum bitte keine Pflanzen oder nur solche, die extrem wenig Wasser brauchen, aufstellen. Deshalb ist auch ein eher sparsam eingerichteter Raum ohne viel Plüsch und Stoff günstig. Wenn nicht viel herumsteht, strahlt das Zimmer außerdem mehr Ruhe aus. Denken Sie an Elektrosmog. Verbannen Sie elektrische Geräte. Ein Fernseher gehört ohnehin nicht in das Schlafzimmer, und ein Telefon muss kein Funktelefon sein.

Das Bett selbst spielt natürlich eine ganz besondere Rolle. Es sollte am besten in Nord-Süd-Richtung stehen, Kopf im Norden. Wählen Sie Matratze und Lattenrost sorgfältig. Berücksichtigen Sie, dass die Matratze auf Ihr Körpergewicht abgestimmt sein muss. Achten Sie auch beim Gestell auf Naturmaterialien ohne Schadstoffe. Die Maße hängen von Ihrer Körpergröße ab. Für eine Person sollte das Bett

Methoden zur Gesunderhaltung

mindestens einen Meter, ein Doppelbett mindestens 1,80 Meter breit sein.

Das Abendessen sollte leicht, nicht zu spät sein und wenig Eiweiß enthalten, denn das kann nachts nicht mehr richtig verdaut werden. Am besten etwas Gemüse und Brot. Auch Salat und Obst sind nach 18 Uhr für empfindliche Mägen zu unverdaulich. Alkohol macht zwar rasch müde, aber wenn der Alkoholspiegel fällt, wacht man auf, und das erneute Einschlafen kann sehr schwer werden. Manchen hilft ein Glas heiße Milch, in dem viel Tryptophan, ein Eiweiß, das beim Aufbau des Schlafhormons Melatonin hilft, enthalten ist.

Schlafrituale schließlich helfen, von der Aktivität des Tages auf die Ruhe der Nacht umzuschalten. Das fängt bei Kindern an, die nicht ohne Gute-Nacht-Geschichte und das Glas Milch einschlafen. Solche Rituale sind gut, denn sie geben Sicherheit und lösen einen Automatismus aus. Gewöhnen Sie sich zum Beispiel an, jeden Tag mit einer Tasse Tee in Ihrem Lieblingssessel ausklingen zu lassen. Oder gehen Sie noch eine Runde spazieren. Es ist egal, was es ist.

Die Hauptsache, Ihr Ritual regt Sie weder geistig noch körperlich an, sondern lässt Sie tatsächlich ruhig werden. Oder lauschen Sie einer CD mit ruhiger oder meditativer Musik, wenn Sie bereits im Bett liegen. Das reicht meist schon zum Abschalten und in den Schlaf „gesungen" werden.

Sanfte Helfer bietet die Natur. Dabei muss man wissen, dass die Wirkung nicht – wie bei synthetischen Mitteln üblich – umgehend eintritt. Richten Sie sich auf eine zwei- bis vierwöchige Therapie ein, bevor Sie besser einschlafen können (S. 327).

Will sich trotz aller Bemühungen kein gesunder Schlaf einstellen, schlafen Sie vielleicht sogar in fremden Betten oder in einer anderen Umgebung deutlich besser, dann sollten Sie unbedingt einen Baubiologen zu Rate ziehen, der neben detaillierten Untersuchungen auf Elektrosmog auch geologische Besonderheiten feststellen kann. Aber lassen Sie sich keine teuren „Entstörungsgeräte" aufschwatzen, sondern ziehen Sie im Zweifelsfalle auch hier einen zweiten Experten zu.

Sexualität

Keinen Sex zu haben, ist nicht lebensbedrohlich. Ein erfüllendes Sexual-
leben ist allerdings ein schöner Baustein, um gesund zu bleiben. Wenn Sie
Sex haben, laufen in Ihrem Körper eine Menge Reaktionen ab, von denen
Sie längst nicht alle mitbekommen.

Das passiert im Körper

Dass Ihr Körper ziemlich deutlich anzeigt, wenn er erregt ist, können Sie zum Beispiel an Ihren Brustwarzen beobachten. An dieser Stelle geht es aber um die unterschwelligen Reaktionen. Das ist zum einen die Durchblutung. Sie wird verbessert, der Blutdruck steigt, der Pulsschlag beschleunigt, und der gesamte Organismus wird besser mit Sauerstoff versorgt. Natürlich hat das Auswirkungen auf das Herz-Kreislauf-System, das kräftig angekurbelt wird. Im Grunde ist die körperliche Reaktion mit der beim Sport vergleichbar. Es tritt auch eine starke Muskelanspannung auf. Erleben Sie dann einen Orgasmus, kommt es zur schlagartigen völligen Entspannung.

Die Hormone

Beim Sex werden jede Menge Hormone ausgeschüttet, die für Ihr Aussehen und Wohlbefinden einiges leisten.

Östrogen und Progesteron: Außer, dass die weiblichen Geschlechtshormone für das Feuchtwerden der Vagina sorgen, schützen Sie auch noch vor „Freien Radikalen". Hautzellen regenerieren besser und sehen frischer aus. Die Blutgefäße werden durchgeputzt.

Dopamin: Davon gibt es beim Sex reichlich. Es sorgt für ein Gefühl von Glück und Zufriedenheit und beugt depressiven Verstimmungen vor.

Endorphine: Sie sind als Glückshormone bekannt und wirken schmerzlindernd. Kopf- oder Gelenkschmerzen können darum während des Liebesspiels tatsächlich nachlassen.

Oxytocin: Schon bei Zärtlichkeiten wird dieser Stoff vermehrt produziert. Er wirkt direkt auf die Nerven, macht ruhig und bekämpft Ängste.

Serotonin und Prolaktin: Besonders in der Entspannungsphase nach dem Höhepunkt kommen diese beiden zum Einsatz. Serotonin sorgt vor allem für vollständiges Wohlbefinden, Prolaktin löst Verspannungen und damit zusammenhängende Schmerzen. Die Leitfähigkeit der Nerven wird verbessert, den Auswirkungen von Stress entgegengewirkt.

Methoden zur Gesunderhaltung

Das rät die Ärztin

Sex während der Schwangerschaft ist normalerweise völlig in Ordnung. Aber: Falls Sie bereits eine Fehlgeburt erlitten haben oder bei dieser Schwangerschaft Komplikationen auftreten, sprechen Sie bitte unbedingt mit Ihrer Gynäkologin!

Klitoris und G-Punkt

Ausgelöst wird diese Kaskade von Veränderungen durch die Stimulation der Klitoris. Das bisschen Klitoris, das man an der Oberfläche sieht, ist nur die Spitze des Eisbergs, nämlich eines Schwellkörpers von 8–9 cm Länge, dessen kompliziertes Nerven- und Gefäßgeflecht weit in die Scheide hineinragt, die Harnröhre umschließt und sich mit anderen Organen verbindet. Der berühmte G-Punkt, benannt nach dem Gynäkologen Gräfenberg, der sich an der vorderen Scheidenwand befindet, gehört dazu.

Versuche haben gezeigt, dass Druck auf diesen Bereich die Schmerzempfindlichkeit der Frau um nahezu die Hälfte drosseln kann. Je lustvoller die Stimulation desto geringer das Schmerzempfinden. Während des Orgasmus nahmen die Frauen überhaupt keinen Schmerz wahr.

Wenn Frauen Frauen lieben

Homosexualität ist keine Krankheit. Auch wenn Sie Frauen lieben, gehört Sexualität zu ihrem gesunden Alltag dazu. Aus einer schwedischen Zwillingsstudie weiß man, dass Familie und gesellschaftliches Umfeld kaum einen Einfluss auf unsere Sexualität haben. Vielmehr spielen genetische Faktoren in bis zu 40 % eine Rolle und in etwa 60 % Einflüsse, die bereits während der Schwangerschaft auf das Gehirn eingewirkt haben sowie psychologische Traumata und diverse Erfahrungen in der Entwicklung. Nur zwischen 5 und 10 % der Frauen leben homosexuell. Problematisch ist für einige noch immer der Umgang in der Öffentlichkeit. Auch das Verhältnis zur Frauenärztin kann problematisch sein. Die reagiert in vielen Fällen ablehnend, wenn sie von der Homosexualität erfährt. Das kann dazu führen, dass die Patientin die Gynäkologin meidet, Vorsorgeuntersuchungen nicht wahrnimmt. Wenn Sie merken, dass Ihre Ärztin entsprechend reagiert, sollten Sie sich bei anderen lesbischen Frauen nach einer erkundigen, die hier keine Scheu hat. Außerdem sollten Sie wissen, dass die gleichen Geschlechtskrankheiten und Störungen auftreten können wie bei Frauen mit heterosexueller Neigung.

Promiskuität – ist viel Sex gesund?

Klar, Sex ist gut für den Körper. Wenn aber von Promiskuität die Rede ist, geht es um Geschlechtsverkehr mit häufig wechselnden Partnern. Einerseits ist der Wunsch, mit vielen Partnern zu schlafen, biologisch bedingt, denn das erhöht die Wahrscheinlichkeit, zahlreiche Nachkommen zu zeugen. Andererseits halten moralische und religiöse Bedenken und auch die Angst vor Ansteckung mit Geschlechtskrankheiten die meisten davon ab. Wichtig: Schützen Sie sich auf jeden Fall vor Geschlechtskrankheiten und ungewollter Schwangerschaft.

Die Körperpflege ▶

Die Körperpflege

Hygiene und Körperpflege gehören zum Alltag wie Essen und
Schlafen. Sind Sie sicher, dass Sie dabei alles richtig machen?
Wenn es um die richtige Pflege geht, ist eine Gratwanderung gefragt.
Nicht zu wenig, um nicht „dreckig" zu sein oder zu riechen. Aber
auch nicht zu viel, um den natürlichen Schutz von Haut und Haaren
nicht anzugreifen.

Die Basis

Begeben Sie sich einmal auf eine mehr-
tägige Wanderung durch vollkommen
unbewohntes Gebiet. Dann erkennen Sie
am schnellsten, welche täglichen Hygiene-
maßnahmen zumindest auf lange Sicht
unverzichtbar sind.

Händewaschen
Es klingt banal und wird doch oft vernach-
lässigt: Vor dem Essen, nach dem Gang zur
Toilette, wenn Sie im Garten gewühlt, ein
Tier angefasst haben und immer dann,
wenn Sie Berührung mit vielen „Fremdkör-
pern" hatten, wie etwa beim Supermarkt-
besuch oder in öffentlichen Verkehrsmit-
teln, ist Händewaschen angesagt. Überall,
an Treppengeländern, Türgriffen oder
Verpackungen, können Krankheitserreger
haften. Jeder Mensch kann sie an den
Händen tragen und auf verschiedensten
Gegenständen hinterlassen. Fassen Sie
diese Gegenstände an, bleiben einige der
Erreger wiederum an Ihren Händen haften,
von wo sie an die Schleimhäute von Mund
und Nase und damit direkt in den Körper

gelangen können. Darum ist es ganz wichtig, dass Sie auch Ihren Kindern häufiges
und richtiges Waschen der Hände vor-
machen. Das heißt: Zwischenräume und
einzelne Finger – auch die Daumen! –
nicht vergessen. Verwenden Sie am besten
milde Seife ohne künstliche Farb- und
Duftstoffe oder so genannte Syndets (synthetische Detergenzien). Hinterher unbedingt gründlich abspülen. Anschließend
mit einer Creme oder sogar Fettsalbe
pflegen, deren pH-Wert sauer ist wie der
der Haut (4,5–5,5), zum Beispiel mit Asche
Basis (Asche Chiesi).

Ab unter die Dusche
Sie müssen nicht täglich duschen, wenn
Sie nicht besonders schmutzig geworden
sind, stark geschwitzt haben oder extrem
starken Körpergeruch haben. Auch müssen
Sie sich nicht vom Kopf bis zu den Zehen
einseifen und scheuern. Besonders gründlich sollten nur die Bereiche mit vielen
Schweißdrüsen gereinigt werden. Das sind
die Achselhöhlen, Füße und Intimbereich.

Methoden zur Gesunderhaltung

Basischer Duschbalsam mit milden wasch-aktiven Mineralerden, pflegenden und beruhigenden Pflanzenextrakten aktiviert die Entgiftung über die Haut (IHLE Vital) und unterstützt ein reines Hautbild. Nach dem Duschen pflegt eine basische Körperlotion auch eine irritierte Haut nachhaltig, z. B. der Pflege Balsam von IHLE Vital. Bei empfindlicher oder gereizter Haut nehmen Sie die von Hautärzten getestete Asche Basis Lotion (Asche Ciesi) und für die sehr trockenen Stellen, etwa an den Ellenbogen oder Knien, Fettsalbe.

Ganz intim

Hygiene ist gerade im Intimbereich unerlässlich, aber nicht unproblematisch. So machen Sie es richtig: Reinigen Sie Ihren Intimbereich immer vom Schambein über den Harnröhrenausgang zum Darmausgang hin. Niemals von hinten nach vorne wischen! Verwenden Sie trockenes weiches Toilettenpapier, oder nehmen Sie einen weichen Waschlappen, den Sie nur in

Gut zu wissen

Nicht sprühen, bitte

Vorsicht mit Deo- und Haarsprays. Sie können gesundheitsschädigend sein, wenn sie in schlecht belüfteten Räumen, zu häufig oder bei Allergieneigung eingesetzt werden. Die darin enthaltenen hormonähnlichen Substanzen werden im Körper gespeichert und können zu Missbildungen bei Babys führen. Besser ist es, einen Deoroller zu benutzen und für die Haare Schaum oder Gel.

Wasser tauchen. Für die Momente, in denen Sie eine Waschlotion benutzen möchten, eignen sich am besten Produkte, die den Säureschutzmantel stärken, beispielsweise Deumavan Waschlotion sensitiv (Kaymogyn). Es gibt auch spezielle Pflegefette, die Austrocknung verhindern und vor Rissen schützen, zum Beispiel Deumavan Salbe (Kaymogyn) oder Asche Basis Creme oder Fettsalbe (Asche Chiesi). Fönen Sie sich eventuell trocken.

Die Haarpracht

Auch die Haare brauchen Waschpausen, da sonst der empfindliche Haarboden austrocknet, die Haare schneller fetten oder brüchig werden. Der Haarbalsam von IHLE Vital aus Mineral- und Lavaerden reguliert besonders gut die Fettproduktion, und die Pflanzenextrakte u. a. aus Neemöl und Irisch Moos desinfizieren, pflegen und beruhigen die Kopfhaut. Dünnes Haar erhält wieder Glanz und Volumen.

Zähneputzen

Zweimal am Tag ist das Minimum. Besser: Sie putzen nach dem Aufstehen, nach jeder Mahlzeit und vor dem Zubettgehen. Zwischendurch kann zuckerfreies Kaugummi aushelfen. Das ersetzt keine Zahnbürste, kurbelt aber den Speichelfluss an, der schädigende Säuren schneller neutralisiert. Achten Sie darauf, dass die Bürste abgerundete Borsten hat. Naturmaterialien sind ausnahmsweise nicht empfehlenswert, da sie hohl sind und Keime aufnehmen. Besorgen Sie sich in der Apotheke 70-prozentigen Alkohol und desinfizieren Sie damit einmal am Tag Ihre Zahnbürste. Etwa alle acht

Wochen sollten Sie die Bürste oder den Aufsatz wechseln. Putzen Sie mit System und immer von oben nach unten. Zahnseide reinigt auch feinste Zwischenräume. Für größere Zwischenräume gibt es genau passende Bürstchen, die einmal am Tag benutzt werden sollten. Verzichten Sie auf Weißmacher. Die greifen die Zahnsubstanz an.

Benutzen Sie nicht regelmäßig Mundwasser mit einem Desinfektionsmittel. Das verändert die normale Zusammensetzung der Mundbakterien, so dass Sie empfindlicher gegenüber krank machenden Keimen werden. Halsentzündungen können die Folge sein. Greifen Sie lieber zu Mundwasser auf Pflanzenbasis.

Verwöhnprogramm für besondere Lebensphasen

In bestimmten Lebenssituationen braucht der Körper auch besondere Pflege. Das ist zum Beispiel während der Schwangerschaft so und auch mit steigendem Alter. Etwas ganz Besonderes ist die Aroma- und Naturkosmetik. Sie wurde in den achtziger Jahren von Primavera entwickelt. Aus dem Wissen heraus, dass wir über unsere 2 qm Hautfläche schützende und schädliche Stoffe aufnehmen können und dass über den Duft der ätherischen Öle auch die Seele gestärkt werden kann, werden nur 100 % natürliche kaltgepresste Pflanzenöle aus biologischem oder Demeter-Anbau verarbeitet. Ätherische Öle sind fettlöslich und werden daher sehr gut von der Haut aufgenommen (S. 105 Aromatherapie). Sie können aufgrund ihrer zahlreichen Bestandteile z. B. die Haut desinfizieren, den Hauttonus und das Zellwachstum anregen, die Muskulatur entspannen, das Bindegewebe stärken und den Hautstoffwechsel verbessern. Auf alle künstlichen und synthetischen Zusätze wird verzichtet. Primavera bietet ein breites Sortiment an Gesichtspflegeprodukten nach unterschiedlichen Hautzuständen sowie Körperpflege- und Massageprodukte an. Die natürlichen Duftnoten können Sie nach Ihrer persönlichen Befindlichkeit auswählen.

In der Schwangerschaft

Wenn Sie ein Kind erwarten, müssen Sie für zwei denken. Gerade in dieser Zeit sollten Sie zu Pflegeprodukten greifen, die keine synthetischen Farb-, Duft- und Konservierungsstoffe, Mineralöle, Silikone oder andere künstliche Stoffe enthalten, Beispiele habe ich Ihnen auf den vorangegangenen Seiten vorgestellt. Darüber hinaus gibt es Produkte, die Sie auf die Geburt vorbereiten und einige Probleme vermeiden sollen. Dazu gehören Öle, die das Bindegewebe stärken, damit keine Dehnungsstreifen auftreten und die Rückbildung unterstützt wird, solche, die die Brust auf die Stillzeit vorbereiten, und Damm-Öl, das helfen soll, einen Dammschnitt zu verhindern.

Mit zunehmendem Alter

Mit den Jahren wird die Haut trockener und verliert Elastizität. Hautzellen bilden sich nicht mehr so schnell nach. Die Haare werden grau und verändern ihre Struktur. Sie werden erheblich störrischer. Greifen Sie zu Cremes mit Vitaminen für die Haut und öfter mal zu einer Haarkur oder einem Balsam.

Methoden zur Gesunderhaltung

Vorsorge

Wenn es darum geht, gesund zu bleiben oder schnell wieder völlig gesund zu werden, übernimmt die richtige Vorsorge eine Schlüsselrolle. Vorsorge teilt sich in zwei Bereiche auf: entsprechende Untersuchungen und Impfungen. Leider gehen die Meinungen darüber, was sein muss, was hilft und was sogar schadet, weit auseinander.

Vorsorgeuntersuchungen

Von einer Vorsorgeuntersuchung ist dann die Rede, wenn ohne vorliegende Beschwerden eine Routineuntersuchung erfolgt. Sie dient dem Zweck, Erkrankungen bereits in einem frühen Stadium zu entdecken, in dem sie sich noch nicht bemerkbar machen aber deutlich höhere Heilungschancen aufweisen als später. Ein Teil der Untersuchungen wird von den Krankenkassen bezahlt, ein Teil, meist modernere Methoden, wird Ihnen Ihr Arzt als IGEL-Leistung (S. 19) anbieten.

Empfohlene regelmäßige Untersuchungen

Ab 20 Jahren: Genitaluntersuchung zur Krebsfrüherkennung mit so genanntem PAP-Abstrich vom Muttermund jedes Jahr.

Ab 30 Jahren: Abtasten der Brust zur Brustkrebsfrüherkennung jedes Jahr. Untersuchung der Haut zur Hautkrebsvorsorge jedes Jahr.

Ab 35 Jahren: Check-up der Nierenfunktion, von Herz und Kreislauf und auf Diabetes alle zwei Jahre.

Ab 45 Jahren: Chemischer Schnelltest zur Darmkrebsfrüherkennung jedes Jahr. Außerdem können Sie sich einmalig auf die so genannte Eisenspeicherkrankheit, eine Stoffwechselerkrankung, untersuchen lassen.

Ab 50 Jahren: Einladung zum Mammographie-Screening. Abtasten des Enddarms sowie Test auf verborgenes Blut im Stuhl zur Darmkrebsfrüherkennung jedes Jahr bis zum 55. Lebensjahr, dann alle zwei Jahre.

Ab 55 Jahren: Darmspiegelung zur frühen Erkennung von Darmkrebs zweimal im Abstand von zehn Jahren.

Zusätzliche Untersuchungen auf eigene Kosten

Hierzu zählen bspw. der Abstrich auf Papillomaviren vom Gebärmutterhals, spezielle Ultraschalluntersuchungen, Blutuntersuchungen zur Risikoabschätzung von Herz-Kreislauf- und Krebserkrankungen sowie Spezialuntersuchungen zum Osteoporoserisiko.

Vorsorge ▶

Impfungen

Das Ziel von Impfungen ist klar: Den Einzelnen und die Gemeinschaft vor einer ansteckenden Krankheit schützen sowie in einem bestimmten Gebiet oder schließlich sogar weltweit einen Erreger ausrotten. Dafür aktualisiert die Ständige Impfkommission (STIKO) des Robert Koch Instituts in Berlin jedes Jahr ihre Impfempfehlungen.

Zur Zeit werden Kinder ab dem 2. Lebensmonat bis zum Ende des 2. Lebensjahres gegen 10–12 verschiedene Erkrankungen geimpft: Diphterie, Keuchhusten, Tetanus, Kinderlähmung, Hämophilus influenza Typ B, kurz Hib genannt, Hepatitis B, Pneumokokken, Meningokokken, Masern, Mumps, Röteln und Windpocken. In diesem Zeitraum sind 2–4 Wiederholungsimpfungen erforderlich, damit das Immunsystem genügend trainiert wird und Abwehrstoffe für einen möglichen Kontakt bereitstellt. Neben den Einfachimpfstoffen sind bis zu Sechsfachkombinationen möglich. Neu ist eine orale Impfung gegen eine durch Rotaviren verursachte Durchfallerkrankung. Diese Impfung wird noch nicht von den Krankenkassen übernommen (IGEL-Leistung).

Grundsätzlich sind Impfungen mit guter Verträglichkeit und seltenen Nebenwirkungen bei ernsten oder gar potentiell tödlich verlaufenden Erkrankungen, wie Tetanus, Diphterie oder Kinderlähmung, natürlich ein Segen. Leider können durch den Impfstoff selbst oder durch Begleitstoffe auch Nebenwirkungen hervorgerufen werden, beispielsweise örtliche Reaktionen oder Fieber oder sogar Erkrankungen des

Immun- und des Nervensystems, Rheuma oder Zuckerkrankheit. Diskutieren Sie darum mit Ihrem Kinderarzt zum Beispiel über den Zeitpunkt der einzelnen Impfungen. Jedes Kind ist anders und reagiert auch anders. Besonders wenn Ihr Kind bereits Hinweise auf Erkrankungen hat, etwa Neurodermitis, wägen Sie Vor- und Nachteile der einzelnen Impfungen gut ab. Besprechen Sie eine Impfung gegen Mumps, Röteln und Masern kurz vor der Pubertät, wenn durch eine Blutuntersuchung gesichert ist, dass diese Erkrankungen nicht bereits unbemerkt abgelaufen sind. Bedenken Sie, dass ein Erkranken an einer so genannten Kinderkrankheit durch Abklingen des Impfschutzes (in der Regel nach 6–10 Jahren) in höherem Alter auftreten und dann einen schwereren Verlauf mit Komplikationen haben kann. Impfungen, wie gegen Hepatitis B oder Windpocken sind eigentlich nur bei Kindern mit bestimmten chronischen Erkrankungen oder im Zusammenhang mit einer beson-

Das rät die Ärztin

Einzel-Impfstoffe bevorzugt

Grundsätzlich sind Kombi-Präparate, die gegen mehrere Erreger „auf einen Schlag" impfen, natürlich praktisch. Leider besteht dabei die Gefahr, dass die Immunantwort auf den einzelnen Impfstoff unter Umständen nicht hoch genug ausfällt. Auch das Risiko von Nebenwirkungen kann sich dadurch erhöhen.

Methoden zur Gesunderhaltung

deren familiären Situation notwendig
(über die neue HPV-Impfung S. 240)

Erkundigen Sie sich, ob der verwendete
Impfstoff Quecksilber enthält (Thiomersal/
Thimerosal), das für Gehirnschädigungen
und Autismus verantwortlich sein könnte.
Aluminiumhydroxyd, das in fast jedem
Impfstoff enthalten ist, wird verdächtigt,
Nervenentwicklungsstörungen und
Autoimmunerkrankungen hervorzurufen.

Machen Sie sich klar, dass die Entscheidung
für oder gegen eine Impfung nach der
Beratung durch den Arzt bei Ihnen liegt!

Für Erwachsene wird die Auffrischimpfung
gegen Wundstarrkrampf und Diphterie
alle 10 Jahre empfohlen. Weitere nötige
Impfungen sind die gegen die durch Zecken
übertragene Gehirnentzündung (FSME)
und, wenn Sie Fernreisen machen, die
gegen Hepatitis A. Erkundigen Sie sich vor

Gut zu wissen

Manchmal können Impfungen Beschwerden oder andere Krankheiten
auslösen. Beobachten Sie sich und
informieren Sie Ihre Ärzte. In der
Naturheilkunde und Homöopathie
gibt es wirksame Mittel gegen die
Impffolgen.

Fernreisen in einem Tropeninstitut, ob
weitere Vorsorgemaßnahmen für Ihr Reise-
ziel angebracht sind. Über 60-Jährigen wird
die Pneumokokken- und Grippeimpfung
empfohlen. Allerdings mehren sich die Hinweise, dass deren Wirkung überschätzt
worden ist, weil der ältere Organismus
offenbar nicht mehr genügend auf die Impfung reagiert. Inzwischen stehen spezielle
Impfstoffe auch für ältere Menschen zur
Verfügung, die eine verstärkte Immunantwort auslösen sollen.

Ernährung

Auf die Gefahr hin, dass Sie es schon hundertmal gelesen haben: Der Mensch ist, was er isst. Das stimmt wirklich. Die Nahrung, die Sie Ihrem Körper zuführen, ist gut vergleichbar mit dem Brennstoff für einen Motor. Kippen Sie einmal minderwertiges Benzin in Ihr Fahrzeug, und Sie können erleben, wie der Motor stottert und an Leistung verliert. Leider dauert es beim menschlichen Organismus länger, bis Folgen zu sehen sind. Lassen Sie es gar nicht erst so weit kommen.

Allgemeine Tipps

Gesund ernähren, das ist so einfach und scheint doch so kompliziert zu sein. Nicht zuletzt, weil nahezu täglich neue Ernährungsphilosophien veröffentlicht werden, die den Verbraucher letztendlich nur verunsichern. Merken Sie sich: Vollwertig heißt voller Wert!

Die 10 Regeln der DGE

Die Deutsche Gesellschaft für Ernährung (DGE) bietet eine hervorragende Übersicht im Ernährungsdschungel. Sie hat zehn Regeln formuliert, die Ihnen helfen, durch Essen und Trinken Ihre Gesundheit zu erhalten:

Vielfalt: Ernähren Sie sich abwechslungsreich. Hören Sie auf Ihren Bauch, und lassen Sie die Sachen weg, die zu Unwohlsein, Blähungen und Stuhlunregelmäßigkeiten führen.

Getreide und Kartoffeln: In Vollkorngetreideprodukten und Kartoffeln sind schon fast alle benötigten Nährstoffe enthalten. Achten Sie darauf, ob Sie bestimmte Vollkorngetreide nicht vertragen, dann eventuell austesten. Die Häufigkeit von Glutenunverträglichkeit nimmt mit dem Alter zu.

5 am Tag: Genießen Sie fünf Portionen Obst und Gemüse pro Tag, gern auch mal als Saft und roh. Das sind 860 g Obst und Gemüse pro Tag. Die meisten schaffen nur 260 g pro Tag! Um nicht alles wiegen zu müssen, merken Sie sich: eine Portion passt in Ihre hohle Hand. Achtung: Fünf Portionen Obst ersetzen nicht das Gemüse! Am besten zweimal Gemüse, einmal Salat, zweimal Obst. Kartoffeln und Reis zählen nicht zu den Gemüsen.

Milch, Fisch, Fleisch und Ei: Nehmen Sie täglich mäßig Milchprodukte, etwa zweimal wöchentlich Fisch und maximal 600 g rotes Fleisch oder Wurst zu sich. Fleisch sollte von Tieren aus Biozucht (freilaufend) stammen. Es enthält deutlich mehr gute Omega-3-Fettsäuren und weniger Hormo-

Methoden zur Gesunderhaltung

ne als konventionell gemästete Tiere. Rotes Fleisch sollte gut durchgebraten sein, sonst können die darin möglicherweise vorhandenen Viren oder Bakterien Schaden anrichten. Neben Durchfall sollen sie auch an der Entstehung von Darmkrebs beteiligt sein. Im tierischen Fett sammeln sich Umweltgifte, sodass Sie möglichst mageres Fleisch vorziehen sollten. Weißes Fleisch von Geflügel kräftigt den Organismus und ist mit etwas Gemüse, wie in Hühnersuppe, die ideale Krankenkost. Pasteurisierte Milchprodukte, wie wir sie in Deutschland fast nur noch kaufen können, wirken sauer in unserem Stoffwechsel. Außerdem haben viele Erwachsene mit dem Milchzucker (Lactose) ein Problem. Joghurt wird meist besser als Milch vertragen.

Fetter Fisch wird zwar wegen seiner Omega-3-Fettsäuren propagiert, aber da sich auch darin die Umweltgifte sammeln, sollte man nicht übertreiben und besser zusätzlich auf geprüfte Nahrungsergänzungen zurückgreifen. Dies gilt besonders für Schwangere. Vegetarier leben länger und sind gesünder als Nichtvegetarier. Das gilt aber nicht für Veganer, die jegliche tierische Produkte ablehnen, also auch keine Eier und keine Milchprodukte zu sich nehmen, da bei ihnen mit einem Mangel an bestimmten Vitaminen und Mineralstoffen zu rechnen ist. Das gilt auch nicht für die Puddingvegetarier, die zwar auf tierische Produkte verzichten, aber nicht täglich wertvolles Pflanzeneiweiß, etwa aus Hülsenfrüchten, zu sich nehmen. Zwei bis drei Eier pro Woche schaden auch Personen mit erhöhten Cholesterinwerten nicht. Sie sättigen beim Frühstück besser als nur Getreideprodukte und können

auch gut in verschiedene Diäten eingebaut werden.

Fett: Bevorzugen Sie pflanzliche Fette und ziehen Sie bei 60–80 g täglich die Grenze. Berücksichtigen Sie aber, dass der Großteil des Fetts in Nahrungsmitteln versteckt ist (Wurst, Chips, Käse usw.). Die ungesättigten Fette in guten Ölen sind sehr hitzeempfindlich. Zum Braten und Backen Olivenöl nehmen, für Salate und Soßen Lein- und Walnussöl. Auf Margarinen, die Transfettsäuren enthalten, lieber verzichten. Das ayurvedische Ghee oder Butterschmalz ist breit einsetzbar und wird in der Ayurvedischen Medizin sogar als Heilmittel genutzt. Auch Nüsse und Mandeln enthalten gute Fette und Mineralstoffe, eine Handvoll täglich sollten Sie sich gönnen.

Salz und Zucker: Gehen Sie mit beidem sparsam um und verwenden Sie Alternativen, aber keinen künstlichen Süßstoff! Kristallsalz (z. B. Himalayasalz) mit seiner feinen Struktur kann der Körper besser ausnutzen als Kochsalz. Jod- und Fluorzusätze im Kochsalz, sowie Rieselungshilfen sind nicht für jeden verträglich und werden wissenschaftlich durchaus kontrovers beurteilt. Nehmen Sie zum Süßen Agavensirup, der einen viel besseren glykämischen Index als andere Süßungsmittel hat. Auch sinnvoll ist Stevia, ein pflanzlicher Stoff aus dem Süßgras, der 45 mal stärker süßt als normaler Zucker. Auch hat er ein hohes antioxidatives Potential. Eine weitere natürliche Alternative ist Intertropheen (IHLE Vital), ein Sirup (Granulat oder Streusüße) aus der Topinamburknolle mit Inulin, das als Energielieferant für die Darmbakterien fungiert. Diese Mittel haben keine

Ernährung ▶

Nebenwirkungen und sind auch für Diabetiker geeignet.

Trinken: Trinken Sie 30 ml pro kg Körpergewicht Wasser, Kräutertee, Fruchtschorle. Mehr bei Schweiß treibenden Tätigkeiten, weniger bei hohem Obst- und Rohkostkonsum. Messhilfe Urin: Ist er gelb und konzentriert, brauchen Sie Flüssigkeit, ist er hell oder sogar wasserklar, haben Sie genug Wasser. Leitungswasser ist in Deutschland von unterschiedlicher Qualität. Viren und einige Bakterien und Parasiten werden nicht entfernt, deshalb empfiehlt sich Abkochen. Wegen der enthaltenen Schadstoffe sollten Sie sich für das Haus oder zumindest für die Küche einen Wasserfilter auf Carbonbasis zulegen. Wollen Sie lieber Trinkwasser kaufen, dann möglichst in Glasflaschen. Gegen Alkohol in Maßen ist nichts einzuwenden, er darf aber nicht zu Ihrer Trinkmenge dazu gerechnet werden, da er entwässert.

Schonend zubereiten: Garen Sie möglichst bei niedriger Temperatur. Moderne Dampfgarer sparen viel Zeit und Strom und schonen die Lebensmittel. Oder Sie lassen länger bei niedrigen Temperaturen bruzzeln, wie zu Großmutters Zeiten. Dadurch sind zahlreiche Inhaltsstoffe besser verwertbar, und der Geschmack intensiviert sich. Benutzen Sie lieber Stahl- als Teflonpfannen, da Teflon in das Essen gelangt.

Zeit lassen: Essen Sie in Ruhe, mit Genuss und ohne Ablenkung. Kauen Sie gründlich. Die Verdauung der Kohlenhydrate erfolgt im Wesentlichen schon durch den Speichel. Nur bei Ruhe werden die Verdauungssäfte richtig ausgeschüttet. Halb- oder unver-

dautes Essen schädigt den Darm. Auch Fernsehen oder Probleme wälzen beim Essen hemmt die Verdauung.

Bewegen: 30–60 Minuten täglich Bewegung gehören dazu! Am besten nach dem Essen einen Spaziergang, das regt die Darmbeweglichkeit an.

Vorsicht bei Lebensmittelzusätzen: Glutamat, Aspartam, Zitronensäure und andere verändern den Gehirnstoffwechsel, die Hormone und das Immunsystem, können möglicherweise Alzheimer oder Parkinson begünstigen. Sie stehen im Verdacht, Kinder hyperaktiv zu machen. Andere können zu Allergien, Übergewicht und Depressionen führen.

Unsere Nahrungsmittel enthalten Kohlenhydrate, Fette, Proteine, Vitamine, Mineralstoffe und sekundäre Pflanzenstoffe. Deren Bedeutung wurde erst im Laufe der letzten Jahre deutlich. Dabei handelt es sich um Pflanzenstoffe, die vielfältige Aufgaben im Organismus haben: Sie können wie Hormone und Antibiotika wirken und als Antioxidanzien. Die Ballaststoffe sind wertvolle Nahrungsmittel für die Darmbakterien und Ausgangssubstrat für Fettsäuren, sie putzen die Gefäße und senken den Cholesterin- und Blutzuckerspiegel. Einzelne Extrakte werden bereits als Nahrungsergänzungen angeboten, was in bestimmten Situationen sinnvoll sein kann. Berücksichtigen Sie aber, dass durch die Kombination verschiedener Nahrungsmittel bei einer Mahlzeit die Verwertung der Inhaltsstoffe viel besser ist, der Fachmann sagt, sie sind „biologisch hochwertiger". Setzen Sie viele frische Kräuter ein, die zusätzliche Vita-

Methoden zur Gesunderhaltung

minschübe bringen und durch die Bitterstoffe das Essen bekömmlicher machen.

Und noch ein Tipp: Jeder Mensch hat ein unterschiedlich entwickeltes Verdauungs- und Stoffwechselsystem und jeden Tag andere Bedürfnisse. Beschäftigen Sie sich mal mit der Ernährung nach den 5 Elementen oder mit der ayurvedischen Ernährung, beide berücksichtigen die verschiedenen Menschentypen. Die Kombination aus wissenschaftlicher Ernährungslehre und typgerechter individueller Ernährung ist ideal und leicht zu lernen.

Ernährung individuell

In bestimmten Lebensphasen ist der Körper Mehrbelastungen ausgesetzt oder braucht weniger als üblich. Passen Sie Ihre Ernährung an.

Kinder und Jugendliche: Spezielle Lebensmittel für Kinder kommen immer mehr in Mode. Aber: Sofern sich Ihre Familie ausgewogen und vollwertig ernährt, kann Ihr Kind ab dem zweiten Lebensjahr die „normale" Kost bekommen. Spezielles Kinderessen hat keine Vor- häufig aber Nachteile (teuer, zu süß, zu fettig). Weshalb Fettleibigkeit bei Kindern zunimmt, hat viele Gründe. Zwei davon sind, dass Fertigprodukte als normales Essen „vorgelebt" werden, und Kinder Geld statt einer vernünftigen Schulverpflegung bekommen. Gewöhnen Sie Ihre Kinder früh an Vollkorn, frisches Obst und Gemüse, dann mögen sie es auch später.

Schwangerschaft und Stillzeit: Während der Schwangerschaft brauchen Sie Nährstoffe

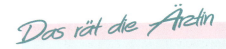

Das rät die Ärztin

Alternative Ernährung

Falls Sie sich vegetarisch ernähren, ist dies auch für Ihre Kinder kein Problem, wenn Sie für eine ausreichende Zufuhr von pflanzlichem Eiweiß sorgen. Ernähren Sie sich jedoch vegan oder anders alternativ, machen Sie bei Ihren Kindern Ausnahmen, damit deren optimale Entwicklung gesichert ist. Widerstrebt Ihnen das sehr, sprechen Sie unbedingt mit einem Arzt, der den Entwicklungsstand des Kindes regelmäßig kontrollieren sollte.

für zwei. Zwar steigt der Kalorienbedarf erst etwa ab dem vierten Monat, Vitamine, Mineralien und Spurenelemente brauchen Sie aber schon früher in großer Menge, um die Entwicklung des Ungeborenen optimal zu unterstützen und selbst bei Kräften zu bleiben. Mit ausgewogener Vollwertkost decken Sie den Bedarf überwiegend ab, in der Regel ist es jedoch sinnvoll, gute Nahrungsergänzungen zusätzlich zu nehmen.

Halten Sie sich fern von: nicht vollständig durchgegartem Fisch und Fleisch, Rohmilch und Produkten daraus, fertigen Rohkost- oder Schnittsalaten, nicht erhitzten Keimen und Sprossen, ungewaschenem Salat und Gemüse, rohem Getreide, rohem Ei (auch in Füllungen, Süßspeisen und Gebäck) und Alkohol. Fetter Fisch und fettes Fleisch sollten die Ausnahmen sein. Genießen Sie Kaffee nur sehr begrenzt.

Während Sie stillen, benötigen Sie bis zu zwei Drittel mehr Vitamine und Mineralien als sonst. Und Sie sollten mindestens zwei

Ernährung ▶

Liter trinken. Alkohol ist – wie auch in der Schwangerschaft – tabu, Kaffee und schwarzer Tee sollten zumindest extrem reduziert werden. Verzichten Sie auf Dinge, die bei dem Nachwuchs zu Blähungen führen können. Das sind Kohl, Hülsenfrüchte, Zwiebeln und Knoblauch, frisches Brot und Wasser mit hohem Kohlensäuregehalt.

Ernährung im Alter: Mit den Jahren können verschiedene Aspekte das Essen verleiden. Da sind einmal die zurückgehenden Geschmacksknospen. Das bewirkt, dass Süßes und Salziges nicht mehr intensiv geschmeckt wird, dafür Saures und Bitteres dominiert. Hinzu kommt die Zahngesundheit. Wer nicht mehr gut kauen kann, verliert schnell die Lust am Essen. Auch können Schluckbeschwerden auftreten oder der Appetit kann „einfach so" wegbleiben. Betreiben Sie unbedingt Ursachenforschung, überprüfen Sie beispielsweise auch, ob es sich um die Nebenwirkung eines Medikaments handeln kann. Lebensmittel mit hoher Nährstoffdichte sorgen dafür, dass auch mit wenig Essen kein Defizit entsteht. Würzen Sie abwechslungsreich, achten Sie auf ein gutes Gebiss. Falls Sie mit dem Kauen mal Probleme haben, pürieren Sie einfach das Gemüse oder Obst, nur Weißbrot lutschen ist keine Alternative! Ganz wichtig: Viel trinken, besonders Wasser, nach Bedarf kalt oder heiß! Wer Schlafstörungen hat, sollte auf jeden Fall bis zum Nachmittag den größten Teil seiner mindestens zwei Liter am Tag getrunken haben und den abendlichen Alkoholkonsum reduzieren.

Die Deutsche Gesellschaft für Ernährung (DGE) hat eine Richtlinie für die Energie-

und Nährstoffversorgung älterer Menschen herausgegeben. Danach sollten täglich nicht mehr als 1800 Kalorien aufgenommen werden, abhängig vom Bewegungspensum natürlich. Meiden Sie darum sehr fette und sehr süße Nahrungsmittel, vor allem tierische Produkte. Kaufen Sie seltener Fleisch, wenn dann Biofleisch. Nehmen Sie viel frisches Obst und Gemüse sowie Vollkornprodukte zu sich. Die Pflanzenhormone darin senken die Blutfette, verbessern die Zuckerverwertung, schützen vor Krebs, entlasten die Leber, verhindern den Knochenabbau, fördern die geistigen Fähigkeiten und machen gute Laune. Verteilen Sie Ihre Kost über den Tag, sodass Sie nicht belastende Portionen essen. Fettarmer Joghurt oder Quarkspeisen sind ebenso günstige Zwischenmahlzeiten wie ein Apfel oder eine andere Frucht. Glauben Sie nicht, wegen der Knochen Milch trinken zu müssen. Längst ist erwiesen, dass bei älteren Menschen Milchprodukte keinen Effekt haben. Im Gegenteil: der Säure-Basen-Haushalt verschiebt sich, man übersäuert und Kalzium muss aus dem Knochen zur Abpufferung herausgelöst werden. Mediterrane Kost ist ideal. Sie enthält mehr Fisch als Fleisch, verwendet reichlich hochwertige Pflanzenöle, vor allem Olivenöl, und macht viele freie Radikale unschädlich, die die Zellen zerstören und damit den Alterungsprozess vorantreiben. Werten Sie ihre Nahrung durch viele frische Kräuter auf, essen Sie jeden Tag eine halbe Hand voll Nüsse (besonders gut Paranüsse) oder Mandeln, 1 EL Leinöl und geschroteten Leinsamen (S. 185 Wechseljahre). Trinken Sie nicht zu viel Kaffee, besser grünen Tee (S. 76 Phytotherapie), der viele Schutzstoffe enthält und sogar Krankheiten heilen kann.

Methoden zur Gesunderhaltung

Einige schwören darauf, ab 17 Uhr nicht mehr zu essen (Dinner cancelling). Erwiesen ist es nicht, dass dies den Alterungsprozess beim Menschen bremst. Klar ist aber, dass der Verdauungsapparat in der Nacht ruhen will. Er sollte darum nicht noch spät mit üppigen Portionen belastet werden, auch Salate und Rohkost sind abends ungeeignet. Probieren Sie es einfach aus: Vielleicht schlafen Sie mit „leerem" Bauch besser. Andere dagegen bringt ein knurrender Magen gerade um den Schlaf. Für die wäre eine leichte Gemüsesuppe ideal.

Wenn der alternde Organismus weniger Energie benötigt, kann es schwierig werden, über die normale Ernährung genügend Schutzstoffe aufzunehmen. Dann sind Nahrungsergänzungen angesagt. Geeignet sind Kanne Brottrunk, frische verdünnte Pflanzensäfte der Saison oder auch monateweise Vitamine, Spurenelemente und Omega-3-Fettsäuren als Kapseln. In der Ernährung deutscher Frauen fehlt es oft an Jod, Selen, Magnesium, Folsäure und anderen B-Vitaminen, Vitamin C und D. Besonders Menschen, die in Heimen oder Krankenhäusern leben oder arbeiten und auf Kantinenkost angewiesen sind, sind immer unterversorgt, so dass eine regelmäßige Nahrungsergänzung nachweislich die Lebensqualität verbessert und Krankheiten reduziert. Lassen Sie gegebenenfalls Ihre Versorgungslage durch eine Blutuntersuchung überprüfen (S. 86 Orthomolekulare Therapie).

Bio

Studien aus England, den USA und Deutschland belegen: Bio-Lebensmittel sind gesünder. Sie haben höhere Gehalte an Vitaminen, Mineralien und anderen Pflanzenstoffen. Dafür sind sie weniger oder gar nicht mit Schadstoffen belastet. Die Nährstoffdichte ist höher, weshalb weniger Kalorien nötig sind, um den täglichen Bedarf zu decken. Außerdem wichtig: Die biologische Lebensmittelproduktion schont Umwelt und Klima und führt zu einer erhöhten Produktivität der Böden. Nicht zuletzt profitieren Nutztiere in diesem Zusammenhang, weil sie artgerecht leben dürfen. Entscheiden Sie sich also bewusst für Bio und achten Sie auf entsprechende geprüfte Siegel. Bevorzugen Sie saisonale Produkte aus Ihrer Umgebung, dann entfallen Treibstoffkosten und aufwändige Behandlungen zur Haltbarmachung.

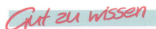

Vorsicht vor Gentechnik!

Im Zusammenhang mit Nahrungsmitteln wird immer wieder von Gentechnik gesprochen. Darunter versteht man gezielte Veränderungen am Erbgut von Pflanzen, um sie beispielsweise resistent gegen Fraßfeinde zu machen oder einfach nur den Ertrag zu erhöhen. Da man noch nicht abschätzen kann, wie die veränderten Eiweiße bei Verzehr langfristig auf die Gesundheit des Menschen wirken, sollten Sie nur gentechnisch unveränderte Produkte zu sich nehmen.

Ernährung

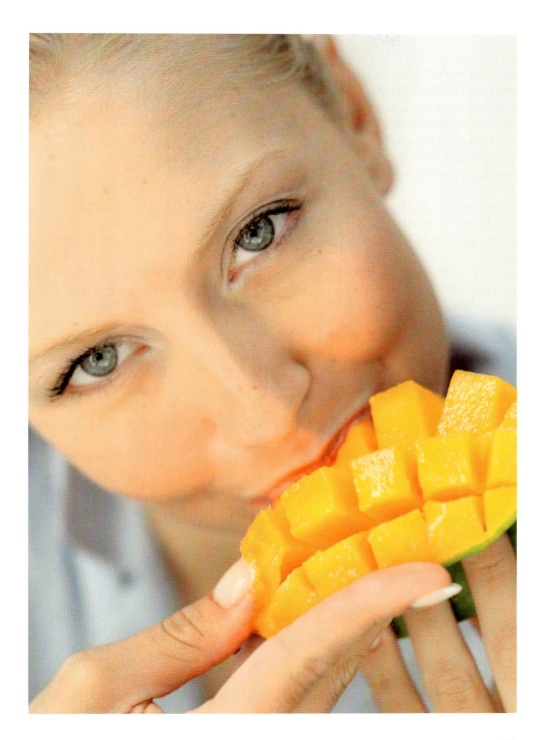

Darmgesundheit

Dank der vielen Zotten, die in den Hohlraum unseres Darms hineinragen, hat er eine Oberfläche von 500 qm, eine Fläche, auf der spielend ein Zweifamilienhaus Platz hätte. Dagegen sind die 2 qm Haut und die 50 qm Lungenfläche wenig! Hier im Darm wird täglich entschieden, was für uns gut ist und aufgenommen werden soll und was unverdaulich ist. Im Dünndarm werden durch Enzyme die Nahrungsmittel, die im Magen angesäuert und vorverdaut werden, aufgespalten: Amylasen spalten die Zuckerketten, Proteasen die Eiweiße und Lipasen die Fette. Diese kleinen Bruchstücke werden dann von Transportproteinen durch die Darmwand in das Blut gebracht.

Hier gibt es übrigens auch die Lactase, die den Milchzucker spalten kann. Im Dickdarm wird der Rest vom Speisebrei eingedickt, indem etwa 90 % des Wassers wieder aufgesaugt und in das Blut zurückgeholt wird. Die Gesundheit hängt maßgeblich von einer intakten Darmschleimhaut mit ausgewogener Darmflora ab, also von den richtigen Mikroorganismen im richtigen Verhältnis. Man nimmt heute an, dass über 1000 verschiedene Arten von Mikroorganismen in den verschiedenen Darmabschnitten in uns wohnen. Gleich nach der Geburt siedeln sich die ersten Bakterien im Säuglingsdarm an. Wichtig sind die Bifidobakterien aus der Muttermilch, die verhindern, dass sich krank machende Bakterien ausbreiten. Die Darmbakterien nutzen Nahrungsbestandteile zur Energiegewinnung und versorgen uns mit Abbauprodukten, die wir verwerten können, beispielsweise kurzkettige Fettsäuren. Und Sie

haben eine wichtige Funktion im Hinblick auf die Stimulierung des Immunsystems. Falsche Ernährung, Stress, Medikamente und Bewegungsmangel stören Flora und Schleimhaut und damit die Funktion des Darms. Auch Alkohol, Zigaretten und zu viel Kaffee sind die natürlichen Feinde des Verdauungsorgans. Ein Gramm Kot enthält 1 Billion Bakterien, die, wenn sie an die falschen Schleimhäute gelangen, wieder krank machen können. Nicht umsonst bringen wir unseren Kindern das Händewaschen nach dem Toilettengang bei.

Bis in die kleinen Zotten hinein gehen Blutgefäße und Nerven. 80 % unseres Immunsystems wird dort trainiert. Und das „Bauchgehirn" funktioniert ähnlich wie das im Kopf. Ohne dass wir es merken, senden 100 Millionen Nervenzellen (Neuronen), die größte Ansammlung von grauen Zellen außerhalb des Kopfes, ständig Informationen zum Kopfhirn. Mindestens 40 verschiedene Nervenbotenstoffe hat man gefunden, unter anderem werden 95 % unseres Glückshormons Serotonin im Darm gebildet. Deshalb dürfen Sie auch ruhig auf Ihren Bauch hören! Und deshalb müssen Sie Ihren Darm pfleglich behandeln.

Darmpflege

Am besten Sie gehen so gut mit Ihrer Verdauung um, dass der Darm erst keine Probleme bekommt. Vermeiden Sie Stress, bewegen Sie sich täglich und essen Sie 30 bis 35 g Ballaststoffe täglich. Nehmen Sie außerdem Milchsäurebakterien zu sich, wie sie im Sauerkraut oder im Kanne Brottrunk ent-

> Ernährung ▶

halten sind. Viel trinken ist überhaupt wichtig, denn dadurch wirken Sie Verstopfungen entgegen. Übrigens sind auch Joghurtsorten mit speziellen Kulturen empfehlenswert.

Haben Sie eine unausgewogene Ernährung leiden Sie unter Blähungen oder Übersäuerung, dann sind Zeolithe für Sie richtig. Das sind Mineralien natürlichen Ursprungs aus umgewandelten vulkanischen Aschen, deren besondere geologische Struktur sich in Millionen von Jahren im Wasser gebildet hat. Zeolithe stellt man sich wie einen Schwamm vor, ohne dass dieser bei Flüssigkeitsaufnahme aufquillt. Auf Grund der Hohlräume verfügt die innere Oberfläche über eine außergewöhnlich hohe Aufnahmekapazität für unerwünschte Stoffwechselprodukte wie Schwermetalle, Gär- und Verdauungsgase. Diese werden in den Zeolithen eingelagert und über die Verdauung ausgeschieden. Besonders entlastend zeigt sich die Ausscheidung von Ammoniumionen, ein Zersetzungsprodukt aus eiweißreicher Nahrung. In Naturalith (IHLE Vital) sind die Rohstoffe aus sehr reinem, vulkanischen Sedimentgestein gewonnen und unterliegen sehr strengen Qualitätskontrollen. Man nimmt 3 × tgl. 1–3 Kps. ca. 1 Std. nach dem Essen oder 1–3 Messlöffel Pulver mit reichlich Wasser. Abends kann die angegebene, höhere Dosierung verwendet werden, um den Darm in seiner Verdauungs- und Ausscheidungsfunktion zu unterstützen.

Kapuzinerkresse und Bärlauch sind zwei Pflanzen, die dem Darm gut tun. Während erstere verhindert, dass sich Pilze festsetzen, fördert letztere die Durchblutung und wirkt antibiotisch. Nehmen Sie CERES Tropaeolum Urtinktur und CERES Allium

ursinum Urtinktur (ALCEA) zur Vorsorge einmal täglich 1–5 Tropfen, besonders wenn Sie einige Ernährungssünden (zu viel Süßes) begangen haben.

Bei Bedarf können Sie ein- bis zweimal im Jahr eine einmonatige Mikrobiologische Reinigungskur nach Dr. E. Töth machen (Life Light). Nelken- und Wermutkapseln und ein Schwarzwalnuss-Kräuterextrakt verhindern, dass sich ungesunde Darmbakterien breit machen und fördern das Wachstum einer natürlichen Darmflora. Gleichzeitig wird die Leber- und Gallefunktion unterstützt. Eine weitere Möglichkeit der Darmpflege und -therapie bietet die Mikrobiologische Therapie (S. 91).

Übungen für den Darm: Radfahren regt den Darm besonders an. Sie können sich auch gern auf den Boden legen und mit den Beinen in der Luft radeln. Oder probieren Sie die Storchenhaltung: Auf ein Bein stellen, das andere anziehen, das Knie umfassen und an den Bauch ziehen. Rund 15 Sekunden halten und wieder absetzen. Wiederholen Sie das mehrmals am Tag im Atemrhythmus.

Verwöhnen Sie Ihren Bauch regelmäßig mit einer Bauchmassage. Dabei legen Sie sich entspannt auf ihr Bett, beide Handflächen auf den Bauch und atmen Sie zunächst ruhig und tief ein und aus. Dann führen Sie abwechselnd jeweils 2 Minuten lang kreisende Bewegungen im Uhrzeigersinn mit jeder Hand und anschließend gleichzeitig mit beiden Händen aus. Zum Abschluss lassen Sie wieder beide Handflächen ruhig auf dem Bauch liegen und atmen gleichmäßig ein und aus.

Methoden zur Gesunderhaltung

Leberstoffwechsel

Die Leber ist das Entgiftungsorgan Nummer eins. Auf eine einfache Formel gebracht, wandelt sie Gifte in eine Form um, die dann ausgeschieden werden kann. Das geschieht in zwei Schritten. Am Anfang steht die Umwandlung. Darauf folgt das Binden an Moleküle, die den Abfallstoff in den Darm oder die Nieren leiten, von wo er entsorgt werden kann. Gifte von außen, die auf diese Art abgebaut werden, sind zum Beispiel Metalle oder Lösungsmittel, aber auch Konservierungs- und Farbstoffe, Geschmacksverstärker und andere Lebensmittelzusätze und Medikamentenrückstände. Auch körpereigene Stoffe, wie etwa Hormone, werden von der Leber abgebaut.

Wenn die Leber leidet

Ein Sprichwort sagt, Müdigkeit sei der Schmerz der Leber. Das trifft es sehr gut, denn wenn die Leber von zu vielen Giften überflutet wird, kommt es zum Stau. Sie kann nicht mehr ausreichend funktionieren, wandelt ständig Stoffe um, die sich sammeln. Das führt zu Müdigkeit und Konzentrationsmangel. Das chronische Müdigkeits- und das Burn-out-Syndrom können die Folge sein.

So schützen Sie Ihre Leber

Am besten Sie gehen Umwelt- und Nahrungsgiften weitestgehend aus dem Weg. Das bedeutet zum einen, dass Sie sensibel werden, was Ihren Kontakt zu Farben, Lacken, Schwermetallen oder auch Amalgam angeht (S. 68). Zum anderen sollten Sie sich so naturbelassen ernähren wie nur möglich. Verzichten Sie auf künstliche Stoffe, die für Ihren Organismus absolut fremd sind. Eine große Belastung ist natürlich Alkohol. Leben Sie mindestens einmal im Jahr vier Wochen ganz ohne und halten Sie auch sonst Maß. Und auch bei Kaffee sollten Sie ruhig einmal abstinent sein und generell auf die Menge achten.

Unterstützen, bevor die Leber leidet: Gönnen Sie sich ab und zu vorbeugend eine Leberkur. Ein Leberwickel mit Kanne Brottrunk (S. 80) vor der Mittags- oder Nachtruhe unterstützt das Organ optimal bei seiner Entgiftungsarbeit. Nehmen Sie zur Stärkung außerdem etwa sechs Wochen lang täglich Mariendistelkapseln ein. Ihr Wirkstoff Silymarin regeneriert das Organ von ersten Störungen. Achten Sie darauf, dass Sie 200 bis 400 mg Silymarin täglich zu sich nehmen, z. B. Silimarit

Das rät die Ärztin

Wie viel Alkohol und Kaffee?

Pro Tag sollte die Menge von 20 g für Frauen und 30 g Alkohol für Männer nicht überschritten werden. (20 g Alkohol entsprechen 0,5 l Bier oder $1/4$ l Wein).

Drei-Tassen-Regel für Kaffee: Wenn Sie gesund sind, wird Ihre Leber mit drei Tassen Kaffee am Tag fertig. Mehr sollten es nicht werden!

Ernährung ▶

(Bionorica) 2 × 1. Alternativ können Sie zu CERES Carduus marianus Urtinktur (ALCEA) greifen, zweimal täglich 3–5 Tropfen. Oder Sie nehmen gleich CERES Taraxacum comp. (ALCEA), eine Kombination aus Löwenzahn, der den Leberstoffwechsel und den Gallenfluss fördert, mit Mariendistel und Schöllkraut, das die Gallenwege entkrampft, dreimal täglich 3 Tropfen. Wenn Sie lieber homöopathische Mittel haben, dann eignet sich Taraxacum Fella-Entoxin in Form von Tropfen oder Globuli (Meckel Spenglersan), dreimal täglich 10 Tropfen.

Einmal im Jahr eine 10-tägige Fastenkur führt ebenfalls zur Lebererholung (s. u. Entgiften). Oder jede Woche ein reiner Obst- und Gemüsetag.

Säure-Basen-Haushalt

Übersäuerung ist ein Elend unserer Zeit – mit schwerwiegenden Konsequenzen. Darüber, ob jemand sauer ist, gibt der pH-Wert Aufschluss. Was steckt genau hinter der Bezeichnung? Die Abkürzung pH steht für potentia hydrogenii (= Konzentration der Wasserstoff-Ionen). Wasser, H_2O, besteht aus zwei positiv geladenen Wasserstoffionen und einer negativ aufgeladenen OH-Gruppe. Überwiegen in einer Flüssigkeit die freien Wasserstoffionen, so ist sie sauer, überwiegen die OH-Ionen, so ist sie basisch. Die Skala umfasst die Spanne zwischen 1 und 14, wobei 1 den höchsten Säuregrad, 14 den höchsten basischen Wert angibt. Der neutrale Wert 7 ist der von reinem Wasser. Darm, Blut, Speichel, Haut oder auch Urin haben unterschiedliche Säuregrade, die stark schwanken können.

Warnsignale
Jeder hat seine Schwachstellen, wo er Übersäuerungen zuerst bemerkt: Sodbrennen, Schmerzen in den Gelenken, Kopfschmerzen, Schlaflosigkeit, Muskelzittern. Auf Dauer hilft es aber nicht, nur ein Basenmittel einzuwerfen. Im Gegenteil, das kann die Störung nur bis hin zur Krankheit verschlimmern. Finden Sie die Ursache heraus und steuern Sie gegen.

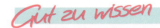

Trinken Sie sich basisch
Mineralwasser und Schorle haben einen pH-Wert von 6 oder weniger, machen also sauer. Wenn Sie zu Übersäuerung neigen, sollten Sie Leitungs- und stilles Wasser trinken.

So bleiben Sie in Balance
Täglich, ja in jeder Minute, fallen im Stoffwechsel Säuren an. Das ist völlig normal. Sie werden neutralisiert und abgebaut. Die Lungen scheiden zum Beispiel gasförmige, die Nieren feste Säuren aus. Der menschliche Körper ist ein echtes Wunderwerk. Treten durch Stress, Bewegungs- und Sauerstoffmangel, Umweltbelastungen, hierzu gehört auch Elektrosmog, und eine Zufuhr von Lebensmitteln, die überwiegend Säuren bilden, mehr saure Stoffwechselend-

Methoden zur Gesunderhaltung

produkte auf als gerade abtransportiert werden können, speichert der Organismus sie zwischen. Dafür werden bestimmte Moleküle gebraucht, die sich durch ihre Tätigkeit verbrauchen. Greifen Sie ständig auf dieses Zwischenlager zu, kommt es zur Übersäuerung. Die Leber ist das wichtigste Organ im Säure-Basen-Haushalt, sie kann 50-mal mehr Wasserstoffionen entgiften als über die Niere ausgeschieden werden können.

Deshalb sollten Sie darauf achten, dass Ihr Körper genug Sauerstoff und Bewegung, nicht zu viel negativen Stress und vor allem basische Lebensmittel bekommt. Machen Sie entweder eine drei- bis vierwöchige Basen-Kur (s. u.) oder gewöhnen Sie sich einen Basentag pro Woche an. Mineral-stoffpräparate helfen zusätzlich, zum Beispiel Magnesium-Kalzium (hypo-a), dreimal 2 Kapseln oder Phosetamin

Das rät die Ärztin

Mein Basenpulver

Lassen Sie sich in der Apotheke mischen: 85 g Natrium bicarb., 60 g Calcium carbon., 10 g Kalium bicarb., 15 g Kalium citric., 20 g Magnesium citric. und 10 g Natrium phosph. Davon einen halben oder ganzen Teelöffel in einem Glas Wasser lösen und vor dem Schlafengehen trinken. Bei Sodbren-nen auch eine Stunde nach dem Essen.

(Köhler), das Magnesium, Kalzium und Kalium enthält, 3 x 1–2 Drg. Oder Sie versuchen es mit einer Mischung aus Kalium-, Magnesium-, Kalzium- und Natriumsalzen, wie etwa die Basen-Mineral-Mischung nach Dr. E. Töth (Life Light), dreimal ein TL, oder SANA-PRO Baso-ph-Kps. (Bodymed), dreimal 2.

Von einigen Firmen werden Entsäuerungs-kuren angeboten, die schon die verschiede-nen Organe zur Ausscheidung der Säuren berücksichtigen, z. B. das 3-Phasen Säure-Basen Konzept (IHLE Vital): Basische Mineralien aus Algen und Korallen minera-lisieren bis in die Zelle hinein, basische Fuß- und Körperbäder, die Meer- und Himalayasalz, Mineralerde, Dolomit und Korallenfossilien enthalten, leiten über die Haut aus. Ein Kräutertee mit über 50 ver-schiedenen Bio-Kräutern fördert die Aus-scheidung über die Nieren und versorgt mit wichtigen sekundären Pflanzenstoffen.

Gut zu wissen

Beugen Sie vor!

Ihr Körper tut alles, um den pH-Wert des Blutes im Idealbereich zu halten. Darum kann eine Übersäuerung nicht leicht nachgewiesen werden. Einmalige pH-Messungen im Urin sind wegen der normalen Schwankungen sinnlos. Beugen Sie mit einer Kur ein- oder zweimal jährlich vor, ehe Symptome auftreten. Dafür eignet sich beispiels-weise eine Kartoffel-Quark Diät oder eine Gemüse(saft)kur. Auch das Basenfasten nach Wacker ist ideal, da neben dem Entsäuern und Entschla-cken auch die Leber regeneriert wird.

Ernährung

Diäten

Grundsätzlich: Lassen Sie die Finger von herkömmlichen Diäten. Es liegt in der Natur der Sache, dass eine Diät dann als gut empfohlen wird, wenn sie einen schnellen kräftigen Gewichtsverlust zur Folge hat. Der aber ist meist nicht gesund und vor allem nicht von Dauer. Darum hilft nur eine generelle Ernährungsumstellung. Müssen oder wollen Sie ein paar Kilos loswerden, brauchen Sie „nur" weniger Energie zuzuführen als Sie verbrauchen. Eigentlich.

Warum wir zunehmen

Wer mehr Energie aufnimmt, als er verbraucht, der nimmt zu. So einfach war es früher. Heute spielen Faktoren eine Rolle, die wir nur beeinflussen können, wenn wir sie kennen. So weiß man inzwischen beispielsweise, dass Weichmacher aus Plastikverpackungen, Pestizidrückstände aber auch künstliche Geschmacksverstärker so auf den Hirnstoffwechsel einwirken können, dass die Gewichtsregulation gestört ist. Darum wieder der dringende Rat: Ernähren Sie sich möglichst naturbelassen, und vermeiden Sie – auch der Umwelt zuliebe – Verpackungen.

Was der Stoffwechsel damit zu tun hat

Um gesund zu bleiben, sind bestimmte Ernährungsformen wichtig. Gemeinhin tragen sie den Namen „Diät". So hat eine Studie, die kürzlich im New England Journal of Medicine veröffentlicht wurde, gezeigt, dass die Atkins-Diät und die mediterrane Ernährung auf lange Sicht bedeutende Stoffwechselparameter verbessern. Selbst über Jahre verloren die 332 fettleibigen Probanden zwar nur rund vier Kilo, hatten aber einen gesünderen Stoffwechsel. Die Ernährung nach Atkins, die vor allem auf einer Reduktion der Kohlenhydrate basiert, hatte eine Verbesserung des Cholesterinwertes zur Folge. Bei der mediterranen Kost war die Energiezufuhr pro Tag begrenzt. Es kam viel Obst und Gemüse, wenig rotes Fleisch, dafür Geflügel und Fisch auf den Tisch, was sich positiv auf den Blutzuckerspiegel auswirkte.

Der glykämische Index

Immer häufiger ist vom glykämischen Index, kurz glyx, die Rede. Der gibt Auskunft über den Blutzuckeranstieg nach dem Verzehr eines kohlenhydrathaltigen Lebensmittels. Je höher der GI desto schneller steigt der Blutzucker, was der Körper mit der Ausschüttung von reichlich Insulin beantwortet. Das wiederum bewirkt den schnellen Abfall des Blutzuckerspiegels. Durch das viele Insulin werden auch andere Hormone vermehrt produziert, nämlich Wachstumshormone, was die ungünstige Wirkung auf Gefäße und Krebswachstum erklärt.

Fazit

Auch zum gesunden Abnehmen haben die Regeln der Deutschen Gesellschaft für Ernährung ihre Gültigkeit. Reduzieren Sie einfach die Energiezufuhr und verbrauchen Sie mehr durch Ausdauersport. Weiteres zu

Methoden zur Gesunderhaltung

Gut zu wissen

Muttersaft besser als Smoothie

Smoothies – püriertes und mit Wasser trinkbar gemachtes Obst und Gemüse – ist im Kommen. Aber: Aufgrund ihrer hohen Energiedichte bringen sie kein Sättigungsgefühl bei einer Menge, die dem Körper viel Energie (= Kalorien) bringt. Greifen Sie lieber zu einem Muttersaft. Das ist gepresster Pflanzensaft, der noch sämtliche sekundären Pflanzenstoffe enthält. Der gewinnt aufgrund der Abfüllung in großen Glasflaschen auch gegen die umweltfeindlichen kleinen Plastikfläschchen der Smoothies.

diesem Thema siehe unter Wenn Fett krank macht S. 253 und Entgiften und Fasten S. 111.

Functional Food

Ein Trend, der in Japan so richtig Gestalt angenommen hat, geht zu funktionellen Lebensmitteln. Statt einer Vitamintablette wird etwa ein Saft mit Vitaminzusatz angeboten. Solche Zusätze sind
- probiotische Bakterienkulturen, also solche, die lebend im Dickdarm ankommen,
- Omega-3-Fettsäuren,
- Folsäure und Vitamine,
- Jod, Eisen, Magnesium und Kalzium und sekundäre Pflanzenstoffe.

Designer Food

Hierbei handelt es sich um maßgeschneiderte Nahrungsmittel, zum Beispiel Mineralgetränke für Sportler. Sie brauchen isotonische Getränke mit Mineralsalzen, die sie beim Schwitzen verlieren, und Kohlehydratmischungen für den Energiestoffwechsel, z.B. Iso-Energy (Bodymed). Bei intensivem Training wird auch vermehrt Eiweiß zum Muskelaufbau gebraucht. Da-

bei eignen sich Nahrungsergänzungen mit Mischungen aus pflanzlichem und tierischem Eiweiß, die am besten gleich die wichtigsten Vitamine und Mineralstoffe zur besseren Verwertung mit enthalten, z.B. Sano-Pro Performance (Bodymed), was bereits in Olympiastützpunkten eingesetzt wird.

Vorteil

Ob Nahrungsergänzungsmittel, als Kapsel oder in ein Lebensmittel eingearbeitet, sinnvoll sind oder nicht, darüber lässt sich gewiss streiten. Als Vorteil ist eine stets gleich bleibende Qualität und Konzentration zu nennen. Bei einem vorübergehenden Mangel kann der Konsum angebracht sein.

Nachteil

Es ist nicht eine Substanz allein, die für eine positive Wirkung sorgt. Es geht immer um das Zusammenspiel einer Substanzkombination, sowohl im Fisch als auch in Pflanzen. Für Ihre Gesundheit und Ihren Geldbeutel ist also eine ausgewogene Ernährung bei normaler Beanspruchung hilfreicher und absolut ausreichend.

Umwelt

Umwelt

Sie leben nicht im luftleeren Raum und können ausschließlich durch genug Schlaf, ein erfüllendes Sexualleben und gesunde Ernährung ein langes beschwerdefreies Leben garantieren. Die Umwelt hat sich in den letzten rund 150 Jahren extrem verändert. Das hat auch Einfluss auf den menschlichen Körper und die Seele. Schlechte Einflüsse gilt es zu vermeiden oder mindestens zu reduzieren, die guten zu nutzen.

Industriechemikalien und Pestizide haben sich in der Natur angereichert. Über Wasser, Nahrung und Luft nehmen wir sie auf, ohne dass unser Körper es spürt. Feinste Stäube gelangen über die Lungenbläschen in den Blutkreislauf, aus Getränken und Lebensmitteln nimmt der Darm die Gifte auf, und auch über die Haut dringen sie ein.

Kein Wunder, dass Asthma, Neurodermitis, Herz-Kreislaufkrankheiten, Krebs und Depressionen auf dem Vormarsch sind. Aber nicht nur Kinder und Erwachsene leiden, sondern bereits die Ungeborenen.

Denn inzwischen hat die Wissenschaft herausgefunden, dass Umweltgifte Veränderungen an den Erbträgern bewirken können, die Stoffwechselstörungen verursachen, so genannte Epigenetik. Über die Eizelle oder das Spermium werden die veränderten Gene an die nächsten Generationen weitergegeben, die früher und schwerer erkranken. Das gilt auch für die Gifte im Zigarettenrauch! Um sich wenigstens teilweise schützen zu können, hilft nur genügend Wissen und Energie, notwendige Änderungen im Lebensstil und im eigenen Umfeld durchzusetzen.

Negative Einflüsse

Sie rauchen, sitzen den ganzen Tag in einem Büro, in dem viele elektrische Geräte laufen, und wohnen nahe einer Hochspannungsleitung? Dann sind Sie vielen negativen Einflüssen gleichzeitig ausgesetzt. Nehmen Sie die Auswirkungen der Gefahrenstoffe – von Holzschutz- bis Insektenvernichtungsmitteln – nicht auf die leichte Schulter. Sie können unter anderem zu Sterilität, Zyklusstörungen, Akne und ständig wiederkehrenden Infektionen führen.

Elektrosmog

Von Smog spricht man, wenn Rauch und Abgase einen dichten Nebel (engl.: smoke = Rauch + fog = Nebel) bilden. Ihn kann man sehen. Unter Elektrosmog werden elektri-

Methoden zur Gesunderhaltung

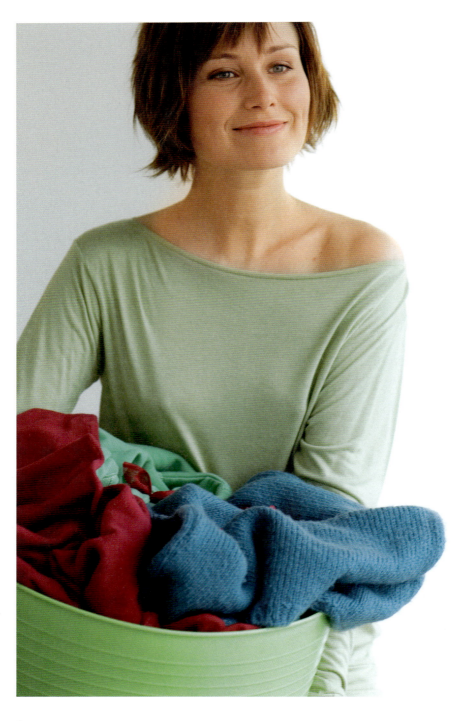

Umwelt ▶

sche, magnetische und elektromagnetische Felder zusammengefasst, die von fließendem Strom, Funkwellen (WLAN, Bluetooth), Radaranlagen, Induktionskochfeldern oder auch Mikrowellengeräten kommen. Man sieht sie nicht, trotzdem umgeben sie uns. Ob und inwieweit sie die Gesundheit gefährden, wird nach wie vor kontrovers diskutiert. Dass das Bundesamt für Strahlenschutz Grenzwerte für Haushaltsgeräte und Unterhaltungselektronik gesetzlich festgelegt hat, spricht dafür, dass es schädigende Wirkungen gibt. Dass Studien einander widersprechen, ist nicht verwunderlich, erstens treten die Effekte erst sehr verzögert ein, sodass es sich um Langzeitstudien handeln muss. Zweitens ist extrem schwer nachweisbar, welchen Anteil der Elektrosmog an diversen Beschwerden hat. Und schließlich ist jeder unterschiedlich empfindlich.

Das rät die Ärztin

Große Vorsicht bei Handys!

Wenn Studien auch immer wieder behaupten, Handystrahlung sei nicht schädlich, gibt es doch genügend Hinweise auf das Gegenteil. Deshalb:
- Nicht für Kinder unter 12 Jahren, nie im Schlafzimmer nutzen.
- Möglichst immer Freisprechanlagen benutzen, um Abstand zum Körper zu halten. Nicht in der Hosentasche transportieren.
- Schränken Sie die Nutzung grundsätzlich ein.
- Während Auto- und Zugfahrten ausschalten, da die unterschiedlichen Signalstärken zu Leistungserhöhungen des Geräts und damit zu höherer Belastung führen.

Pestizide

Pestizide sind chemische Substanzen, die eingesetzt werden, um Pflanzen vor Schädlingen zu schützen. Dabei gibt es zwei erhebliche Risiken. Zum einen lagern sie sich in den Pflanzen selbst ab und gelangen durch Verzehr in den menschlichen Organismus. Einige von ihnen sind nachgewiesenermaßen krebserregend! Zum anderen belasten sie auch Nützlinge. Ganze Bienenvölker sterben zum Beispiel durch Pestizide. Leider können Sie sich nicht darauf verlassen, dass bestehende Grenzwerte Ihnen ausreichenden Schutz bieten. Der Einfluss derer, die an hohen schnellen Erträgen viel Geld verdienen, ist zu groß. So ist es bedauerlicherweise Tatsache, dass zulässige Mengen heute wieder höher liegen als vor

einigen Jahren. Und zusätzlich werden Holz, Möbel oder Kleidung mit Pestiziden behandelt, so dass Sie sie über die Luft oder Haut in den Körper aufnehmen.

So gehen Sie Pestiziden am besten aus dem Weg:

Ernährung
- Kaufen Sie Bio-Produkte! Hier ist die Chance am größten, rückstandsfreies Obst und Gemüse zu bekommen. Wenn Sie im Supermarkt kaufen, dann in einem, der freiwillig unter den gesetzlichen Vorgaben bleibt.
- Essen Sie Obst und Gemüse der Saison. Wenn Sie im Januar Erdbeeren kaufen, können Sie sicher sein, dass diese stärker behandelt wurden als die heimischen im

Methoden zur Gesunderhaltung

Juli. Frische Produkte sind immer erste Wahl. Greifen Sie zur Not lieber zu Tiefkühlkost oder getrockneten Produkten statt zu Konserven.

- Achten Sie auf die Herkunft. Produkte aus Süd- und Osteuropa sind besonders stark belastet.
- Waschen Sie Obst und Gemüse unter fließendem Wasser, um wenigstens einen geringen Teil der Schadstoffe zu entfernen. Zwar gehen wasserlösliche Vitamine zum Teil verloren und auch die Nährstoffe, die in der Schale stecken, jedoch überwiegt inzwischen offenbar der Vorteil der „Entgiftung". Obst mit fester Schale können Sie auch mit Spülmittel schrubben, damit die fettlöslichen Gifte entfernt werden, dann klar nachspülen und trocken reiben. So vorbehandelt dürfen Sie es mit Schale genießen.
- Entfernen Sie die äußeren Blätter von Salat und Kohlgemüse.
- Vegetarier sind weniger mit Pestiziden und Umweltgiften belastet als Mischköstler. Dies liegt unter anderem daran, dass viele Gifte im tierischen Fett konzentriert werden.
- Beim Rösten, Braten oder Frittieren entsteht leicht Acrylamid. Garen Sie nicht mit höchsten Temperaturen oder nur kurz mit hohen Temperaturen, und verzichten Sie auf Chips und Pommes frites sowie andere frittierte Speisen.
- Auch Trinkwasser ist normalerweise belastet, deshalb sollten Sie sich bei Ihrem Wasserversorger erkundigen, woher Ihr Wasser kommt und wie es aufbereitet wird. Wenn Sie sich aber vorstellen, dass man heute davon ausgehen muss, dass im Trinkwasser mehrere Millionen Verbindungen und Stoffe sind, für die zum

Teil noch Nachweismethoden fehlen, und dass diese Untersuchungen sehr teuer sind, dann wird klar, dass wir kein sauberes Trinkwasser erwarten dürfen. Im Zweifelsfalle gehen Sie auf Nummer Sicher, wenn Sie zumindest für die Küche ein Filtersystem erwerben, das Schadstoffe verringert oder sogar entfernt, nach Möglichkeit in Kombination mit einem System, das auch Viren entfernt.

Wohnung/Kleidung/Pflanzenschutz

- Verzichten Sie in Ihrer Wohnung auf Teppiche und Polstermöbel, die gegen Mottenfraß behandelt sind. Selbst das angeblich so natürliche Chrysanthemengift ist ein Nervengift auch für Menschen. Auch in Ihrem Kleiderschrank haben diese Gifte nichts zu suchen. Wählen Sie gesunde Alternativen, wie Lockstoffe, Lavendel, Zedernholz.
- Ehe Sie Ledermöbel kaufen, erkundigen Sie sich, wo sie hergestellt wurden. Häufig sind sie mit Pestiziden oder giftigen Metallen imprägniert. Wie es scheint, lagern sich Wohngifte in den Riechnerven oberhalb der Schneidezähne ab. Zusammen mit der Wirkung der Zahngifte scheint das zu einer Hirnschädigung führen zu können, die mit der Alzheimer-Erkrankung vergleichbar ist.
- Bei den Holzschutzmitteln handelt es sich ebenfalls um Gifte, die auch nach 20 Jahren noch ausdünsten. Achten Sie bei Farben grundsätzlich darauf, dass sie keine schädlichen Stoffe ausgasen. Leider ist weder die Bezeichnung Bio- noch Naturfarbe geschützt und damit klar definiert. Suchen Sie daher nach den Begriffen aromaten- und lösungsmittelfrei. Bei Wandfarben finden Sie relativ leicht das

Umwelt ▶

Richtige, wenn Sie nach dem Umweltzeichen Blauer Engel sehen. Bei Lacken hilft Ihnen das nicht so viel, denn die dürfen trotz Blauem Engel bis zu 10 % Lösemittel enthalten. Ist ein Farbrest kompostierbar, können Sie von einer unbelasteten Naturqualität ausgehen.

- Sind Ihre Zimmerpflanzen verlaust, gehen Sie vorsichtig mit Läusekillern um. Statt eines Sprays, das Sie dann selber einatmen, benutzen Sie lieber verdünntes Spülmittel, sorgen Sie für einen besseren Standort, versuchen Sie es mit Bachblüten, und wenn gar nichts mehr hilft, lieber entsorgen. Verzichten Sie auch auf den Einsatz von Insektenvernichtern in Ihrem Garten.

- Haben Sie mal überlegt, wie lange Sie jeden Tag aus Ihrer Kleidung Gifte über die Haut und die Riechnerven aufnehmen? Was für die Kosmetik gilt, gilt auch für die Kleidung. Achten Sie auf Prüfzeichen wie „Naturtextil" oder „Öko-Tex Standard 100". Wählen Sie Bio-Baumwolle oder Seide aus biologischer Seidenraupenzucht. In den Kleidungsstücken finden Sie genaue Angaben über das Herkunftsland, die Gewinnung der Rohstoffe bis zur Fertigstellung. Kaufen Sie Kleidung ohne genaue Angaben, dann vor dem ersten Tragen immer gut waschen und aushängen. Triclosan in Sportkleidung kann die Leber belasten. Leder wird unter anderem mit Krebs erregenden Chromsalzen gegerbt und gefärbt. Formaldehyd ist oft dafür zuständig, dass Textilien bügelfrei sind, löst aber auch Allergien aus.

- Verzichten Sie auf überflüssige Kosmetikprodukte, wie Nagellack oder Haarfarbe oder Dauerwelle. Körperpflegemittel sollten aus natürlichen Substanzen sein und auch nur natürliche Duftstoffe enthalten.

- Schränken Sie den Verbrauch von Chemikalien ein. Lufterfrischer oder WC-Steine sind unnötig. Greifen Sie zu umweltfreundlichen Reinigungsmitteln, Fleckentfernern und Farben, Lacken und Klebstoffen. Produkte auf Wasserbasis sind lösungsmittelfrei und daher zu begrüßen. Verzichten Sie auf Sprays, da Sie selber zu viel davon einatmen.

- Verwenden Sie Glasflaschen. In Getränken, die in Plastikflaschen (PET) angeboten werden, wird nicht selten Acetaldehyd gefunden, ein Stoff, der sogar als Geschmacksstoff willentlich verwendet wird, da er ein süßlich-fruchtiges Aroma macht. Er geht vom Plastik in das Getränk über. Große Mengen können zu Leberschäden führen. Auch Phtalate und Bisphenol A lösen sich aus Plastik, sie haben eine Hormonwirkung. Denken Sie schon bei der Nuckelflasche für Ihr Baby daran!

- Ähnliches gilt für PVC, das in Folien zu finden ist, die Lebensmittel verpacken. Die Weichmacher gehen in das Nahrungsmittel über. Schon kleine Mengen der beispielsweise nachweisbaren Substanz Bisphenol A scheinen laut neuen Studien die Hirnentwicklung kleiner Kinder zu beeinträchtigen.

- Für eine hohe Brenndauer werden Kerzendochte mit Blei versetzt. Kaufen Sie nur Kerzen, die ausdrücklich ohne Blei hergestellt wurden.

- Elektrosmog kann die Gefährlichkeit anderer Gifte verstärken und selber das Hormon- und Immunsystem durcheinander bringen. Entstören Sie.

Methoden zur Gesunderhaltung

Schwermetalle/Amalgam

Es gibt Schwermetalle, die in Spuren im Körper vorhanden sind und sein müssen. Man spricht von Spurenelementen. Dazu gehören beispielsweise Kupfer und Zink. Weitere Schwermetalle sind Blei, Cadmium, Quecksilber oder auch Nickel. Problematisch wird es, wenn zu viel von einem Metall im Körper vorkommt, oder sich dort eines anreichert, das überhaupt nicht in den Körper gehört. Das geschieht durch die Nahrung, die bereits belastet ist: Fisch mit Quecksilber, Fleisch mit Cadmium. Mit dem Trinkwasser nehmen wir Uran und Blei auf, und Zahnfüllungen werden immer noch aus Amalgam gemacht, das zur Hälfte aus Quecksilber besteht. Zusätzlich gelangen aus der Luft und durch Berührung mit Kunststoffen und veredelten Metallen Schwermetalle in den Körper. Ein so genanntes Biomonitoring, das verschiedene Labors anbieten und das Sie selbst bezahlen müssen, gibt Aufschluss über Ihre persönliche Belastung. Lassen Sie sich mit dem Ergebnis bei Bedarf über eine Ausleitung und Lebensumstellung beraten.

Industriechemikalien

Dioxine entstehen bei Verbrennungsprozessen und bei der Herstellung verschiedener Substanzen, die in der Industrie Verwendung finden. Obwohl es nur winzige Mengen sind, sind sie hochgefährlich, da sie im Fettgewebe gespeichert werden und von dort aus alle Organe schädigen können. Inzwischen sind es täglich eine Fülle anderer Stoffe, die wir aufnehmen und nicht mehr ausscheiden können: Flammschutzmittel aus dem Computer, Benzpyren aus dem Zigarettenrauch, Weichmacher aus

Plastikflaschen, Lebensmittelverpackungen und Duftstoffen. Für viele Gifte ist gesichert, dass sie das Erbgut schädigen, bei Kindern Fehlbildungen hervorrufen und zur Krebsentstehung beitragen können. Relativ neu ist die Erkenntnis, dass viele von ihnen auch eine Hormonwirkung haben und im Körper wie ein Östrogen oder Testosteron agieren können. Deshalb können auch Menstruationsstörungen, Fehlgeburten und bestimmte Formen von Brustkrebs (oder beim Mann Prostatakrebs) mit Umweltgiften zusammenhängen.

Entgiften ist zwar leicht gesagt, funktioniert aber bei vielen Giften gar nicht, da sie fest an das Fett gebunden sind und zwar überall im Körper, wo Fett ist, und das ist in jeder Zellmembran. Verhütung ist deshalb oberstes Gebot.

Was Sie noch wissen sollten

- In der Mikrowelle sollten Sie nicht kochen. Aus dem angeblich so stabilen Plastik werden bei größerer Erhitzung Stoffe frei, die in das Essen gehen, u. a. Gifte mit Hormonwirkung. Ob die Mikrowellenstrahlung unser Essen besonders bekömmlich und wertvoll macht, wird kontrovers diskutiert.
- Zigarettenrauch schädigt auch den Nichtraucher. Suchen Sie bewusst rauchfreie Restaurants auf, ganz gleich, welche gesetzlichen Regelungen hierzu gelten.
- Durch optimale Wärmedämmung können sich in Wohn- und Arbeitsräumen Stäube und Ausdünstungen des Inventars sammeln. Im Extremfall kann dies zum so genannten Sick-building-Syndrom

Umwelt ▶

führen, einer unklaren Erkrankung mit Kopfschmerzen, Allergien, gereizten Schleimhäuten und Magen-Darmproblemen. Deshalb ziehen Sie nicht zu früh in renovierte Wohnungen, und achten Sie auf regelmäßiges Lüften.

▌ An belebten Straßen sind die Konzentrationen der Autoabgase in Kinderwagenhöhe höher als in der Kopfhöhe von Erwachsenen. Schützen Sie Ihre Kinder, indem Sie autofreie Zonen bevorzugen.

Positive Einflüsse

Wenn Sie die letzten Seiten gelesen haben, mag es Ihnen so vorkommen, als wäre man hilflos einer Flut von Giften und negativen Einflüssen ausgesetzt. Da ist leider etwas dran, aber glücklicherweise gibt es auch eine ganze Reihe von positiven Aspekten, die Sie ganz bewusst für sich nutzen können.

Licht und Sonne

Das Sonnenlicht ist in die Schlagzeilen geraten. Kein Wunder. Steht doch fest, dass vermehrt Hautkrebs in Folge von Sonnenbränden auftritt. Wie so oft, entscheidet das richtige Maß über schädlich oder wohltuend. Klar ist, dass der Mensch UV-Licht braucht. Nur wenn das auf die Haut fällt, kann Vitamin D gebildet werden, das an einer ganzen Reihe von hormonellen Steuerungen beteiligt ist. So hat es zum Beispiel Einfluss auf den Kalziumhaushalt und damit auf die Knochen. Und auch das Immunsystem braucht dieses Provitamin.

Wenn Sie in der Wohnung Ihre Beleuchtung optimieren wollen, dann werfen Sie die Energiesparlampen in den Sondermüll. Erstens enthalten sie Quecksilber, zweitens flackern sie, ohne dass man es bewusst registriert und verursachen dadurch Kopf-

schmerzen und Unwohlsein, und drittens ist die Lichtfarbe weit entfernt von natürlichem Licht. Selbst die besten unter den von Ökotest im Oktober 2008 getesteten schnitten schlecht ab, verursachten Elektrosmog und gingen zu schnell kaputt.

Lichtmangel macht mürrisch: Sonnenlicht spielt außerdem eine Rolle bei der Produktion von Melatonin. Dieses Hormon wird nachts von der Zirbeldrüse, einem Teil des Zwischenhirns, produziert. Fällt Licht auf die Netzhaut, wird dieses Signal an die Drüse, Epiphyse genannt, weitergeleitet, und die Produktion des Schlaf-Hormons wird eingestellt. Licht regelt im Grunde also unseren Schlaf-Wach-Rhythmus, was früher, als es noch keine Wecker gab, auch durchaus sinnvoll war. Man ging mit der Dunkelheit zu Bett und stand mit den ersten Sonnenstrahlen wieder auf. Im Winter, wenn die Phase des Tages sehr kurz ist, und vielleicht dicke Wolken es gar nicht richtig hell werden lassen, kann der Melatoninspiegel über einen längeren Zeitraum erhöht sein, sodass Sie sich auch am Tage müde fühlen. Bei einigen diesbezüglich empfindlichen Menschen kann das zu einer Depression führen. Am Arbeitsplatz können Warmlichtlampen Abhilfe schaffen.

Methoden zur Gesunderhaltung

So nutzen Sie das Licht am besten

Der erste Rat lautet: Gehen Sie täglich einmal raus, um Ihrer Haut und der Zirbeldrüse die benötigte Menge UV-Licht zu geben. Besonders im Winter ist es sinnvoll, die Phase zu nutzen, in der sich die Sonne zeigt. Eine geringe Dosis UV-Licht reicht völlig aus! Sie können davon ausgehen, dass zehn Minuten bis maximal eine Viertelstunde Tageslicht auf Gesicht und Händen den erwünschten Effekt bringt. Und das auch bei bewölktem Himmel.

Der zweite Rat lautet: Nutzen Sie die entspannenden Farben von Park und Wald und die Energien von Bäumen, dann werden gleich auch noch Glückshormone freigesetzt.

Bei Neigung zur so genannten Winterdepression hat sich die Lichttherapie bewährt. Dabei wird der Patient direkt nach dem Aufstehen für eine halbe bis zwei Stunden einer künstlichen Lichtquelle zwischen 2500 und 10 000 Lux ausgesetzt. Er muss nicht direkt ins Licht schauen, es reicht, wenn der Schein auf die Netzhaut fällt.

Ein bisschen Feng-Shui

Feng-Shui kommt aus China (= Wind und Wasser) und ist Teil der so genannten daoistischen Philosophie. Es umfasst verschiedene Lehren, wie zum Beispiel die von Yin und Yang oder die der fünf Elemente. Im Westen ist Feng-Shui vor allem bekannt, um Wohnräume möglichst harmonisch und lebensfreundlich zu gestalten. Während in China schon beim Bau von Häusern die Grundlagen berücksichtigt werden, nutzen die Menschen westlicher Kulturkreise die Lehren eher für die Inneneinrichtung. Hauptziel ist es, die Energie in sämtlichen Räumlichkeiten ausgeglichen und gleichmäßig fließen zu lassen, um die Lebensqualität zu erhöhen.

Tipp: Wenn Sie Ihre vier Wände nach Feng-Shui-Kriterien gestalten wollen, sollten Sie sich entweder einen qualifizierten Berater ins Haus holen oder wenigstens intensiv mit dem Thema beschäftigen.

Das rät die Ärztin

So ist Sonne gesund

Ihr Hauttyp entscheidet darüber, wie viel Sonne Sie vertragen. Hauttyp I ist sehr hell, hat meist blonde oder rote Haare, grüne oder blaue Augen und neigt zu Sommersprossen. Das Solarium, generell nicht empfehlenswert, ist für diesen Hauttyp tabu. Ansonsten gilt für alle: Rechtzeitig Sonnencreme mit hohem Schutzfaktor verwenden. Am besten die Haut mit Textilien bedecken und noch besser: im Schatten bleiben. Kinderhaut ist extrem empfindlich und gehört nie in die pralle Sonne!

Tipps für gesundes Wohnen

Auch wenn ein Teppichboden Gemütlichkeit ausstrahlt, so ist er doch ein Staubfänger und für Familien mit Allergikern ein großes Problem. Hinzu kommen Imprägnierungen, Kleber und Lösemittel. Besser sind Kacheln, Fliesen, Parkett (fertig versiegelt oder fertig geölt) oder Linoleum.

Umwelt ▶

Achten Sie auf schadstoffarme Kleber, eines der Kennzeichen ist „EMI"-Code EC1. Die Wandfarben sollten lösemittelfrei sein und Hölzer nicht mit Holzsschutzmitteln gestrichen. Billigmöbel gasen häufig sehr lange Lösemittel aus, besser sind unbehandelte Vollholzmöbel. Nach Feng Shui geben die verschiedenen Materialien Holz, Glas und Metall einem Raum die richtige Energie. Achten Sie auf gute Durchlüftung (Stoßlüftung) und vermeiden Sie Schimmelbildung. Grünpflanzen können zur Verbesserung der Luft beitragen, da sie Gifte aus der Luft filtern, bspw. die Grünlilie, der Drachenbaum, Efeu und Efeutute. Auch tragen großblättrige Pflanzen im Winter zur Befeuchtung der Räume bei, wie die Zimmerlinde oder das Zyperngras, da sie 97 % des Wassers wieder abgeben.

Gesunde Arbeitsräume

Das Computerzeitalter bringt es mit sich, dass Arbeitsräume heutzutage mit Elektrogeräten angefüllt sind. Sofern Sie auf die Einrichtung Einfluss haben, sollten Sie Folgendes beachten:

Verwenden Sie ein Telefon mit Kabel. Ist es kabellos, sollte es möglichst dem CT1+-Standard entsprechen. Schlecht sind Telefone nach DECT-Standard, die rund um die Uhr, also auch wenn nicht telefoniert wird, pulsierende Strahlung aussenden.

Elektroleitungen sollten abgeschirmt werden.

Verschiedene Bauteile und Zubehör von Computern geben große Mengen niederfrequenter Strahlungen ab, die verstärkt

werden, wenn sie auf Metall stehen. Der Monitor erzeugt ein elektromagnetisches Feld. Verwenden Sie möglichst einen LCD- oder Plasma-Bildschirm, der nicht strahlt. Das gilt auch für den Fernseher! Achten Sie bei Neuanschaffung auf den MPR-III-Standard und das Gütesiegel TCO '99. Alte Kathodenstrahl-Monitore strahlen besonders stark zur Seite und nach hinten. Dort sollte auf keinen Fall ein weiterer Arbeitsplatz oder womöglich ein Bett oder Ruheplatz sein. Achten Sie auf gute Belüftung, denn das behandelte Plastikmaterial und die Flammschutzmittel gasen bei Erwärmung deutlich aus.

Schützen Sie Ihre Augen. Gerade die ständige Arbeit am Monitor oder häufiges Fernsehen sind eine Belastung. Sorgen Sie für genügend Vitamin A, zum Beispiel durch Möhrensalat mit etwas Olivenöl. Und trainieren Sie Ihre Augen. Schauen Sie zwischendurch immer mal aus dem Fenster oder an den am weitesten entfernten Punkt im Raum, um häufige Nah- und Fernsehwechsel zu erreichen. Rollen Sie mit den Augen. Blicken Sie erst so weit es geht nach oben, nach rechts, nach unten und nach links. Ihr Kopf verändert seine Position dabei nicht. Verbinden Sie das Ganze anschließend zu einer fließenden Bewegung. Es gibt übrigens spezielle Brillen, die genau auf den Abstand und den Neigungswinkel der Augen zum Bildschirm eingestellt werden. Sie unterstützen besser als die Lesebrille und schützen vor Staub und damit vor Austrocknen und Reizungen. Außerdem gibt es so genannte Rasterbrillen, durch die Sie wie durch viele kleine Löcher schauen. Sie sollen die Augen zu mehr Bewegung zwingen und die Sehfähigkeit

Methoden zur Gesunderhaltung

durch die veränderte Lichtbündelung verbessern. Schließlich gibt es gelbe Schutzbrillen, die das für das Auge ungünstige Blaulicht herausfiltern.

Schützen Sie Ihre Haut. Durch die Computerstrahlung wird sie besonders trocken, cremen Sie regelmäßig nach.

Drucker und Faxgeräte werden am besten weit vom Arbeitsplatz entfernt aufgestellt. Lieber ein paar Schritte laufen, als im Einfluss der starken Magnetfelder der Netzteile und der enthaltenen Lösungsmittel zu leben. Handelt es sich um Laserdrucker oder -kopierer sollten die in einem anderen Raum aufgestellt werden. Es lohnt sich über Luftreiniger nachzudenken. Schalten Sie die Geräte außerdem aus, wenn sie nicht benutzt werden.

Wer viel sitzt, sollte wenigstens gesund sitzen. Der Rücken sollte gerade sein, die Füße vollständig Bodenkontakt haben. Zwischen Ober- und Unterschenkeln ergibt sich ein rechter Winkel, ebenso im Ellenbogengelenk, wenn die Arme auf der Arbeitsfläche liegen. Die Rückenlehne Ihres Stuhls soll bis zu den Schulterblättern reichen und beweglich sein, damit Sie Ihre Haltung möglichst oft wechseln können. Wichtig ist außerdem eine ergonomische Form, die vor allem die natürliche Linie der Wirbelsäule unterstützt. Das GS-Zeichen ist das Minimum, das vorhanden sein sollte. Viel besser ist das Siegel „TÜV Rheinland – Ergonomie geprüft". Auch der Sitz auf einem Gymnastikball oder speziellen Kippstühlen trainieren die Rückenmuskulatur und verhindern Rückenschmerzen.

Gesundes Schlafzimmer

Der wichtigste Raum für die Gesundheit ist das Schlafzimmer, denn dort entspannen und regenerieren Körper und Seele. Richten Sie es in zarten Farben ein, die beruhigen und positiv auf Sie wirken. Kaufen Sie ein Bett und die Matratze aus Naturmaterialien. Bei Rückenproblemen ist eine Beratung durch Ihren Arzt unbedingt sinnvoll. Auch ein guter Fachhändler kann Ihnen helfen. Er wird Sie nach Ihrer Größe, Ihrem Gewicht, Schmerzpunkten und Schlafgewohnheiten oder -störungen fragen. Es ist auch nicht unüblich, eine Matratze eine gewisse Zeit testen zu dürfen. Netzfreischalter sorgen für eine elektrisch störfreie Zone.

Atmosphäre

Zwei Dinge sind im Schlafzimmer ganz wichtig, Dunkelheit und Ruhe. Am besten können Sie den Raum vollständig abdunkeln, damit auch im Sommer das schlaffördernde Melatonin ausgeschüttet wird. Außerdem ist Ruhe wichtig. Eine leise Umgebung ohne Straßenlärm, laute Nachbarn und dergleichen ist Luxus, den nicht jeder haben kann. Viel kann aber eine gute Dämmung ausmachen. Schon neue Fenster wirken manchmal Wunder. Richten Sie Ihre Wohnung nicht danach ein, dass Sie im Wohnzimmer am meisten Platz haben, sondern behalten Sie den ruhigsten Raum dem Schlafen vor.

Raus damit

Ordnung ist im Schlafzimmer besonders sinnvoll. Gerümpel-Ecken sorgen auch für Unruhe im Kopf. Verzichten Sie auf

> Umwelt ◄

Teppichboden, Vorhänge, Plüschtiere und viele kleine Staubfänger. Der Schlafraum sollte leicht weitgehend staubfrei zu halten sein. Elektrogeräte gehören auf keinen Fall hierher. So genannte Netzfreischalter können sogar dafür sorgen, dass nach dem Ausschalten der Lampen kein Strom mehr durch die Leitungen fließt. Das garantiert eine elektrisch störfreie Zone.

Es stimmt was nicht mit Ihrem Bett oder dem Schlafzimmer, wenn Sie
- morgens wie zerschlagen aufwachen
- immer eine verstopfte Nase haben
- Nasenbluten bekommen
- morgens Kopfschmerzen haben
- Ihnen morgens der Rücken oder die Gelenke weh tun

Dann prüfen Sie, ob Sie die richtige Matratze und Kissen haben, ob Sie eine Milbenallergie haben oder ob Sie Schadstoffe in der Luft beeinträchtigen.

Leiden Sie unter chronischen Beschwerden oder einer bösartigen Erkrankung, dann kann auch das Umstellen des Bettes sinnvoll sein.

Gesundes Kinderzimmer

Sie kennen das sicher: Endlich kündigt sich Nachwuchs an, dann muss rasch das Kinderzimmer hergerichtet werden. Aber bitte nicht als Schwangere selber renovieren und die Wände streichen, Ihr Baby atmet alles mit! Und sein kleines Gehirn ist tausendmal empfindlicher als Ihres! Achten Sie bei Farben und der Einrichtung auf Ökoqualität. Ein Teppichboden ist ungeeignet, Fliesen oder Parkett lassen sich viel besser

sauber halten. Wenn Ihr Baby in seinem Bettchen ständig unruhig ist oder sich immer in einer Ecke zusammenrollt, stellen Sie das Bett um. Als Spielzeug ist billige Plastikware ungeeignet, besonders so lange es an allem nuckelt, beschäftigen Sie es besser mit gutem, zertifiziertem Holzspielzeug. Das Babyfon sollte weit entfernt vom Kopf stehen und nicht regelmäßig angestellt sein, da die Strahlung für Ihr Kind nicht gut ist.

Müll vermeiden, umweltbewusst entscheiden

Wussten Sie, dass im Pazifik eine Plastikinsel schwimmt, die so groß ist wie Mitteleuropa? Ein Kontinent aus Müll! Wasser-, Luft- und Bodenverschmutzung führt zu Todesfällen und beeinträchtigt die Lebensqualität von Millionen Menschen. Kaufen Sie darum bewusst ein, und reduzieren Müll, so gut Sie können. Machen Sie auch Ihre Freundinnen und Ihre Familie darauf aufmerksam!

Müll vermeiden und umweltbewusst entscheiden
- Loses Obst und Gemüse beim Gemüsehändler, anstatt in Plastik verpackte Ware im Supermarkt kaufen.
- Selbst frisch kochen, anstatt sich Fertiggerichte reinzuziehen – vermeidet Verpackung und ist gesünder.
- Mit Einkaufskorb und Baumwollbeutel ausgestattet einkaufen, anstatt sich Plastiktüten andrehen zu lassen.
- Glasflaschen anstatt PET-Flaschen kaufen.

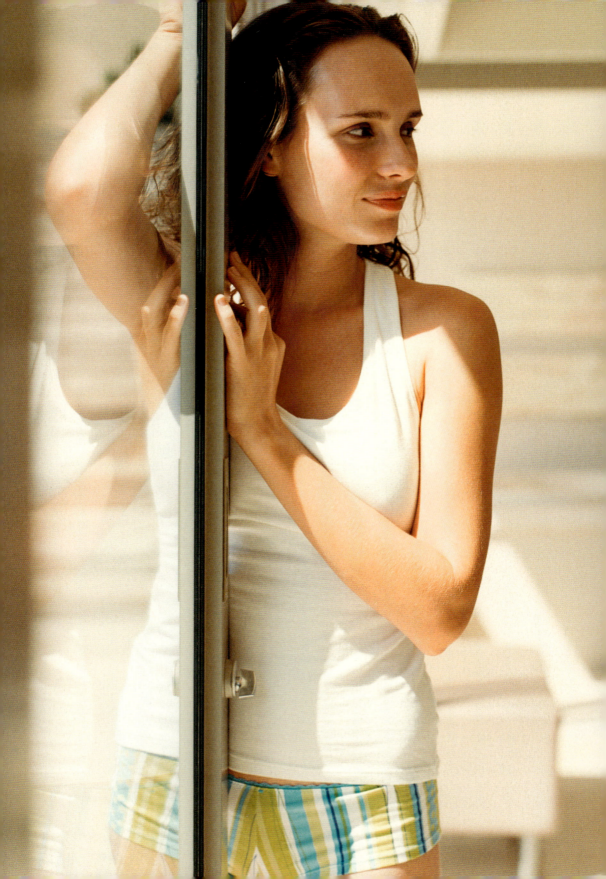

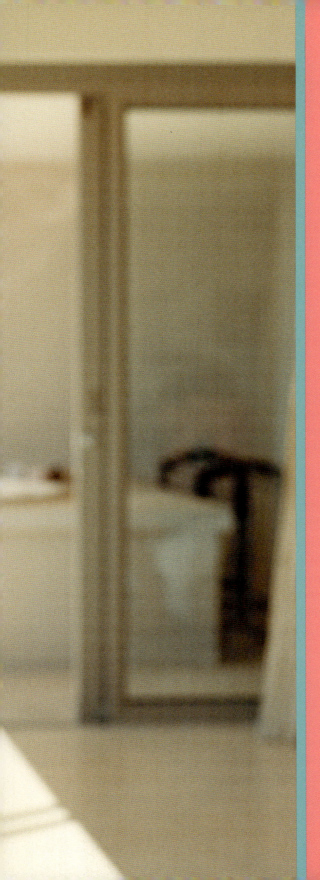

Methoden zum Gesundwerden

Wie gut Sie auch mit Ihrem Körper und Ihrer Seele umgehen, trotzdem kann Sie das eine oder andere größere oder kleinere Wehwehchen erwischen. Wichtig ist, dass Sie wissen, was zum Gesundwerden gehört – von Eigenbehandlung bis Hormontherapie.

Methoden zum Gesundwerden

Klassische Selbstbehandlung

Die Klassiker, um sich selbst oder seine Familie von Beschwerden zu kurieren, sind Tees, Tinkturen, Wickel, Auflagen und Güsse. Damit sie helfen, gilt es einiges zu beachten. Meist werden sie aus Heilkräutern hergestellt. Die gehören in die Phytotherapie. In dem entsprechenden Abschnitt (S. 93) finden Sie die wichtigsten Heilpflanzen für den Hausgebrauch und natürlich solche, die speziell Frauen gut tun. Hier einige Informationen über den allgemeinen Umgang und die Zubereitung.

Heilpflanzentee

Wenn von Heilpflanzen-Tee die Rede ist, geht es nicht darum, einen Beutel Pfefferminztee in einen Becher zu hängen und mit kochendem Wasser zu übergießen. Es kommt darauf an, ob Sie Blüte (flos), Blatt (folium), Rinde (cortex), Wurzel (radix), Kraut (herba), Frucht (fructus) oder Samen (semen) verwenden. Auch die exakte Zubereitung und Dosierung ist nicht beliebig, sondern je nach gewünschtem Effekt festgelegt.

Ein Tee setzt sich meist aus einer Grundpflanze mit für die Beschwerden besonders geeigneten Eigenschaften, einer weiteren Droge, die die Wirkung unterstützt, Füllmittel und einer Zutat für den besseren Geschmack zusammen. Als Droge bezeichnet der Fachmann übrigens zu Heilzwecken aufbereitete Pflanzenteile.

Achten Sie darauf, dass die aus biologischem Anbau kommen. Lassen Sie sich immer eher eine kleine Menge in der Apotheke anmischen und bewahren Sie sie kühl und trocken in einem lichtgeschützten Glasgefäß auf. Bereiten Sie den Tee direkt vor dem Verzehr zu und trinken Sie ihn ungesüßt. Wenn Sie Honig verwenden, bedenken Sie, dass er nicht über 40 Grad erhitzt werden darf. Deshalb rühren

Sie ihn erst ein, wenn der Tee ein wenig abgekühlt ist, damit die Inhaltstoffe erhalten bleiben.

Haben Sie wenig Zeit, so gibt es wunderbare fertige Teemischungen aus ökologischem Anbau (Salus), in denen sich die Eigenschaften der Pflanzen ergänzen und die reich an zellschützenden Inhaltstoffen und Mineralien sind. Die Filterbeutel werden ohne Chlorbleiche hergestellt und werden zu Kompost. Gewürzt wird nur mit natürlichen Aromen und Früchten. Neben spezifischen Frauentees (Wechseljahre, Stillen etc.) gibt es auch verschiedene Grüntee-Sorten, 3–5 Tassen täglich ist für jeden Erwachsenen eine kleine Lebensversicherung.

Grün- und Schwarztee

Bei grünem Tee handelt es sich um die selben Ursprungspflanzen wie bei schwarzem Tee. Bei Grüntee werden lediglich die frischen Blätter erst erhitzt, dann gerollt und getrocknet. Bei Schwarztee werden die Blätter angetrocknet, gerollt, weiter fermentiert, geschnitten und schließlich bei großer Hitze getrocknet. Die unterschiedliche Verarbeitungsart sorgt dafür, dass im grünen Tee noch sämtliche Inhaltstoffe der Pflanze nahezu unverändert enthalten sind.

Grundsätzlich hängt der Gehalt an gesundheitsfördernden oder auch schädlichen Substanzen von sehr vielen Faktoren ab. Dazu gehören Teesorte, Qualität des Bodens und der Luft und damit der geernteten Blätter, Erntezeitpunkt, Verarbeitung und Form des Endproduktes (etwa: Beutel oder loser Tee). Es ist davon auszugehen, dass der Koffeingehalt in Schwarztee am höchsten, in frischen Teeblättern am geringsten ist. Der Gehalt an Catechinen ist dagegen im Grüntee besonders

76

Zubereitung von Heilpflanzen-Tee			
Blüten, Blätter	1/2–1 TL auf 150 ml Wasser	Mit kochendem Wasser überbrühen	2–5 Min. zugedeckt ziehen lassen
Feste Blätter, Stängel	1/2–1 TL auf 150 ml Wasser	In kochendes Wasser geben	5 Min. zugedeckt ziehen lassen
Stängel, Früchte, Samen, Rinde, Hölzer	1/2–1 TL auf 150 ml Wasser	Kalt ansetzen, teilweise auch über mehrere Stunden	10–15 Min. köcheln lassen, vor dem Abseihen noch einige Minuten ziehen lassen
Zubereitung für äußere Anwendungen	1–2 TL oder auch 1–2 EL auf 500 ml Wasser	Je nach Pflanzenteilen	i. d. R. 10–15 Min. kochen, mit Ausnahme von Ätherischöldrogen

hoch, in Schwarztee am niedrigsten. Catechine sind Gerbstoffe mit zahlreichen positiven Wirkungen auf den Organismus. So ist sehr wahrscheinlich, dass sie Freie Radikale höchst effektiv bekämpfen, das Herz-Kreislauf-System stärken, die Auswirkungen einer Strahlentherapie lindern, Blutdruck und Blutfettwerte regulieren, helfen der Entstehung bösartiger Tumoren vorzubeugen und vor Karies schützen.

In Grüntee haben die Forscher ein hochwirksames Antioxidans gefunden. Es hemmt das Enzym Urokinase, das von Tumorzellen in großen Mengen für ihre Verbreitung produziert wird. Dadurch wird der Tumor gehindert, Tochtergeschwülste zu bilden. Die Phenole verringern auch das Risiko einer Arteriosklerose. Außerdem gibt es Hinweise, dass die gefährlichen Eiweißablagerungen im Gehirn bei Parkinson und Alzheimer reduziert werden. Um seine Heilwirkung voll genießen zu können, sollten Sie jeden Tag einen Liter Grüntee trinken. Regt er Sie durch das Teein zu sehr an, dann nicht mehr nach 16 Uhr. Oder verwenden Sie entcoffeinierten Grüntee. Für eine Tasse von etwa 200 ml brauchen Sie einen gehäuften Teelöffel. Das kochende Wasser ca. 5 Minuten auf etwa 70 Grad abkühlen lassen, da sonst wichtige Inhaltsstoffe zerstört werden. 2 – max.

5 Minuten ziehen lassen. Sie können es auch wie in Asien machen und immer wieder heißes Wasser zu Ihrem Grüntee dazu gießen, oder neue Aufgüsse auf die alten Blätter machen, die dann weniger stark sind. Wechseln Sie die Sorten und die Anbaugebiete, da manchmal, wie bei unseren Nahrungsmitteln auch, Pestizidreste vorhanden sein können.

Weitere Tees
Roibos-, Lapacho-, Cystustee enthalten reichlich Vitamine, Mineralien und Spurenelemente, wirken antientzündlich, immunstärkend oder vegetativ ausgleichend. Informieren Sie sich, in welcher Situation und mit welcher Zubereitungsart Ihnen diese Tees helfen können.

Tonika
Arzneikräutertonika sind Stärkungsmittel. Überliefertes Wissen der Kräuterheilkunde wird mit moderner Pflanzenheilkunde abgestimmt. Es werden sorgfältig Extrakte aus verschiedenen biologisch angebauten Heilpflanzen ausgewählt, deren Inhaltsstoffe sich gegenseitig in ihrer Wirkung verstärken (Salus). Sie sind schnell wirksam, da sie vom Körper bereits über die Mundschleimhaut aufgenommen werden. Sie sind individuell dosierbar, ohne Alkohol und ohne Konservierungsstoffe.

Methoden zum Gesundwerden

Wickel

Bestimmt erinnern Sie sich noch daran, wie Ihnen als Kind jemand kalte Wadenwickel gemacht hat, um die Temperatur zu senken. Wickel können bei akuten Beschwerden Linderung bringen und bei chronischen Erkrankungen dauerhaft die Therapie unterstützen. Nach Bedarf kann ein Zusatz, wie Essig oder Quark verwendet werden, der auf die Körperstelle aufgetragen oder auf das erste Tuch gegeben wird.

So geht's: Legen Sie mehrere Handtücher, ein warmes Wolltuch und eventuell zusätzlich eine Decke bereit. Tauchen Sie das erste Tuch in Wasser ein. Ob es warm oder kalt ist, hängt vom Zweck der Anwendung ab. Generell gilt: Bei Entzündungen immer kalte Wickel anlegen. Wringen Sie das Tuch nur grob aus und legen es sehr feucht auf die zu behandelnde Körperpartie. Das Ganze mit einem trockenen Handtuch fixieren. Nun noch das Wolltuch darum binden und sich für etwa eine Viertelstunde unter die Decke legen. Kalte Wickel müssen ungefähr alle zehn Minuten erneuert werden. Nach Benutzung eines Wickels bitte noch eine Viertelstunde ruhen.

Spezialität Leberwickel: Um die Entgiftungsfunktion und Durchblutung der Leber zu unterstützen, legen Sie einen Leberwickel an. Der gehört auf den nackten rechten Oberbauch und wird feucht und kühl aufgelegt. Darüber eine Plastikfolie und dann ein Handtuch legen. Darauf geben Sie eine Wärmflasche. Zunächst höchstens zwanzig Minuten liegen lassen, um den Kreislauf nicht zu überfordern. Später kann der Wickel bis zu zwei Stunden angewendet werden.

Auflagen

Kommen Pflanzen zum Einsatz, die auf den betroffenen Bereich gelegt werden, spricht man folgerichtig von einer Auflage. Am bekanntesten sind Heusack und Zwiebelauflage.

Die Handhabung entspricht dem Wickel. Erwärmen Sie einfach die getrockneten Heublumen oder gehackten Zwiebeln, die in einem Leinenbeutel oder Papierfilter liegen sollten, über Wasserdampf. Legen Sie diesen Beutel dann – nicht zu heiß bitte – auf den Körper und wickeln wie üblich. Bei entzündlichen Beschwerden wiederum nur kalt anfeuchten und auflegen.

Güsse

Güsse mit warmem oder kaltem Wasser gehörten zum festen Repertoire von Pfarrer Kneipp. Sie sind sehr gut, um sich fit zu halten oder um Beschwerden zu lindern. Atemwegserkrankungen, niedriger Blutdruck und Gefäßprobleme sowie Kopf- und Bauchschmerzen sprechen meist gut darauf an. Man unterscheidet zwischen Teilgüssen, die nur einen Körperteil betreffen, und Vollgüssen, bei denen der gesamte Körper begossen wird. Am häufigsten kommen kalte Güsse zwischen 12 und 14 °C, seltener warme zwischen 36 und 38 °C zum Einsatz. Bei Wechselgüssen wechselt die Temperatur zwischen warm und kalt hin und her.

So geht's

- Da das Wasser sanft und ohne Druck fließen soll, ist ein Schlauch ohne Brause am besten.
- Beginnen Sie immer mit der rechten Körperseite, also vom Herzen entfernt.
- Arbeiten Sie von unten nach oben, beginnend an den Händen bzw. Füßen.
- Erst außen dann innen, das gilt sowohl für Arme als auch für die Beine.
- Der Rücken ist für gewöhnlich temperaturempfindlicher als die Brust. Beginnen Sie darum bei Körpergüssen vorne.
- Bei der Dauer ist nicht etwa länger besser. Stellt sich ein leichter Kälteschmerz ein, führen Sie den Wasserstrahl weiter. Es soll immer angenehm bleiben.

Naturheilkundliche Therapie und Diagnostik ▶

Naturheilkundliche Therapie und Diagnostik

Immer mehr Menschen suchen nach einer Alternative bzw. einer Ergänzung der Schulmedizin. Um das Beste für sich zu finden und gegen Scharlatane und Skeptiker gleichermaßen gewappnet zu sein, finden Sie hier Informationen zu den wichtigsten Therapien und Diagnoseformen. Krankheit kann ein Ausdruck eines Mangels sein oder einen Mangel mit sich bringen. In speziellen Situationen kann es nötig werden, dem Körper Nährstoffe zusätzlich zur Nahrung zuzuführen, um ihn wieder gesund zu machen.

Nahrungsergänzungen

Im Kapitel Ernährung ab S. 49 haben Sie gelesen, wie wichtig für Ihr Wohlbefinden eine kalorienangepasste Ernährung mit vielen Ballaststoffen aus Obst, Gemüse, Salat und Vollkorngetreide ist. Da dies im normalen Alltag oft nur schwer umsetzbar ist und außerdem durch Herstellung, falsche Zubereitung und Lagerung die heutige Industriekost nährstoffarm ist, kann es in Zeiten erhöhten Bedarfs wichtig sein, die Ernährung durch Nahrungsergänzungsmittel in konzentrierter Form auszugleichen. Hierbei haben wir es mit drei Möglichkeiten zu tun: Entweder man nimmt zusätzlich zu den normalen Nahrungsmitteln Produkte aus dem Pflanzen- oder Tierreich ein, die durch die spezielle Verarbeitung eine Fülle von wichtigen Inhaltsstoffen in konzentrierter Form enthalten. Oder man wählt ein Produkt aus, das Vitamine, Mineralstoffe und sekundäre Pflanzenstoffe in ernährungsüblichen, nicht überhöhten

Konzentrationen enthält und die etwa 70–90 % des Tagesbedarfs abdecken, beispielsweise CAREIMMUN Basic Kps. (biosyn), alternativ SANA-PRO Compact (Bodymed). In den hypoallergenen Kombinationspackungen (hypo-a) sind auch wichtige Prä- und Probiotika für den Darm enthalten. In MitoVital (Lifelight) sollen zusätzlich Pflanzen- und Kräuterextrakte zur besseren Entgiftung und Anregung des Zellstoffwechsels beitragen. Schließlich kann man besonders bei chronischen Erkrankungen gezielt einzelne Mikro- oder Makronährstoffe in hoher Dosierung ergänzen (s. u. Orthomolekulare Medizin, S. 86).

Besondere Nahrungsmittel

Unsere Vorfahren haben in Ermangelung eines Gefrierschranks sehr viel Gemüse vergoren, um es haltbar zu machen. Außer

Methoden zum Gesundwerden

Sauerkraut, das bei uns ja nicht regelmäßig auf dem Speiseplan steht, kommen wir selten in den Genuss milchsauer vergorener Nahrungsmittel, die den Säure-Basen-Haushalt stabilisieren, den Darm pflegen und uns mit Enzymen, Vitaminen und Mineralstoffen verwöhnen. Aber es gibt Abhilfe. Bäckermeister Wilhelm Kanne hat den nach ihm benannten Trunk entwickelt, nachdem er über viele Jahre Gärungsprozesse beobachtet hat. Aus biologisch angebautem Getreide wird heute für die Herstellung Brot gebacken, zerkleinert und mit Quellwasser in Gärkessel gegeben. Dort bleibt es unter Ausschluss von Sauerstoff. Bei der Gärung, die bis zu neun Monate dauern kann, nehmen die Kohlenhydrate ab, Milchsäure und Kohlendioxid nehmen zu.

Inhalt und Wirkung: Kanne Brottrunk enthält Vitamine, Mineralstoffe und Spurenelemente sowie wichtige Aminosäuren.

Den Ausschlag geben aber die Enzyme und lebenden Laktobazillen, die aufgrund des durchlaufenen Prozesses säureresistent geworden sind. Das bedeutet, dass sie die Magensäure unbeschadet überstehen und in den Darm gelangen können. Wegen der lebenden Milchsäurebakterien gilt das Getränk als probiotisches Lebensmittel. Über die heißt es, sie verdrängen schädliche Keime und sorgen für eine neue Besiedelung mit erwünschten Bakterien. Kritiker sagen, viele probiotische Lebensmittel würden auch erwünschte Darmbewohner und damit das Gleichgewicht zerstören. Für eine sinnvolle Neubesiedelung reiche die Menge enthaltener Milchsäurebakterien nicht aus, sodass der Effekt bald nach der Einnahme wieder vorüber sei. Für Kanne Brottrunk lässt sich sagen, dass die fünf Millionen koloniebildenden Milchsäurebakterien es durchaus schaffen, langfristig die Darmflora wieder ins Gleich-

Gut zu wissen

Den richtigen Behandler finden

Einige Begriffe gehen selbst bei Fachleuten immer durcheinander. Ein Homöopath kann ein Arzt oder ein Heilpraktiker sein. Er setzt zur Behandlung homöopathische Mittel ein.

Ein Heilpraktiker muss kein Homöopath sein, er kann auch mit Pflanzenarzneien arbeiten. Er hat nicht Medizin studiert, sondern eine 1–3-jährige Ausbildung gemacht, schwerpunktmäßig beschäftigt er sich mit ganzheitlichen Methoden, die auf eine Unterstützung des Organismus abzielen und die Selbstheilungskräfte

aktivieren sollen. Auch die Krankheitsvorsorge ist für ihn ein wichtiges Thema.

Ein Arzt für Naturheilverfahren tut dies auch, hat aber vorher mindestens 6–7 Jahre Medizin studiert und sich meist auch auf Teilgebiete spezialisiert. Während der Ausbildung hat er nur wenig von ganzheitlichen Methoden gelernt, dafür ist er fit in der Krankheitsdiagnostik, der chirurgischen und medikamentösen Therapie. Naturheilverfahren und Homöopathie muss er während seiner Praxis- oder Kliniktätigkeit in zertifizierten Kursen lernen.

Naturhleilkundliche Therapie und Diagnostik

gewicht zu bringen. Der Darm und damit der gesamte Organismus wird entgiftet und gereinigt, der Säure-Basen-Haushalt normalisiert, der Stoffwechsel reguliert und das Immunsystem gestärkt. Entzündungen werden gelindert, neuen wird vorgebeugt.

Anwendung: Zur Vorbeugung und Stärkung der Gesundheit: Trinken Sie jeden Morgen ein Glas auf nüchternen Magen. Wenn Sie einen empfindlichen Magen oder Darm haben, beginnen Sie mit kleinen Portionen. Verdünnen Sie den Brottrunk auch ruhig mit etwas Wasser oder Apfelsaft. Steigern Sie langsam die Menge. Bei allen Formen von Darmbeschwerden, die eine Sanierung erfordern, eignen sich Einläufe. Bei chronischen Unterleibserkrankungen und wiederkehrenden Harnwegsinfekten mehrere Monate lang dreimal täglich 200 ml trinken. Bei chronischen Hauterkrankungen, schlechtem Allgemeinzustand und Appetitlosigkeit über Monate ansteigende Mengen bis zu einem Liter täglich trinken. Zusätzlich die Haut mit dem Trunk einreiben. Trockene rissige Haut großflächig abreiben oder ein Vollbad nehmen. Bei Entzündungen der Vulva oder der Scheidenschleimhaut ebenfalls ansteigende Mengen trinken. Zusätzlich helfen Sitzbäder und Scheidenspülungen mit verdünntem Brottrunk. Oder Sie tauchen einen Tampon in den Trunk und führen ihn in die Scheide ein. Spülungen und Umschläge mit verdünntem Brottrunk helfen auch bei schmierigen Wunden und Geschwüren. Gegen Stauungen und Einlagerungen von Flüssigkeiten helfen feucht-warme Wickel, die häufig gewechselt werden sollten. Während der

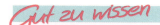
Gut zu wissen

Für manche ist der saure Geschmack zunächst gewöhnungsbedürftig, andere sind sofort begeistert. Aber trinken Sie nicht gleich zu viel auf einmal, sonst könnten Sie Durchfall oder Sodbrennen bekommen. Insgesamt können bis zu einem Liter über den Tag verteilt hilfreich sein.

Krebstherapie trinken Sie so viel des Trunks, wie Sie vertragen. Das reduziert die Nebenwirkungen der konventionellen Therapie. Während und nach der Chemotherapie und generell zur Stärkung der Leber tauchen Sie ein Tuch in den Brottrunk, wringen es grob aus und legen damit einen Leberwickel an (S. 78). Nach der Chemotherapie wirken auch Einläufe heilsam.

Gekeimte Getreideprodukte

Gekeimtes Weizenvollkorn hat sich als entzündungs- und krebshemmend und immunmodulierend erwiesen. Studien mit verschiedenen Weizenkeimprodukten wurden besonders bei Krebspatienten in der ganzen Welt durchgeführt, wobei aber noch keine endgültige Aussage möglich ist, in welchen Situationen die Einnahme erfolgversprechend ist.

Inhalt und Wirkung: In Deutschland ist ein milchsauer vergorenes und schonend gefriergetrocknetes Weizenkeim-Produkt erhältlich, Multitaleen (IHLE Vital). Neben den probiotischen Milchsäurebakterien enthält es „Futter" für die darmeigenen Bakterien, verschiedene sekundäre Pflan-

Methoden zum Gesundwerden

zenstoffe, wie Isoflavonoide und Polyphenole, essenzielle Aminosäuren, Vitamine und Mineralstoffe in Bioqualität. Durch die enzymatische Kraft des keimaktiven Korns werden die Vitalstoffe optimal aufgenommen. Energie und Wohlbefinden steigen, nicht zuletzt durch die Anregung der Abwehrkräfte.

Anwendung: Man nimmt täglich 1–3 EL Pulver in Saft oder Joghurt. Anfangs nicht zu hoch dosieren, da die Darmaktivität angeregt wird. Nach etwa 10 Tagen hat sich der Darm an die Inhaltsstoffe gewöhnt. Auch für Kinder eine gute Nahrungsergänzung, dann nur die halbe Dosis verwenden. Bei älteren Menschen unterstützt das Produkt eine gute Aufbaukost, wenn eine ausgewogene Ernährung schwierig ist und das Schlucken von Kapseln und Tabletten abgelehnt wird. Für Patienten mit akuten Magen-Darm-Erkrankungen, Zöliakie oder Fruktoseintoleranz ist das Präparat nicht geeignet!

Biestmilch

Biestmilch kommt aus dem Althochdeutschen und bezeichnet die Kolostralmilch bzw. Erstmilch von der Kuh. Sie wird in der Fachliteratur auch als bovines Colostrum bezeichnet. Diese sehr spezielle Substanz produziert die Milchdrüse jedes Säugetiers an den ersten fünf Tagen nach der Geburt. Diese Biestmilch, wie sie bei Kühen heißt, ist besonders nährstoffreich und enthält viele Immunglobuline (Antikörper). Für den Nachwuchs bedeutet Biestmilch eine Start-Dosis ins Leben für alle Organe, das Immunsystem, den Stoffwechsel, eben für den ganzen jungen und noch in Teilen

unreifen Organismus. Und das kann auch für Sie ein Segen sein.

Inhalt und Wirkung: Biestmilch gleicht in ihrer Zusammensetzung unserem Blutserum. Sie enthält neben Vitaminen, Mineralien und Spurenelementen, Antioxidanzien und Kohlenhydraten das Spektrum der Antikörper. Das sind Eiweißmoleküle, die bei der Aufrechterhaltung des Immungleichgewichts eine zentrale Rolle spielen. Wenn man das Immunsystem in seiner Rolle als Abwehrsystem betrachtet, dann sind Antikörper wie Markierungsfähnchen, die das Entdecken von Viren oder Bakterien erleichtern.

Zu diesem immunologischen Netzwerk gehören auch Wachstumsfaktoren und Zytokine. Beides sind Zell-Kommunikations-Moleküle. Sie sind sozusagen Sprachelemente unseres Körpers. Alle diese Stoffe, die in der Biestmilch ebenso wie in unserem Organismus vorhanden sind, regulieren die Aktivität von Organen und des Organsystems. Sie beeinflussen, wie sich Zellen vermehren oder eben nicht. Sie kümmern sich um die innere Ordnung unseres Körpers.

Biestmilch hat die nachhaltige Kraft, auch beim Erwachsenen ein überreagierendes Immunsystem, wie bei einer Allergie, oder ein geschwächtes Immunsystem, wie bei einer Infektion, ebenso zu beruhigen wie zu stärken. Man spricht von Modulation des Immunsystems. Auch bei Krebserkrankungen nutzt man diese Kraft der Biestmilch, um die stark beeinträchtigte Abwehr zu stabilisieren.

Naturheilkundliche Therapie und Diagnostik ▶

Den Einfluss, den Biestmilch auf den gesamten Organismus ausübt, kann man als eine Unterstützung unseres Körpers gegenüber Stress bezeichnen. Entsprechend vielfältig sind deshalb die Einsatzgebiete. Und noch etwas Positives: Bisher wurden keine unangenehmen Nebenwirkungen beobachtet, sieht man einmal davon ab, dass bei sensiblen Personen und zu hoher anfänglicher Dosis Blähungen und Stuhlunregelmäßigkeiten auftreten können, die durch eine Dosisanpassung rasch verschwinden.

Keine Angst, Sie müssen jetzt nicht auf den Bauernhof gehen und den Kälbern die Biestmilch wegtrinken. Die nicht benötigte Menge von speziellen Biohöfen wird sorgfältig aufbereitet und in verschiedenen Formen angeboten. Achten Sie darauf, dass die Biestmilch innerhalb der ersten 48 Stunden nach der Geburt gewonnen, schonend verarbeitet, nicht mit Gamma-Strahlen behandelt wurde und keine Konservierungsstoffe enthält.

Werfen Sie einen Blick auf die enthaltene Substanzmenge pro Einheit, also etwa pro Kapsel, wenn Sie die Preise vergleichen. Aus eigener Erfahrung und nach vielen Gesprächen mit meinen Fachkollegen gelten die in diesem Buch gemachten Vorschläge der Dosierungen für die Produkte der Fa. Trixsters GmbH, die den oben beschriebenen Qualitätsrichtlinien entsprechen und fast 10 Jahre wissenschaftlich erforscht werden.

Anwendung: Biestmilch kommt bei entzündlichen Erkrankungen, chronischen Leiden und hoher Infektanfälligkeit sowie zur Leistungssteigerung, zum Beispiel für Sportler, zum Einsatz. Eine Milchallergie spricht nicht gegen die Einnahme! Bei Laktoseintoleranz mit niedriger Dosis beginnen und langsam steigern.

Die Dosierung richtet sich nach dem Produkt, der Erkrankung und der individuellen Empfindlichkeit der Person. Sensible Personen beginnen mit einer niedrigen Dosis, etwa 150–300 mg Biestmilch und steigern diese langsam, bis sich eine Wirkung zeigt. Robuste Personen oder solche, die nur vorbeugen wollen, können gleich mit einer Tagesdosis von 900 mg beginnen und je nach Reaktion langsam steigern oder reduzieren. Bei akuten Erkrankungen kann man ohne weiteres auch bis zu 8 g/Tag über 3 Tage einnehmen und dann reduzieren. Bei chronischen Leiden kann es schon mal einen oder mehrere Monate dauern, bis man eine positive Veränderung wahrnimmt.

Wie bei anderen Naturheilverfahren auch, gilt hier die Regel: Pro Krankheitsjahr braucht man mindestens einen Monat Therapie. Während manche zur Krankheitsprophylaxe auf ihre tägliche Kapsel Biestmilch (von 300 mg) zum Frühstück schwören, bevorzugen andere zweimal im Jahr eine Kur, aber dann in höherer Dosierung.

Algen, Muschel- und Korallenextrakte

In der Chinesischen Medizin hat die Verwendung von Algen eine Tausende Jahre alte Tradition. Vor allem Braunalgen sind interessant. So weiß man, dass die Sterberate von Patienten mit Prostatakrebs in Ostasien und die Brustkrebsrate in Japan generell auffallend niedrig sind. Beides wird in Zusammenhang mit dem regel-

Methoden zum Gesundwerden

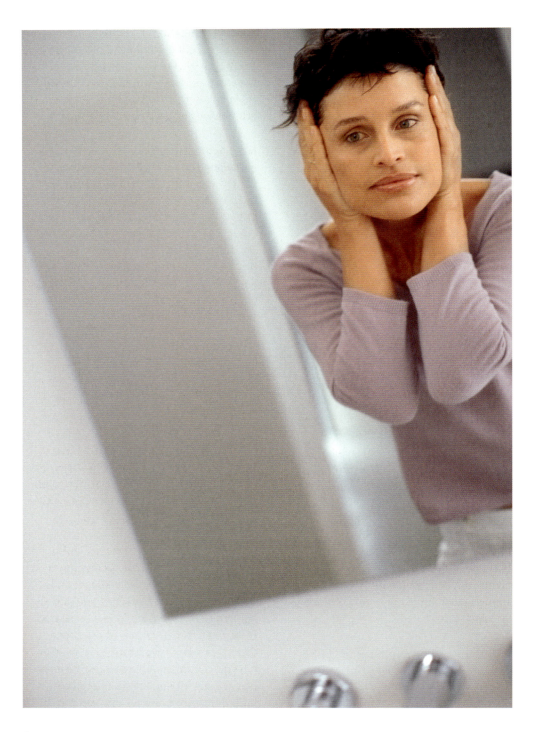

Naturheilkundliche Therapie und Diagnostik ▶

mäßigen Verzehr von Algenprodukten gebracht, wobei die niedrige Erkrankungsrate an Brustkrebs auch durch die Aufnahme des im Tang enthaltenen Jod zurückzuführen sein kann. Unter den Muscheln ist es vor allem der Extrakt der neuseeländischen Grünlippmuschel, der in Nahrungsergänzungsmitteln vorkommt und Beschwerden des Bewegungsapparates lindern soll. Außerdem enthalten sind Aminosäuren in recht bedeutenden Mengen, Mineralstoffe, Jod und Brom sowie Vitamine. Darunter B2 und B12, wovon letzteres für Vegetarier besonders interessant ist, da es sonst überwiegend in tierischen Produkten vorkommt. Am wichtigsten ist jedoch die Fähigkeit von Algen, Schwermetalle an sich zu binden und recht schnell zur Ausscheidung zu bringen.

Korallenextrakte werden gerne wegen ihres Reichtums an organischen Mineralstoffen, besonders Kalzium und Magnesium in ionisierter Form, eingesetzt. In dem Naturprodukt Sango inConcept (IHLE Vital), einem 100%igen Pulver aus den Fossilien der Sango Meereskoralle aus Okinawa, sind Calcium und Magnesium in dem günstigen Verhältnis von 2:1 enthalten. Mit der Tagesdosis von 3 g als Kapsel oder Pulver nimmt man 600 mg Kalzium und 300 mg Magnesium auf. Wegen der optimalen Bioverfügbarkeit nicht nur geeignet, um einer Osteoporose vorzubeugen, sondern auch bei erhöhtem Bedarf, etwa von Sportlern.

Vitamine & Co.

Eines vorab: An dieser Stelle soll nicht die Einnahme von Dutzenden Vitaminen und Mineralstoffen täglich propagiert werden. Viel mehr geht es um bestimmte Nährstoffe und deren Wirkungen, die gerade zur Vorbeugung, zur Unterstützung der Krebstherapie und bei der Behandlung chronischer Erkrankungen zum Einsatz kommen.

Es gibt einige Gründe, weshalb man davon ausgehen muss, dass die Nahrungsmittel, die wir heute im Laden kaufen können, nicht mehr in jedem Fall die Nährstoffe enthalten, die unser Organismus für den Erhalt der Gesundheit benötigt. So kann bei der Untersuchung von Obst und Gemüse nachgewiesen werden, dass von einem Großteil der Vitamine und Mineralien nur noch 20–50 % von dem enthalten ist, was man vor 20 Jahren fand.

Durch sauren Regen, Überdüngung, unreife Ernte, Lagerung oder lange Transportwege leiden die Pflanzen selber unter Nährstoffmangel. Da ihre Widerstandskraft gegen Fraßfeinde geschwächt ist, müssen vermehrt Pestizide gegen Insekten, Würmer und Unkraut eingesetzt werden. Die technische Verarbeitung der Lebensmittel vernichtet weitere Inhaltsstoffe, statt dessen setzt man Aromen, Konservierungs- und Farbstoffe, Wachse u. a. zu.

Durch die Fortschritte unserer Zivilisation sind wir vermehrt Umweltbelastungen ausgesetzt, die in unserem Körper Freie Radikale erzeugen. Das sind Moleküle, die ein freies oder mehrere freie ungepaarte Elektronen tragen. Dieses ungebundene Elektron ist hoch aggressiv für alle Zellen unseres Organismus. Freie Radikale entstehen ständig im Verlauf der Energiegewinnung in unserem Körper und werden durch

Methoden zum Gesundwerden

körpereigene Schutzsysteme unschädlich gemacht. Ein guter Teil von ihnen ist sogar sehr nützlich, denn sie werden als biologische Waffen von unserem Immunsystem gegen Bakterien eingesetzt. Sind allerdings zu viele freie Radikale da oder nehmen wir zusätzlich durch falsche Ernährung und Umweltgifte noch welche auf, dann nehmen sie überhand und zerstören die eigenen wichtigen Zellen. Wir müssen dann zusätzliche Radikalfänger aufnehmen, zu denen die Antioxidanzien gehören, wie viele Vitamine und sekundäre Pflanzenstoffe. Besonders grenzwertig ist bei uns die Versorgung mit den Vitaminen A, D, Folsäure, B6 und B12, den Mineralien Magnesium, Kalzium, Jod, Eisen, Zink und Selen, den Omega-3-Fettsäuren, und L-Karnitin.

Inzwischen ist es so, dass es für verschiedene Lebensphasen dringend empfohlen wird, wegen des erhöhten Bedarfs Nährstoffergänzungen einzunehmen, beispielsweise bei Kinderwunsch, in der Schwangerschaft, bei regelmäßiger sportlicher Betätigung, stärkerem geistigen und körperlichen Stress, chronischen Krankheiten und im Alter. Im Folgenden wollen wir Sie mit den wichtigsten Nährstoffen bekannt machen, Ihnen helfen, sie durch ausgewogene Ernährung ausreichend aufzunehmen und Ihnen Hinweise geben, wann ein Mangel vorliegen könnte.

Die Zufuhrmengen wurden von den Ernährungsgesellschaften von Deutschland (D), Österreich (A) und der Schweiz (CH) empfohlen. Die DACH-Referenzwerte geben aber nur Durchschnittswerte für gesunde Erwachsene an. Der tatsächliche Bedarf

kann in Abhängigkeit von Geschlecht, Tätigkeit und Gesundheitszustand deutlich darüber hinausgehen. In der Regel gehen Sie kein Risiko ein, wenn Sie im Rahmen von festen Kombinationen bis zum Dreifachen der empfohlenen Tagesdosis einnehmen. Achten Sie auch bei diesen Produkten auf höchste Qualität, also auf Angaben wie: hypoallergen, ohne Zusatzstoffe, ohne Konservierungsstoffe, ohne künstliche Farbstoffe, ohne künstliche Aromen, gluten- und lactosefrei.

Orthomolekulare Therapie

Vitamine, Mineralstoffe und Spurenelemente einzeln und hochdosiert (das heißt ein Vielfaches der empfohlenen Tagesdosis) eingenommen, das ist hier mit der Orthomolekularen Therapie gemeint. Normalerweise sollte sie nur ärztlich begleitet stattfinden. Jedenfalls dann, wenn sie langfristig eingesetzt wird. Dabei empfiehlt sich außerdem eine individuelle Ernährungsanamnese und eine oder wiederholte Laboruntersuchungen, die den Bedarf anzeigen. Die Dosierung ist nämlich nicht so einfach, wie uns die Industrie weismacht.

Ein Beispiel: Die optimale Vitamin-C-Zufuhr ist gegeben, kurz bevor ein Durchfall eintritt. Diese Schwelle ist individuell ganz unterschiedlich. Hinzu kommt der Aspekt, dass hochdosierte Gaben einer Substanz den Mangel einer anderen auslösen oder begünstigen können. Einen kurzfristigen Mangel können Sie jedoch auch mal eigenmächtig ausgleichen. Lernen Sie hier die wichtigsten Stoffe kennen: unterschieden werden die fettlöslichen Vitamine A, D, E, K und die übrigen wasserlöslichen.

Naturheilkundliche Therapie und Diagnostik ▶

Vitamin A (Retinol) und Carotinoide (Lutein, Lycopin): **Wichtig für** den Aufbau der Plazenta, die Gesundheit von Spermien, Sehfunktion, Lungenreifung, Zellwachstum von Haut, Knochen und Schleimhäuten. **Enthalten in** Leber, Nieren von Rind und Schwein, Lachs, Butter und Käse, Carotinoide in roten, grünen und gelben Obst- und Gemüsesorten. **Die Aufnahme** darf 10000 IE, entsprechend 3 mg Retinol, am Tag und insgesamt 25000 IE pro Woche auf keinen Fall überschreiten. Während der Schwangerschaft liegt der Wert deutlich darunter. Bitte sprechen Sie mit Ihrer Ärztin, um kindliche Fehlbildungen zu vermeiden. Umrechnung: 1 mg Retinol = 6 mg Betacarotin

Vitamin D: Das Vitamin wird hauptsächlich im Körper gebildet. Dazu braucht er Tageslicht. Gehen Sie darum mindestens einmal täglich 20 Minuten an die frische Luft. **Enthalten in** fettem Fisch, Pilzen, Milchprodukten. **Wichtig für** viele Stoffwechselprozesse, für die Zusammensetzung der Knochen, die Funktion des Nervensystems und des Immunsystems. Empfohlene **Zufuhr**: 500 IE/Tag. Im Winter sollten zumindest Frauen auf jeden Fall 1000 IE/Tag einnehmen.

Vitamin E: Es handelt sich um eine Stoffgruppe, die Tocopherole. **Wichtig als** Schutz vor Oxidation. **Enthalten in** Weizenkeim-, Sonnenblumen-, Soja-, Raps- und Olivenöl sowie Nüssen. Empfohlene **Zufuhr**: zwischen 15 und 30 mg pro Tag.

Folsäure: Das Vitamin der B-Gruppe kann in geringen Mengen von den Darmbakterien hergestellt werden. **Wichtig für** die Blutbildung und die Bildung von Schleimhaut. **Enthalten in** grünem Blattgemüse, Eigelb, Walnüssen und Mais. Achtung: Unter Sauerstoffeinfluss und durch Hitze wird dieses Vitamin leicht zerstört oder geht in das Kochwasser über! Empfohlene **Zufuhr**: 200 µg synthetische Folsäure täglich.

Vitamin B1 (Thiamin): **Wichtig für** den Energiestoffwechsel, die Nervenübertragung und den Eiweißstoffwechsel. **Enthalten in** Weizenkleie, Haferflocken, Nüssen, Tomaten, Kartoffeln und Schweinefleisch. Empfohlene **Zufuhr**: 1 mg täglich, bei erhöhtem Energieumsatz, z. B. durch Sport oder Erkrankungen mehr, am besten in Kombination mit den anderen B-Vitaminen. Das fettlösliche Benfothiamin ist zehnmal stärker wirksam als die wasserlöslichen Sulfide oder Nitrate, kann deshalb niedriger dosiert werden.

Vitamin B2 (Riboflavin): **Wichtig für** den Energiestoffwechsel, zur Medikamentenentgiftung und für den Stoffwechsel der Vitamine Folsäure, B1, B6, K. **Enthalten in** allen Milchprodukten, in Fleisch (bes. in Leber), Getreide, Hefe. Empfohlene **Zufuhr**: 1,2 mg/Tag, bei erhöhtem Energieumsatz, z. B. durch Sport oder Erkrankungen mehr.

Vitamin B3 (Niacin): **Wichtig für** Fett-, Eiweiß- und Kohlenhydratstoffwechsel. **Enthalten in** Fleisch, Vollkorn und Hülsenfrüchten. Empfohlene **Zufuhr**: 13 mg Niacin Äquivalent. Kann aus der Aminosäure L-Tryptophan gebildet werden. Nimmt man mehr als 30 mg Nikotinsäure am Tag, kann es zu Hitzegefühl und Hautrötung kommen.

Methoden zum Gesundwerden

Vitamin B6 (Pyridoxin): **Wichtig für** Entgiftung von Homocystein, Aminosäure-, Fett-, Kohlenhydrat-, Gehirn-, Hormon- und Nervenstoffwechsel. **Enthalten in** Fleisch, bes. Innereien, Vollkorn und Hülsenfrüchten. Empfohlene **Zufuhr**: 1,2 mg/Tag. Zur Prophylaxe von Erkrankungen bis zu 25 mg/Tag. Bei längerfristiger zu hoher Dosierung (mehr als 300 mg/Tag) können Nervenstörungen auftreten.

Vitamin B12: **Wichtig für** die Bildung der roten Blutkörperchen, den Eiweißstoffwechsel, das Nervensystem und zur Entgiftung von Homocystein. **Enthalten in** Eiern, Leber, Fleisch von Rind und Kalb, Fisch, Käse und Milchprodukten. Empfohlene **Zufuhr**: 400–3000 µg/Tag. Dabei ist zu berücksichtigen, dass nur 1 % der zugeführten Menge überhaupt aufgenommen wird. Bei fehlender Magensäure oder anderer Resorptionsstörung muss es einmal im Monat gespritzt werden. Achtung: Veganer haben immer einen Mangel, der sich erst nach fünf bis zehn Jahren als schwere Muskel- und Nervenstörungen zeigen kann.

Biotin (Vitamin H): **Wichtig für** die Verarbeitung von Glukose und den Abbau von Amino- und Fettsäuren. **Enthalten in** Leber, Nüssen, Fisch, Milch, Eiern und Vollkorngetreide. Empfohlene **Zufuhr**: 30–60 µg täglich

Pantothensäure: **Wichtig für** viele Stoffwechselvorgänge. **Enthalten in** Fleisch, vor allem Leber, Hering, Vollkorngetreide, Tomaten sowie einigen Gemüsesorten. Empfohlene **Zufuhr**: 6 mg pro Tag. Als Dexpanthenol/Panthenol wird sie auch gut

über die Haut aufgenommen und lokal bei Wunden oder Strahlenschäden der Haut eingesetzt.

Vitamin C (Ascorbinsäure): **Wichtig um** Infekte abzuwehren, für die Produktion von Bindegewebe, die Eisenverwertung, weshalb Eisen möglichst immer zusammen mit Vitamin C aufgenommen werden sollte, und zur Bekämpfung so genannter Nitrosamine, die ein Krebswachstum fördern können. **Enthalten in** frischem Obst und Gemüse, vor allem in Zitrusfrüchten, Brokkoli und Paprika. Achtung: Es ist extrem licht- und sauerstoffempfindlich. Dunkel und nicht lange aufbewahren! Empfohlene **Zufuhr**: 100 mg pro Tag. Raucher und Menschen, die oft Rauch einatmen, benötigen 150 mg täglich. Will man seinen Vitamin C-Spiegel auffrischen, kann man über den Tag verteilt 3–5 g einnehmen, aber nur in Einzeldosen von 200 mg ist Vitamin C zu 100 % verfügbar. Pflanzliches Vitamin C, etwa aus der Acerolakirsche wird besser aufgenommen, kann deshalb niedriger dosiert werden und ist magenverträglicher als Ascorbinsäure in Pulver-oder Tablettenform.

Kalzium: **Wichtig für** Knochen- und Zahnaufbau, besonders im Wachstum. **Enthalten in** Milch und Milchprodukten, besonders Käse und in Grünkohl. Empfohlene **Zufuhr**: 1000 mg pro Tag.

Magnesium: **Wichtig für** den Aufbau des Skeletts und der Zähne, für Nerven-, Muskel- und Enzymfunktionen. **Enthalten in** Weizenkleie, Vollkornbrot, Naturreis, Sojaprodukten und einigen Mineralwassern. Empfohlene **Zufuhr**: 300–400 mg pro

> **Naturheilkundliche Therapie und Diagnostik** ▶

Tag. Das entspricht ca. 15 mmol. Organisch gebundenes Magnesium (Citrat, Orotat, Aspartat) kann der Körper besser verwerten und ist magenschonender als die anorganischen Salze (Oxid, Sulfat, Carbonat). Immer über den Tag verteilen. Umrechnung: 24 mg Magnesium = 1 mmol = 2 mval.

Natrium: Wichtig für den Flüssigkeitshaushalt, die Säure-Basen-Balance, Erregbarkeit von Nerven und Muskeln und die Funktionsfähigkeit einiger Enzyme. **Enthalten in** Speisesalz. Allerdings haben wir es heute öfter mit einem Überschuss als einem Mangel zu tun. Eine zusätzliche **Zufuhr** kann erforderlich sein bei Fieber, Schwitzen, Erbrechen oder Durchfall.

Kalium: Wichtig für den Wasserhaushalt, den Eiweiß- und Kohlenhydratstoffwechsel und damit für die Energieversorgung des Körpers. **Enthalten in** allen pflanzlichen Lebensmitteln, besonders in Hülsenfrüchten, sowie in Kartoffeln und Vollkorn. Achtung: Nicht zu lange wässern oder mit viel Wasser kochen, da Kalium sonst ausgewaschen wird. Empfohlene **Zufuhr:** 2000 mg pro Tag. Zitrat wird besser aufgenommen als Chlorid.

Eisen: Wichtig für die Bildung des roten Blutfarbstoffs Hämoglobin und die Bekämpfung von Erregern. **Enthalten in** Fleisch, besonders Rind. Eisen aus pflanzlicher Herkunft, aus Gemüse, Salat oder Obst, kann vom Körper erheblich schlechter verwertet werden. Empfohlene **Zufuhr:** Vor der Menopause benötigt eine Frau 15 mg, danach nur noch 10 mg pro Tag. Zusammen mit Vitamin C wird Eisen besser aufgenommen. Frauen leiden nicht selten unter Eisenmangel, besonders wenn die Menstruation stark und häufig ist.

Glutathion: Es handelt sich hier um eine Verbindung, die sich aus drei Aminosäuren (Glutamat, Cystein und Glycin) zusammensetzt und eng mit dem Selenstoffwechsel zusammenhängt. Glutathion ist eines der wichtigsten Antioxidantien überhaupt und in nahezu allen Zellen nachweisbar. Wird vom Körper selber gebildet, aber bei chronischen Erkrankungen oder besonderen Belastungen reicht das nicht aus. Es kann sinnvoll sein, reduziertes Glutathion einzunehmen. Achten Sie darauf, dass es magensäurestabil ist, damit es erst im Dünndarm aufgenommen wird. Trotzdem landet nur 20–50 % davon in der Zelle, da es unterwegs abgefangen wird. Achtung: Gibt man Glutathion als Nahrungsergänzung, so erkennt der Körper das und hört auf, eigenes zu bilden. S-Acetylglutathion (Paramedica) wird erst in der Zelle abgebaut, die Eigenproduktion bleibt erhalten. **Zufuhr:** Anfangsdosierung 1–2,5 g S-Acetylglutathion/ Tag, Dauerdosis bei schweren (Tumor)-Erkrankungen 400 bis 600 mg/Tag, bei leichten 200–500 mg/Tag. Dauerhaft nur unter Kontrolle der Blutspiegel durch ein geeignetes Labor (s. Anhang). Tagesdosis auf 2–3 Gaben verteilen, nüchtern einnehmen.

Kupfer: Wichtig für die Entgiftung, die Sauerstoffversorgung der Zellen, die Melanin- und Bindegewebsbildung. **Enthalten in** Innereien, Fisch, Getreideprodukten, Nüssen, Schokolade, Kaffee und Tee, wird aber nur zu 30–50 % daraus aufgenommen. Empfohlene **Zufuhr:** 5 mg/Tag.

Methoden zum Gesundwerden

Mangan: Wichtig für die Verwertung der Nahrung, den Aufbau des Zentralen Nervensystems, die Spermienbildung und die Blutgerinnung. **Enthalten in** Hülsenfrüchten, Vollkornprodukten, Nüssen und Reis. Empfohlene **Zufuhr**: 2–5 mg pro Tag.

Jod: Wichtig für die Synthese von Schilddrüsenhormonen. **Enthalten in** Seefisch (am besten 2 x wöchentlich). Empfohlene **Zufuhr**: Menschen bis 50 Jahre brauchen 200 µg, ältere Menschen nur noch 180 µg täglich.

Selen: Wichtig zur Unterstützung der Schilddrüse und Entgiftung des gesamten Organismus. **Enthalten in** Fleisch und Seefisch, Eiern, Linsen, Spargel. Empfohlene **Zufuhr**: 70–150 µg pro Tag, in der Krebsbehandlung bis zu 1000 µg pro Tag unter Laborkontrolle. Angeboten wird Selen als Natriumselenit, das rasch aufgenommen wird und dem Körper umgehend zur Verfügung steht. Es sollte im Abstand von 1–2 Stunden zu einer Mahlzeit eingenommen werden, da es durch Vitamin C sonst unwirksam gemacht wird. Selenhefe als Selenmethionin kann zum Essen eingenommen werden, es muss aber erst in der Leber verstoffwechselt werden, so dass es länger dauert, bis man eine Wirkung erwarten kann.

Zink: Wichtig für zahlreiche Stoffwechselfunktionen, für die Arbeit vieler Enzyme und Hormone sowie für die Körperabwehr. **Enthalten in** Weizenkeimen, Rind, Geflügel und Vollkornbrot. Empfohlene **Zufuhr**: 15–20 mg pro Tag. Organische Zinkverbindungen (Histidin, Aspartat, Orotat, Gluconat) werden besser aufgenommen als anorganische (Sulfat, Oxid).

Omega-3-Fettsäuren: Wichtig für die Funktion des Gehirns, als Gefäßschutz, den Blutdruck, die Blutgerinnung und zur Linderung entzündlicher Erkrankungen. **Enthalten in** Seefisch, bzw. Fischöl, Oliven- und Leinöl (als Linolensäure). Empfohlene **Zufuhr**: 0,5 bis 1 g pro Tag. Das entspricht 1,5–3 g Fischöl. Fischöl enthält in der Regel 30-40 % Omega-3-FS, Hochkonzentrate etwa 85 %. Da im Fischfett auch Umweltgifte wie PCB und Schwermetalle gespeichert sind, ist es wichtig zu dem Produkt einer Firma zu greifen, das das Fischöl reinigt und regelmäßig auf Umweltgifte kontrolliert.

L-Karnitin: Wichtig für den Fett- und damit den Energiestoffwechsel. **Enthalten in** Schaf-, Rind- und Schweinefleisch. Achtung: Veganer sind immer unterversorgt! Empfohlene **Zufuhr**: 500–1000 mg/Tag

Gut zu wissen

Lassen Sie sich beraten

Wie Sie sich vorstellen können, kann man als Laie einen Gesamtextrakt großzügig einsetzen, während die Einnahme von einzelnen hoch dosierten Vitaminen oder Mineralien problematisch ist, denn sie können sich gegenseitig bereits bei ihrer Aufnahme oder anschließend im Stoffwechsel positiv oder negativ beeinflussen. Deshalb sollten Sie die Orthomolekulare Therapie auf jeden Fall mit Ihrem Arzt absprechen.

Naturheilkundliche Therapie und Diagnostik ▶

Von der Nahrung zum Medikament

Mikrobiologische Therapie

Schleimhäute durchziehen den gesamten menschlichen Körper. Sie haben vielfältige Aufgaben. Dazu gehört ihre Beteiligung an der Abwehr von Krankheitserregern. Führt man sich vor Augen, dass einerseits Schadstoffe nicht, Nährstoffe und zum Beispiel auch spezielle Wirkstoffe aus Medikamenten dagegen sehr wohl die Schleimhaut passieren und in das Körperinnere gelangen sollen, wird klar, um welch sensibles System es sich handelt.

Auf der Haut und den Schleimhäuten haben sich Mikroorganismen angesiedelt, die eine Schutzfunktion ausüben und den Körper mit Energiebausteinen und Antibiotika-ähnlichen Substanzen versorgen. Die Versorgung mit einzelnen Mikroorganismusstämmen oder Unterstützung ihrer Arbeit wird Mikrobiologische Therapie genannt. Bei der Hautpflege (S. 44), Mund- und Scheidenpflege (S. 56) wird darauf eingegangen, wie man diese Bakterienvölker schützen kann. An dieser Stelle soll auf die Darmflora eingegangen werden.

Die Darmflora: Wie Sie im Abschnitt Darmgesundheit (S. 56) gesehen haben, vermutet man, dass 10–100 Billionen Bakterien in unserem Darm zu Hause sind. Im Dünndarm wohnen andere als im Dickdarm. Vor der Behandlung steht die mikrobiologische Diagnostik (etwa Institut für Mikroökologie Herborn), bei der in einer Stuhlprobe (KyberStatus) überprüft wird, welche gesunden oder krank machenden Keime vorhanden sind, wie die Verdauungssituation ist, ob bereits die Schleimhaut entzündet

und ob die unspezifische Immunabwehr beeinträchtigt ist. Bei der Mikrobiologischen Therapie werden gezielt jene Darmbakterien zugeführt, die zu einer gesunden natürlichen Darmflora gehören. Man spricht auch von **Probiotika**.

Zum Aufbau einer gesunden Darmflora sind täglich etwa 10×10^9 vermehrungsfähige Keime nötig. Ist der Gesundheitszustand schlecht, so beginnt man mit Präparaten, die abgetötete oder inaktivierte Mikroorganismen enthalten, z. B. Pro-Symbioflor (SymbioPharm). Manchmal muss man sogar mit nur einem Tropfen zweimal täglich beginnen, dann wird langsam die tägliche Dosis bis auf zweimal 20 Tropfen gesteigert. Nach vier Wochen kann man dann meist auf vermehrungsfähige Mikroorganismen umsteigen, z. B. Symbioflor 1, das Enterococcus faecalis-Bakterien enthält, 2 × tgl. 30 Tr. Im Anschluss wird dann für weitere 2 Monate zusätzlich Symbioflor 2 (Escherichia coli-Bakterien) gegeben, beginnend mit 2 × tgl. 5 Tr., schrittweise Steigerung auf 2 × tgl. 20 Tr. Begleitend SymbioLactA mit L. acidophilus, später SymbioLact Comp.

Alternativ gibt es Produkte, die zunächst Dünndarmbakterien enthalten, z. B. Bifido- und Milchsäurebakterien mit Vitaminen wie in 3-Symbiose (hypo-a), in der zweiten Phase die Dickdarmbakterien Enterococcus faecalis und Vitamine wie in 3-Symbiose plus (hypo-a). Verschiedene Bakterienstämme enthält SANA-PRO Probiotika (Bodymed) oder Pro-Biotics, das mit einem Eiweiß-Vitaminprodukt kombiniert wird (Darm Vital, Life Light).

Methoden zum Gesundwerden

Bei Durchfallerkrankungen und Darmentzündungen werden spezielle Darmbakterien oder Hefen eingesetzt, die die normale Darmflora rasch regenerieren können, zum Beispiel Santax S Kps. (Asche-Chiesi), 3 × 1–2 pro Tag. Oder ebenfalls bewährt 3 × tgl. 2 Kapseln Hamadin N (Dr. Willmar Schwabe), eine medizinische Hefe, die aus bestimmten Pilzen, den Saccharomyzeten, gewonnen wird. In der Krebstherapie hat sich ein Extrakt aus Colibakterien bewährt, mit dem man Schleimhautschäden durch Chemotherapie oder Strahlenbehandlung vorbeugen kann.

Bitte achten Sie während der langfristigen Behandlung, mit der Sie Ihr Immunsystem stärken wollen, auf eine ballaststoffreiche Kost mit vielen bioaktiven Substanzen. Trinken Sie viel, und verzichten Sie weitgehend auf Zucker, tierisches Fett und tierisches Eiweiß. Milchsaure Lebensmittel unterstützen die Therapie. **Prebiotika**, für den Menschen unverdauliche Kohlehydrate, werden von den guten Darmbakterien zum Wachstum benötigt, dazu gehört der Ballaststoff Inulin aus Topinambur, den Sie gut als Zuckerersatz verwenden können (Intertropheen von IHLE Vital), der aber auch manchen Probiotika Kapseln gleich zugesetzt wird (bspw. 3-Symbiose von hypo-a).

Systemische Enzymtherapie

Sicher kennen Sie Verdauungsenzyme, die Sie nach einem sehr fetten Essen schlucken, damit Sie es besser verdauen können. Hierbei handelt es sich um die unterstützende (substituierende) Enzymtherapie mit Enzymen der Bauchspeicheldrüse. Bei der systemischen Enzymtherapie ist das Ziel

jedoch ein anderes: durch die Verabreichung von Eiweiß verdauenden Enzymen soll das Immunsystem beeinflusst und damit eine Reaktion des gesamten Organismus ausgelöst werden. Da nahezu alle Krankheitserscheinungen auf die Reaktionen der Körperabwehr zurückzuführen sind, ist das Einsatzgebiet der systemischen Enzymtherapie so ungeheuer vielfältig. Dazu gehören vor allem:

- Autoimmunerkrankungen, z. B. Rheuma
- Chronische und akute entzündliche Erkrankungen
- Verhinderung von Verwachsungen nach Operationen
- Lymphödem
- Tumorerkrankungen

Enzyme sind komplexe Eiweißstoffe, die im Körper an allen chemischen Reaktionen beteiligt sind und den Stoffwechsel steuern. Man nennt sie auch Biokatalysatoren. Sie werden aus Pflanzen oder tierischen Organen gewonnen. Am häufigsten gebraucht werden Bromelain aus der Ananas, Papain aus der Papaya, Trypsin, Chymotrypsin und Pankreatin aus den Bauchspeicheldrüsen von Rindern oder Schweinen. Alle haben andere Aufgaben in unserem Körper, so dass sie gerne in Kombination verabreicht werden. Die Tabletten müssen einen Überzug haben, damit sie den sauren Magensaft überstehen und erst im basischen Dünndarm aufgelöst werden. Außerdem müssen Sie mit Abstand zu den Mahlzeiten eingenommen werden.

Ein großer Vorteil dieser Behandlung ist, dass sie jederzeit, also unabhängig vom derzeitigen Zustand des Immunsystems oder auch der Beschwerden, eingesetzt

Naturheilkundliche Therapie und Diagnostik ▶

Gut zu wissen

Bitte nicht bei ...

Falls Sie Gerinnungsstörungen haben oder ein Präparat nehmen, das die Gerinnung beeinflusst, sollten Sie mit Ihrer Ärztin sprechen. Ist die Leber- oder Nierenfunktion erheblich eingeschränkt, kommt die Therapie nicht in Frage. Ebenso wenig, wenn Sie allergisch auf die enthaltenen Enzyme reagieren.

werden kann. Sie kann außerdem jegliche andere Therapie parallel unterstützen.

So geht's: Grundsätzlich sollten Sie zu einem Präparat greifen, in dem verschiedene Enzyme enthalten sind, wie etwa Wobenzym N (Mucos, enthält neben Bromelain und Papain auch Trypsin, Chymotrypsin und Pankreatin, sowie Rutosid, ein pflanzliches Antioxidanz). Nehmen Sie die Dragees eine halbe Stunde vor dem Essen oder zwei Stunden danach. Zusätzlich sollten Sie eine Dosis direkt vor dem Schlafengehen einnehmen. Bei akuten Beschwerden bietet sich der Start mit einer hohen Dosierung von dreimal täglich zehn Dragees an. Sollten Sie am Anfang Durchfall und Blähungen bekommen, dann reduzieren Sie zunächst die Dosis oder verteilen Sie sie in kleinen Portionen über den ganzen Tag. Als Dauertherapie empfehlen sich dreimal täglich drei Dragees. Nehmen Sie bei chronisch entzündlichen Erkrankungen dreimal täglich drei bis vier Dragees. Für die Tumornachsorge gelten die üblichen Dosierungen, die bei akuten Begleiterscheinungen hoch anfangen können und sich dann auf

dreimal drei Tabletten einpendeln. Diese Therapie ist über Jahre möglich. Gewöhnen Sie sich einen Rhythmus an, indem Sie sechs Wochen Wobenzym N nehmen, sechs Wochen aussetzen und so weiter. Bei Verletzungen oder im Zusammenhang mit Operationen reicht der reine Ananasextrakt, wie in Wobenzym mono. Sie brauchen nur 1- bis 2-mal täglich eine Tablette einzunehmen. Bei Autoimmunerkrankungen schließlich hat sich Phlogenzym (Mucos) bewährt. Nehmen Sie langfristig dreimal täglich drei Dragees. Eine rein pflanzliche Enzymkombination ist Enzy-Max (Orthim). Hiervon werden bei Entzündungen oder Verletzungen 3-mal täglich 1 Kapsel empfohlen.

Gesunde Pflanzen

Phyton kommt aus dem Griechischen und heißt Pflanze. Die Phytotherapie ist also die Pflanzenheilkunde. Sie ist im Grunde so alt wie die Menschheit selbst. Von Hippokrates bis Hildegard von Bingen haben die verschiedensten Ärzte und Heiler sie erforscht und vor allem eingesetzt. Obwohl viele pflanzliche Wirkstoffe eine große Rolle in der Schulmedizin spielen, wurde die Pflanzenheilkunde daraus mehr oder weniger verbannt. Lediglich in der europäischen

Gut zu wissen

Die Mengenangabe auf der Packung sagt nichts aus. Viel wichtiger ist die Aktivität der empfindlichen Enzyme. Die werden in F.I.P. Einheiten angegeben. Etwa 1000 FIP-Einheiten pro Kapsel sollten es mindestens sein.

Methoden zum Gesundwerden

Naturheilkunde behielt sie ihr Ansehen und ihren alltäglichen Einsatz.

Als Patientin haben Sie es mit zwei Arten von Phytotherapie zu tun, mit der traditionell angewendeten und mit der rationalen Phytotherapie.

Bei den traditionell angewendeten Pflanzenheilmitteln muss die Wirksamkeit nicht nachgewiesen sein. Sie dürfen deshalb auch nicht zur Behandlung von Leiden verkauft werden, sondern nur zur Vorbeugung oder zur Unterstützung von anderen Therapien. Nur die Unbedenklichkeit muss garantiert sein. Diese Produkte sind sehr niedrig dosiert, haben eine sehr wechselnde Qualität und werden meist auch außerhalb von Apotheken vertrieben. Dagegen sind die rationalen Phytopharmaka qualitativ genauso hochwertig und unterliegen ähnlichen Zulassungsverfahren wie die chemischen Medikamente. Die Pflanzen müssen besonders sorgfältig kultiviert werden, der Gehalt an Hauptinhaltsstoffen muss hoch und konstant sein, unewünschte Begleitstoffe müssen abgetrennt werden, in der Regel

Gut zu wissen

Achten Sie auf Qualität!

Wirkt die Baldriantablette aus dem Supermarkt nicht, heißt das nicht, dass Ihnen Baldrian nicht hilft. Wahrscheinlicher ist, dass zu wenig vom Hauptwirkstoff darin ist. Mit einem Baldrianpräparat aus der Apotheke, das eine Zulassungsnummer enthält und zu den rationalen Phytopharmaka gehört, fahren Sie mit Sicherheit besser.

müssen eigene Studien für diese Präparate vorliegen, die die Wirksamkeit und Unbedenklichkeit beweisen. Beachten Sie, dass ein sorgfältig hergestellter Extrakt in einer Filmtablette mit definierter Dosis besser zur Behandlung von Krankheiten geeignet ist als eine Kapsel mit gemahlenen oder gepressten Pflanzenteilen. Rationale Phytopharmaka sind apothekenpflichtig.

In Deutschland gibt es Firmen mit jahrzehntelanger (Bionorica in Neumarkt, 75 Jahre, Schaper und Brümmer, Salzgitter, 85 Jahre), ja sogar jahrhundertelanger (Dr. Willmar Schwabe in Karlsruhe, 140 Jahre) Tradition in der Herstellung hochwertiger Pflanzenheilkunde. Kontrollierte biologische Pflanzenkultivierung, moderne Ernte- und mehrstufige Extraktionsverfahren garantieren die gleich bleibende Qualität und Verträglichkeit der Medikamente, die meistens auch in von der Wissenschaft geforderten kontrollierten randomisierten Doppelblindstudien geprüft wurden. Aus diesem Grund werde ich Ihnen in den Krankheitskapiteln bevorzugt diese Phytopharmaka empfehlen.

Wirkung: Inzwischen sind traditionell bekannte Wirkungen verschiedener Pflanzen gegen unterschiedlichste Beschwerden wissenschaftlich untersucht, bewiesen und erklärt. Sie beruhen auf einer großen Zahl von Inhaltsstoffen, wie Gerb-, Bitter-, Mineral- und Quellstoffen, ätherischen Ölen, Vitaminen, Zuckern und sekundären Pflanzenstoffen. Die Besonderheit bei den Pflanzenheilmitteln im Gegensatz zu den chemischen Medikamenten ist, dass es sich um Vielstoffgemische handelt, also das Zusammenspiel mehrerer Substanzen, die

Naturheilkundliche Therapie und Diagnostik

sich ergänzen. Dieses Zusammenspiel kann man erhalten und nutzbar machen in Form von Heilkräutertees, Kaltwasserauszug, Presssaft, Extrakt, Sirup, Tinktur, Zäpfchen, Salben oder Kapseln.

Vorteile: Pflanzenheilmittel können sehr individuell dosiert werden und wirken oft bei verschiedenen Erkrankungen. Sie fördern die Selbstregulation des Körpers. Sie haben wenig Nebenwirkungen. Sie können mit anderen Heilverfahren kombiniert werden.

Nachteile: Die Wirkung tritt manchmal verzögert ein. Da es sich um Gesamt-

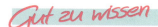

Hoher Standard

Phytotherapeutische Fertigarzneimittel unterliegen den gleichen strengen Standards und Kontrollen wie andere Arzneimittel auch. Wenn Sie mit einem Produkt gute Erfahrungen gemacht haben, bleiben Sie dabei.

extrakte handelt, weichen die Produkte unterschiedlicher Hersteller trotz ähnlicher Namen voneinander ab, und die Zusammensetzung der Inhaltsstoffe variiert.

Homöopathie

Der Gedanke, eine Krankheit mit einem Mittel zu heilen, das beim Gesunden ähnliche Symptome hervorruft wie eben die Erkrankung, ist nicht neu. Schon Hippokrates war der Ansicht, dass das funktionieren müsste. Bei der Homöopathie geht es genau darum. Die Beschwerden, die ein Gesunder bekäme, wenn er mit einem bestimmten Stoff behandelt würde, entsprechen genau denen der Krankheit, die mit diesem Stoff zu lindern ist. Anders ausgedrückt: Mit einem Arzneimittel können Sie bei einem gesunden Menschen genau die Anzeichen auslösen, die Sie üblicherweise mit dem Medikament kurieren.

Begründet wurde die Homöopathie 1790 durch den deutschen Arzt Samuel Hahnemann, der, um diese Theorie zu beweisen, sich selbst Chinarinde verabreichte und damit Malaria-Symptome auslöste.

Homöopathische Mittel: Wohl am bekanntesten sind kleine weiße Kügelchen, Globuli genannt. Welcher Stoff verordnet wird, ist klassischerweise konstitutionell bedingt. Das bedeutet, nicht das akute Problem allein entscheidet, sondern der Patient als Ganzes. Um ein konstitutionelles Mittel zu wählen, muss eine umfangreiche Anamnese vorausgehen. Der Therapeut muss die familiäre Krankheitsgeschichte ebenso kennen wie die des Patienten. Er muss Symptome aber auch Vorlieben und Abneigungen, zum Beispiel in Bezug auf die Ernährung, Schlafverhalten, Kälteempfinden und vieles mehr kennen lernen. Neben der klassischen (konstitutionellen, personenbezogenen) Homöopathie gibt es auch die krankheitsbezogene, die für Sie als Laie leichter zu erlernen und anzuwenden ist. Hierbei werden entweder einzelne homöopathische Arzneimittel verabreicht, die sich bei einer Krankheit bewährt haben, oder

Methoden zum Gesundwerden

Gut zu wissen

Nebenwirkungen sind sehr selten. Es kann allerdings zu einer Erstverschlimmerung kommen, die anzeigt, dass der Körper den Kampf aufgenommen hat. Auch hier gilt: Schwerwiegende Erkrankungen gehören ausschließlich in die Hände von Fachleuten.

eine Mischung verschiedener Wirkstoffe, die man dann Komplexmittel nennt.

Neben den Stoffen selbst ist auch noch deren Verdünnung von großer Bedeutung. Meistens werden Sie hinter der Stoffbezeichnung D oder C und eine Zahl finden. D steht für Dezimal und heißt, dass das Mittel in Zehnerschritten verdünnt wurde. C steht für Centesimal, was eine Verdünnung in Hunderterschritten bedeutet. LM oder Q-Potenzen werden gar in 50 Tausenderschritten verdünnt. Rein rechnerisch enthalten Verdünnungen oberhalb von D60 oder C30 keine stofflichen Anteile mehr, aber schon ab D6 ist mit den üblichen Labormethoden kein Stoff mehr nachweisbar.

Das Wichtige bei der Herstellung der homöopathischen Arzneien ist aber weniger die Verdünnung als die Potenzierung. Darunter verstand Hahnemann das Schütteln mit einer festgelegten Anzahl von Schlägen. Diese Kombination aus Verdünnung und Schütteln wird jeweils pro Potenzierungsschritt durchgeführt und soll erst zur eigentlichen Wirksamkeit des Mittels beitragen. Denn, wie Sie gesehen haben, das Stoffliche der Arzneien kann in

den hohen Verdünnungen nicht mehr vorhanden sein, aber ihre Energie oder Information ist in der Trägersubstanz gespeichert. Um dies wissenschaftlich zu erklären, müssten wir uns von der Chemie zur Quantenphysik bewegen.

Variationen homöopathischer Mittel

Unter **Homotoxikologie** wird Krankheit als sinnhafte Reaktion und Abwehr gegen Giftstoffe verstanden. Wenn der Organismus zu stark durch Schadstoffe belastet ist, kann der Stoffaustausch im Bindegewebe nicht normal stattfinden, das Gewebe ist durch die Gifte verstopft. Die normale Regulation ist gestört und Krankheit entsteht. Durch homöopathische Komplexheilmittel, die indikationsbezogen eingesetzt werden, kann das Gleichgewicht wieder hergestellt werden (Heel).

Die **Spagyrik** geht auf Paracelsus zurück und basiert auf dem Streben, das Reine vom Unreinen zu trennen und so einen Rohstoff von höchster Qualität zu bekommen. Wirksame Pflanzenbestandteile sollen mithilfe schonender Verfahren sanft gelöst werden. So setzt man beispielsweise eine schonende Vergärung, Veraschung oder Destillation ein (Pekana). Anschließend erfolgt eine Potenzierung, wie sie aus der Homöopathie bekannt ist. Das Ergebnis sind Arzneimittel mit einem auf energetischer Ebene sehr hohen Wirkungsgrad.

Auch bei **anthroposophischen Arzneimitteln** steht der homöopathische Gedanke ganz vorn, den Körper zur Selbstheilung anzuregen. Es gibt aber zwei Unterschiede:

96

▶ Naturheilkundliche Therapie und Diagnostik

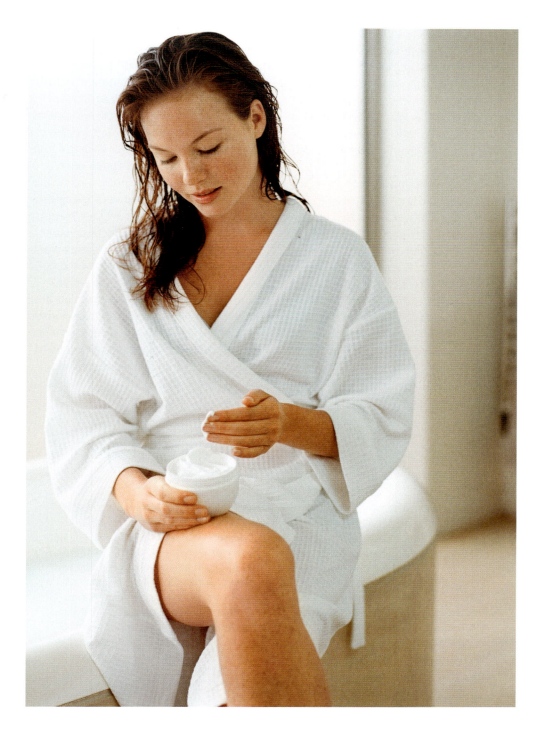

Methoden zum Gesundwerden

Erstens meinen viele anthroposophischen Ärzte, dass Wirkstoffe mit hoher Potenz in die psychisch-geistige Verfassung des Patienten eingreifen, was von ihnen nicht erwünscht ist. Zweitens spielt in der Wahl der Arznei auch das Wesen der Pflanze bzw. des Mineralstoffs eine Rolle, was in der klassischen Homöopathie nicht der Fall ist.

Ceres Urtinkturen sind zwischen der Homöopathie und der Phytotherapie einzuordnen. Die Extraktion der wild gesammelten oder nach biologisch-dynamischen Kriterien angebauten Heilpflanzen von Hand erfolgt unter Vermeidung elektromagnetischer Störfelder durch rhythmische Verreibung und sorgfältiges Aufschließen der Pflanzen. Dabei wird auf hochtourige Zerkleinerungsprozesse verzichtet. Ein großer Vorteil ist die sehr geringe Dosierung dieser Präparate, die für eine zuverlässige Wirkung nötig ist. Die CERES-Urtinkturen (ALCEA) können nach phytotherapeutischer

Indikation, nach homöopathischem Arzneimittelbild oder nach der Wesensbeschreibung der Pflanze ausgewählt werden. Benötigt man ein Mittel, so nimmt man in der Regel 3 x tgl. 3–4 Tropfen. Braucht man verschiedene Mittel (maximal vier gleichzeitig), so werden morgens 7–9 Tropfen der einen Sorte, mittags 7–9 der nächsten und abends 7–9 der dritten eingenommen.

Die Spenglersan-Kolloide, kurz **Spenglersane**, nach dem Schweizer Arzt Carl Spengler, einem Mitarbeiter Robert Kochs benannt, könnte man als Mischung aus homöopathischem und mikrobiologischem Mittel bezeichnen. Dabei handelt es sich um Immunregulatoren, die aus Bakterienkulturen der häufigsten Infektionserreger gewonnen werden. Sie enthalten also nicht infektiöse Antigene und Antitoxine. Diese werden in die Innenseite der Ellenbeuge gerieben oder auch, etwa bei Schnupfen, in die Nase gesprüht. Da die Spenglersan-Kolloide

Gut zu wissen

Anwendungsregeln

▌ Lassen Sie zwischen der Einnahme eines Mittels und der Aufnahme von Essen oder auch Flüssigkeit immer mindestens eine halbe Stunde vergehen. Die Kügelchen werden unter die Zunge gelegt und sollen langsam zergehen.

▌ Kaffee, Pfefferminz, Menthol und ätherische Öle (auch in Zahnpasta!) können die Wirkung stören. Verzichten Sie gerade bei langfristiger Einnahme darauf, oder besprechen Sie mit Ihrer Ärztin, wie und wie viel Kaffee Sie vielleicht dennoch trinken dürfen. Es gibt speziel-

le Zahnpasta zur Verwendung während einer homöopathischen Therapie.

▌ Niedrige Potenzen (D6 oder D12) nimmt man wiederholt ein, hohe (C30 oder C200) nach einer einmaligen Gabe erst wieder, wenn die Symptome nach anfänglicher Besserung wiederkehren.

▌ Nehmen Sie bei akuten Beschwerden stündlich bzw. alle zwei Stunden fünf Globuli in D12. Bessert sich der Zustand merklich, auf drei Gaben täglich reduzieren. Kleinkinder bekommen nicht mehr als dreimal täglich drei Globuli.

Naturheilkundliche Therapie und Diagnostik ▶

(Meckel Spenglersan) äußerst erfolgreich das Immunsystem auf Trab bringen, den Magen-Darm-Trakt durch die Aufbringung auf die Haut aber nicht belasten, eignen sie sich im Grunde fast immer zur Unterstützung anderer Therapien und vor allem dann, wenn das Immunsystem schwer belastet ist und Hilfe brauchen kann.

So geht's: Es leuchtet ein, dass es einer guten Ausbildung und langen Erfahrung bedarf, um ein Konstitutionsmittel zu finden. Etwas anders sieht es bei den krankheitsbezogenen Mitteln aus. Hier ist eine homöopathische Hausapotheke sicher sinnvoll und ungefährlich, sofern nur leichte Beschwerden behandelt und schwerwiegende vom Fachmann therapiert und zusätzlich homöopathisch angegangen werden. Wenn Ihnen die Homöopathie Spaß macht, suchen Sie sich eine Gruppe Gleichgesinnter, machen Sie Kurse, die von Volkshochschulen oder Therapeuten auch für Laien angeboten werden. Sie werden überrascht sein, wie viel Sie in kurzer Zeit können.

Traditionelle Chinesische Medizin (TCM)

Schon mehrfach wurde auf die Traditionelle Chinesische Medizin, kurz TCM, verwiesen. Sie blickt auf eine Tausende Jahre alte Geschichte zurück. Der Mensch wird ganzheitlich und unter energetischen Gesichtspunkten betrachtet. Vereinfacht könnte man sagen: Fließen alle Energien gleichmäßig und ungestört, entsteht keine Krankheit. Besonders interessant ist, dass das Behandeln an zweiter Stelle steht. Zuerst kommen die Vorbeugung und Gesunderhaltung.

Aus Sicht der TCM ist Gesundheit der ausgeglichene Zustand zwischen den beiden entgegen gesetzten Energiearten Yin und Yang. Diese beiden polaren Kräfte wirken aber nicht gegeneinander, sondern ergänzen sich. Dies drückt sich in der Monade aus, dem alten chinesischen Motiv des Kreises, der auch als kosmisches Gesetz betrachtet werden kann.

Über Energiebahnen, die Meridiane, lassen sich Ungleichgewichte regulieren. Daneben gibt es die Fünf-Elemente-Lehre. So wie es in einem Jahr verschiedene Jahreszeiten gibt, so wechseln sich beim Menschen verschiedene Lebensphasen ab, auch Wandlungsphasen genannt. Sie heißen Holz, Feuer, Erde, Metall und Wasser. Diese Elemente beziehen sich aber nicht nur auf die Lebensjahre, sondern alle Organe, Emotionen, Gewebe usw. finden ihre Entsprechungen in den 5 Elementen, die sich gegenseitig beeinflussen. Aus der Abhängigkeit der Elemente untereinander kann der Arzt die Entstehungsorte von Krankheiten nachvollziehen und die Ursache behandeln.

Die Diagnose: Stellen Sie sich vor, ein chinesischer Arzt bekommt nur so lange Geld, wie ein Patient gesund ist. Er wird sehr bemüht sein, schon früheste Krankheitsanzeichen zu erkennen. Dazu betrachtet er gründlich das Gesicht seines Gegenüber, die Augen und auch die Zunge. Außerdem hört er auf den Atem und die

99

Methoden zum Gesundwerden

Stimme. Er nimmt Gerüche wahr. Dazu gehören die des Atems, der Haut, der Geruch von Schweiß und Urin. Auch durch Fragen nach Kälte- und Wärmeempfinden, Appetit, Hunger, Durst, Verdauung oder Schlafgewohnheiten gewinnt er wichtige Erkenntnisse über etwaige Energiedefizite oder -überschüsse. Schließlich befühlt er den Körper seines Patienten und fühlt seinen Puls.

Die Behandlung: Alle Therapien haben das Ziel, die Energie im Fluss und im Gleichgewicht zu halten, bzw. sie wieder in diesen Zustand zu bringen. Die gebräuchlichsten Methoden sind:

- Heilkräuter/Pharmakologie – der wichtigste Zweig der TCM.
- Ernährungslehre, auch bekannt als die Ernährung nach den 5 Elementen – wird fast immer unterstützend eingesetzt.
- Bewegung – Tai Chi und Qi Gong sollen die Energiebahnen öffnen und durchgängig halten und die Energie stärken (S. 30).
- Körperliche Methoden – Akupunktur, Akupressur und Massagen (Tuina).

Akupunktur und Akupressur

Beide Therapien sind Teil der TCM. Da sie aber auch eigenständig angewendet werden können, sollen Sie hier separat vorgestellt werden. Bei chronischen Erkrankungen eignen sie sich unterstützend. Bei akuten Zuständen hilft die Akupunktur alleine bei bestimmten Beschwerden sehr gut. Die Akupressur ist im Grunde die Bearbeitung der Akupunkturpunkte ohne Nadeln. Zur Selbstbehandlung sollten Sie auf die Reflexzonentherapie zurückgreifen.

Zur besseren Übersicht, wird in diesem Abschnitt nur die Akupunktur erklärt.

So geht's: Durch den Körper laufen Energieleitbahnen, so genannte Meridiane. Über diese Bahnen lassen sich die Energien im Körper ausgleichen und regulieren. Auf den insgesamt 72 Haupt- und zwei Sondermeridianen gibt es 361 Akupunkturpunkte, sozusagen die Pforten zu den Energiebahnen. Die Stimulation der Punkte hat je nach Lage bestimmte Wirkungen, anregend oder beruhigend, schmerzstillend oder das Immunsystem steigernd.

Akupunktur ist eine Kunst, die eine gute Ausbildung und möglichst viel praktische Erfahrung verlangt. Das kann man sich leicht vorstellen, wenn man überlegt, dass die 361 Meridianpunkte plus besondere Extrapunkte mit einer Nadel exakt getroffen werden müssen. Die Lage ist durch eine genaue anatomische Beschreibung bestimmt. Dazu dient die Maßeinheit Cun, die der breitesten Stelle des Daumens des Patienten entspricht. Darüber hinaus muss der Therapeut entscheiden, welche Punkte alle in einer Sitzung angesprochen werden sollen, wie tief die Nadeln gesetzt werden.

Gut zu wissen

Einmal-Nadeln

In Deutschland sind nur Nadeln zugelassen, die nach einmaliger Benutzung weggeworfen werden. Es gibt allerdings auch sehr kurze Dauernadeln. Sie werden mit einem Pflaster fixiert und über mehrere Tage in dem entsprechenden Akupunkturpunkt belassen.

Naturheilkundliche Therapie und Diagnostik ▶

Bei leichteren Beschwerden, wie etwa bei Regelschmerzen, reichen meist sechs bis zehn Sitzungen. Schwere Erkrankungen und chronische Beschwerden können in Intervallen bis zu ein Jahr lang akupunktiert werden. Hier wird nur unterstützend zur Haupttherapie mit Nadeln gearbeitet. Eine einzelne Sitzung dauert meist 20 Minuten. Sie kann bei akuten Zuständen täglich, manchmal sogar zwei- oder dreimal täglich wiederholt werden.

Wichtig bei der Behandlung ist das so genannte „De-Qi"-Gefühl. Es sollte für den Patienten eher angenehm, keinesfalls schmerzhaft sein. Manchmal drückt es sich als Kribbeln oder Wärme aus. Es kann auch der Eindruck von leichter Elektrisierung entstehen. Dieses Gefühl tritt ein, wenn die Nadel korrekt gesetzt ist.

Indikationen: Besonders angebracht ist eine Akupunkturtherapie bei funktionellen Störungen. Die Weltgesundheitsorganisation rät dazu bei:

▌ Störungen der Atemwege, zum Beispiel Bronchialasthma oder Nasennebenhöhlenentzündung
▌ Knie- und Rückenschmerzen
▌ Störungen des Verdauungstraktes

▌ Schlafstörungen und neurologischen Störungen, wie etwa nach einem Schlaganfall
▌ verschiedenen Augen- und Muskelerkrankungen.

Frauen profitieren speziell bei Unregelmäßigkeiten und Schmerzen während der Periode, dem Prämenstruellen Syndrom, Wechseljahresbeschwerden und bestimmten Formen der Unfruchtbarkeit.

Nicht geeignet ist die Akupunktur für Sie, wenn Sie unter Gerinnungsstörungen leiden oder gerinnungshemmende Medikamente nehmen, eine schwere Autoimmunkrankheit oder behandlungsbedürftige psychiatrische Erkrankung haben.

Spezialität Ohrakupunktur: Die Ohrakupunktur ist eine sehr junge Methode. Sie wurde erst Mitte des 20. Jahrhunderts von dem französischen Arzt Paul Nogier entwickelt. Man geht davon aus, dass sich gewissermaßen der gesamte Organismus auf der Ohrmuschel spiegelt. So ist es möglich, durch Massagen, das Setzen von Nadeln oder auch den Einsatz eines Lasers bzw. von Strom am Ohr andere Organe, vom Herzen bis zum Gehirn oder auch die Wirbelsäule zu stimulieren.

Sonstige Verfahren

Manuelle Therapie

Unter dem Begriff der Manuellen Therapien werden alle Behandlungsformen zusammengefasst, bei denen der Bewegungs- und Haltungsapparat mit speziellen Handgriffen oder Hilfsmitteln beeinflusst

wird. Es werden damit längst nicht nur Beschwerden der Muskulatur und der Gelenke gelindert, sondern es wird durch Manuelle Therapie auch auf die Funktion innerer Organe eingewirkt.

Methoden zum Gesundwerden

Massagen: Dass eine gute Massage entspannt, Schmerzen lindert und die Durchblutung anregt, hat wohl jeder schon selbst erlebt. Inzwischen gibt es zahlreiche unterschiedliche Techniken. Bei der **Lymphdrainage** soll der Abtransport von Abfallstoffen über das Lymph- und Venensystem beschleunigt werden. Die **Bindegewebsmassage** will vor allem tief liegende Gewebsschichten erreichen und das vegetative Nervensystem ansprechen. Bei der **Reflexzonenmassage** werden bestimmte Punkte zum Beispiel an den Händen oder Füßen behandelt, um mit diesen Punkten verbundene innere Organe zu stimulieren.

Chirotherapie: Hier geht es um korrigierbare Funktionsstörungen des Haltungs- und Bewegungsapparates, von Blockaden, über eingeschränkter bis zu überschießender Beweglichkeit. Um die normale Funktion wieder herzustellen, sind hervorragende Kenntnisse nötig, da die Ursache oft weit entfernt von der Wirkung, also der Störung, zu finden ist.

Osteopathie: Grundgedanke ist, den Menschen als Einheit von Körper, Geist und Seele zu betrachten. Durch die Wiederherstellung normaler Gewebebeweglichkeit und Gewebefunktion sollen die Selbstheilungskräfte des Körpers angekurbelt werden. Flüssigkeitsströme im Körper sollen reguliert werden. Die Methoden sind vielfältig und reichen vom Lösen von Muskelverspannungen bis hin zu Grifftechniken, die auf die Bewegung innerer Organe direkt Einfluss nehmen. Eine Sonderform ist die Craniosakraltherapie.

Neuraltherapie

Mit dieser von Dr. Ferdinand Huneke und seinem Bruder Walter entdeckten und in der ersten Hälfte des vorigen Jahrhunderts entwickelten Methode kann Ihr Arzt bei Ihnen Ursachen von Krankheiten aufspüren und sie behandeln. Medikamente zur örtlichen Betäubung (Lokalanästhetika) werden unter die Haut oder in Organe gespritzt.

Segmenttherapie: Die Vorstellung, alle inneren Organe seien mit bestimmten Hautzonen verbunden, kennen Sie auch aus der Reflexzonenbehandlung. So können Hautveränderungen oder schmerzhafte Stellen auf Störungen hinweisen. Das Injizieren eines bewährten Betäubungsmittels an diesen Stellen wirkt über das vegetative Nervensystem auf das zugehörige Organ.

Gut zu wissen

Wirkungen und Nebenwirkungen

Die Neuraltherapie hat noch immer den Ruf einer Therapie mit häufigen Komplikationen. Das ist in der Praxis heute aber nicht mehr gerechtfertigt. Sollte es zu einer Erstverschlimmerung mit anschließender Rückkehr in den Ausgangszustand kommen, ist das ein Hinweis auf ein übergeordnetes Störfeld, das behandelt werden muss. Sehr gut schlägt die Therapie oft bei funktionellen gynäkologischen Störungen an, die durch andere Therapien nicht zu lindern waren.

Naturheilkundliche Therapie und Diagnostik ▶

Störfeldtherapie: Der zweite wichtige Bereich der Neuraltherapie ist die Störfeldtherapie. Die Gebrüder Huneke gingen davon aus, dass beispielsweise Entzündungsherde den gesamten Organismus schwächen und zu einer Fernerkrankung führen können. Damit ist eine Erkrankung gemeint, die nicht in einem direkten offensichtlichen Zusammenhang mit dem Herd steht. Ein Beispiel: Eine entzündete Zahnwurzel führt zu Gelenkbeschwerden im Knie. Die häufigsten Störfelder sollen in Narbengewebe (z. B. nach Blinddarm-, Damm- oder Kaiserschnitt), im Nabel, im Zahn- und Kieferbereich, in den Mandeln, der Schilddrüse und den Nasennebenhöhlen liegen. Es gilt, das Störfeld aufzuspüren und zu beseitigen. Erst dann, so die Theorie, kann auch die dadurch entstandene, vielleicht schon chronische Erkrankung verschwinden.

Eigenbluttherapie

Die Behandlung mit einer kleinen Menge des entnommenen eigenen Blutes steigert die Abwehrkräfte und setzt Heilungsprozesse im Körper in Gang. Es gibt Studien, die die Wirksamkeit bei einigen chronischen Erkrankungen belegen, bei Wechseljahresbeschwerden und sogar bei wiederholten Fehlgeburten. Größtenteils stützen sich Therapeuten jedoch auf Erfahrungen, die einen guten Effekt, zum Beispiel bei Tumorpatienten, zeigen. Sie fühlten sich leistungsfähiger, schliefen besser, hatten mehr Appetit und benötigten weniger Schmerzmedikamente.

So geht's: Man unterscheidet zwischen dem Verabreichen von frischem Venenblut

Gut zu wissen

Behandlung weiterführen

An der Injektionsstelle kann es zur Schwellung kommen, es kann Fieber auftreten und alte Entzündungsherde können sich melden. Dann die Behandlung nicht abbrechen, sondern Ihrem Arzt genau Bericht erstatten und frühestens nach 3 Tagen die Behandlung wiederholen.

direkt oder nach einer Aufbereitung. Zu den Aufbereitungsmethoden zählt z. B. das Bestrahlen mit UV-Licht, Ionisierung von Blutbestandteilen, die mechanische Zerstörung der Blutzellen (Cluster Eigenblut, Meckel Spenglersan), die Zufuhr von Sauerstoff und die Vermischung mit homöopathischen Präparaten. Es kann in die Muskulatur, in die Haut oder auch unter die Haut gespritzt werden. Dadurch dass das Blut an eine „untypische" Stelle gespritzt wird, wird ein Reiz gesetzt, der das Immun- und vegetative System anregt. Sehr üblich ist die Potenzierung nach dem homöopathischen Prinzip. Die kommt vor allem bei einer von der Kinderärztin Hedwig Imhäuser entwickelten Therapie für Kinder zum Tragen. Ein Tropfen Blut wird mit 100 Tropfen 25–30%igem Alkohol etwa 15-mal verschüttelt, was die Potenz C1 ergibt. Davon kann wiederum ein Tropfen mit 100 Tropfen Alkohol verschüttelt werden, was die Potenz C2 ergibt, und so weiter. Besonders bewährt hat sich die Behandlung bei allergischen oder ständig kränkelnden Kindern. Sie bekommen zunächst einmal fünf Tropfen der C5 oder C7-Potenz unter die Zunge.

Methoden zum Gesundwerden

Schüßler-Salze

Die Biomineralstoffe, um die es hier geht, wurden nach Dr. Wilhelm Heinrich Schüßler (1821–1898) benannt. Seine Forschung wurde von zwei Leitsätzen und einer daraus resultierenden Schlussfolgerung bestimmt:

- Krankheit bedeutet immer Krankheit in den Zellen.
- Krankheit in den Zellen entsteht durch Mineralstoffverlust.
- Daraus folgt: Wird das Mineralstoffdefizit beseitigt, werden die Zellen und damit der gesamte Organismus gesund.

Schüßler wusste, dass das Einbringen der Mineralien in die Zelle problematisch ist. Als ausgebildeter Homöopath nutzte er das Potenzieren und erreichte damit tatsächlich eine optimale Aufnahme der Mineralstoffmoleküle, auch derjenigen, die mit Nahrungsmitteln gegessen werden.

Die Behandlung mit Schüßler-Salzen ist ideal für Laien, da sie ohne Nebenwirkungen und begleitend zu allen anderen Therapien eingesetzt werden kann. Kaufen Sie sich ein gutes Buch und probieren Sie, einfache Beschwerden zu behandeln. Über die Internetapotheke können Sie Sets der Salze 1–12 oder 1–27 mit jeweils 400 Tbl., die glutenfrei und in Deutschland produziert sind, preiswert kaufen (Orthim).

Bei der Einnahme beachten: Die Salze werden als Tropfen (Wasser-Alkohol-Mischung) oder nach Verreibung mit Milchzucker als Tabletten oder nach Verreibung mit Rohrzucker als Kügelchen (Globuli) angeboten. In der Regel können auch

Gut zu wissen

Entsprechungen ...

10 Tropfen entsprechen 10 Kügelchen oder 1 Tablette.
Eine Messerspitze des Pulvers entspricht etwa 2–3 Tabletten.
Diabetiker müssen wissen, dass 48 Tabletten etwa einer Broteinheit entsprechen.

Milchzuckerallergiker die Tabletten ohne Probleme vertragen. Handhabung und Dosierung der Tabletten sind einfach und deshalb bei den niedrigen Potenzen vorzuziehen. Da zum Teil erhebliche Mengen eingenommen werden müssen, ist es sinnvoll, auf hypoallergene Präparate zu achten (beispielsweise von Pflüger), die kein Magnesiumstearat enthalten und glutenfrei sind. Lassen Sie die unter der Zunge ganz langsam zergehen, damit die Moleküle über die Mundschleimhäute ins Blut gelangen und nicht den Weg über den Verdauungstrakt nehmen.

Wenn Sie mehrere Salze im gleichen Zeitraum nehmen wollen, verteilen Sie diese am besten über den Tag, also zum Beispiel Nr. 5 morgens, Nr. 9 mittags, Nr. 4 abends. Oder Sie wechseln tageweise ab. Oder bei sehr großen Mengen lösen Sie alle Tabletten in einem Glas Wasser auf, rühren um und trinken schluckweise (möglichst lange im Mund behalten!) über den ganzen Tag daraus. Bei sehr starken Beschwerden hat sich die „Heiße Sieben" bewährt, besonders bei Nr. 7, daher der Name. Lösen Sie zehn Tabletten in einem Glas heißen Wasser und trinken Sie davon alle Minuten einen

Naturheilkundliche Therapie und Diagnostik ▶

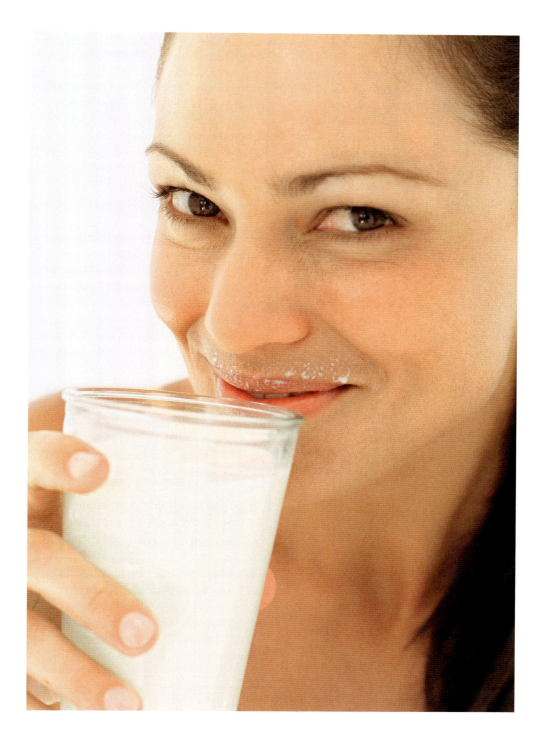

Methoden zum Gesundwerden

Schluck, den Sie vor dem Hinunterschlucken etwas im Mund behalten. Halten die Beschwerden an, wiederholen Sie das noch zweimal nach jeweils einer Stunde. Achtung: Zum Umrühren bitte kein Metall sondern lieber einen Plastik- oder Holzlöffel benutzen! Zur äußerlichen Anwendung können Sie auch Salben verwenden.

Die ersten zwölf Salze sind die Basissalze nach Schüßler. Die weiteren wurden von seinen Anhängern erst Anfang des 20. Jahrhunderts zugefügt.

Nr. 1 Calcium fluoratum D12 ist das Salz für Knochen, Bänder und Zähne.

Nr. 2 Calcium phosphoricum D6 wirkt auf Knochen, Zähne und Lymphe.

Nr. 3 Ferrum phosphoricum D12 ist das Akutmittel bei allen Entzündungen.

Nr. 4 Kalium chloratum D6 wird eingesetzt bei Entzündungen im fortgeschrittenen Stadium und ist gut für alle Schleimhäute.

Nr. 5 Kalium phosphoricum D6 gut gegen Schwächezustände

Nr. 6 Kalium sulfuricum D6 ist das Salz gegen chronische Entzündungen.

Nr. 7 Magnesium phosphoricum D6 für das vegetative Nervensystem, gegen Krämpfe.

Nr. 8 Natrium chloratum D6 wichtig für den Flüssigkeitshaushalt.

Nr. 9 Natrium phosphoricum D6 ist ein wunderbares Entsäuerungsmittel.

Nr. 10 Natrium sulfuricum (Glaubersalz) D6 bekannt als Ausscheidungsmittel.

Nr. 11 Silicea D12 für das Binde- und Stützgewebe.

Nr. 12 Calcium sulfuricum D6 bei Eiterungsprozessen; fördert die Ausscheidung.

Nr. 13 Kalium arsenicosum D12 bei chronischen Hautkrankheiten.

Nr. 14 Kalium bromatum D6 das Nerven- und Schleimhautmittel.

Nr. 15 Kalium jodatum D6 reguliert den Jodhaushalt.

Nr. 16 Lithium chloratum D6 stimuliert das Immunsystem und ist zuständig für die Giftausschwemmung.

Nr. 17 Manganum sulfuricum D6 für das Immunsystem, gegen Allergien.

Nr. 18 Calcium sulfuratum Hahnemanni D6 regelt die Ausscheidung von Stoffwechselprodukten und Giften.

Nr. 19 Cuprum arsenicosum D12 das Salz für Eisenstoffwechsel und Immunsystem.

Nr. 20 Kalium Aluminium sulfuricum (Alaun) D6 für die geistige Aufnahmefähigkeit.

Nr. 21 Zincum chloratum D6 das Salz für Haut und Haare dient der Ausleitung von

Naturheilkundliche Therapie und Diagnostik ▶

Schwermetallen, dem Zuckerstoffwechsel und der Immunabwehr.

Nr. 22 Calcium carbonicum Hahnemanni D6 für Knochen, Zähne und das vegetative Nervensystem.

Nr. 23 Natrium bicarbonicum (Natron) D6 bei Übersäuerung.

Nr. 24 Arsenum jodatum D12 kommt zum Einsatz bei Haut- und Schleimhauterkrankungen, Fettleibigkeit.

Nr. 25 Aurum chloratum natronatum D12 das Salz für alle Rhythmen des Frauenkörpers.

Nr. 26 Selenium D12 zur Entgiftung und Raucherentwöhnung.

Nr. 27 Kalium bichromicum D12 wirkt auf Fettstoffwechsel und Schleimhäute.

Die Mineralstoffe werden nach bewährten Indikationen bei akuten und chronischen Beschwerden/Krankheiten eingesetzt. Für Krankheitsbilder, die nach demselben Schema ablaufen, gibt es einheitliche Empfehlungen:

- **Entzündungsschema:** im ersten akuten Stadium alle 10 min eine Tablette Ferrum phosphoricum D12 (Nr. 3), nach einem halben Tag reduzieren, ab 2.–3. Tag zusätzlich Kalium chloratum D6 (Nr. 4), ab etwa 7. Tag Kalium sulfuricum D6 (Nr. 6) für 2–3 Wochen;
- **Entlastungsschema:** bei entzündlichen Erkrankungen können je 1-mal tgl. Natrium sulfuricum D6 (Nr. 10) und Kalium phosphoricum D6 (Nr. 5)

als „heiße Sieben" eingenommen werden;

- **Immunkur:** morgens Ferrum phosphoricum D12 (Nr. 3), mittags Manganum sulfuricum D6 (Nr. 17), nachmittags Zincum chloratum D6 (Nr. 21) und abends Silicea D12 (Nr. 11) jeweils 2 Tabletten über 4 Wochen.
- **Rheumakur:** 2–5 Tabletten Kalium chloratum D6 (Nr. 4), Magnesium phosphoricum D6 (Nr. 7), Natrium sulfuricum D6 (Nr. 10), Silicea D12 (Nr. 11), Manganum sulfuricum D6 (Nr. 17) und Kalzium carbonicum Hahnemanni D6 (Nr. 22) in einem Glas heißem Wasser auflösen und über den Tag verteilt immer wieder einen Schluck trinken, jedes Mal vorher mit einem Plastiklöffel verkleppern, den Schluck möglichst lange im Mund behalten. Kur über 4–6 Wochen machen.

Bach-Blüten-Therapie

Bei der von dem englischen Arzt Edward Bach (1886–1936) entwickelten Behandlung geht es um hoch verdünnte Pflanzenextrakte. Allerdings beschränkt er sich auf 38 Blütenauszüge, um damit die seiner Meinung nach genau 38 existierenden negativen seelischen Verhaltensmuster zu korrigieren. Vordergründig geht es bei Bach-Blüten nicht um körperliche Beschwerden. Es werden immer die seelischen Hintergründe behandelt, die laut Bach zu organischen Beschwerden führen können. Die Blüten können mit allen anderen Therapien kombiniert werden, nur nicht mit der Klassischen Homöopathie.

So geht's: Lassen Sie einen erfahrenen Therapeuten die für Sie geeigneten Blüten wählen oder greifen Sie zu den vier bis

Methoden zum Gesundwerden

sechs, die Ihre momentane Gemütslage am besten widergeben. Die Extrakte werden flüssig angeboten. Zur Einnahme bei akuten Beschwerden eignet sich am besten die so genannte Wasserglasmethode. Geben Sie dazu zwei Tropfen der Blüte oder Blüten in ein Glas Wasser und trinken das schluckweise innerhalb von einer halben bis zwei Stunden. Täglich wiederholen, bzw. zwei- oder dreimal täglich, wenn die Beschwerden sehr belastend sind. Länger andauernde Befindlichkeitsstörungen werden wie folgt behandelt: Geben Sie zehn Milliliter 40%igen Branntwein und 20 Milliliter Quell- oder Mineralwasser in ein Tropfpipettenfläschchen und dazu je zwei Tropfen der gewählten Blüten. Davon vier- bis sechsmal täglich vier Tropfen unter die Zunge geben. Achten Sie darauf, eine halbe Stunde Abstand zu Mahlzeiten und zum Zähneputzen zu lassen und behalten Sie

Gut zu wissen

Notfalltropfen

Die so genannten Notfalltropfen, auch Rescue Remedy, sind die einzige von Bach vorgegebene Blütenkombination. Sie besteht aus Star of Bethlehem, Rock Rose, Impatiens, Cherry Plum und Clematis. Sie dient der seelischen Stabilisierung bei Stress und kann immer genommen werden, wenn große Angst, ein Schock oder eine schlimme Nachricht Sie aus der Bahn zu werfen droht. Geben Sie einfach vier Tropfen in ein Glas Wasser. Es gibt aber auch fertige Mischungen, von denen Sie vier Tropfen einnehmen, die Sie aber auch in Schläfen oder auf die Lippen reiben können.

die Tropfen einige Sekunden im Mund, bevor Sie schlucken.

Die Blüten

Hier sollen nur die beschrieben werden, die für Notfalltropfen ausgewählt wurden. Wenn man gezielt einzelne andere Blüten einsetzen will, ist es sinnvoll, sich zunächst von einem Außenstehenden helfen zu lassen.

Cherry plum (Kirschpflaume): Nervenzusammenbruch, Selbstmordgedanken, extreme innere Spannung, Wahnideen, Angst, die Kontrolle zu verlieren und etwas Furchtbares zu tun, unbeherrschte Temperamentausbrüche, große Verzweiflung.

Clematis (Waldrebe): Tagträumer, flüchtet in Phantasiewelten, gedanklich abwesend, mangelnder Realitätssinn, Todessehnsucht, wirkt kraftlos und uninteressiert.

Impatiens (Springkraut): Hektisch, ungeduldig, geistig ständig angespannt, ruhelos, nervös, temperamentvoll, sucht Fehler bei anderen, trifft übereilte Entscheidungen.

Rock rose (Sonnenröschen): Panikattacken, verzweifelt, hoffnungslos und gelähmt durch Angst, nervlich labil.

Star of Bethlehem (Milchstern): Kummer und Traurigkeit nach Enttäuschungen und Schockerlebnissen, auch wenn diese lange zurückliegen.

Aromatherapie

Von dieser Behandlungsform haben viele schon aus dem etwas schwammigen

> **Naturheilkundliche Therapie und Diagnostik** ▶

„Wellness"-Bereich gehört. Dahinter verbirgt sich jedoch der gezielte therapeutische Einsatz ätherischer Öle. Diese Öle, auch Essenzen genannt, lagern die Pflanzen in Form von winzigen Öltröpfchen in Blüten, Stängeln, Früchten und Wurzeln ein. Sie setzen sich aus einer Vielzahl verschiedener biochemischer Substanzen zusammen. Dies können ein Dutzend oder auch weit über 100 Komponenten sein; Rosenöl besteht sogar aus mehr als 400 Inhaltsstoffen.

Die gebräuchlichste Art zur Gewinnung ätherischer Öle ist die Wasserdampfdestillation. In drei Verarbeitungsschritten – Verdampfung, Kühlung und Separierung – werden aus dem Pflanzenmaterial ätherisches Öl und Hydrolat gewonnen. Zitrusöle werden durch Kaltpressung der Schalen und anschließendes Zentrifugieren gewonnen. Einige kostbare Blütenöle können nicht mit Destillation, sondern nur durch ein spezielles Lösungsverfahren (mittels Hexan) gewonnen werden. Für die richtige Herstellung und Verarbeitung der kostbaren Öle ist jahrelange Erfahrung nötig. Bei Primavera®-Ölen können Sie sich auf die Qualität verlassen, die u. a. auf dem Anbau nach Demeter-Richtlinien beruht sowie auf zertifizierten Prüfungen mit den modernsten technischen Nachweisverfahren.

Extrem wichtig ist die genaue botanische Unterscheidung und die gründliche Kenntnis der Eigenschaften und Unterschiede, weshalb ein erfahrener Therapeut auf jeden Fall der richtige Ansprechpartner ist. Ein Beispiel macht deutlich, wie fein die Unterschiede sind: Echter Lavendel

Gut zu wissen

Benutzen Sie Essenzen niemals pur, es sei denn auf ausdrückliche Anweisung eines erfahrenen Therapeuten. Weniger ist mehr. Dosieren Sie eher zaghaft, wenn Sie nicht sicher sind. Sollten Sie ätherisches Öl in die Augen bekommen, spülen Sie es mit viel lauwarmem Wasser aus. Bei Unverträglichkeitsreaktionen jeglicher Art bitte unbedingt einen Arzt aufsuchen!

(L. angustifolia) entspannt, senkt leicht den Blutdruck und ist auch für Schwangere und Kinder geeignet. Schopflavendel (L. stoechas) dagegen regt an, hebt leicht den Blutdruck und sollte nicht zur Behandlung von Kindern und Schwangeren verwendet werden.

Formen der Anwendung: Die flüchtigen Öle können über die Haut oder durch Einatmen über die Schleimhaut aufgenommen werden. Bei der Eigenbehandlung werden sie meistens Trägerölen, wie etwa Mandelöl, zugefügt und dann für Einreibungen und Massagen genutzt. Oder sie werden in Duftlampen oder Dampfbäder gegeben. Achten Sie beim Kauf darauf, dass

- die Öle als naturrein und naturbelassen (oder genuin, selten auch authentisch) bezeichnet sind.
- die Pflanze kontrolliert-biologisch angebaut wurde.
- der vollständige botanische Pflanzenname, die Herkunft und die verwendeten Teile vermerkt sind.
- es sich um kleine Mengen in dunklen Glasflaschen handelt.

Methoden zum Gesundwerden

Erste Hilfe mit Naturheilmitteln

Sie haben nun die wichtigsten naturheilkundlichen Therapien kennen gelernt. Da dieses
Buch Ihnen einen hohen praktischen Nutzen
bieten will, folgen an dieser Stelle vier Anwen-
dungsgebiete, bei denen Sie sich selbst auf
natürliche Weise helfen können. Viele solcher
Tipps finden Sie natürlich bei den jeweiligen
Erkrankungen. Hier handelt es sich um „Phä-
nomene", mit denen Sie im Rahmen vieler
Beschwerden konfrontiert sein können: geschwächtes Immunsystem mit chronischen
Entzündungen oder Schmerzen, akute Entzündungen, Vergiftung bzw. hohe Schadstoffbelastung und zuletzt eine anstehende Operation. Damit wir die einzelnen Therapien, die
wir vorschlagen, nicht noch einmal genau
erklären müssen, ist es sinnvoll, dass Sie
Einzelheiten und Erklärungen in den vorigen
Kapiteln nachschlagen.

Das Immunsystem stärken

Ist eine chronische Entzündung im Körper, z. B.
der Nasennebenhöhlen, oder haben Sie immer
wieder Infektionen (z. B. Erkältungen, Schei-
den- oder Blasenentzündungen), müssen Sie
davon ausgehen, dass das Immunsystem geschwächt ist. Eine Anregung der körpereigenen Abwehr muss also an erster Stelle stehen.
Ist Ihr Immunsystem vielleicht überlastet, weil
Sie sich psychisch oder körperlich zu viel
zumuten? Lassen Sie sich unbedingt Zeit zur
Regeneration, stabilisieren Sie Ihr soziales
Umfeld und bewegen Sie sich regelmäßig an
der frischen Luft. Überdenken Sie auch Ihre
Ernährungssituation: Trinken Sie genug gutes
Wasser oder Tee, essen Sie genügend frische
Lebensmittel, Obst und Gemüse aus biologi-
schem Anbau, Mahlzeiten, die viele Antioxi-
danzien enthalten? Überprüfen Sie Ihre Woh-
nung und Ihren Arbeitsplatz auf mögliche
Schadstoffe chemischer oder physikalischer
Natur. Natürlich braucht eine Veränderung des

Lebensstils eine Weile, bis Sie die positiven
Folgen an sich bemerken. Deshalb stehen
Ihnen weitere Möglichkeiten für die Über-
gangsphase zur Verfügung:

▌ Nahrungsergänzungen: Mit Kanne Brottrunk
(Kanne) stabilisieren Sie Ihren Darm, verbessern den Säure-Basen-Haushalt, unterstützen damit das Immunsystem und die
Leberfunktion. Oder Sie kurbeln Ihr Immunsystem mit Biestmilch (Trixsters) oder Multitaleen (IHLE Vital) wieder an (S. 79).

▌ Orthomolekulare Therapie: Zink, Selen und
Vitamin C verbraucht der Organismus am
meisten, wenn er sich mit länger dauernden
Erkrankungen auseinandersetzen muss.
Deshalb ist vorübergehend die höher
dosierte Einnahme sinnvoll. 4–6 Tage 4 × tgl.
2 Kapseln mit je 25 mg Zink (hypo-a) zum
Essen. Danach für vier Wochen 3 × tgl. 1 Kapsel. Auch gleich in der Kombination mit
Vitamin C aus der Acerolakirsche erhältlich:
Acerola Zink (hypo-a). Oder: 3 × tgl. 1 Tbl.
Unizink 50 (Köhler). Morgens nüchtern mehrere Wochen lang 2 Trinkampullen selenase
100 peroral (biosyn) einnehmen, das 100 µg
anorganisches Selen pro Ampulle enthält,
dem Körper rasch zur Verfügung steht und
nicht zusammen mit Vitamin C eingenommen werden darf.

▌ Frauen leiden häufiger unter Eisenmangel
als Männer, da sie während der Periode mit
dem Blut auch Eisen verlieren. Daher Eisen-
speicher auffüllen mit Kräuterblut Floradix
mit Eisen flüssig (Salus). Es enthält auch
Pflanzenextrakte, die die Blutneubildung
anregen.

▌ Da bei schweren chronischen Erkrankungen
immer auch ein Glutathionmangel besteht,
diskutieren Sie mit Ihrem Arzt eine Blutuntersuchung und nehmen Sie bei erniedrigten
Werten S-Acetylglutathion (Paramedica) ein,
am besten in Kombination mit viel Selenhefe.

Naturheilkundliche Therapie und Diagnostik ▶

- Darmsanierung (S. 91 Mikrobiologische Therapie).
- Bei Umweltbelastung kann eine Entgiftung sinnvoll sein (S. 111). Mit einer Kombination aus pflanzlichen Wirkstoffen (Eibischwurzel, Kamillenblüten, Schachtelhalmkraut, Walnussblätter, Schafgarbenkraut, Eichenrinde, Löwenzahnkraut) entgiftet Imupret (bionorica) und baut das Immunsystem wieder auf. Erwachsene nehmen 1×tgl. 1 Drg. oder 25 Tr. ein.
- Enzyme: 10 Tage lang 3×tgl. 5 Tbl. Wobenzym N (Mucos). Anschließend 3×tgl. 3 Tbl. bis zur Abheilung der Symptome (S. 92 Enzymtherapie). Alternativ 3×tgl. 2 Wobemucos NEM, in dem auch Selen enthalten ist.
- Spenglersan Kolloid G (Meckel Spenglersan): Reiben Sie 3×tgl. 10 Tr. in die Ellenbeuge ein.
- Pflanzenheilmittel aus der Familie der Sonnenhüte, Echinacea purpurea oder angustifolia, oder der Taigawurzel, Eleutherokokkus, regen nachweislich das Immunsystem an. Man sollte sie aber nicht länger als 6 Wochen hintereinander einnehmen.
- Immunkur mit Schüßler-Salzen: (S. 104).
- Eigenblut: Die Eigenbluttherapie eignet sich sehr gut, um das Immunsystem anzuregen. Die Behandlung sollte mindestens 3 Monate dauern bei 1–2 Sitzungen wöchentlich.
- Durch eine Krebserkrankung wird auch das Immunsystem angegriffen, sodass es in vielen Fällen sinnvoll ist, es mit Thymus- und Leber-Milz-Extrakten wieder anzuregen. Zum Beispiel Thymoject und FACTOR AF2 (biosyn).

Entzündungen bekämpfen

Eine akute Entzündung muss schnell gestoppt werden, um den Organismus nicht zu schwächen. Wählen Sie aus den folgenden Vorschlägen aus und kombinieren Sie.

- Gönnen Sie sich mehr Ruhe.
- Kühlen Sie die entzündete Stelle, wenn sie äußerlich ist. Kühlgel verschiedener Größe

sollten Sie immer in Ihrem Eisschrank vorrätig haben.
- Legen Sie einen Saft- oder Obsttag ein, verzichten Sie auf eiweißreiche oder fette Speisen, entlasten sie Ihren Organismus von Verdauungsarbeit. Bieten Sie ihm Biestmilchprodukte (Trixsters) mit vielen Abwehrstoffen an.
- Nehmen Sie hochdosiert Zink ein, z. B. 2×tgl. 1 Tbl. ZINKOTASE (biosyn) oder 3×tgl. 1 Tbl. Unizink50 (Köhler).
- Nehmen Sie über den Tag verteilt 5–10× 200 mg magenfreundliches Vitamin C ein. Alternativ: Kombination aus Acerola und Zink in Acerola Zink (hypo-a), anfangs 5×1, dann 3×1 über 2 Wochen.
- Schüßler-Salze: Nehmen Sie 1–5 Tbl. – je nach Stärke der Beschwerden – Ferrum phosphoricum D12 (Nr. 3) in kurzen Intervallen unter die Zunge.
- Je nach Begleitsymptomen kommen verschiedene homöopathische Mittel in Betracht, wie Belladona, Aconitum, usw.
- Spagyrik: Je 3–4×tgl. 20 Tr. OPSONAT spag. Peka Tropfen (Pekana) eignet sich als Basispräparat bei Entzündungen der Schleimhäute zur Terrainsanierung und bei Anlage bedingter schlechter Immunlage, zusätzlich HABIFAC spag. Peka Tropfen in Flüssigkeit vor den Mahlzeiten trinken.
- Spenglersan Kolloid G (Meckel Spenglersan): Reiben Sie 3×tgl. 10 Tropfen in die Ellenbeuge ein.

Entgiften

Wurde der Organismus über einen längeren Zeitraum mit Giften belastet, wird es Zeit für eine gründliche Ausleitung. Hier ist nicht von einer akuten Vergiftung die Rede, die gehört in die Hand eines Arztes. Hier geht es um die tägliche Belastung mit Substanzen, mit denen der Körper nichts anfangen kann und die die normale Zellkommunikation stören. Wir verfügen glücklicherweise über genügend Ausscheidungsorgane, über die wir sie wieder loswerden können: die Haut, indem wir schwitzen

Methoden zum Gesundwerden

(einer der Gründe, warum regelmäßiger Sport und Sauna so gesund sind), die Leber, die Nieren, den Darm, das Lymphgefäßsystem.

Fasten ist eine der wirksamsten Entgiftungs- und Entschlackungsmaßnahmen, die wir kennen. Von allen großen Religionen wurden bestimmte Fastenzeiten empfohlen. Wenn wir zur Entlastung unseres Organismus fasten, sollten verschiedene Regeln eingehalten werden: genügend trinken, basische Getränke (z. B. Kanne Brottrunk) und Brühen essen, den Darm durch Einläufe entleeren, sich regelmäßig bewegen. Für Menschen, die zum ersten Mal fasten wollen, empfiehlt es sich in einer Gruppe und unter erfahrener therapeutischer Begleitung. Eine Pancha Karma-Kur, wie sie in ayurvedischen Zentren angeboten wird, ist sehr zu empfehlen, da durch die verschiedenen Ölanwendungen fettlösliche Gifte besonders gut ausgeschieden werden können.

Zusätzlich können Sie dem Körper die Giftausleitung beim Fasten mit homöopathischen Komplexmitteln erleichtern. Dafür wird seit vielen Jahren besonders von Heilpraktikern erfolgreich das Entoxin Set G (Meckel Spenglersan) eingesetzt. Man nimmt 3 x tgl. je 10 Globuli vom Matrix Entoxin G, vom Fella Entoxin (Leber) und von Uresin Entoxin (Niere). Die homöopathische Kur sollte maximal 2 Monate dauern.

Das rät die Ärztin

Fasten ist nicht immer angezeigt

Bitte auf gar keinen Fall in der Schwangerschaft oder während des Stillens fasten! Die aus dem Fettgewebe mobilisierten Giftstoffe verschieben Sie via Mutterkuchen oder Muttermilch auf Ihr Baby.

Auch ohne zu fasten können Sie Ihren Darm entlasten, z. B. mit Naturalith (IHLE) (Darmpflege S. 56). Ein pflanzliches Kombinationsmittel aus Myrrhe, Kamille und Kaffeekohle (Myrrhinil intest, Repha) sorgt dafür, dass Pilze und unerwünschte Bakterien vernichtet und die Schleimhaut regeneriert wird. Das ist oft nötig, wenn Sie Antibiotika einnehmen mussten. Nehmen Sie 14 Tage 3 × tgl. 2 Tbl. und bauen Sie anschließend mit guten Darmbakterien die Flora wieder auf, z. B. Symbiolact (hypo-a) und Rephalysin (Repha).

Regenerieren Sie sich zwischendurch immer wieder mit dem 3-Phasen Säure-Basen-Konzept (IHLE Vital, Darmpflege S. 56). Alternativ können Sie über 2–4 Wochen eine Yuccakur (Life Light) machen, die sich besonders dann empfiehlt, wenn Sie ohne zu fasten etwas abnehmen oder Ihr Gewicht halten möchten. Sie besteht aus Kapseln mit Yucca, der heiligen Pflanze der Navajo-Indianer, die eine Stoffwechsel aktivierende Wirkung hat, Flohsamenschalen, die Darmgifte binden und verdauungsfördernd wirken, vermehrungsfähigen Darmbakterien in Kapselform und Bittersegen, einem Auszug aus Kräutern und Gewürzen, die die Galle- und Leberfunktion anregen, die Darmschleimhaut regenerieren und basisch wirken.

Machen Sie mehrmals im Jahr eine Kräuterteekur: Von den folgenden insgesamt sieben Salustees brühen sie sich jeden Morgen zum Frühstück einen anderen auf, so lange bis je 50 g aufgebraucht sind: Löwenzahn, Artischocke, Wermut, Mariendistel, Tausendgüldenkraut, Enzianwurzel, Schafgarbe.

Mit den pflanzlichen Urtinkturen von Alcea, die Ihre Entgiftungsorgane anregen, können Sie jederzeit eine milde Ausleitung durchführen. Nehmen Sie je 7–9 Tropfen, morgens CERES Allium ursinum für das Bindegewebe, mittags CERES Solidago comp. für die Niere und abends CERES Taraxacum für die Leber.

Naturheilkundliche Therapie und Diagnostik

Bei einer Schwermetallvergiftung durch Amalgam oder Blei ist die Einnahme von Selen und Zink sehr wichtig, da diese beiden Spurenelemente die Schwermetalle binden können. Nehmen Sie täglich morgens und abends 1 Trinkampulle selenase 100 peroral (biosyn) und 3 × tgl. 1 Tbl. Unizink 50 (Köhler). Zusätzlich können Sie mit einem Extrakt aus Grüntee und Kamille den Darm vor weiteren Giften schützen (Flavo-Natin, Köhler). Lassen Sie sich unbedingt von Ihrem Arzt über weitere Therapien beraten.

Haben Sie lediglich eine Schwermetallbelastung, so können Sie sich auch ohne therapeutische Begleitung mal an die Entlastung wagen. Ganz wichtig ist, dass erst mal alle Ausscheidungsorgane frei sein müssen, ehe mit der Mobilisierung der Gifte aus dem Gewebe und den Organen begonnen werden kann. Das berücksichtigt ein Zwei-Phasen-Schema (LifeLight), in dem in den ersten 4 Wochen (extrazelluläre Phase) eine Mischung von Vitaminen, Aminosäuren, Mineralien und Afa-Alge (Detox plus) begleitet wird von Bärlauch, einer schwefelhaltigen Heilpflanze, die ideal zur Ausleitung von Schwermetallen ist, und Spirulina Mikroalgen. In den nächsten 4 Wochen (intrazelluläre Phase) wird Detox plus durch Koriander und Chlorella Mikroalgen ergänzt.

Vor und nach der OP

Mit homöopathischen Kügelchen können Sie sich zwar keine Operation ersparen, aber besser damit fertig werden. Schwellungen werden gemindert, Blutungen verhindert oder leichter gestoppt, kleine Blutgefäße zerreißen nicht so schnell.

So geht's: Nehmen Sie vor der Operation 3 × 1 Tbl. Arnica C12, oder nehmen Sie 1 Tablette Arnica C30 vorher und 1 danach.

CERES Bellis perennis Urtinktur (ALCEA) wird „Arnika der Gebärmutter" genannt. Nehmen

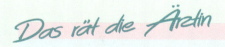

Reisen Sie nicht ohne

Zur Verhütung oder Behandlung einer Lebensmittelvergiftung sollten Sie immer Okoubaka D6 in Ihrem Reisegepäck mitführen. 3 × tgl. 5 Globuli unter die Zunge.

Sie vor und nach dem Eingriff an der Gebärmutter 3 × tgl. 3–5 Tr.

Um die Belastung des operativen Eingriffs gelassener zu überstehen, nehmen Sie vorher und danach CERES Avena sativa Urtinktur (ALCEA) 3 × tgl. 3 Tr.

Wundnachbehandlung: Nehmen Sie 3 x tgl. 3 Tr. CERES Calendula Urtinktur (ALCEA).

Zur Nachbehandlung und Entgiftung: Schüßler-Salz Nr. 4 (Kalium chloratum) löst Schlackenstoffe, und Schüßler-Salz Nr. 10 (Natrium sulfuricum) hilft bei der Ausscheidung. Von jedem Salz über 2–3 Wochen je 15–20 Tabletten lutschen oder als Cocktail trinken (S. 104 Schüßler-Salze).

Durch den oxidativen Stress bei der Operation und zur Wundheilung verbraucht der Körper viele Vitamine, Mineralien und Spurenelemente. Die wichtigsten sind Selen und Zink. Ergänzen Sie mit selenase 100 peroral Trinkampullen (biosyn) 2 × tgl. 1 und Unizink 50 (Köhler) 3 × 1. Vielleicht brauchen Sie nach Blutverlusten auch Eisen, z. B. Kräuterblut Floradix mit Eisen flüssig (Salus). Auch Nahrungsergänzungen, die B-Vitamine und Antioxidanzien enthalten, sind sinnvoll, wie das Reha-Paket (hypo-a) oder OxiBasic (Life Light).

Meist ist der Darm durch Medikamente in Mitleidenschaft gezogen. Deshalb frühzeitig mit

Methoden zum Gesundwerden

einer Mikrobiologischen Therapie (S. 91) beginnen oder Probiotika einnehmen.

Verzögerte Wundheilung: ist immer ein Zeichen für einen Zinkmangel. Nehmen Sie 3 × tgl. 2 Unizink 50 (Köhler). Auch sehr hilfreich: 3–4 × tgl. 20–30 Tr. OPSONAT spag. Tropfen (Pekana) in einer Tasse warmem Wasser oder Tee vor den Mahlzeiten.

Nachblutung: besonders bei gynäkologischen Eingriffen ist CERES Bursa pastoris Urtinktur (ALCEA) das Mittel der Wahl (3 × tgl. 3 Tr.).

Bluterguss: Machen Sie einen Salbenverband mit FLAMYAR spag. Peka Salbe (Pekana). Zur Verbesserung der Durchblutung eignet sich das spagyrische Komplexmittel CLAUPAREST spag. Peka Tropfen, 3 × tgl. 20 Tr. in Flüssigkeit vor den Mahlzeiten einnehmen. Mit Enzymen löst sich der Bluterguss rascher auf, auch Verwachsungen kann man damit vorbeugen: Wobemugos mono (Mucos) 2 × 1 oder das pflanzliche Enzymax (Orthim) 3 × 1.

Narbengeschwülste (Keloide): Sowohl zur Prophylaxe hässlicher Narben als auch zur Therapie reiben Sie die Narbe mit ITIRESAL spag. Peka Salbe (Pekana) mehrmals täglich oder als Salbenverband ein. Nehmen Sie

außerdem Itires spag. Peka Tropfen (Pekana) 3 × 25 Tr. in etwas Flüssigkeit ein.

Lymphstau: nehmen Sie hochdosiert Selen ein und, falls Sie keine gerinnungshemmenden Medikamente benötigen, Enzyme (s. o.).

Sonstiges: Schreitet Ihre Genesung nach einer Operation nicht gut voran oder leiden Sie unter Beschwerden, die vorher nicht bestanden haben, dann lassen Sie sich von einem Homöopathen helfen. Manchmal hat Ihr Körper nur die Narkosemittel noch nicht verkraftet oder Ihre Seele leidet unter Stress, dann kann das geeignete Gegenmittel rasch Besserung bringen. Besonders eindrucksvoll sind diese Besserungen auch, wenn es Ihrem Baby oder Kind nach einem operativen Eingriff nicht besser geht.

Das rät die Ärztin

Denken Sie auch daran, dass die Narben einer Operation gelegentlich noch über Jahre den Gesamtorganismus stören können, ein Problem, dass durch die Neuraltherapie entdeckt und erfolgreich behandelt werden kann.

Konventionelle Therapie und Diagnostik ▶

Konventionelle Therapie und Diagnostik

In akuten Notfällen und bei Operationen ist die konventionelle Medizin
ein Segen. Ihre Diagnostik führt zu schnellen und oft deutlichen Ergebnis-
sen und ihre Therapien sind manchmal unverzichtbar. Vielleicht hat Ihre
Frauenärztin schon von einer Mammographie, Ihr Hausarzt von einem CT
gesprochen. Die meisten Begriffe und Abkürzungen sind inzwischen
geläufig. Besser ist es, wenn Sie genau wissen, was dahinter steckt,
welche Vor- oder Nachteile damit verbunden sind.

Diagnoseformen

Neben der Erfassung der Krankengeschich-
te, der Beschwerden und dem aktuellen
Befinden, betrachtet der Schulmediziner
seinen Patienten, misst den Blutdruck und
kann Herz und Lunge abhören. Außerdem
stehen ihm Funktionsprüfungen zur Verfügung, die etwa die Reflexe kontrollieren
oder die Lungenfunktion messen können.
Bei inneren und funktionellen Erkrankungen bringen bildgebende und labortechni-
sche Verfahren wichtige Erkenntnisse.

Bildgebende Verfahren

Hier sind alle Methoden zusammengefasst,
die einen medizinischen Befund sichtbar
machen können.

Röntgen: Die Röntgenstrahlen werden
durch den Körper geschickt und machen
das Innere auf geeignetem Filmmaterial
sichtbar. Dies gelingt, weil unterschied-
liches Gewebe die Strahlen unterschiedlich
stark absorbiert. Entsprechend zeigen sich
hellere oder dunklere Bereiche. Röntgenstrahlen können die DNA von Zellen verändern und so Krebs auslösen. Die Strahlendosis ist heute sehr gering und damit auch
das Risiko. Sie sollten jedoch lieber aktuelle
Röntgenaufnahmen eines Arztes auch
einem anderen zur Verfügung stellen, als
sich zweimal der gleichen Röntgenuntersuchung zu unterziehen, da das Restrisiko
bleibt. Lassen Sie sich über Risiken und
Vorteile der Mammographie, also des Rönt-
gens der Brust, ebenfalls gut beraten.

Computertomographie: Die CT ist eine
Form der Röntgenuntersuchung. Mehrere
Aufnahmen werden von einem Computer
in ein dreidimensionales Bild umgerechnet.

Magnetresonanztomographie: Die MRT wird
auch manchmal Kernspin genannt. Bei ihr
sorgen keine Strahlen sondern Magnetfelder
für das Bild. Es kann entstehen, weil unter-

Methoden zum Gesundwerden

schiedliche Atomkerne unterschiedlich von den Magnetfeldern angeregt werden.

Ultraschall: Der Fachbegriff lautet Sonographie. Diese Untersuchung ist vor allem werdenden Müttern vertraut. Unschädliche Schallwellen werden durch den Organismus geleitet. Die Stärken und Laufzeiten der sich bildenden Echos machen schließlich das Bild aus.

Labordiagnostik

Blut-, Urin- und Stuhlproben sowie Abstriche geben Aufschluss über die Chemie des Körpers. Es können Krankheitserreger,

wie Bakterien, Viren oder Pilze identifiziert werden. Die Bestimmung von Enzymen und Antikörpern sagt dem Fachmann, wie es um die Immunabwehr bestellt ist. Dass es allein über 6000 Untersuchungsverfahren gibt, zeigt, wie umfangreich und kompliziert dieser Bereich ist. Da häufig verschiedene Methoden zur Bestimmung eingesetzt werden können, ist es wichtig, dass Sie nach Möglichkeit ein und denselben Parameter immer im selben Labor untersuchen lassen, damit Sie korrekte Vergleichswerte haben.

Wenn Sie unsicher sind, was die verschiedenen Werte bedeuten, fragen Sie Ihren Arzt.

Behandlungsformen

Die klassischen schulmedizinischen Behandlungsformen sind Medikamentengabe, Chemotherapie, Hormontherapie, Bestrahlung und Operation.

Chemotherapie

Es handelt sich um eine medikamentöse Behandlung, bei der Zellen am Wachsen gehindert oder gar zerstört werden sollen. Darunter fallen auch Behandlungen mit Antibiotika, die Bakterien zerstören. Aber im Allgemeinen hat sich der Begriff Chemotherapie speziell für die Beeinflussung von Krebszellen eingebürgert. Geschädigte Zellen sollen abgebaut, aktive Krebszellen an der Teilung gehindert werden. Letzteres ist entscheidend. Die zur Verfügung stehenden Medikamente können nämlich nicht zwischen Krebszelle und gesunder Zelle unterscheiden. Sie lösen bei gesunden Zel-

len das Gleiche aus, was sie bei Krebszellen bewirken. Da aber die meisten gesunden Zellen nicht mehr mit Teilung beschäftigt sind, sondern ihre eigentliche Aufgabe erfüllen, bleiben sie unbehelligt. Merkmal der Krebszellen ist, dass sie sich extrem schnell teilen und nicht von allein absterben.

Hormontherapie (HRT)

Hormone spielen eine wesentliche Rolle in der Regulierung verschiedenster Abläufe. Bei der Hormontherapie macht man sich dieses Wissen zunutze und greift in den Hormonhaushalt ein. Es können Hormone verabreicht werden, wenn der Körper sie selbst nicht oder in zu geringer Menge produziert. Stellt er dagegen zu viele her oder schüttet zu viele aus, kann dieser Vorgang gedrosselt werden. Am häufigsten sind die Behandlungen mit Schilddrüsenhormonen,

Konventionelle Therapie und Diagnostik ◀

dagegen ist die Hormontherapie in den Wechseljahren zum Ausgleich der fehlenden Eierstockhormone heute nicht mehr so verbreitet. Weitere Beispiele sind die Insulintherapie bei Zuckerkrankheit, die Hormonbehandlung der Osteoporose oder die Wachstumshormonbehandlung bei kleinwüchsigen Kindern.

Antihormontherapie (AHT):

In der Behandlung von Krebs hat sich die Hormontherapie, hier auch Antihormontherapie genannt, einen besonderen Namen gemacht. Das liegt daran, dass Hormone unter anderem Abläufe auf Zellebene beeinflussen, zum Beispiel das Wachstum einiger Krebszellen. Infrage kommt die AHT bei folgenden Krebsarten, deren Tumoren hormonabhängig wachsen:

- Brustkrebs
- Gebärmutterschleimhautkrebs
- Schilddrüsenkrebs
- Prostatakrebs

Bestrahlung

Einige der Strahlenarten, die Sie aus der Diagnostik kennen, eignen sich auch zur Behandlung von Krankheiten. Einsatzgebiet ist wiederum vor allem die Krebstherapie. Die Strahlen tragen Energie in den bestrahlten Bereich. DNA-Ketten im Zellkern werden elektrisch geladen, wodurch die Teilungsfähigkeit beschränkt oder vollständig aufgehoben werden kann. Im besten Fall stirbt die Zelle ab. Es versteht sich von selbst, dass möglichst nur Tumoren bestrahlt werden, diese jedoch vollständig. Gesundes Gewebe in der Umgebung soll davon verschont bleiben. Meist sind 25 bis 35 Bestrahlungen nötig, die in Blöcken zu vier oder fünf wöchentlichen Anwendungen gegeben werden. Die bestrahlungsfreien Tage dienen dem gesunden Gewebe zur Regeneration.

Operation

Eine Operation muss nicht unbedingt ein großer Eingriff sein. Auch Punktionen und Spiegelungen gehören in diese Kategorie. Entsprechend gibt es einige, die ambulant durchgeführt werden. Für andere müssen Sie mehrere Tage ins Krankenhaus.

Spiegelung: Mithilfe der sogenannten Endoskopie kann der Arzt in Hohlräume und Körperhöhlen schauen und dort kleine Eingriffe vornehmen. Das Endoskop überträgt ein Bild auf einen Monitor. Während des Eingriffs kann der Bereich gespült, Schleim und Flüssigkeiten können abgesaugt und mithilfe von Schneid- und Greifwerkzeugen Proben entnommen werden.

Punktion: Jedes Stechen einer Nadel in einen Hohlraum des Organismus nennt man Punktion. Es werden Körperflüssigkeiten entnommen oder flüssige Medikamente eingebracht. Bei einer Biopsie wird während der Punktion Gewebe entnommen.

Gut zu wissen

Lassen Sie sich vor jedem Eingriff gründlich aufklären. Nehmen Sie am besten die Aufklärungsbögen mit nach Hause und arbeiten Sie sie in Ruhe durch. Fragen Sie nach, wenn Sie nicht verstehen, was genau und warum es gemacht werden soll.

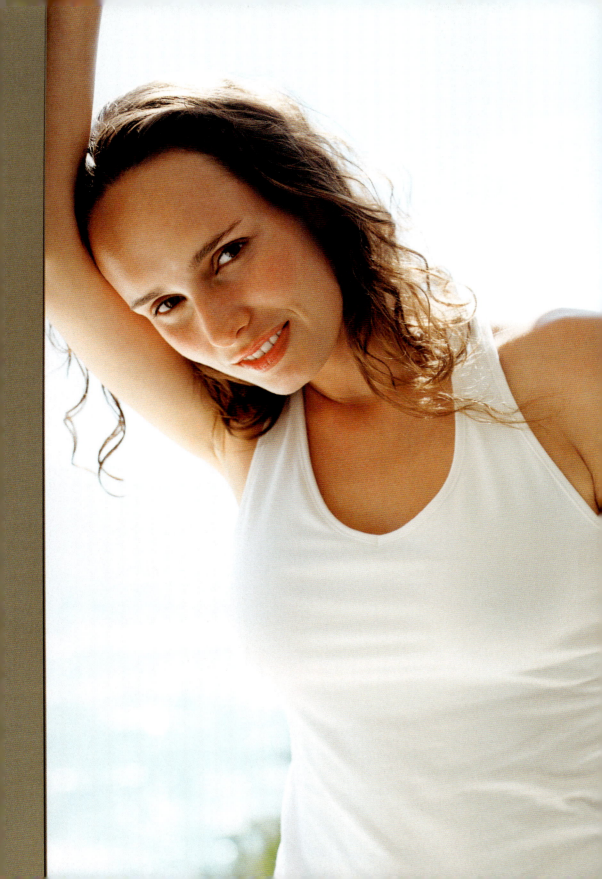

Frauen-typische Erkrankungen

Frauen haben einen großartigen Körper, den es zu pflegen und zu behüten gilt. Dass Sie neben allgemeinen Erkrankungen auch Beschwerden der geschlechts-spezifischen Organe bekommen können, ist klar. In diesem Kapitel finden Sie Tipps zur Vorbeugung und Behandlung.

Frauentypische Erkrankungen

Die äußeren Geschlechtsorgane und Blase

Machen Sie sich vertraut mit den Krankheiten, die das äußere Genitale betreffen. Leider treten häufig Entzündungen auf, die ganz unterschiedliche Ursachen haben können. Auch Geschlechtskrankheiten, Parasiten und Harnwegsinfekte sind Probleme, mit denen sich alle Frauen im Laufe ihres Lebens irgendwann herumärgern. Wie Sie damit umgehen, erfahren Sie auf den nächsten Seiten.

Entzündungen

Die Scheide wird nach außen vom Jungfernhäutchen und den kleinen Schamlippen verschlossen, nach innen vom Muttermund des Gebärmutterhalses. Ähnlich wie die Mundhöhle ist die Scheidenhöhle von einer Schleimhaut ausgekleidet, die von einem Biofilm überzogen ist, wodurch sie den besonderen mechanischen Beanspruchungen durch Geschlechtsverkehr und Geburt standhalten kann. Die Scheidenschleimhaut wird unter dem Einfluss der weiblichen Hormone aufgebaut und macht typische Veränderungen im Verlauf des Monatszyklus mit. Zahlreiche winzige, im Mikroskop sichtbare Bewohner besiedeln die Scheidenhöhle und sorgen dafür, dass Krankheitserreger eliminiert werden und das Selbstreinigungssystem funktioniert. Die wichtigsten Bewohner sind die Lactobazillen, auch Döderleinsche Bakterien genannt, etwa ein bis zwei Milliarden findet man in einem Milliliter Scheidensekret! Sie produzieren Milchsäure, so dass das Scheidenmilieu sauer (pH 4–4,4) und damit für viele andere Bakterien und Pilze unverträglich wird. Außerdem bilden sie das Wasserstoffperoxid (H_2O_2) und andere spezifische Gifte, die Bakterien abtöten können. Die Döderleinschen Bakterien können zugrunde gehen, wenn Hormonstörungen auftreten und die Schleimhaut sich verändert. Das Ökosystem der Scheide gerät durcheinander und Bakterien, die normalerweise in Schach gehalten werden, vermehren sich rasant, typische Entzündungszeichen treten auf. Auch Antibiotika treffen nicht nur die bösen, sondern ebenso die guten Bakterien, so dass die Laktobazillen zugrunde gehen und die Pilze überhand nehmen. Wenn sich der pH-Wert durch das basische Menstruationsblut oder den Samenerguss beim Verkehr erhöht, ist die Anfälligkeit gegenüber Krankheitserregern ebenfalls gesteigert. Durchschnittlich braucht die Frau 4 Tage, um den Scheiden-pH nach dem Geschlechtsverkehr wiederherzustellen. Am besten schützen Sie sich durch einen pfleglichen Umgang mit der Scheide (S. 44).

Die äußeren Geschlechtsorgane und Blase ▶

Entzündungen der Scheide durch Krankheitserreger werden Vaginosen genannt. Jucken und Brennen am Scheideneingang und den Schamlippen oder auch unangenehm riechender Ausfluss mit einer gelblichen oder grünlichen Farbe sind typische Anzeichen.

Achtung: In der Schwangerschaft empfiehlt es sich, mit einem speziellen Testhandschuh, der ein pH-Messplättchen am Finger hat, zweimal pro Woche selber den pH-Wert der Scheide zu bestimmen, um infektionsbedingte Frühgeburten zu vermeiden. Sobald er über 4 ansteigt, sollten Sie sofort den Frauenarzt aufsuchen.

Das rät die Ärztin

Vorbeugen statt behandeln!

Das sollten Sie vermeiden
Scheidenduschen (außer vom Arzt verordnet), Intimsprays, Seifen, Duschlotionen, enge Synthetik-Höschen oder Tangas, Slipeinlagen, wodurch sich feuchte Kammern bilden und die Haut anfällig für Entzündungen wird, bestimmte Sexualpraktiken, beispielsweise Anal- und danach Vaginalverkehr, ohne ein neues Kondom zu verwenden oder sich zwischendurch zu waschen sowie Tampons prophylaktisch oder bei zu schwacher Periode. Das trocknet die Scheide aus.

Stattdessen anzuwenden
Von Frauenärzten getestet hat sich Deumavan Waschlotion sensitiv und Deumavan Salbe (mit Lavendel) oder Deumavan natur (Kaymogyn) im Intimbereich besonders bewährt. Vorteil: Auf Deumavan wachsen keine Bakterien, was im besiedelten Intimbereich sehr wichtig ist. Es ist nahezu unbegrenzt haltbar und schützt die Haut vor Beschädigungen.

Außerdem gibt es noch
Spezialtampons für den Schwimmbadbesuch: Symbiofem protect (Symbiopharm).

Gleitmittel schützen bei Sex, wobei der Granatapfelextrakt in Delima (Pekana) zusätzlich antientzündlich wirkt. Spezielle Scheidenzäpfchen bei leichten Beschwerden oder prophylaktisch, zum Beispiel nach der Periode, dem Geschlechtsverkehr, dem Schwimmbadbesuch, bei Hormonstörungen und in den Wechseljahren. Folgende sind zu empfehlen: Vagiflor® (Asche Chiesi) mit Döderlein Bakterien zur Ergänzung der Scheidenflora, Milchsäurestäbchen zur Senkung des pH-Wertes, Vitamin C-Scheidenzäpfchen zum Ansäuern, Delima® vaginal Ovula (Pekana) mit desinfizierendem, antioxidativem und für die Schleimhaut hormonell aktivem Granatapfelextrakt (besonders gut in den Wechseljahren!), Kombinationen mit Hyaluronsäure, Aloe vera oder Sojaextrakten, 4Vag® (hypo-a) mit Döderleinbakterien, Vitaminen, Antioxidanzien und Inulin, einem Ballaststoff, der die Bakterien nährt.
Es ist möglich, dass Sie nach den ersten Behandlungen ein Brennen verspüren, das ist normal, denn die trockene oder entzündete Scheidenschleimhaut hat winzige Risse, kleine Wunden, die erst abheilen müssen.

Frauentypische Erkrankungen

Therapie

Konventionell

Wenn Sie immer wieder ähnliche Beschwerden haben, ist eine genaue Untersuchung des Scheidensekrets wichtig, wie sie nur von darauf spezialisierten Labors durchgeführt wird, zum Beispiel der Vaginalstatus vom Institut für Mikroökologie in Herborn. Sollte Ihr Frauenarzt Ihnen ohne Untersuchung gleich irgendwelche Zäpfchen oder Salben verschreiben, suchen Sie sich einen neuen! Auch wenn Sie vermuten und es Ihrem Arzt sagen, dass Sie mal wieder einen Pilz hätten! Sehr oft steckt etwas anderes hinter den Beschwerden. Geben Sie nicht auf, wenn Sie immer wieder Scheidenentzündungen haben und forschen Sie selber nach den Ursachen. Gibt es Probleme in der Partnerschaft, die Sie vielleicht ahnen, sich aber noch nicht zugestehen wollen? Oder setzen Sie sich vielleicht unter Druck, weil Sie schwanger werden wollen oder gerade nicht?

Alternativ

Da in der Naturheilkunde oft nach der Art der Symptome behandelt wird, wählen Sie bitte entsprechend aus:

Homöopathie: Calcium carbonicum D12 bei wund machendem milchigem Ausfluss, wenn Sie häufig frösteln und die Blutungen zu stark und zu lang sind. Pulsatilla D12, wenn der Ausfluss weißlich ist, die Periode unregelmäßig und schmerzhaft, Sie Stimmungsschwankungen haben, weinerlich sind und nach frischer Luft verlangen. Oder suchen Sie sich einen Therapeuten für klassische Homöopathie, der Ihren gesamten Organismus wieder ins Gleichgewicht bringt.

Je 3 × tgl. 10 Tr. Gynäkoheel (Heel) bei entzündlicher Ursache, Lamioflur (Heel) bei nicht entzündlicher Ursache, Mezereum-Homaccord (Heel) bei sehr starkem Juckreiz.

Schüßler: 1–5 Tbl. einer Sorte mehrmals tgl. unabhängig von den Mahlzeiten lutschen. Kalium sulfuricum D6 (Nr. 6) bei gelblich schleimigen Absonderungen, Natrium chloratum D6 (Nr. 8) bei hellen, wässrig-klaren Absonderungen außerdem scharf und wund machend, Natrium phosphoricum D6 (Nr. 9) bei sauer-käsigen Absonderungen, Kalium chloratum D6 (Nr. 4) bei klebrig-dicken weißen Absonderungen, Silicea D12 (Nr. 11), wenn der Ausfluss wässrig, scharf und juckend ist.

Pflanzenmittel: CERES Echinacea purpurea Urtinktur (ALCEA) 3 × 3 Tr. hilft bei der Entwicklung einer psychischen Immunität. Die Wesenskraft des Sonnenhuts, Echinacea, „umhüllt uns mit einer Schutzhaut, die uns abschirmt und dasjenige zusammenhält, was sonst in einen Konflikt zerfallen würde". Bei Pilzen je 3 × tgl. 3–5 Tr. CERES Tropaeolum majus Urtinktur (ALCEA) schlucken, bei bakterieller Ursache CERES Lavandula Urtinktur (ALCEA).

Immuntherapie: Wenn Sie sicher sind, dass Sie keine Fehler bei der Scheiden- und Darmpflege machen, ist vielleicht Ihr Immunsystem zu sehr gestresst. Mit einer individuellen Immuntherapie kann man bei vielen Frauen das Immunsystem der Scheide wieder aktivieren. Hierbei handelt es sich um einen Impfstoff, der inaktivierte Keime von acht spezifischen Laktobazillusstämmen enthält. Das Präparat wird 3 × im

Die äußeren Geschlechtsorgane und Blase ▶

Abstand von 2 Wochen gespritzt, nach 6 bis 12 Monaten erfolgt eine Auffrischimpfung. Bei zwei Dritteln aller Patientinnen, sowohl mit Pilzen als auch mit bakteriellen Infektionen, ist die Impfung erfolgreich, und sie haben endlich Ruhe. Wegen der guten Verträglichkeit lohnt sich dieser Versuch auf jeden Fall, auch wenn die Kasse nicht unbedingt die Kosten übernimmt. Weitere Tipps bei gestörtem Immunsystem (S. 110) und akuten Entzündungen (S. 111).

Äußerlich: Treten die Beschwerden immer im Zusammenhang mit Geschlechtsverkehr auf, achten Sie doch einmal darauf, ob Ihr Partner sich vor dem Kontakt gründlich wäscht!

Pilze

Auch wenn es sich zunächst gewöhnungsbedürftig anhört: Pilze sind übliche Mitbewohner auf Haut und Schleimhaut. Sie gehören zum menschlichen Körper dazu. Beginnen sie, sich drastisch zu vermehren, treten Probleme auf, wie beispielsweise eine Pilzinfektion. Der Pilz, der am häufigsten für eine Entzündung in der Scheide sorgt, ist der *Candida albicans*. Zu seinem Wachstum benötigt er einen pH-Wert von 7,4.

Symptome: Klassisch ist ein weißer bröckeliger Ausfluss bzw. Belag, der an Hüttenkäse erinnert. Auch ein starker Juckreiz ist typisch. Oft geht er mit Brennen einher. Brennen die Schamlippen nur, jucken aber nicht, liegt höchstwahrscheinlich eine andere Ursache vor. Die Scheidenwand ist gerötet und schwillt an.

Diagnose: Die Untersuchung der Scheidenflüssigkeit im Mikroskop sollte Klarheit über den Befall durch Pilze bringen. Werden darin keine Sprosszellen bzw. Pilzfäden gefunden, kann es notwendig werden, eine Pilzkultur anzulegen.

Therapie
Konventionell
Bis zu 6 Tage Zäpfchen und Cremes mit den Wirkstoffen Nystatin, Clotrimazol, Miconazol oder auch Econazol. Die können die Zellen der Pilze am Wachstum hindern, ohne menschliche Zellen anzugreifen. Treten Pilzinfektionen bei Ihnen immer wieder auf, wird Ihr Arzt eine Stuhluntersuchung vorschlagen oder auch Abstriche vom Rachen und dem Darmausgang entnehmen. Bei akuter Scheidenpilzinfektion findet man nämlich Pilze auch in 75 % am After, 50 % im Darm, 35 % im Urin und 20 % im Mund! Die können bei Sexualkontakten (oraler und analer Sex) in die Scheide gelangen. In solchen Fällen sind Tabletten, zum Beispiel mit dem Wirkstoff Fluconazol angezeigt. Wenn gar nichts hilft, sprechen Sie Ihren Arzt auf eine individuelle Immuntherapie gegen Pilze an, die so genannte Candida Autovaccine (SymbioVaccin, Herborn). Denken Sie daran, dass auch Ihr Partner therapiert werden muss. Zeigen sich bei Ihrem Partner keine Symptome, heißt das noch lange nicht, dass er nicht betroffen ist. Übrigens: Auch wenn Sie Frauen lieben, sind Sie vor Infektionen nicht geschützt. Der Austausch von Scheidensekret ist eine Infektionsfalle, und je mehr Partnerinnen Sie oder Ihre Freundin haben, desto höher ist das Risiko, sich mit Pilzen oder Bakterien anzustecken.

Frauentypische Erkrankungen

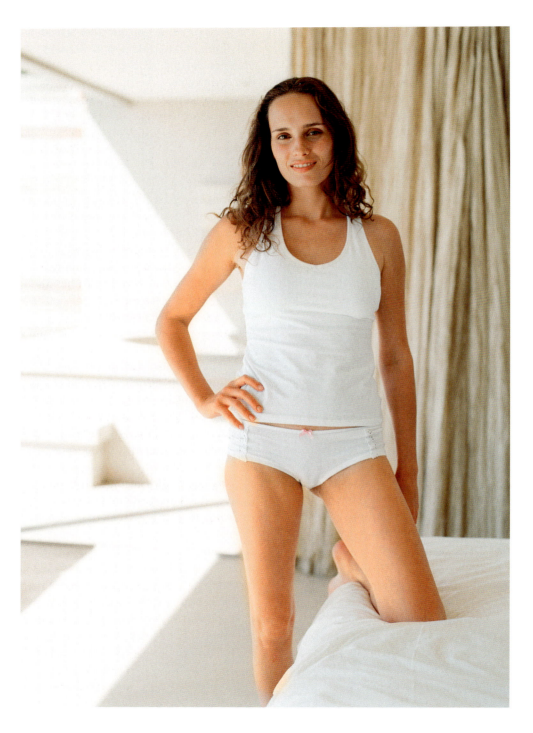

> Die äußeren Geschlechtsorgane und Blase ▶

Alternativ

Ernährung: Zur Vorbeugung, Linderung und Verhinderung von Rückfällen spielt die Ernährung eine große Rolle. Die Erfolge einer speziellen Pilzdiät sind nicht bewiesen, aber bei chronischen Infektionen ist es sinnvoll, die Ernährung etwas umzustellen.

Der Darm ist ein Reservoir für Candida albicans, der sich bevorzugt von leicht verdaulichen Zuckern und Weißmehl ernährt. Deshalb sollten Sie ballaststoffreich essen und auf raffinierte Kohlehydrate verzichten. Frischer Knoblauch hat zwar eine stark pilztötende Wirkung, aber auch einen sehr strengen Geruch. Stattdessen Aloe vera Gel trinken, das ebenfalls eine pilztötende und heilende Wirkung im Darm hat. Joghurt mit Laktobazillen gehört auf den Speiseplan. Die Bazillen bauen Zucker zu Milchsäure ab und pflegen damit das gewünschte Milieu im Darm genauso wie in der Scheide. Ebenfalls empfehlenswert ist Kanne Brottrunk. Trinken Sie ansteigend bis zu 1 l täglich.

Nahrungsergänzung: Bei Frauen mit chronischen Scheidenpilzinfektionen werden oft niedrige Vitamin-Werte im Blut festgestellt. Nehmen Sie natürliches Vitamin C aus der Acerolakirsche und gute Fettsäuren (Nachtkerzen-, Borretsch-, Lachsöl von hypo-a) zur Verbesserung des Immunsystems und gegen die Entzündung. Außerdem Selen und Zink. Mindestens 1 Monat 1 Trinkampulle selenase 200 XXL (biosyn) und 3 × 1 Unizink 50 (Köhler) tgl. Oder das hypoallergene Reha-Paket von hypo-a, in dessen Kapseln die wichtigsten Vitamine und Mineralstoffe enthalten sind.

Das rät die Ärztin

Bei wiederkehrenden Scheidenpilzinfektionen und Darmbeschwerden, wie wechselnde Stuhlqualitäten, wässrige Durchfälle, oft im Wechsel mit Verstopfung, Blähungen, Völlegefühl, Juckreiz am After und Analekzem, ist eine chronische Pilzinfektion des Darms sehr wahrscheinlich (S. 123). Bestehen Sie auf einer ganz genauen Abklärung durch Ihren Internisten.

Äußerlich: Sitzbäder oder Spülungen mit verdünntem Kanne Brottrunk, oder getränkten Tampon in die Scheide einführen. Wegen der starken Reizwirkung bitte keinen Knoblauch in die Scheide bringen! Joghurttampons sind überholt, da es heute saubere Alternativen aus der Apotheke gibt (s. u. Pflege). Verzichten Sie auf normale Seife, Duschmittel, Badezusätze und Intimsprays. Bevorzugen Sie luftdurchlässige Unterwäsche aus Naturmaterialien, und trocknen Sie sich immer gründlich ab. Pilze lieben eine feucht-warme Umgebung!

Tipp: Benutzen Sie prophylaktisch nach der Periode und nach dem Geschlechtsverkehr Scheidenpflege-Zäpfchen.

Bakterien

Die Nähe des Scheideneingangs zum Darmausgang ist problematisch, denn von dort können Bakterien in die Scheide gelangen, zum Beispiel Colibakterien oder Klebsiellen. Bei kleinen Mädchen findet man am häufigsten A-Streptokokken, die durch Schmierinfektionen aus dem Nasen-Rachenraum an das Genitale gelangen. Sie

Frauentypische Erkrankungen

sind für Schwangere hochgefährlich, da sie Kindbettfieber verursachen können.

Auch übertriebene Hygiene ist gefährlich. Zu häufiges Waschen und die Verwendung von Reinigungslotionen führen zum Aufrauen der Haut und stören das saure Milieu (richtige Reinigung S. 44). Intimrasuren oder Piercings können in empfindlichen Bereichen die Haut reizen. Darunter leidet der Schutz vor einer Infektion – Sie sind anfälliger.

Eine Sonderform ist die Bakterielle Vaginose (Gardnerellen-Infektion, Haemophilus-vaginalis-Infektion oder Aminkolpitis), bei der ein Missverhältnis zwischen Laktobazillen und einer bakteriellen Mischinfektion besteht. Der Hauptverursacher, Gardnerella vaginalis, kommt häufig im Genitalbereich vor. Im Fall einer Veränderung des Scheidenmilieus können sich diese Bakterien vermehren und Probleme verursachen. Aber nicht bei jeder bakteriellen Vaginose muss es Juckreiz und Ausfluss geben.

Der Keim liebt ein eher basisches Milieu, wie es häufig bei Frauen mit Hormonstörungen und dadurch mangelhaft aufgebauter Scheidenschleimhaut vorkommt. Der unangenehm nach Fisch riechende, ziemlich klare Ausfluss ist typisch.

Therapie
Konventionell
Bei starken Beschwerden führen Sie Metronidazol Vaginaltabletten ein, die die Bakterien abtöten. Bei leichteren Beschwerden reicht es oft schon aus, wenn man durch geeignete Scheidenzäpfchen den pH-Wert senkt, die Döderlein-Flora stabilisiert und/ oder durch lokale Hormongabe die Scheidenschleimhaut wieder aufbaut.

Tipp: Manche Frauen benutzen vor oder besser noch nach dem Geschlechtsverkehr oder nach der Menstruation eine Scheidendusche. Bitte nicht! Weder beugen Sie damit Infektionen vor, noch töten Sie die Samenfäden ab und verhindern eine Schwangerschaft. Die „saubere" Scheide ist viel anfälliger für bakterielle Infektionen und Geschlechtskrankheiten, in der Schwangerschaft ist das Risiko für Frühgeburten erhöht. Greifen Sie lieber zu Scheidenzäpfchen.

Trichomonaden
In der Rangliste der Auslöser von Scheideninfektionen stehen die Trichomonaden an dritter Stelle. Der Einzeller Trichomonas vaginalis besiedelt Vagina und Harnröhre der Frau, bzw. Harnröhre, Prostata und Vorhaut des Mannes, wo er sich vermehrt. Übertragen wird er vor allem beim Geschlechtsverkehr. Die Ansteckungsrate auf diesem Weg ist sehr hoch. Sie müssen davon ausgehen, dass ein einziger Kontakt mit einem Infizierten zu 70 % zu einer Übertragung führt. Darüber hinaus können Sie sich im warmen Wasser, etwa in öffentlichen Bädern oder auch durch die gemeinsame Benutzung von Waschlappen oder Handtuch infizieren.

Gefährlich ist die Trichomoniasis in der Schwangerschaft. Sie kann zu einem vorzeitigen Blasensprung mit anschließender Frühgeburt führen.

Die äußeren Geschlechtsorgane und Blase ▶

Symptome: Nur bei der Hälfte aller betroffenen Frauen machen sich Symptome bemerkbar. Sollten Sie erfahren, dass Ihr Partner Trichomonaden hat, ist eine vorsorgliche Untersuchung Pflicht. Bedenken Sie bitte, dass die Inkubationszeit eine bis drei Wochen beträgt. Umgekehrt muss Ihr Partner mitbehandelt werden, auch wenn bei ihm keine Trichomonaden nachgewiesen wurden, da Sie sonst Gefahr laufen, sich erneut zu infizieren. Anzeichen sind Brennen und Wundgefühl in der Scheide. Brennen und Jucken können während der Menstruation stärker werden. Außerdem typisch: Schmerzen beim Wasserlassen, grünlich-gelber Ausfluss, der schaumig aussehen kann. Auffallend ist der stechende Geruch. Die Scheidenwand ist fleckig gerötet.

Diagnose: Frisches mit Kochsalz verdünntes Scheidensekret unter dem Mikroskop anschauen, dann sieht man die sich bewegenden Einzeller. Häufig geht die Infektion mit Trichomonaden Hand in Hand mit der Infektion durch andere Keime, die sexuell übertragen werden. Ein umfassender Test auf weitere Erreger ist daher sinnvoll.

Therapie
Konventionell
Ein Antibiotikum mit dem Wirkstoff Metronidazol wird eingenommen, der allerdings sowohl während der Stillzeit als auch in den ersten drei Schwangerschaftsmonaten ungeeignet ist. In dieser Zeit steht ein Zäpfchen mit dem Wirkstoff Dequaliniumchlorid zur Verfügung. Benutzen Sie während der Therapie außerdem stets ein Kondom beim Geschlechtsverkehr.

Unterstützend
Äußerlich: Die fiesen kleinen Einzeller mögen es feucht. Achten Sie darauf, sich gut abzutrocknen und tragen Sie luftdurchlässige Unterwäsche, um Schweißansammlungen zu vermeiden.

Fremdkörper
Eine Entzündung kann auch eine Abwehrreaktion der Scheide auf Fremdkörper sein. Zum einen können Gegenstände, die als sexuelles Spielzeug benutzt werden, kleine Verletzungen beibringen, die sich entzünden. Zum anderen kann es passieren, dass beispielsweise ein Tampon oder auch ein Stückchen von einem Kondom in der Scheide zurückbleibt.

Übrigens: Gerade bei kleinen Mädchen sollten Sie an einen Fremdkörper denken, wenn Ausfluss auftritt. Es ist durchaus nicht ungewöhnlich, wenn im zarten Alter der eigene Körper untersucht und damit experimentiert wird. So kann es passieren, dass Murmeln, Nüsse oder kleine Legosteine in die Vagina geraten und diese reizen.

Schmerzen und Ausfluss sind Hinweise auf einen Fremdkörper. Dieser wird in den meisten Fällen von der Gynäkologin gesehen oder ertastet. Wenn Ihre Tochter weit vor der Pubertät über Beschwerden klagt, oder Sie Ausfluss bei ihr entdecken, gehen Sie bitte ebenfalls mit ihr zum Frauenarzt. Wird ein Fremdkörper gefunden, sollten Sie ruhig und liebevoll mit ihr reden, sodass sie sich auch später traut, mit vermeintlich peinlichen Problemen zu Ihnen zu kommen.

Frauentypische Erkrankungen

Therapie
Konventionell
Es versteht sich von selbst, dass der Verursacher der Entzündung entfernt werden muss. Anschließend wird die Scheide desinfiziert. Laktobazillen sollten gegeben werden, um das saure Milieu wieder in Ordnung zu bringen.

Entzündung des Scheidenvorhofs

Die meisten Frauen lernen ihre Bartholini-Drüsen erst kennen, wenn sich diese entzündet haben. Genau gesagt entzündet sich bei einer Bartholinitis der Ausführungsgang dieser Drüse, der seitlich in den Scheidenvorhof mündet. Auslöser für die Entzündung sind verschiedenste Bakterien. Der extrem feine Ausgang verstopft, das Sekret, das von der Drüse produziert und bei Erregung abgesondert wird, um die Scheide feucht und gleitfähig zu machen, staut sich und kann nicht entweichen. Eiter sammelt sich an.

Die Erkrankung ist recht häufig und betrifft vor allem Frauen zwischen dem 20. und dem 40. Lebensjahr. Fast immer ist nur eine Seite der Schamlippen betroffen.

Symptome: Zunächst wird ein Druck wahrgenommen, der durch das Anschwellen entsteht. Sitzen wird unangenehm, und auch das Tragen eines schmal geschnittenen Slips tut weh. Die betroffene Schamlippe wird rot und prall, die Schmerzen werden stärker und sind schließlich auch im Stehen oder beim Gehen zu spüren. Manchmal tritt Eiter aus dem erkrankten Ausführungsgang aus.

Diagnose: Ihre Frauenärztin erkennt auf einen Blick eine Bartholinitis. Wenn Sie einmal damit zu tun hatten, werden auch Sie schon bei den ersten Anzeichen wissen, was los ist.

Therapie
Konventionell
Im Anfangsstadium können Zugsalbe und Infrarot-Bestrahlung helfen, damit sich die Verstopfung löst und der Eiter abläuft. Ist schon ein Abszess entstanden, der nicht aufbricht, wird eine Marsupialisation nötig. Ein kleines Fensterchen wird in die Innenseite der kleinen Schamlippe geschnitten, aus dem Eiter austreten kann. Abschließend wird die Wundhöhle gründlich gespült. Nach dem Eingriff – sofern keine Komplikationen auftreten, können Sie am gleichen Tag nach Hause – wird die Wunde noch einige Tage mit einer Jodlösung oder einem Antiseptikum gespült.

Soll die Operation vermieden werden, kann eine Punktion in Frage kommen. Dabei wird in den Hohlraum im Gewebe gestochen, Eiter entzogen. Danach wird gequaddelt. Das heißt, ein Betäubungsmittel, in diesem Fall Procain, wird in die Zyste eingebracht, das sofort die Schmerzen lindert. In der Hälfte aller Fälle kann auf eine Operation verzichtet werden. Eine Wiederholung der Behandlung bringt bei weiteren 10–20 % der Patientinnen Erfolg.

Alternativ
Homöopathie: Silicea D12

Spenglersan: 3 × tgl. 10 Tr. Spenglersan Kolloid G (Meckel-Spenglersan) in die Armbeuge reiben stärkt Ihre Abwehr und

Die äußeren Geschlechtsorgane und Blase ▶

bekämpft die Entzündung. Alternativ können Sie davon auch bis zu 50 Tropfen in handwarmes Wasser geben und bis zu einer Viertelstunde darin sitzbaden.

Pflanzenmittel: Sitzbäder mit Frauenmantel oder Eichenrinde sind einen Versuch wert, wenn die Erkrankung noch nicht weit fortgeschritten ist.

Enzymtherapie: Bei ersten Anzeichen 10 Tage lang 3 × tgl. 5 Tbl. Wobenzym N (Mucos). Reduzieren Sie die Dosis dann auf 3 × tgl. 3 Tbl., bis keine Symptome mehr auftreten. Zusätzlich sollten Sie Sitzbäder (siehe unten) machen.

Unterstützend
Pflanzenmittel: Sitzbäder mit Kamille, Kaliumpermanganat, Teebaum, Manuka, Palmarosa, Schafgarbe, Rosengeranie oder Lavendel beschleunigen die Heilung.

Tipp: Wie immer heißt es: Schützen Sie das saure Milieu Ihrer Scheide, um auslösenden Erregern erst gar keine Chance zu geben.

Weitere Erkrankungen der äußeren Geschlechtsorgane

Sie haben jetzt die häufigsten Auslöser für eine Entzündung kennen gelernt. Zuletzt sei noch die Allergie und die Hauterkrankung Lichen sclerosus et atrophicans erwähnt. Im ersten Fall handelt es sich um eine allergische Abwehrreaktion im Genitalbereich auf Pflege- und Waschmittel, Kondome oder auch Medikamente. Der Lichen sclerosus dagegen beruht womög-

lich auf einer Störung des Immunsystems bzw. ist genetisch bedingt. Eine genaue Klärung der Ursache ist bisher nicht gelungen. Wichtig für Sie zu wissen, ist, dass es sich um eine Hautveränderung mit starkem Juckreiz handelt. Die Haut wird dünn und reißt ein, was zur Entzündung führen kann. Auch das Kratzen ist natürlich problematisch und entzündungsfördernd. Zunächst verliert die Haut ihre gesunde Farbe, bekommt weiße Flecken und wird immer dünner. Wird der Verlauf nicht gestoppt, trocknet die Haut aus und schrumpft, was die Verengung des Scheideneingangs zur Folge haben kann.

Therapie
Konventionell
Fetthaltige Salben bringen Linderung und halten die Austrocknung auf. In akuten Phasen helfen Salben, die Steroidhormone enthalten.

Alternativ
Oft kann auch eine Behandlung helfen, die den gesamten Organismus einbezieht, wie Fußreflexzonenmassage, klassische Homöopathie, TCM oder Neuraltherapie.

Und nicht zuletzt noch ein unangenehmer Auslöser von hartnäckigem Juckreiz im Genitalbereich: die Filz- oder Schamlaus, ein Parasit, der sich im Schamhaar besonders wohl fühlt.

Fragen Sie Ihre Ärztin nach modernen pflanzlichen oder physikalischen Mitteln, die schon bei Kopfläusen eingesetzt werden und die Sie auch im Schambereich ausprobieren können.

Frauentypische Erkrankungen

Geschlechtskrankheiten

Im Grunde ist die Bezeichnung Geschlechtskrankheiten etwas verwirrend und auch veraltet. Worum es in diesem Abschnitt geht, sind sexuell übertragbare Erkrankungen. Sie können an den Geschlechtsorganen Symptome machen, aber auch in davon weit entfernten Organen. Die Devise heißt wie so oft Vorbeugen!

Rundum-Schutz: **Kondome** gibt es für Männer und Frauen (**Femidom**). Kaufen Sie Markenartikel, achten Sie auf das Haltbarkeitsdatum und die richtige Lagerung und Anwendung. In Afrika ist das HI-Virus am stärksten vertreten. 65 % der weltweit Infizierten leben dort. Aber auch Asien und Südamerika weisen hohe Zahlen auf. Wenn Sie in den Urlaub fahren und dort eventuell mit einem Einheimischen Sex haben könnten, nehmen Sie Kondome aus Deutschland mit. Bei wechselnden Sexualpartnern ist die Benutzung von Kondom & Co. Pflicht. Bedenken Sie: Ein Mensch kann noch so gepflegt und gesund aussehen, trotzdem kann er oder sie infiziert sein. Eine HIV-Infektion und selbst die ausgebrochene AIDS-Krankheit kann man niemandem ansehen.

Gleitmittel dürfen nicht öl- oder fetthaltig sein, wenn Kondome benutzt werden, da diese sonst schneller reißen können. Verwenden Sie nur wasserlösliche Produkte.

Hauchdünne **Latextücher**, Dental Dams genannt, übernehmen die Aufgabe üblicher Kondome beim Oralverkehr. Sie werden über den Scham- oder Analbereich gelegt.

Erst bei Beziehungen ab einem halben Jahr und nachdem beide einen negativen HIV-Test gemacht haben, kommt ungeschützter Sex in Betracht. Paare, die monogam und absolut treu sind, sind gut geschützt.

Unterstützende Therapie bei allen Geschlechtskrankheiten
Spagyrik: HABIFAC spag. Peka Tropfen, um Abwehrschwäche und genetische Krankheitsbereitschaft auszuhebeln. RELIX spag. Peka Tropfen stärken Nieren-und Genitalorgane. Von beiden Mitteln 3–4 × tgl. je 20 Tr. in Flüssigkeit vor den Mahlzeiten trinken.

Immuntherapie: Kur mit Kanne Brottrunk und Zink in hoher Dosierung (S. 80).

Chlamydieninfektion

Eine der größten Bakteriengruppen, die zu Entzündungen der Geschlechtsorgane führen können, ist die der Chlamydien. Die Entzündung der Scheidenschleimhaut ist geringfügig oder fehlend. Regelmäßig ist der Gebärmutterhals betroffen. Zur Gruppe der Chlamydien gehören übrigens verschiedene Erreger, die sich immer an den Schleimhäuten ansiedeln. Atemwegs- oder Augenerkrankungen sind die Folge. Ist der Genitalbereich betroffen, haben Sie es mit dem Bakterium Chlamydia trachomatis zu tun. Die Übertragung erfolgt ausschließlich beim Geschlechtsverkehr von Schleimhaut zu Schleimhaut.

Symptome: Das Tückische an der Erkrankung ist, dass etwa 90 % der Betroffenen

Die äußeren Geschlechtsorgane und Blase ▶

zunächst keine Anzeichen wahrnimmt. Andere bemerken Symptome eine Woche, drei Wochen oder erst Monate nach dem Kontakt mit den Bakterien, sodass der Zusammenhang nicht mehr auf der Hand liegt. Beobachten Sie sich daher genau und nehmen Sie folgende Warnsignale ernst:

Schmerzen beim Wasserlassen, Schmerzen während des Geschlechtsverkehrs, wechselnde Schmerzen im Unterbauch, Zwischenblutungen, Blutungen während des und/oder nach dem Geschlechtsverkehr.

Diagnose: Ein Abstrich aus dem Muttermund gibt Aufschluss über die Chlamydieninfektion.

Therapie
Konventionell
Üblicherweise werden Antibiotika, vor allem Tetracycline, eingesetzt. Darüber hinaus muss untersucht werden, ob die Bakterien bereits die inneren Genitalorgane geschädigt haben, was spezielle Behandlungen nach sich ziehen würde.

Unterstützend
Enzymtherapie: Ganz wichtig, um Verwachsungen der Eileiter vorzubeugen! Zum Beispiel 14 Tage lang 3×tgl. 5 Tbl. Wobenzym N (Mucos) vor dem Essen, dann weitere 14 Tage 3×3.

Tripper
Der Tripper, in der Fachsprache Gonorrhö oder Morbus Neisser, ist die weltweit und auch in Deutschland am stärksten verbreitete Geschlechtskrankheit. Die verantwortlichen Bakterien heißen Gonokokken und

Das rät die Ärztin

Bemerken Sie Anzeichen für eine Infektion, nachdem Sie ungeschützten Sex hatten, ist der Gang zum Arzt unerlässlich. Auch Frauen, die ungeschützt mit einem neuen Partner oder mehreren Partnern geschlafen haben, ohne danach etwas zu spüren, sollten sich vorsorglich untersuchen lassen. Von alleine verschwindet die Infektion nämlich nicht und kann zu schweren Entzündungen der Fortpflanzungsorgane führen und die Eileiter verkleben. Dies kann auch Unfruchtbarkeit zur Folge haben. Auch Eileiterschwangerschaften, Frühgeburten und die Übertragung auf andere Körperbereiche (Gelenkentzündung, Bindehautentzündung bis hin zur Erblindung) gehören zu möglichen Konsequenzen einer Tripperinfektion.

überleben nur in Schleimhäuten. Die Ansteckung erfolgt fast ausschließlich über die Samenflüssigkeit des Mannes. Außerhalb des Körpers sterben sie innerhalb von Sekunden, weshalb eine Ansteckung durch Toilettenbrillen oder andere Gegenstände nicht zu befürchten ist. Aus der Gonorrhö kann sich beispielsweise eine Entzündung der Gebärmutter oder der Eileiter entwickeln.

Symptome: Bei Frauen treten nur in 20 % der Fälle, dann sieben bis 21 Tage nach der Ansteckung, überhaupt Symptome auf, bei Männern liegt die Rate bei 80 %. Bei ihnen geht es außerdem erheblich schneller. Nach einem Tag bis sieben Tagen treten die Symptome auf.

Frauentypische Erkrankungen

Anzeichen bei Frauen sind ein grünlich-gelber eitriger Ausfluss, manchmal Beschwerden beim Wasserlassen und häufiger Harndrang. Auch ist der Gebärmutterhals gerötet und aufgequollen. Durchfall und grünlicher Ausfluss am After können eine Ansteckung beim Analverkehr anzeigen. Treten Fieber und starke Unterleibsschmerzen auf, müssen Sie davon ausgehen, dass der Erreger in die Bauchhöhle vorgedrungen ist.

Diagnose: Abstriche von der Scheide und dem After werden sofort in ein geeignetes Transportgefäß gegeben, um die Bakterien am Leben zu halten. Damit wird dann eine Kultur angelegt.

Therapie
Konventionell
1–3, in komplizierten Fällen 5–10 Tage werden Antibiotika gegeben.

Syphilis
Für die Syphilis, auch Lues venerea oder Harter Schanker genannt, ist das Bakterium Treponema pallidum verantwortlich. Im deutschsprachigen Raum ist die Erkrankung nicht mehr häufig anzutreffen. Vorsicht ist trotzdem geboten, wenn Sie oft wechselnde Sexualpartner haben, da seit etwa 2004 die Zahl Betroffener in Westeuropa, auch in Deutschland, wieder steigt. Die Ansteckung erfolgt fast immer bei allen Praktiken des Geschlechtsverkehrs, wesentlich seltener durch Bluttransfusionen oder von der Mutter zum Ungeborenen.

Symptome: Die Krankheit verläuft in vier Phasen, die zeitlich weit auseinander

liegen und sich durch sehr unterschiedliche Anzeichen bemerkbar machen. Es beginnt mit einem kleinen Bläschen, meist an der inneren Scheidenwand oder dem Muttermund. Daraus wird ein hartes nicht schmerzendes Geschwür, die Lymphknoten in der betroffenen Region schwellen leicht an. Phase zwei gleicht einer Grippe, die mit nicht juckendem Hautausschlag, meist flache Knötchen an den Geschlechtsorganen, einhergeht. In Phase drei, bis zu fünf Jahre nach der Infektion, bilden sich irgendwo im Körper verhärtete Knötchen. Die Krankheit gipfelt in einer Hirnentzündung oder Rückenmarks- und Nervenschädigungen mit entsprechenden Lähmungen.

Tückisch: Die Symptome der ersten beiden Phasen verschwinden oft ohne Behandlung, schwerwiegende Beschwerden Jahre später sind vorprogrammiert.

Diagnose: Die Flüssigkeit des zuerst auftretenden Geschwürs wird auf den Erreger untersucht. Darüber hinaus kann ein Suchtest Erreger im Blut ab der zweiten bis

Gut zu wissen

Wird bei Ihnen eine der sexuell übertragbaren Krankheiten festgestellt, sollten unbedingt auch Untersuchungen auf die übrigen Krankheitserreger gemacht werden. Bei fast jeder dritten Frau werden nämlich verschiedene Erreger gleichzeitig gefunden. Haben Sie keine Angst vor der Diagnose! Im Frühstadium sind alle Geschlechtskrankheiten sehr gut zu behandeln und heilen aus.

Die äußeren Geschlechtsorgane und Blase ▶

vierten Woche nach Infektion und dann lebenslang Abwehrstoffe gegen den Erreger nachweisen. Ein Suchtest wird vorsorglich bei allen Frauen durchgeführt, wenn sie schwanger werden, bei Blutspendern oder Patienten, die ins Krankenhaus kommen.

Therapie
Konventionell
In allen Stadien wird Benzylpenicillin in die Gesäßmuskulatur gespritzt. In komplizierten Fällen und in der Schwangerschaft dreimal im Abstand von je einer Woche. Alternativ kommt Doxycyclin in Frage.

Feigwarzen
Kondylome, oder fachlich Condylomata acuminata, sind die häufigste durch Viren verursachte Erkrankung, die sexuell übertragen wird. Es handelt sich um das Humane Papillomavirus, kurz HPV. Davon sind etwa 150 Typen bekannt, die in HR (high risk) und LR (low risk) unterteilt werden. Die HR-Viren, also die mit hohem Risiko, können für späteren Scheiden- oder Gebärmutterhalskrebs verantwortlich sein. Die anderen lösen etwa die Entstehung gutartiger kleiner oder auch blumenkohlartig ausgebreiteter Warzen aus.

Symptome: Vielfach zeigen sich überhaupt keine Symptome. Treten Warzen auf, sind diese manchmal so winzig, dass sie nicht entdeckt werden.

Diagnose: Ihre Frauenärztin wird auffällige Stellen eingehend mit dem Kolposkop betrachten. Das Gerät sorgt gleichzeitig für eine starke Vergrößerung und optimale Beleuchtung des Gebärmutterhalses. Die

Areale werden mit verdünnter Essigsäure betupft. Handelt es sich um Kondylome, färben diese sich weiß.

Therapie
Konventionell
Oft verschwinden die Warzen von allein. Virentypen mit niedrigem Risiko müssen nicht behandelt werden. Soll therapiert werden, bietet sich außerhalb der Schwangerschaft Imiquimod 5 %-Creme an. Bis 16 Wochen lang 3 × wöchentlich vor dem Schlafengehen auftragen. Nach 6–10 Stunden muss die Creme abgewaschen werden. Für die Schwangerschaft geeignet ist Trichloressigsäure, die vor allem im Schleimhautbereich angewendet wird. Die Therapie wird wöchentlich wiederholt. Brennen und Schmerzen können als Begleiterscheinung auftreten. Wenn es Ihnen nur um die Entfernung der Warzen geht, sprechen Sie mit Ihrer Frauenärztin über die für Sie am besten geeignete Methode. Bei chronischen Kondylomen müssen Sie davon ausgehen, dass Ihr Immunsystem gestört ist und Ihre Hautbarriere nicht mit den Viren fertig wird. Nur vor Ort immer wieder wegkratzen oder -brennen, hilft dann nicht.

Alternativ
Homöopathie: Natrium sulfuricum, Nitricum acidum, Sabina, Staphysagria oder Thuja in niedriger Potenz oder eine klassische homöopathische Konstitutionsbehandlung.

Spagyrik: DERCUT spag. Salbe und zwei verschiedene Tropfen: Je 3 × 20 Tr. DERCUT spag. Tropfen und TOXEX spag. Tropfen (Pekana) vor den Mahlzeiten in etwas Flüssigkeit einnehmen.

Frauentypische Erkrankungen

Das rät die Ärztin

Podophyllotoxin ist hochgiftig!

Halten Sie sich streng an die Packungsbeilage und passen Sie auf, dass der Wirkstoff nicht in Mund und Augen gelangt. Decken Sie die umliegende Haut mit einer guten Fettcreme ab, bspw. Asche Basis Fettcreme (Asche Chiesi).

Pflanzenmittel: Der Hauptinhaltsstoff des Harzes der Fußblattwurzel heißt Podophyllotoxin. Er ätzt die Warzen weg. Podophyllotoxin wird an drei aufeinander folgenden Tagen 2 × tgl. aufgebracht und einige Minuten trocknen gelassen, bevor Sie sich anziehen. Anschließend vier Tage Pause machen und dann wieder drei Behandlungstage folgen lassen. Das Ganze darf nicht länger als 4 Wochen dauern. Ungefährlichere Alternative: 2 × tgl. Thuja occidentalis 20 % Tinktur unverdünnt auftragen.

Immuntherapie: Z. B. mit Schüßler-Salzen (S. 104). Oder lassen Sie sich von Ihrem Arzt eine Spritzenbehandlung mit Thymusextrakten und Selen machen (etwa Thymoject und selenase, biosyn). Hält Ihr Arzt das nicht für angezeigt, dann machen Sie selber eine Kur mit Biestmilch (Trixsters) (S. 82).

Bachblüten: An Kondylomen stecken sich erfahrungsgemäß häufig Frauen an, die sich seelisch wie sexuell von den Forderungen ihrer Partner schlecht abgrenzen können. Deshalb helfen: Larch bei Minderwertigkeitsgefühlen, Star of Bethlehem, wenn traumatische Erlebnisse existieren,

Centaury, wenn generell die Abgrenzungsfähigkeit fehlt. Chestnut Bud für Frauen, die immer wieder in den gleichen Konfliktsituationen stecken, nicht aus Erfahrungen lernen.

Herpes

Das Herpesvirus ist den meisten Frauen nur zu gut bekannt. Und zwar Typ 1 (Herpes labialis), der für Lippenbläschen und Beschwerden der Mundschleimhaut sorgt. Typ 2, Herpes genitalis, gehört zu den häufigsten Ursachen sexuell übertragener Erkrankungen. Die Durchseuchung in der Bevölkerung ist extrem hoch. Damit natürlich auch die Ansteckungsgefahr. Das Virus enthält DNA. Sein einziger natürlicher Wirt ist der Mensch. Oft wird die Ansteckung nicht bemerkt, weil zunächst keine Symptome auftreten. Zeigen diese sich, bleibt das Virus auch nach Abheilen im Körper – unsichtbar für das Immunsystem in Nervenzellen versteckt – sodass es eigentlich immer zu erneuten Ausbrüchen kommt. Die Inkubationszeit beträgt einen bis 26 Tage.

Einmal infiziert, bleibt das Virus in Ihrem Organismus und kann immer wieder Symptome verursachen. Auslöser sind zum Beispiel eine vorherige schwere Erkrankung oder sonstige Schwächung des Immunsystems, Sonne oder auch psychische Belastungen, wie anhaltender Stress. Achten Sie darum generell auf eine gesunde positive Lebensweise mit ausreichend Ruhe und Entspannung.

Symptome: Am Anfang steht nicht selten nur ein Brennen bzw. Schmerzen in der

Die äußeren Geschlechtsorgane und Blase

Scheide, ohne dass Hauterscheinungen zu sehen sind. Das typische Symptom sind flache Bläschen an den Schamlippen, der Klitoris, dem Scheideneingang oder auch im Afterbereich und am Mund, je nach praktizierter Sexualtechnik. Sie jucken und schmerzen bei Berührung und enthalten eine erst klare, später gelbliche Flüssigkeit. Nach einigen Tagen platzen die Blasen. Es entstehen kleine offene Wunden, die recht unangenehm sind und eine gelbe Kruste haben können. Die Lymphknoten in der Leiste können anschwellen, ebenso der gesamte Intimbereich und die Scheide. Fieber und ein allgemeines Unwohlsein wie bei einer Grippe treten ebenfalls ab und zu auf.

Diagnose: Herpesbläschen werden von Ihrer Frauenärztin sofort als solche erkannt. Sind die Symptome wenig deutlich, kann eine Viruskultur die Diagnose sichern.

Therapie
Konventionell
Gute Erfolge werden mit dem Wirkstoff Aciclovir erreicht (bei Erst-Infektion 10–14 Tage, bei wiederholtem Ausbruch ca. 5 Tage). Er hemmt den Zellstoffwechsel und hindert das Virus daran, sich zu vermehren. Nehmen Sie 5×tgl. 200 mg. Alternativ kommen die Wirkstoffe Valaciclovir und Famiciclovir in Frage. Sind die Schmerzen sehr stark, können Sie sich ein Schmerzmittel oder eine leicht lokal betäubende Salbe verschreiben lassen.

Alternativ
Pflanzenmittel: Bei ersten Krankheitsanzeichen 2–3×tgl. eine Salbe aus Melissenblättertrockenextrakt dünn auftragen. Bei häufig wiederkehrenden Bläschen vorbeugend 1–2×tgl. Den meisten Patientinnen hilft Aciclovir Creme, gleich bei ersten Signalen aufgetragen, besser.

Ernährung: Stärken Sie Ihre Körperabwehr, indem Sie den Verzehr von raffiniertem Zucker, Alkohol und tierischem Fett einschränken. Essen Sie biologische Frischkost.

Nahrungsergänzung: Nehmen Sie Vitamin C, E und Zink. 5×tgl. 1 Kimun (biosyn) etwa ½ Stunde vor den Mahlzeiten unterstützen Milz und Thymusdrüse bei der Abwehrarbeit. Nach 3 Tagen können Sie auf 3×tgl. reduzieren.

Unterstützend
Schüßler-Salze: Natrium chloratum D6 (Nr. 8) in Kombination mit Natrium sulfuricum D6 (Nr. 10) sofort bei ersten Anzeichen. Zincum chloratum D6 (Nr. 21) bei geschwächtem Immunsystem. Kalium sulfuricum D6 (Nr. 6) und Silicea D12 (Nr. 11) bei eitriger Kruste. Natrium sulfuricum D6 (Nr. 10) bei nässenden Läsionen. Je 2–5×tgl. 1–5 Tbl. zwischen den Mahlzeiten lutschen.

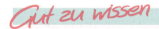

Übertragung auf das Baby

Neben dem Geschlechtsverkehr spielt auch die Übertragung von der Mutter zum Neugeborenen eine Rolle. Dies kann zum Beispiel während der Geburt im Geburtskanal geschehen. Falls Sie kurz vor der Niederkunft stehen und gerade unter einer akuten Herpesinfektion leiden, sprechen Sie bitte mit Ihrer Ärztin über geeignete Maßnahmen, wie etwa einen Kaiserschnitt.

Frauentypische Erkrankungen

Senkung der inneren Beckenorgane

Von einer Senkung ist in der Medizin die Rede, wenn Organe ihre Lage verändern, indem sie absacken. Unter Descensus (lat. = Tiefertreten) genitalis werden verschiedene Senkungszustände mit unterschiedlichem Ausmaß zusammengefasst. Da viele Frauen mit zunehmendem Alter betroffen sind – von einem Drittel aller Frauen ist die Rede – und verschiedenste Beschwerden daraus resultieren können, lohnt es sich absolut, sich mit diesem Thema frühzeitig zu beschäftigen. Bei der gesunden Frau sind die Scheide mit der Harnblase und der Gebärmutter durch kräftige Bindegewebsstrukturen, vergleichbar mit Bändern bzw. Federn, im knöchernen Becken verankert. Darunter liegt der Beckenboden, den Sie sich wie ein Trampolin vorstellen können. Füllt sich die Harnblase, drückt sie den Beckenboden nach unten, der nachgibt, wie ein belastetes Trampolin. Bei diesem Vorgang werden Nerven gereizt, die dem Gehirn Harndrang signalisieren. Durch Anspannen der Beckenbodenmuskulatur wird die Harnblase angehoben, der Reiz nimmt ab. Ist die Gebärmutter betroffen, kann der Gebärmutterhals oder der gesamte Körper aus der Scheide austreten. Eine Entfernung ist dann manchmal unumgänglich.

Zur Senkung kommt es, wenn das Bindegewebe bzw. die Muskeln geschädigt oder geschwächt sind. Eine angeborene Bindegewebsschwäche oder erworbene Bindegewebserkrankung können ein Grund sein, auch Übergewicht und Überlastung sowie eine Geburt können dahinter stecken. Ebenso Rückbildungsvorgänge in den Wechseljahren.

Formen
Neben der Unterteilung in Stadien, die aufgrund der Messung bestimmter Punkte erfolgt, ist vor allem die Einteilung nach betroffener Region und damit auch nach auftretenden Beschwerden interessant.

- Vorderer Bereich: Drückt die Harnblase in die Scheide, stülpt sich die vordere Scheidenwand aus. Man spricht von einer Zystozele.
- Mittlerer Bereich: Wenn das Bauchfell mit Anteilen des Darms absinkt, ist von einer Enterozele die Rede. Auch die Gebärmuttersenkung gehört in den mittleren Bereich.
- Hinterer Bereich: Versagen die haltenden Fasern im hinteren Bereich (Rektozele), sackt die Mastdarmvorderwand mit der Scheidenhinterwand ab.
- Auch eine komplette Absenkung des Beckenbodens kommt vor. Ihre Ärztin spricht dann von einem Deszensus perinei.

Symptome: Sehr häufig ist Harninkontinenz das zentrale Thema bei einer Senkung. Darum finden Sie ab S. 139 einen eigenen Abschnitt darüber. Weitere Symptome sind: Ziehender Schmerz im Rücken sowie das Gefühl, einen Fremdkörper in der Scheide zu haben oder ein allgemeines Druckgefühl, starker anhaltender Ausfluss, häufig wiederkehrende Blasenentzündungen, Schmerzen beim vaginalen Geschlechtsverkehr oder auch Gefühllosigkeit dabei.

Zusätzliche Beschwerden, wenn der vordere Bereich betroffen ist: Harnwegsinfekte

136

▶ Die äußeren Geschlechtsorgane und Blase

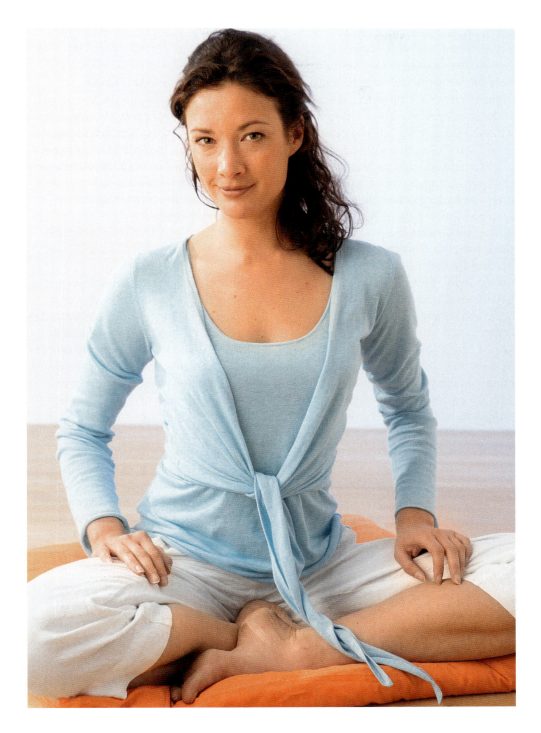

Frauentypische Erkrankungen

treten auf, es kommt zu Störungen beim Wasserlassen, zum Beispiel zu Schwierigkeiten, überhaupt Harn loszuwerden oder auch das Verlieren kleiner Mengen kurz nacheinander. Auch typisch ist der häufige Harndrang. Schwerwiegend ist ein so genannter Harnverhalt. Dabei ist die Blase gefüllt, der Drang auch vorhanden, nur ist das Wasserlassen trotzdem nicht möglich. Die Folge können Nierenprobleme und Inkontinenz durch Überlaufen sein.

Zusätzliche Beschwerden, wenn der hintere Bereich betroffen ist: Verstopfung, Darmentleerung kann unter Umständen nur noch mit Hilfsmitteln möglich sein, auch eine „stückchenweise" Entleerung, Stuhlinkontinenz und Stuhlschmieren kommen vor.

Diagnose: Zunächst gilt es, andere Erkrankungen auszuschließen, die für die Harn- oder Stuhlinkontinenz oder die anderen Symptome verantwortlich sein könnten. Beim Abtasten lässt sich gut die Kontraktionsfähigkeit und -kraft der Beckenbodenmuskulatur beurteilen. Auch das Spekulum kommt zum Einsatz, außerdem Sonographie und Ultraschall. Machen Sie sich darüber hinaus auf die nicht sehr schmerzhafte aber doch unangenehme urodynamische Messung gefasst. Dabei wird mit einem speziellen Gerät unter anderem der Blaseninnendruck oder auch die Verschlussfähigkeit der Harnröhre geprüft.

Therapie
Konventionell
Bei der für Sie am besten geeigneten Therapie sollte neben Ihrem Alter, der Art der Beschwerden und natürlich dem Ausmaß

auch Ihr subjektives Leidensgefühl berücksichtigt werden. Wichtig ist, wie stark Sie sich in Ihrem Alltag und in Ihrem Wohlbefinden eingeschränkt fühlen.

Im Frühstadium wird man versuchen, mit Beckenbodengymnastik und Hormongabe gegenzusteuern. Die Gabe von Östrogenen soll verhindern, dass der Beckenboden weiter geschwächt wird. Sie ist auf jeden Fall zusätzlich zum Pessar oder als Vorbereitung auf eine Operation sinnvoll und kann durch Vaginal-Tabletten oder Creme erfolgen.

Da eine Rücknahme der bereits eingetretenen Absenkung damit aber nicht möglich ist, bleibt meist nur die Operation. Hier kommen verschiedene Eingriffe in Frage. Geschädigte Bänder werden gestrafft, bzw. Kunststoffbänder eingepflanzt. Ganz neu ist die Möglichkeit, Kunststoffnetze aus Polypropylen in den Beckenboden einzunähen. Der Kunststoff soll mit dem körpereigenen Gewebe verschmelzen und dadurch die Beckenorgane besser halten können.

Wenn Sie keinen Kinderwunsch und sehr starke Beschwerden haben, kann es sinnvoll sein, die Gebärmutter zu entfernen und dabei den Beckenboden zu straffen. Sollte aus verschiedenen Gründen eine Operation für Sie nicht in Frage kommen, bzw. als Vorbereitung darauf, gibt es noch das Pessar. Es handelt sich um einen Würfel, Ring oder eine Schale meist aus Silikon, die einmal eingebracht die Organe aufrichten und stützen. Das Pessar wird individuell angepasst und möglichst täglich gewechselt, um die Vaginalschleimhaut zu schonen.

Die äußeren Geschlechtsorgane und Blase ▶

Unterstützend

Homöopathie: Die Veranlagung zur Bindegewebsschwäche lässt sich homöopathisch beeinflussen. Nehmen Sie 2–3 × tgl. 4 Globuli D12 Helonias, Lilium tigrinum, Murex, Natrium muriaticum, Sepia oder Silicea (hier ausnahmsweise D3). Besprechen Sie mit Ihrer Ärztin, welches Mittel für Sie am besten geeignet ist.

Schüßler: 6 Wochen lang 4 × tgl. je 3 Tbl. Calcium fluoratum D12, Calcium phosphoricum D6, Calcium carbonicum Hahnemanni D 6 und Magnesium phosphoricum D6.

Spagyrik: AILGENO spag. Peka Tropfen (Pekana) unterstützen die Milz, deren Aufgabe es nach ganzheitlichen Gesichtspunkten ist, die Organe am Platz zu halten. Nehmen Sie 3–4 × 15–20 Tr. in Flüssigkeit vor den Mahlzeiten ein.

Pflanzenmittel: CERES Equisetum Urtinktur (ALCEA) stärkt das Bindegewebe. Nehmen Sie 2–3 × tgl. 2–7 Tr.

Äußerlich:
Körperarbeit ist ein Muss zur Vorbeugung und zur Therapieunterstützung. Machen Sie täglich nach dem Aufstehen und vor dem Schlafengehen Beckenbodengymnastik (S. 36). Eine Verbesserung Ihrer Beschwerden tritt vermutlich erst nach 6 Monaten oder mehr ein, bleiben Sie trotzdem am Ball. Sie können sich immerhin möglicherweise eine Operation ersparen. Schnelleren und besseren Erfolg bringen Biofeedbacktherapie-Systeme (z. B. ProCept home). Dabei werden von Ihnen die Muskeln willkürlich angespannt und entspannt, die am Wasserlassen und an der Stuhlentleerung beteiligt sind. Ganz neu ist das Therapiesystem „Profit for the Lady" (Innocept). Damit können Sie zu jeder Zeit, an jedem Ort und bei jeder Art von Beschäftigung Ihren Beckenboden trainieren, ohne dass ein Außenstehender etwas bemerkt. Dank des kleinen Steuergerätes, das einfach in die Unterwäsche gelegt wird, und der elastischen Stimpon EMG-Elektrode können auf Knopfdruck Wahrnehmungsübungen, langsame und schnelle Kontraktionen und freie Übungen gewählt werden.

Ein Osteopath kann mit verschiedenen Techniken den Halteapparat und die Organe günstig beeinflussen. Darüber hinaus sind erst wechselwarme, später kalte Knie- oder Schenkelgüsse nach Kneipp empfehlenswert.

Ungewollter Harnverlust

Bei der Harninkontinenz handelt es sich nicht um ein eigenständiges Krankheitsbild sondern um ein Symptom. Da es jedoch sowohl aus hygienischer als auch sozialer Sicht zu erheblichem Leidensdruck führt, sollten Sie mehr darüber wissen.

Auf einen Punkt gebracht, bedeutet Harninkontinenz, dass der oder die Betroffene den Zeitpunkt des Wasserlassens nicht mehr selbst bestimmen kann. „Es" passiert unwillkürlich. Etwa sechs Millionen Menschen leiden allein in Deutschland darun-

Frauentypische Erkrankungen

ter. Durch die wachsende Aufklärung werden immer mehr Patienten erfasst, dennoch ist von einer deutlich höheren Dunkelziffer auszugehen. Die Auslöser des mehr als lästigen Symptoms sind vielschichtig. Je nach Ursache unterscheidet man vor allem vier Formen. Die so genannte Extraurethrale Inkontinenz als fünfte Form ist sehr selten. Von ihr ist dann die Rede, wenn durch angeborene Fehlbildungen oder nach Operationen oder Bestrahlungen der Blasenverschluss nicht mehr funktioniert.

Formen

Bei der **Belastungs- oder Stressinkontinenz** tritt der Urinverlust bei körperlicher Belastung, wie Heben, schweres Tragen, Laufen, Treppensteigen oder auch Husten oder Niesen auf. Schuld ist eine Funktionsstörung des Harnröhrenschließmuskels.

Bei einer schwachen Form der **Drang- oder Urgeinkontinenz** spricht man von der Reizblase. Immer wieder hat die Betroffene das Gefühl, auf Toilette gehen zu müssen. Dort kann sie aber nur kleine Harnmengen abgeben. Im schwereren Stadium kommt es zu ungewolltem Urinverlust. Ist die Ursache eine Entzündung, muss die natürlich behoben werden. Öfter steckt eine Störung des Nervensystems dahinter.

Sehr häufig sind Belastungs- und Dranginkontinenz miteinander kombiniert, so dass beides behandelt werden muss.

Die **Reflexinkontinenz** beruht auf einer Störung der Nerven, etwa durch eine Erkrankung oder Verletzung des Rücken-

marks oder eine Nervenkrankheit wie Multiple Sklerose oder Morbus Parkinson. Dabei kommt es zu plötzlichem Wasserlassen, häufig mit Restharn. Das heißt, es bleibt Urin in der Blase zurück, der sich leicht mit Keimen infizieren kann.

Aus unterschiedlichen Gründen kann sich die Blase nicht entleeren, die Blasenwand wird überdehnt. Fließt nun aus der Niere Flüssigkeit nach, kommt es zur **Überlaufinkontinenz**. Urin wird tröpfchenweise verloren. Es sind meistens Männer betroffen, bei denen die Vorsteherdrüse vergrößert sein kann. Hierbei wird das Hindernis operativ beseitigt.

Gut zu wissen

Was Blase und Rücken miteinander zu tun haben

Wundern Sie sich nicht, wenn Sie bei einer Blasenschwäche nach Rückenschmerzen gefragt werden. Es kann nämlich sein, dass Sie einen Bandscheibenvorfall im Bereich der oberen Lendenwirbelsäule hatten. Danach ist ungewollter Urinverlust möglich. Öfter kommt es aber zu Restharn, der ein hohes Infektionsrisiko darstellt.

Therapie
Konventionell

Im fortgeschrittenen Stadium der Belastungsinkontinenz wird operiert oder eine Barriere, wie etwa ein Pessar, eingesetzt. Hinzu kommen Präparate zur Östrogenisierung (siehe Therapie bei Senkung der inneren Beckenorgane und Scheidenpflege). Mit dem Prodry Vaginaltampon (Innocept)

Die äußeren Geschlechtsorgane und Blase ▶

können Sie sich tagsüber sicher fühlen. Er unterstützt die Beckenbodenmuskulatur durch seine elastischen Eigenschaften und kann so den Verschluss der Harnröhre bewirken. Beim Wasserlassen braucht er nicht entfernt zu werden.

Machen Sie bei Dranginkontinenz konsequentes Trink- und Blasentraining. Die Pausen zwischen den Toilettengängen sollen verlängert, die Blasenkapazität soll erhöht und die Trinkmenge gesteigert werden. Tipp: Führen Sie ein Tagebuch, in das Sie Trinkmenge, Dranggefühl, ungewollten Harnverlust und Toilettengänge eintragen.

Anticholinergika, die das Zusammenziehen der Blasenmuskulatur verhindern, unterstützen das Verhaltenstraining. Leider mit teilweise erheblichen Nebenwirkungen, wie trockener Mund, Magenbeschwerden, unregelmäßiger Puls, Verstopfung.

Bei Reflexinkontinenz muss möglicherweise mit einem Katheter regelmäßig die Blase entleert werden. Sprechen Sie mit Ihrer Ärztin über Reizstromgeräte, die unter die Haut gepflanzt werden und zur Entleerung führen.

Unterstützend
Spagyrik: Nehmen Sie bei Dranginkontinenz 3 × tgl. 15–20 Tr. TRIENO spag. Peka Tropfen (Pekana) in Flüssigkeit vor den Mahlzeiten.

Pflanzenmittel: Kombinieren Sie Kürbissamen mit Hopfenzapfen und/oder Gewürzsumachwurzel bzw. Goldrutenkraut. Leidet Ihr Partner wegen leichter gutartiger Vergrößerung der Vorsteherdrüse unter

einer Reizblase und nächtlichem Harndrang, sollte er über einen längeren Zeitraum morgens und abends je 1 Tbl. Prostagutt forte (Dr. Willmar Schwabe) oder ein anderes Qualitätspräparat aus den Extrakten von Sägepalmen-Früchten (Sabal) und Brennnessel-Wurzeln (Urtica) unzerkaut mit Flüssigkeit einnehmen. Bei Dranginkontinenz mit entzündlicher Komponente wirkt Cystinol N Lösung (Schaper und Brümmer) aus Bärentraubenblätter- und Echtem Goldrutenkrautextrakten antibakteriell, entzündungshemmend, krampflösend und durchspülend. Nehmen Sie 3 × tgl. 10 ml, aber nicht länger als eine Woche und höchstens 5 × im Jahr!

Ernährung: Essen Sie ballaststoffreich, damit die Darmentleerung regelmäßig und leicht funktioniert und Druck auf den Beckenboden vermieden wird. Trinken Sie außerdem unbedingt viel!

Äußerlich: Kneippsche Anwendungen, warme Moorbäder und -umschläge wirken sich günstig auf die Durchblutung aus. Am wichtigsten ist aber das Beckenbodentraining, ggf. einschließlich Profit for the Lady (Innocept) („Senkung" S. 136). Es sollte immer langfristig und regelmäßig gemacht werden und hilft auch bei Stuhlinkontinenz (hier im Notfall ProDry Analtampon von Innocept).

Tipp: Ganz wichtig ist, dass Sie sich nicht zurückziehen, sondern weiter am sozialen Leben teilnehmen. Wenn Ihnen das unmöglich erscheint, sollten Sie unbedingt eine Verhaltensschulung in Erwägung ziehen und eine Entspannungsmethode erlernen. Bei der Dranginkontinenz empfiehlt

Frauentypische Erkrankungen

sich immer eine Darmsanierung (S. 56). Bei Beschwerden im Alter, die durch Hormonmangel verstärkt werden, können Scheidenpflegezäpfchen eine große Hilfe sein. Auch die Neuraltherapie bringt in einigen Fällen gute Erfolge.

Infekte der Harnwege

Fast jede Frau hat mindestens einmal im Leben eine Harnwegsinfektion. Ist die Harnröhre betroffen, was quasi immer der Fall ist, spricht man von der Urethritis, ist es die Harnblase, ist von einer Zystitis die Rede. Natürlich haben auch Männer diese Erkrankung, aber erheblich seltener, da ihre Harnröhre deutlich länger ist, und Bakterien es somit schwerer haben, den Weg nach innen zu finden.

Das klassische Anzeichen ist der häufige Harndrang. Geht die Betroffene dann auf die Toilette, kommen meist nur wenige Tropfen. Das Wasserlassen verursacht einen brennenden Schmerz. Der Urin kann dunkler sein als üblich und Eiter oder auch Blut enthalten. Die wohl bekannteste und häufigste Ursache, besonders bei jungen Mädchen und Frauen, ist vermehrter Geschlechtsverkehr. Zum einen irritieren die Bewegungen und der Druck, den der Penis auslöst, Harnröhre und Blase, zum anderen können Bakterien, meistens sind es *Escherichia coli*, kurz *E. coli* genannt, in die Harnröhre geschoben werden.

Innerhalb von Familien gibt es eine hohe Übertragungsrate von *E. coli*, aber auch von Tieren auf Menschen, so dass Händehygiene ein wichtiger Schutz vor Ansteckung ist. Nicht nur nach jedem Toilettengang, sondern auch nach dem Einkaufen und vor dem Essen sollten Sie auf jeden Fall immer gründlich die Hände waschen.

Auch Harnsteine, eine Verengung der Harnröhre, Restharn etwa während einer Schwangerschaft oder der Einsatz eines Katheters bzw. die Benutzung eines Diaphragmas können die Blasenentzündung begünstigen. Frauen in den Wechseljahren und danach sind besonders oft betroffen. Durch das Sinken der weiblichen Hormone wird die Schleimhaut in der Scheide und in Harnröhre und Blase dünner und weniger widerstandsfähig.

Die Entzündung des Nierenbeckens, das den von den Nieren gefilterten Harn sammelt, bevor er in die Blase fließt, macht sich im akuten Zustand durch Schmerzen im Unterleib und Rücken bemerkbar. Kopfschmerz, Übelkeit und Erbrechen, Schüttelfrost und Fieber kommen meist hinzu. Eine chronische Nierenbeckenentzündung kann zu Nierenversagen führen. Darum ist eine gründliche Behandlung immer dringend erforderlich. Junge Mädchen und Frauen leiden öfter daran als Männer, hingegen im Alter sind Männer im Zusammenhang mit einer vergrößerten Prostata öfter betroffen. Auslöser ist fast immer eine aufsteigende Harnwegsinfektion.

Diagnose: Ein Verdacht wird allein durch die Beschreibung der Symptome entstehen.

Die äußeren Geschlechtsorgane und Blase ▶

Zunächst sollten dann andere Erkrankungen ausgeschlossen werden, zumal die Symptome der Blasenentzündung denen der Reizblase sehr ähnlich sind. Doch läge in dem Fall kein Infekt vor. Eine Urinuntersuchung gibt Auskunft über die Anzahl der Keime pro Milliliter sowie über die Art des Erregers. Mit einem eigenen Teststäbchen aus der Apotheke können Sie sich bereits selber orientieren. Verwendet wird in aller Regel der Mittelstrahlurin. Das heißt, Sie lassen erst etwas Urin und fangen dann die benötigte Menge auf. Dadurch wird erreicht, dass keine außen an der Harnröhre sitzenden Bakterien das Bild verfälschen. Falls Ihnen das nicht gelingt, kann der Arzt Ihnen vorschlagen, die Blase mit einem Schlauch durch die Harnröhre oder durch die Haut oberhalb des Schambeins zu katheterisieren. Um eine Nierenbeckenentzündung, Harnsteine oder einen Tumor auszuschließen, kann es nötig sein, das Blut zu untersuchen oder bildgebende Verfahren einzusetzen. Durch Abtasten kann eine Nierenbeckenentzündung erkannt werden, denn die Nieren sind klopfschmerzhaft. Urinprobe und eventuell bildgebende Verfahren folgen.

Therapie
Konventionell
Antibiotikum, z. B. ca. 3 Tage Cotrimoxazol; hartnäckige oder innerhalb von zwei Wochen wiederkehrende Beschwerden: mind. 7 Tage anderes Antibiotikum. Wichtig: Vorher eine Urinkultur anlegen, um das passende Präparat zu ermitteln. Auch bei der Nierenbeckenentzündung ist ein Antibiotikum gefragt, das die Erreger zerstört. Der Erfolg muss vom Arzt kontrolliert werden. Bei der chronischen Form müssen even-

tuell Engstellen, die immer wieder zu Entzündungen führen, operativ beseitigt werden. Strenge Bettruhe fördert den Heilungsprozess, in schweren Fällen im Krankenhaus. Oder es kann die Entfernung einer Niere angeordnet werden. Dann unbedingt mindestens eine weitere Meinung einholen!

Alternativ
Homöopathie: Mehrmals tgl. 4–5 Globuli in D12 von Cantharis, Dulcamara, Lycopodium, Nux vomica, Sarsaparilla oder Staphysagria. Fragen Sie Ihre Ärztin, was sie für Sie empfiehlt.

Schüßler: Bei ersten Anzeichen alle 10 Minuten 1 Tbl. Natrium phosphoricum D6 möglicherweise im Wechsel mit Ferrum phosphoricum D12. Nehmen Sie Natrium sulfuricum D6, wenn die Entzündung nach Kälte und Nässe aufgetreten ist, Silicea D12 im Wechsel mit Manganum sulfuricum D6, wenn das Leiden chronisch ist.

Pflanzenmittel: Senföle (Glucosinolate) aus Kapuzinerkresse und Meerrettichwurzel hemmen die Vermehrung von Bakterien, Pilzen und Viren, die für Harnwegsinfektionen verantwortlich sind, machen Bakteriengifte unschädlich und regen das Immunsystem an. Sie wirken wie ein Antibiotikum, ohne die Darmbakterien zu schädigen. Z. B. enthalten in ANGOCIN Anti-Infekt N (Repha).

Achtung: Alternativen zum Antibiotikum nicht länger als 24 Stunden probieren! Bei Fieber oder Rückenschmerzen sofort zum Arzt, sonst droht eine Nierenbeckenentzündung!

Frauentypische Erkrankungen

Unterstützend
Schüßler: Nr. 3 Ferrum phosphoricum, Nr. 4 Kalium chloratum, Nr. 10 Natrium sulfuricum und Nr. 16 Lithium chloratum lindern bei Nierenbeckenentzündung.

Spenglersan: Auf jeden Fall zur Stärkung des Immunsystems gleich 3×tgl. 10 Tr. Spenglersan Kolloid G (Meckel Spenglersan) in die Ellenbeuge reiben.

Spagyrik: Bei ersten Signalen 3×tgl. je 20 Tr. Akutur spag und Toxex spag Tropfen (Pekana) in etwas Flüssigkeit vor den Mahlzeiten.

Pflanzenmittel: Morgens, mittags und abends je 3–5 Tr. von je einer Sorte: CERES Solidago Urtinktur, CERES Echinacea Urtinktur und CERES Tropaeolum Urtinktur (ALCEA). Wenn Sie Ihren Körper gut kennen, werden Sie vielleicht schon bei den ersten Anzeichen mit diesen Tropfen verhindern, dass es zu einer ausgewachsenen Entzündung kommt.

3×3 Tr. CERES Solidago Urtinktur (ALCEA) fördern die Wasserausscheidung bei Nierenbeckenentzündung.

Blasentee 1: Je 20 g Birken-, Orthosiphon-, Bärentrauben- und Schwarze Johannisbeerblätter sowie Goldrutenkraut. 1 EL mit 150 ml kochendem Wasser übergießen und 5 bis maximal 8 Min. ziehen lassen. 4×tgl. 1–2 Tassen.

Blasentee 2: Schwarze Johannisbeere durch Pfefferminzblätter ersetzen. Dann 30 g Bärentraubenblätter und nur 10 g Pfefferminzblätter. 10 Min. ziehen lassen. 4×tgl. 1 Tasse lauwarm trinken.

Blasentee 3: 50 g Schachtelhalmkraut, 30 g Birkenblätter, 20 g Wacholderbeeren. 1 TL der Mischung mit 150 ml kochendem Wasser aufgießen, 10 Min. ziehen lassen. 3×tgl. 1 Tasse nach dem Essen.

Achtung: Bärentraubenblätter sind für Kinder unter 12 Jahren sowie während der Schwangerschaft und Stillzeit nicht geeignet. Auch sollten Tees und Medikamente, die Bärentraubenblätter enthalten nur maximal fünfmal im Jahr und dann höchstens eine Woche verwendet werden, da sonst Leberschäden auftreten können! Bärentraubenblätter gibt es auch in Tabletten, z.B. Cystinol akut Drg. (Schaper und Brümmer) oder mit Goldrutenkraut zur Nierendurchspülung als Cystinol N Lösung (Schaper und Brümmer).

Bei wiederkehrenden Blasenentzündungen Canephron N (Bionorica) in Abständen von einigen Wochen einnehmen, das Tausendgüldenkraut, Liebstöckelwurzel und Rosmarinblätter enthält. Diese Pflanzenkombination entkrampft die Blase und wirkt antientzündlich. 3×tgl. 2 Tbl. oder 74 Tr.

Ernährung: Viel trinken! Außer es liegt durch Nierenbeckenentzündung bereits ein Nierenversagen vor. 3 l Wasser, spezielle Blasentees oder Saftschorlen mit Preiselbeersaft. Schon 50 ml Cranberrysaft am Tag verhindern, dass sich die Bakterien an der Blasenwand anheften können. Sorgen Sie für eine gute Verdauung, da sonst die Verkeimung erneut auf den Genitalbereich übergehen kann.

Nahrungsergänzung: Bei akuter und chronischer Entzündung hoch dosiertes Zink,

Die äußeren Geschlechtsorgane und Blase ◀

Gut zu wissen

Böses Erwachen nach dem Sex?

Kommt die Entzündung nach Geschlechtsverkehr wieder, gehen Sie direkt danach auf die Toilette, um die Blase zu entleeren. So reinigen Sie den betroffenen Bereich am besten von Bakterien. Trinken Sie anschließend viel Blasentee. Kümmern Sie sich auch um die Scheidenpflege (S. 44) und den Darm (S. 56).

Vitamin C und Vitamin-B-Komplex, z.B. Kani Kps. (Orthim) aus Cranberry, Kürbis- und Traubenkernen, Acerolakirsche und Preißelbeere; über längere Zeit 3 × tgl. 1 Kapsel. Oder Tuim urofemin (Dr. Willmar Schwabe) aus Cranberry, Vitamin C, Zink und Selen 4 × tgl. 4 Tbl.

Achtung, vielleicht rät der Arzt Ihnen auch zu dem Eiweiß Methionin, das den Urin ansäuert, was viele Bakterien nicht mögen. Dann immer zusätzlich Vitamin B6, B12, und Folsäure einnehmen, z.B. Vitamin B-Komplex plus, das viel Zink enthält (hypo-a).

Immuntherapie: Mit Kanne Brottrunk, Biestmilch oder selenase 200 XXL (S. 79).

Äußerlich

Unterleib, unteren Rücken und Füße nicht auskühlen lassen. Das heißt, nicht barfuß auf kaltem Boden laufen, auf kalten Steinen sitzen, nasses Badezeug anbehalten oder zu kurze T-Shirts tragen. Lieber mit Wärmflasche auf dem Bauch und dicken Socken warm halten. An den Füßen startet der Blasenmeridian! Übrigens kann sich bei all diesen Situationen auch Ihr Mann verkühlen und sich eine Blasen- oder Prostataentzündung zuziehen.

Frauentypische Erkrankungen

Gebärmutter und Umgebung

Die Gebärmutter, in der Fachsprache Uterus, ist das Organ, in dem ein Kind heranwachsen kann. Damit ist sie für viele der Inbegriff der Weiblichkeit. Zwischen Harnblase und Enddarm eingebettet in das kleine Becken liegt die Gebärmutter. Sie besteht aus dem eigentlichen Körper, dem Corpus uteri, und dem Gebärmutterhals, Zervix genannt, der sich zur Scheide hin über den Muttermund öffnet.

Zysten am Gebärmutterhals

Bei einer Ektopie der Zervix wandern Schleim bildende Zellen des Zervikalkanals über den Muttermund hinaus auf die Zervixoberfläche. Dabei kann es zu vermehrtem Ausfluss kommen. Das ist aber in der Regel nicht krankhaft, sondern in der Geschlechtsreife durch den Einfluss der Eierstockhormone normal. Nur in Extremfällen ist eine chemische oder elektrische Verschorfung erforderlich.

Zervixzysten (= Ovula Nabothi) entstehen häufig am Muttermund in der Schleimhaut-Übergangszone. Diese verstopften Schleimdrüsen müssen nicht behandelt werden. Wenn Sie selbst beim Abtasten des Muttermundes (z. B. zur Überprüfung des Schleims) einen Knoten tasten, erschrecken Sie also nicht! Weisen Sie Ihren Frauenarzt auf Ihre Entdeckung hin, damit er prüfen kann, ob es sich wirklich um diese harmlose Veränderung handelt.

Polypen

Ein Polyp ist eine kleine gutartige Geschwulst aus Schleimhaut, die, kommt sie in der Zervix vor, meist einen kleinen dünnen Stiel hat und stecknadelkopf- oder auch kirschkerngroß werden kann. Der Polyp ist für den Fachmann gut zu erkennen und ragt aus dem Gebärmutterhals heraus. Jede Frau kann, solange sie ihre Regel bekommt, betroffen sein. Die Ursache für das Auftreten ist nicht bekannt. Es steht

aber fest, dass Frauen zwischen 40 und 50 Jahren, vor allem solche, die mehrere Kinder bekommen haben, häufiger betroffen sind. Dass ein Polyp dagegen im eigentlichen Gebärmutterkörper, im Corpus uteri, auftaucht, ist häufiger bei Frauen in den Wechseljahren durch die Hormonverschiebung und bei Übergewicht der Fall. Wenn bei Ihnen eine solche Geschwulst festgestellt wird, werden Sie immer mal wieder

Gebärmutter und Umgebung

vom zervikalen oder vom korporalen Polyp hören. Diese Unterscheidung, Gebärmutterhals oder -körper, ist so wichtig, weil die Polypen aus unterschiedlichem Gewebe erwachsen und eine unterschiedliche Neigung zur Entartung haben.

Nicht selten treten keine Symptome auf. Jedoch können Zwischenblutungen oder Blutungen nach der Menopause ein Signal sein. Auch Ausfluss ist zu beobachten. Hat der Polyp eine bestimmte Größe, kann er Beschwerden verursachen. Neben Schmerzen kann er bei Frauen, die noch ihre Menstruation haben, das Abfließen des Blutes behindern.

Durch Tasten, Betrachtung und Sonographie kann Ihre Ärztin die Geschwulst identifizieren. Zeigt sich ein typischer Stiel im Gebärmutterhals, wird sie feststellen, ob es sich nicht um einen Korpuspolypen handelt, der aus der Gebärmutter in den Gebärmutterhals wächst. Es kann notwendig werden, das Gewächs zur Untersuchung operativ zu entfernen.

Therapie
Konventionell
Wenn ganz sicher feststeht, dass der Polyp ausschließlich den Gebärmutterhals betrifft, muss er nicht entfernt werden, falls er keine Beschwerden verursacht. Während der Schwangerschaft ist davon sogar abzuraten. Es könnten zu starke Blutungen einsetzen, und es besteht sogar das Risiko einer Fehlgeburt.

Sitzt der Polyp in der Gebärmutterhöhle, muss er auf jeden Fall beseitigt werden, da die Gefahr der Entartung zu groß ist. Stel-

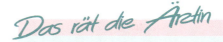

Das rät die Ärztin

Ab in die Klinik

Zwar ist es kein großer oder komplizierter Eingriff, einen Polypen aus dem Gebärmutterhals zu entfernen. Er wird mit einer Zange abgedreht. Dennoch sollten Sie ihn nicht in der Praxis vornehmen lassen. Es können zu starke Blutungen auftreten, mit denen Sie in der Klinik besser aufgehoben sind.

len Sie sich auf eine Gebärmutterspiegelung (Hysteroskopie) ein. Dabei werden mit einem speziellen Gerät die Höhlenwände betrachtet. Auch eine Ausschabung ist wahrscheinlich.

Unterstützend
Homöopathie: 3–5 × tgl. Teucrium D6 oder 2–3 × tgl. Thuja D12 je 4 Globuli. Lesen Sie in einem Homöopathiebuch nach, welche Symptome am ehesten bei Ihnen zutreffen, oder lassen sie sich von Ihrer Ärztin beraten.

Schüßler: Im Wechsel 4 × tgl. je 2 Tbl. Natrium sulfuricum D6 (Nr.10) und Calcium carbonicum D6 (Nr.22).

Ernährung: Bei einem Polypen in der Gebärmutterhöhle tierische Fette und Proteine reduzieren und völlig auf Alkohol verzichten. Etwaiges Übergewicht abbauen. Essen Sie viel frisches Obst und Gemüse, um Ihrem Stoffwechsel zu helfen.

Tipp: Viel moderate Bewegung tut Ihnen gut und ist gleichzeitig wunderbar zur Vorbeugung!

Frauentypische Erkrankungen

Myome

Auch ein Myom ist eine gutartige Geschwulst. Im Unterschied zum Polyp (Schleimhaut) besteht das Myom aus Muskelgewebe. Ein Gebärmuttermyom ist der am häufigsten auftretende gutartige Tumor des Unterleibs bei Frauen. Das größte Risiko besteht bei der Altersgruppe zwischen 35 und 53 Jahren. Es lässt sich nicht klar sagen, wodurch die Entstehung ausgelöst wird. Es ist aber zu beobachten, dass das Risiko mit der Zahl der Geburten, die eine Frau hinter sich gebracht hat, steigt. Auch ist festzustellen, dass Frauen mit schwarzer Hautfarbe eher betroffen sind, Raucherinnen dagegen anscheinend ein niedrigeres Risiko haben.

Auch Umweltgifte mit Hormonwirkung werden verdächtigt, das Myomwachstum zu fördern. Da das Wachstum ganz offenbar im Zusammenhang mit den Eierstockhormonen steht, können Myome sich weder vor der Pubertät noch nach den Wechseljahren bilden. Wird ein neues Myom in der Gebärmutter nach der Menopause entdeckt, muss unbedingt an einen bösartigen Tumor gedacht werden. Manchmal werden Myome der Gebärmutter bei Schwangeren entdeckt. Die Wucherungen wachsen dann meist im ersten Drittel der Schwangerschaft. In rund zehn Prozent der Fälle kommt es zu Komplikationen, die von Schwierigkeiten beim Geburtsvorgang bis zur Früh- oder Fehlgeburt reichen.

Symptome: Ungefähr ein Drittel der Myom-Patientinnen haben überhaupt keine Symptome. Die Wucherung im Muskelgewebe wurde bei ihnen zufällig festgestellt. Da ist es nicht überraschend, dass ein Viertel aller Betroffenen auch nicht behandelt werden müssen. Bei den anderen kommt es zu Beschwerden, die stark davon abhängen, wie groß die Geschwulst ist und wo sie sich entwickelt hat.

Das häufigste Symptom sind deutlich verstärkte oder auch verlängerte Regelblutungen. Die können so ausgeprägt sein, dass es zur Blutarmut mit entsprechender körperlicher Schwäche kommt. Schmerzen können entweder während des Geschlechtsverkehrs oder auch während der Untersuchung beim Gynäkologen auftreten. Möglich sind sogar schubartige Schmerzen, die an Wehen erinnern. Sie können übrigens nicht nur im Unterbauch sondern auch im Rücken spürbar sein. Drückt das Myom auf die Harnblase, kommt es zu häufigem Harndrang und unter Umständen auch zu Schwierigkeiten beim Wasserlassen. Bei Druck auf den Mastdarm kann die Stuhlentleerung eingeschränkt sein.

Diagnose: Legen Blutungsstörungen und andere Warnsignale den Verdacht nahe, dass ein Myom in der Gebärmutter ist, folgt eine gründliche gynäkologische Untersuchung, bei der durch Tasten aber auch durch bildgebende Verfahren sowohl die genaue Lage als auch die Größe festgestellt werden. Halten die Symptome an, ohne dass die Untersuchung ein erhellendes Ergebnis gebracht hätte, wird eine Bauch- und Gebärmutterspiegelung folgen.

Gebärmutter und Umgebung

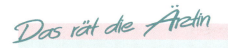

Lassen Sie sich gründlich beraten!

Welche Operation für Sie die geeignete ist, sollte in einem ausführlichen Gespräch geklärt werden. Falls Ihnen jemand, ohne über Alternativen zu sprechen, eine Entfernung der Gebärmutter, in der Fachsprache Hysterektomie genannt, nahe legt, sollten Sie sich dringend eine zweite Meinung einholen.

Therapie

Konventionell

Treten Symptome auf, bleibt im Grunde nur eine Operation, weil Medikamente allein keinen Erfolg versprechen. Je nach Größe und Lage kann eine Ausschälung des Myoms im Rahmen einer Bauch- und Gebärmutterspiegelung funktionieren. In anderen Fällen ist ein Bauchdeckenschnitt erforderlich. Oder die gesamte Gebärmutter wird von der Scheide aus, wenn sie nicht zu stark vergrößert ist, oder von einem Bauchschnitt aus entfernt.

Sprechen Sie Ihre Frauenärztin ruhig auch auf eine so genannte Embolisation an. Damit ist, vereinfacht ausgedrückt, gemeint, dass mittels eines Schlauchs Partikel zu dem Blutgefäß gebracht werden, das das Myom versorgt. Die Partikel verschließen das Gefäß, und in der Folge trocknet die Geschwulst aus. Die Embolisation kann erst durchgeführt werden, wenn sicher feststeht, dass es sich wirklich um ein Myom und nicht um einen bösartigen Tumor handelt und wenn keine Entzündung im Beckenbereich vorliegt. Auch bei Wucherungen ab zwölf Zentimetern Durchmesser gibt es Vorbehalte, da die Erfolgsaussichten in keinem günstigen Verhältnis zu den Risiken stehen. Frauen mit schweren Gefäßerkrankungen und solche, denen kein Kontrastmittel gespritzt werden darf, kommen für die Therapieform nicht infrage. Bei Kinderwunsch ist Zurückhaltung angebracht, da noch keine Erkenntnisse über die Folgen der Strahlenbelastung existieren.

Alternativ

Pflanzenmittel: Trinken Sie 4–8 Wochen tgl. 2 Tassen von folgendem Tee: je 30 g Schafgarbe und Hirtentäschel und je 20 g Besenginster und Frauenmantelkraut, davon 1 TL pro Tasse. 7 Min. ziehen lassen. Etwa drei Tage, bevor die nächste Blutung einsetzen müsste, auf 4 Tassen tgl. steigern und bis zum dritten Tag der Blutung beibehalten. Achtung: Hirtentäschelkraut nicht allein verwenden, da es dann nicht zuverlässig ist. Schafgarbe keinesfalls stärker dosieren, weil sich der gewünschte Effekt sonst umkehrt.

Ernährung: Laut einer italienischen Studie sind eher Frauen betroffen, die viel tierisches Fett und tierisches Protein konsumieren. Reduzieren Sie diese Nahrungsmittel (Fleisch, Milchprodukte) und essen Sie viel grünes Gemüse. Auch den Konsum von Zucker, Süßigkeiten und Weißmehl drastisch zurückfahren. Abnehmen ist bei Übergewicht ein Muss. Greifen Sie zu Lebensmitteln mit niedrigem glykämischen Index, da sonst durch die Insulinausschüttung Wachstumsfaktoren gebildet werden, die auch die Myome zum Wachsen anregen

Frauentypische Erkrankungen

(S. 61). Den durch hohen Blutverlust bedingten Eisenmangel mit Schnittlauch, Petersilie, Pistazien, Hülsenfrüchten und Vollkornprodukten ausgleichen. Immer gleichzeitig Vitamin C, etwa ein Glas frisch gepressten Orangensaft oder Holunderbeersaft einnehmen, da die Aufnahme des Eisens vom Körper nur schwer bewältigt und von Vitamin C verbessert wird. Wenn Sie Zitrusfrüchte nicht vertragen, ist Acerolasaft ideal.

Nahrungsergänzung: 3 × tgl. 2 EL Floradix Kräuterblut mit Eisen (Salus) regt die Blutneubildung an und gibt neue Energie. Oder 3 × tgl. 1–2 Tbl. Inzelloval (Köhler) mit Eisen, Zink, Mangan und Kupfer.

Achtung: Nur wenn nicht operiert werden muss, können Sie natürliche Heilmethoden einsetzen, um dem Myom zu Leibe zu rücken, oder es wenigstens am Wachsen zu hindern. Ein ausdrücklicher Erfolg einer bestimmten Komplementärtherapie ist bisher jedoch nicht nachgewiesen.

Tipp: Sofern das Myom noch unter 2 cm groß ist, lohnt ein Versuch mit einer Kombination aus Ernährungsumstellung und Akupunktur. Planen Sie drei Zyklen mit jeweils vier Sitzungen ein.

Unterstützend
Homöopathie: Lapis albus D6 und Aurum chloratum natronatum D6 bei sehr starker Blutung. Am besten ist, Sie lassen sich ein Konstitutionsmittel geben. Nach Entfernung der Gebärmutter 14 Tage lang 2 × 5 Globuli Sepia D12.

Schüßler: Tagsüber im Wechsel je 2 Tbl. Calcium fluoratum D12 (Nr. 1), Ferrum phosphoricum D12 (Nr. 3) und Calcium carbonicum Hahnemanni D6 (Nr. 22) unter der Zunge zergehen lassen. Bei sehr starken Blutungen Calcium carbonicum Hahnemanni D6 (Nr. 22) anfangs halbstündlich 2–5 Tabl.

Achtung: Da die Gebärmutter der Frau der Prostata beim Mann entspricht, verabreichen Sie ihm nach einer OP der Prostata 14 Tage lang 2 × 5 Globuli Staphisagria D12.

Pflanzenmittel: 3 × 3–5 Tr. CERES Alchemilla Urtinktur (ALCEA) als ausgleichendes Basismittel kann über einen längeren Zeitraum genommen werden. 3 × 1 Tbl. Natudolor (Salus) mit Gänsefingerkraut bei leichteren Blutungsstörungen und Periodenschmerzen.

Unterleibsentzündung

Bei der Gebärmutterentzündung wird unterschieden, ob sie nur den Hals betrifft oder auf den Körper übergegriffen hat. In beiden Fällen ist davon auszugehen, dass die Infektion aus der Scheide aufgestiegen ist. Normalerweise ist der Muttermund durch einen dicken Schleimpfropf vor dem Eindringen von Keimen geschützt. Der Schutz kann unter bestimmten Umständen jedoch vermindert sein. Das ist zum Beispiel kurz nach der Geburt oder während der Regelblutung der Fall. Grundsätzlich

Gebärmutter und Umgebung ▶

sollten Sie durch Benutzung von Kondomen oder Diaphragmen mit Spermiziden, sowie die Scheidenpflege (S. 44) vorbeugen. Lernen Sie die Gebärmutterentzündung und weitere Formen der Unterleibsentzündungen besser kennen:

Einen Infekt des Gebärmutterhalses nennt man **Zervizitis**. Besonders junge geschlechtsreife Frauen, die sexuell recht aktiv sind, sind betroffen. Die Schleimhaut des Genitale ist dann noch sehr zart, die üblichen Schutzmechanismen versagen, und „auf dem Rücken" der Samenzellen klettern Keime nach oben. Verantwortlich sind in den meisten Fällen Chlamydien, Gonokokken, Herpes-simplex- oder Papillomaviren, Trichomonaden oder Streptokokken der Gruppe A.

Auslöser kann auch ein kleiner diagnostischer Eingriff, etwa eine Gewebeentnahme sein. Zusätzliche Risikofaktoren sind das Rauchen, Alkoholkonsum, eine liegende Spirale oder vaginale Spülungen. Eine chronische Zervizitis betrifft meist ältere Frauen, bei denen sich der Gebärmutterhals anatomisch verändert.

Die **Endometritis** ist die Entzündung der Gebärmutterschleimhaut, die **Myometritis** die der Gebärmuttermuskelschicht. Sind Gebärmutterschleimhaut und -muskelschicht entzündet, spricht die Ärztin von einer Endomyometritis. Der Uterus ist dabei vergrößert. Die Entzündung von Eileiter und Eierstöcken schließlich heißt **Adnexitis**. Sie kann nur eine oder auch beide Seiten betreffen. Die Erkrankung ist die häufigste aller schweren Infektionen sexuell aktiver Frauen, etwa 10 % aller Frauen

Gut zu wissen

Kann eine Adnexitis nicht rechtzeitig gestoppt werden, greift sie möglicherweise auf andere Organe über. Eierstockabszesse oder eine Bauchfellentzündung sind denkbare Folgen. Außerdem können die Eileiter verkleben, woraus sich eine Unfruchtbarkeit ergeben kann. Ein weiteres Risiko sind zurückbleibende Narben, an denen ein befruchtetes Ei hängen bleiben kann, es kommt zur Eileiterschwangerschaft.

erkranken im Laufe ihres Lebens daran. Auslöser sind in den meisten Fällen mehrere Bakterienarten, die zusammenwirken. Der Infekt kann sich nach dem Geschlechtsverkehr von der Scheide kommend ausbreiten oder seinen Ursprung am Blinddarm haben. Aber auch der direkte Weg über das Blut kommt manchmal vor. Die Risikofaktoren entsprechen weitgehend denen der Zervizitis.

Symptome: Unterleibsentzündungen können zunächst nahezu unauffällig sein, sodass die Erkrankung leicht übersehen wird. Ein gelblich-eitriger Ausfluss, der blutig-gelb bis grün und flüssig bis sehr cremig-dick sein kann, ist oft das einzige Anzeichen. Möglicherweise kommen eher tief sitzende Bauchschmerzen hinzu.

Achtung: Schmerzen und ein starkes Druckgefühl bei entzündeter Schleimhaut bzw. Muskelschicht können auf das Verkleben des inneren Muttermundes hindeuten, hinter dem sich Eiter ansammelt. Unbedingt auf ein Karzinom untersuchen lassen,

Frauentypische Erkrankungen

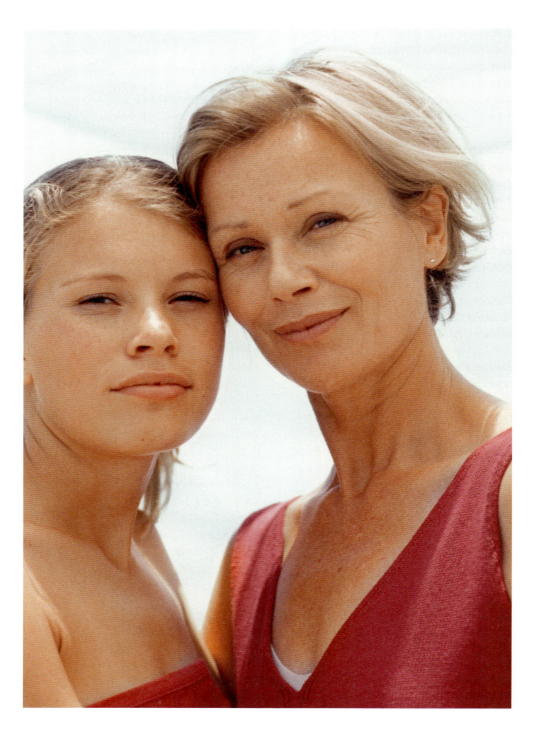

Gebärmutter und Umgebung ▶

das in der Hälfte aller Fälle hinter der Verklebung steckt. Und: Sind die Eileiter betroffen, wirkt die Bauchdecke oft aufgebläht und fühlt sich hart an. Druck und bestimmte Bewegungen verschlimmern den Schmerz, der ohne Behandlung zunimmt.

Auch Blutungen und Beschwerden beim oder nach dem Geschlechtsverkehr treten durch Entzündungen manchmal auf. Nehmen Sie jedes Anzeichen sehr ernst und lassen Sie unbedingt ärztlich abklären, ob eine Infektion des Unterleibes vorliegt, welcher Bereich betroffen ist und vor allem, durch welche Keime sie verursacht wurde.

Die Zervizitis gilt als Anfangsstadium der so genannten PID (Pelvic inflammatory disease). Das ist eine Ausbreitung der Entzündung auf sämtliche Organe des kleinen Beckens, die, nicht früh und ausreichend behandelt, zur Unfruchtbarkeit führen kann. 10–15 % aller Frauen zwischen 15–25 Jahren haben eine PID.

Diagnose: Der erste Schritt ist die optische Untersuchung. Die Frauenärztin betrachtet z. B. den Gebärmutterhals, der, ist er entzündet, oft anschwillt. Bei Verdacht auf Adnexitis kommt ein Abtasten hinzu. Das Vaginalsekret wird ebenso untersucht, wie die Schleimhaut des Gebärmutterhalses nach einem Abstrich. Zusätzlich wird Blut abgenommen und meist auf Chlamydien bzw. Gonokokken getestet.

Therapie
Konventionell
Antibiotika-Therapie mit einem Präparat, das möglichst alle infrage kommenden Erreger bekämpft. Liegen konkrete Ergebnis-

se vor, mit einem speziell zugeschnittenen Wirkstoff. Je nach Erreger kann eine Therapie für den Partner ebenfalls nötig werden. Die Kontrolluntersuchung nach Abschluss der Behandlung ist ein Muss. Liegt eine Veränderung des Gebärmutterhalses vor, beispielsweise durch Vernarbung, kann eine operative Korrektur angezeigt sein.

Steht die akute Adnexitis fest, ist sofort strenge Bettruhe angesagt, in schweren Fällen in der Klinik. Zu den Antibiotika kommen eventuell Entzündungshemmer und Schmerzmittel. Klingen die Symptome nach drei Tagen nicht ab, folgt eine Bauchspiegelung, im schlechtesten Fall eine Operation. Dabei werden entweder nur Teile, die Eierstöcke und Eileiter komplett oder die Gebärmutter entfernt.

Bei einer Endometritis kann der Verzicht auf ein Antibiotikum möglich sein. Sprechen Sie mit Ihrer Frauenärztin über Hormongaben zur Regenerierung der Schleimhaut.

Unterstützend
Homöopathie: Belladonna, Lachesis, Palladium, Podophyllum und Pyrogenium entweder 3 × tgl. in D12 oder 1–2 × tgl. in C30 4 Globuli nach Absprache mit Ihrem Arzt. Oder 3 × tgl. 1 Tbl. bzw. 10 Tr. von dem Komplexmittel Traumeel (Heel) im Mund zergehen lassen.

Spagyrik: 3–4 × tgl. 25 Tr. OPSONAT spag. Tropfen (Pekana) in einer Tasse warmem Wasser vor den Mahlzeiten trinken.

Pflanzenmittel: 1–3 × tgl. 3–5 Tr. CERES Echinacea purpurea Urtinktur (ALCEA) für

Frauentypische Erkrankungen

das Immunsystem. Mit CERES Bellis perennis Urtinktur (ALCEA), dem „Arnika der Gebärmutter", können Sie z. B. beim Einsetzen eines Intrauterinpessars einer Entzündung vorbeugen. Nehmen Sie 3 × 3 Tr.

Enzymtherapie: 3 × tgl. 1 Kapsel Enzymax (Orthim) eine halbe Stunde vor dem Essen, bis die Krankheit wirklich ausgeheilt ist. Alternativ zur Verhinderung von Verwachsungen 3 Tage lang 3 × 5 Tbl. Wobenzym N (Mucos), dann 3 × 3 bis zur Abheilung.

Ernährung: Ernähren Sie sich leicht und vermeiden Sie alles, was stopft. Bei der Eileiterentzündung kann sogar vorübergehend Flüssigkost sinnvoll sein.

Immuntherapie: Nehmen Sie Selen und Zink. Tgl. 1 selenase 200 XXL (biosyn) und 3 × 1 Unizink 50 (Köhler). Auch gut: eine Kur mit Kanne Brottrunk oder Biestmilch (S. 79).

Äußerlich

Bei häufig wiederkehrenden Entzündungen, vor allem der Gebärmutterschleimhaut, Moor-, Thermal- und Saunabäder, kalte Güsse, und UV-Therapie im Wechsel mit Infrarot-Therapie machen. Außerdem zur Nacht Ölwickel mit Lavendula, Oleum aether. 10 % auf den Unterleib. Wadenwickel oder feuchtkalte Umschläge senken das Fieber. Gerade bei der Adnexitis hilft ein in ein Handtuch geschlagener Eisbeutel auf dem Unterbauch. Er verringert die durch die Entzündung verstärkte Durchblutung, sodass sich die Keime weniger leicht ausbreiten.

Tipp: Gegen starke Schmerzen gibt es krampflösende Zäpfchen. Bauen Sie das Abwehrsystem Ihrer Scheide nach Abheilen wieder auf, z. B. mit Vagiflor Zäpfchen (Asche Chiesi) und sanieren Sie unbedingt den Darm (Tipps dazu finden Sie auf S. 91, Mikrobiologische Therapie).

Endometriose

Die Bezeichnung Endometriose ist abgeleitet von Endometrium, also Gebärmutterschleimhaut. Bei gesunden Frauen kleidet die Schleimhaut die Höhle der Gebärmutter aus. Von einer Endometriose spricht man dann, wenn Gewebe, das dieser Schleimhaut ähnlich ist, sich dort ansiedelt, wo es nicht hingehört. Das kann theoretisch überall im Körper der Frau passieren. Am häufigsten sind jedoch Bereiche des Unterleibs betroffen, wie zum Beispiel die Eileiter, die Eierstöcke oder das Bauchfell.

Gewebestückchen wachsen unter dem Einfluss der weiblichen Sexualhormone an Stellen heran, an denen sie keinen Zweck erfüllen können. Durch das Zerfallen des Gewebes während der Menstruation kommt es an diesen Stellen zu Blutungen. Das Blut kann nicht einfach abfließen und sammelt sich an. Oft passiert das in der Bauchhöhle.

Zwar handelt es sich um eine gutartige Erkrankung, nehmen Sie sie bitte trotzdem nicht auf die leichte Schulter. Eine Folge

Gebärmutter und Umgebung ▶

kann Unfruchtbarkeit durch Verkleben bzw. Schädigung von Eileitern und Eierstöcken sein.

Formen der Endometriose

Generell werden drei Krankheitsformen nach dem Ort des Auftretens unterschieden.

- Da ist zunächst die Form, die innerhalb der Gebärmutter bleibt, aber in die Muskulatur einwächst. (Endometriosis interna oder Adenomyosis).
- Diejenige, die außerhalb der Gebärmutter ist und die Geschlechtsorgane betrifft, wie etwa die Scheide. (Endometriosis externa).
- Und zuletzt die Form, die sich außerhalb der primären Geschlechtsorgane ansiedelt, die also etwa in Blase, Darm, Lunge oder Leber auftritt. (Endometriosis extragenitalis).

Symptome: Stellen Sie einen offenkundigen Zusammenhang zwischen den monatlichen Blutungen und folgenden Beschwerden fest, besteht immer Verdacht auf eine Endometriose. Besonders dann sollten Sie hellhörig werden, wenn die Beschwerden nicht schon seit der Pubertät bestehen, sondern neu auftreten.

Unterbauchschmerzen sind typisch. Sie beginnen meist vor der Regelblutung, häufig mit Schmierblutungen, und ebben danach wieder ab. **Schmerzhafte Regelblutungen** sind ebenfalls klassisch. Sie setzen meist bereits kurz vor der Menstruation ein und steigern sich in vielen Fällen so stark, dass die Betroffene nicht in der Lage ist, ihrer Arbeit nachzugehen. **Beschwer-**

den der Blase, des Darms, der Vagina sind weniger leicht zu bemerken. Sitzt ein Herd etwa an der Blase, zeigt sich Blut im Urin. Eher selten kommt es zu Schmerzen beim Wasserlassen. Ähnliches gilt für den Darm. Sind hier Herde vorhanden, ist im Rahmen des Zyklus Blut im Stuhl zu entdecken. Weniger häufig sind Unregelmäßigkeiten oder Schmerzen beim Stuhlgang sowie Verstopfung. Und auch Beschwerden beim Geschlechtsverkehr können ein Anzeichen für die Erkrankung sein, wenn sich Schleimhautansiedlungen in der Scheide befinden.

Häufigkeit und Ursachen: In der Altersgruppe zwischen 30 und 40 Jahren ist die Endometriose eins der wichtigsten Krankheitsbilder. 10–50 % der Frauen im gebärfähigen Alter sind vermutlich betroffen. Die Schätzung ist u. a. deshalb vage, weil die Beschwerden oft nicht so stark sind, dass Frauen hartnäckig nach der Ursache suchen. Auch die lautstark verkündete Meinung einiger Männer, die Menstruation sei ja wohl keine Krankheit und damit kein Grund, bestimmte Aufgaben nicht zu erledigen, mag in diesem Zusammenhang eine Rolle spielen.

Risikofaktoren

Die **Anzahl der Blutungstage** hängt zum einen davon ab, wie früh die Menarche, also die erste Blutung, und wie spät die Menopause eintritt. Zum anderen hängt sie von der Dauer jeder einzelnen Menstruation ab. Und schließlich spielt auch die Veränderung eine Rolle, die Frauen in den letzten rund 200 Jahren durchgemacht haben. Während die Zeitspanne zwischen Menarche und

Frauentypische Erkrankungen

Menopause länger geworden ist, haben die Frauen weniger Kinder bekommen, als ihre Vorfahrinnen. Das führt zu mehr Blutungstagen, die allesamt Startschuss für die Erkrankung sein können.

Als weiterer Risikofaktor gilt ein **Ungleichgewicht** der beiden weiblichen **Sexualhormone** Östrogen und Progesteron.

Einige **Geschlechtskrankheiten** oder auch eine Infektion mit Chlamydien, die nicht selten während des Verkehrs vom Partner übertragen wird, stehen im Verdacht, die Erkrankung zu begünstigen.

Auffallend häufig werden bei Endometriose-Patientinnen zusätzlich Erkrankungen **des Immunsystems** festgestellt, was die Bedeutung des Immunsystems für die Krankheitsentstehung zeigt. Das sind vor allem die chronische Schmerzerkrankung Fibromyalgie, Schilddrüsenerkrankungen, Fehlfunktionen des Immunsystems sowie das Chronische Müdigkeitssyndrom.

Entstehungstheorien

Bei den diagnostizierten Patientinnen sind junge Mädchen, also die Gruppe unter 16 Jahren, die Ausnahme, ebenso wie Frauen jenseits der 45. Was die Ursachen angeht, kann die Wissenschaft leider keine eindeutigen Antworten geben. Es gibt Hinweise auf mehrere Faktoren, die meist zusammentreffen. Da es Familien gibt, in denen die Krankheit gehäuft auftritt, scheint Vererbung eine Rolle zu spielen. Aber wie gelangt das Gebärmuttergewebe nun an die Orte, an denen es sich fälschlicherweise ansiedelt? Eine Theorie dazu beschäftigt sich mit der so genannten retrograden Menstruation. Dieses Phänomen tritt – völlig unbemerkt von den Betroffenen – bei praktisch allen Frauen auf. Diese „umgekehrte" Blutung müssen Sie sich vereinfacht so vorstellen: Durch unregelmäßige Verkrampfungen der Gebärmutter bei der Periode, etwa durch Stress ausgelöst, wird Blut mit abgelösten Schleimhautzellen nicht nur durch die Scheide nach außen transportiert, sondern auch in die Gegenrichtung durch die Eileiter in den Bauchraum (Ausbreitungstheorie). Normalerweise können die Fresszellen des Bauchfells die Schleimhautzellen vernichten und abtransportieren. Wenn jedoch zu viel Material anfällt oder das Immunsystem nicht richtig arbeitet (Immuntheorie), siedelt sich die Schleimhaut an der falschen Stelle an: entweder gleich im Eileiter, an den Eierstöcken oder am Bauchfell. Bei Patientinnen konnten Antikörper nachgewiesen werden, die sich

Gut zu wissen

Was die Chemie betrifft, sind zwei Beobachtungen besonders interessant. So wurde bei Endometriose-Patientinnen im Sekret des Bauchfells eine höhere Konzentration an PVC-Weichmachern gefunden als bei gesunden Frauen. Ebenso trat die Krankheit bei den Frauen aus Seveso, die nach dem Chemieunfall 1976 einer extrem hohen Dioxinkonzentration ausgesetzt waren, besonders oft auf. Ein Zusammenhang zwischen Dioxin und Endometriose konnte auch durch einen Versuch mit Affen nachgewiesen werden.

Gebärmutter und Umgebung ▶

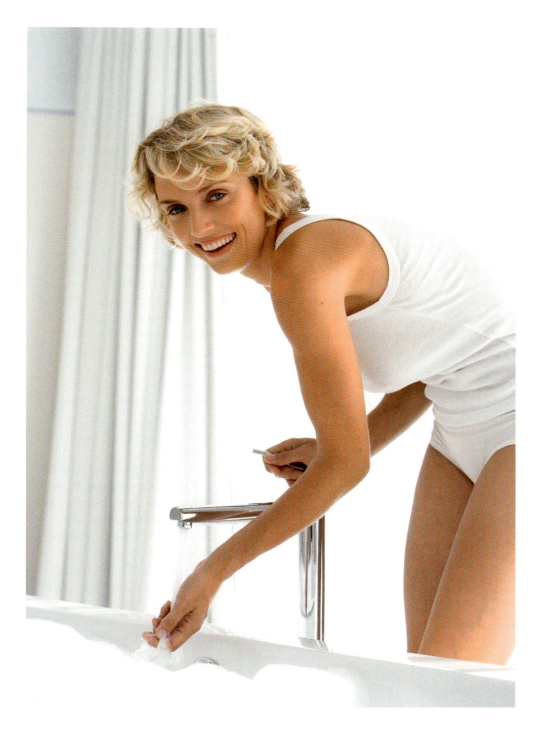

Frauentypische Erkrankungen

gegen die eigene Gebärmutterschleimhaut richten. Das führt zu Entzündungen. Es bleibt allerdings offen, ob die körpereigene Abwehr diese Antikörper bildet, um sich gegen die bereits existierende Krankheit zur Wehr zu setzen, oder ob sie das gewissermaßen aufgrund einer Fehlfunktion tut und die Entstehung erst auslöst.

Auch eine Ausbreitung über den Blutkreislauf bzw. die Lymphbahnen kommt vor. Die Verschleppungstheorie hingegen geht davon aus, dass mechanische Veränderungen zur Bildung von Endometrioseherden führen können. Ein Beispiel ist das Narbengewebe, das etwa nach einer Bauchspiegelung um die Einstichstelle entsteht. Hier, so die Theorie, bilden sich die Schleimhautansiedlungen aus winzigen Zellresten, die bei dem Eingriff aus dem Bauchraum an den Instrumenten gehaftet haben.

Schließlich lassen sich manche Endometrioseerkrankungen nur dadurch erklären, dass sich Zellen, die sich im Laufe der Entwicklung spezialisiert haben, aus unbekannten Gründen (Entzündung, Hormone, Umweltgifte) in Gebärmutterschleimhautzellen umwandeln (Metaplasietheorie).

Diagnose: Beobachten Sie genau, ob auftretende Beschwerden eine Parallele zu Ihrer Blutung aufweisen. Ihre Ärztin wird der Sache nachgehen. Herde in der Scheide können manchmal mit bloßem Auge erkannt werden, liegen sie tiefer in der Scheide oder im Darm, gibt das Abtasten ersten Aufschluss. Danach wird immer eine Ultraschalluntersuchung durchgeführt, endgültigen Aufschluss bringt aber erst

eine Bauchspiegelung mit Entnahme kleiner Gewebsstücke.

Therapie
Konventionell
Eine vollständige Heilung ist nur schwer zu erreichen, da die Ursache kaum bekannt ist. Eine sehr leichte Form kann zunächst beobachtet werden. Hin und wieder kommt es zu einem Rückgang von ganz alleine, und Sie müssen sich nicht mit Medikamenten belasten.

Grundsätzlich werden die unterschiedlichen Symptome mit **Medikamenten** bekämpft, z. B. Schmerzstiller mit Azetylsalizylsäure und auch Entzündungshemmer vom Typ der so genannten Nichtsteroidalen Antiphlogistika, wie Diclofenac oder Ibuprofen. Letzteres ist gleichzeitig krampflösend, was die Gebärmutterschmerzen bei der Periode reduziert, und kann wegen der günstigen Verträglichkeit am ehesten auf eigene Faust genommen werden.

Um das gesamte Krankheitsbild zu beeinflussen, wird zur **Hormontherapie** gegriffen. Mit gutem Erfolg, der allerdings meist nur während der Behandlungsdauer anhält. Schließlich täuschen die Hormone entweder eine Schwangerschaft vor (Pille) oder versetzen künstlich vorübergehend in die Wechseljahre (GnRH-Analoga). Bei kleinen Endometrioseherden kann eine gestagenbetonte Pille bereits reichen, die die Blutungen zwar nicht unterdrückt, aber deutlich schwächt. Lassen Sie sich gründlich über die jeweiligen zu erwartenden Nebenwirkungen informieren!

Gebärmutter und Umgebung ▶

Schließlich muss noch die **operative Therapie** genannt werden. Die Bauchspiegelung ist bereits der erste Schritt. Sie dient nicht nur der Diagnosesicherung, sondern schon der Behandlung, da hierbei Gewebe entfernt werden kann. Wenn nötig, muss eine weitere Bauchspiegelung oder ein Bauchschnitt durchgeführt werden, um Restgewebe zu entfernen. In schweren bzw. komplizierten Fällen, wenn kein Kinderwunsch (mehr) besteht, wird die Entfernung der Eierstöcke oder der Gebärmutter empfohlen.

Unterstützend

Vor allem können Sie selber die Symptome lindern. Lesen Sie bitte in den entsprechenden Abschnitten über Zyklusstörungen, Regelschmerzen, Kinderwunsch, Schmerzen beim Wasserlassen, Verstopfung und Wechseljahrsbeschwerden unter der Therapie nach. Und Sie können auslösende bzw. begünstigende Faktoren verringern sowie den gesamten Organismus stärken.

Homöopathie: Vor allem die Konstitutionsbehandlung bringt nachweislich gute Erfolge bei Endometriose. Beschwerden lassen sich lindern, die Lebensqualität steigt. Schwangerschaften treten spontan ein. Wegen der Schwere der Erkrankung und des chronischen Verlaufs ist von einer Eigenbehandlung mit Komplexmitteln abzuraten.

Pflanzenmittel: Die in Weihrauch enthaltene Boswelliasäure unterstützt das Immunsystem und bekämpft Entzündungen. Außerdem: 3 × tgl. 3 Tr. CERES Alchemilla Urtinktur (ALCEA).

Enzymtherapie: Nach der Operation oder bei Verdacht auf Verwachsungen 3 × tgl. 3 Tbl. Wobenzym N (Mucos), alternativ 3 × 1 Tbl. vom rein pflanzlichen Enzymax (Orthim). Bei fortgeschrittenem Stadium und Autoimmunerkrankung 3 × tgl. 2 Tbl. Phlogenzym (Mucos). Therapiedauer mindestens 6 Monate.

Ernährung: Koffein und Alkohol begünstigen die Entstehung der Krankheit. Schränken Sie sich diesbezüglich ein. Außerdem fällt auf, dass bei Betroffenen deutlich öfter Fast Food, Zucker und tierische Fette, selten dagegen Obst und Gemüse auf den Tisch kommen. Auch Eiweiß aus Milch, Käse und Joghurt ist problematisch. Überprüfen Sie Ihren Speiseplan! Achten Sie auf einen hohen Anteil an Ballaststoffen und wirken Sie Entzündungen mit einer naturbelassenen Vollwertkost entgegen. Viel Frischkost enthält u.a. auch Enzyme, womit auch eine bereits bestehende Endometriose eingedämmt werden kann.

Nahrungsergänzungsmittel: Nehmen Sie Omega-3-Fettsäuren in Form von Fisch-, Schwarzkümmel-, Borretschsamen- oder Nachtkerzenöl. Auch gut: B-Vitamine, Zink, Selen und Mangan. Am einfachsten ist eine Nährstoffergänzung mit den speziell für 4 Wochen zusammengestellten Reha 1, ODSK1 und 2-Paketen (hypo-a), die schon viele Endometriosepatientinnen beschwerdefrei gemacht haben. Sie bekämpfen damit eine erhöhte Aktivität freier Radikaler, die Zellen schadhaft verändern. Dann noch Magnesium für das Vegetative Nervensystem, was sich auf die Aktivität der Gebärmutter günstig auswirkt (S. 88). Es ist zusammen mit B-Vitaminen in MICROSAN

Frauentypische Erkrankungen

(biosyn) enthalten. Eine andere Kombination aus wichtigen Mineralstoffen, B-Vitaminen und Antioxidanzien ist Inzelloval und Flavonatin (Köhler).

Immuntherapie: Tun Sie alles, um Ihre Körperabwehr zu stärken, von Wechselduschen und Sauna bis zu pflanzlichen Präparaten und der mikrobiologischen Therapie des Darms (S. 79)

Äußerlich: Leistungssport senkt den Östrogenspiegel und den Körperfettanteil und damit das Risiko einer Erkrankung. Übertreiben Sie aber nicht. Schon wer regelmäßig leichten Ausdauersport treibt, ist seltener betroffen als der Couchhocker. Erlernen Sie auch eine Entspannungstechnik.

Tipp: Vielleicht haben Sie gehört, dass Endometriose bei Raucherinnen etwas seltener vorkommt als bei Nichtraucherinnen, da bei ihnen der Östrogenspiegel niedriger ist. Stimmt. Neben weiteren gesundheitlichen Nachteilen des Rauchens sorgt der niedrigere Östrogenspiegel allerdings auch für frühzeitig alternde Haut, frühe Wechseljahre und Osteoporose. Die Angst vor Endometriose sollte darum keinesfalls der Grund sein, zur Zigarette zu greifen!

Lassen Sie überprüfen, ob Sie besonders von Umweltgiften belastet sind (S. 63). Ist das der Fall, sollte die Situation möglichst entschärft werden.

Akupunktur, Ayurveda und Anthroposophie können sehr wahrscheinlich bei leichter Erkrankung eine Besserung ohne Operation erzielen. Bei schwerer Form eignen sie sich für die Nachbehandlung. Sowohl im Frühstadium als auch nach der Entfernung der Herde ist eine Neuraltherapie sinnvoll. Alle 1–2 Wochen sollte eine Behandlung stattfinden, zunächst Quaddelungen der gynäkologischen Segmente, dann folgt die Ganglientherapie, also die Behandlung der Nervenknoten und schließlich die Störfeldsuche. Nach 3–4 Anwendungen sollten Sie Erfolge wahrnehmen. Nach 6–8 Wochen Therapie beenden, wenn sich kein nachweisbarer Effekt einstellt.

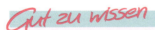

Besondere Situationen

Haben Sie Endometriose und wünschen sich schon lange ein Baby, sollten Sie sich nach einer Endometrioseoperation entsprechend Ihrer Konstitution mit Homöopathie behandeln lassen (natürlich vorausgesetzt die Eileiter sind durchgängig). Wenn die richtigen Mittel gefunden sind, haben Sie etwas Geduld. Ihre Chancen sind sehr groß, dass innerhalb von einenhalb Jahren spontan eine Schwangerschaft eintritt. Dasselbe gilt für die Akupunktur in Kombination mit chinesischer Kräutertherapie.

Haben Sie Endometriose und wollen sicher vor einer Empfängnis geschützt sein, so ist die Pille eher zu empfehlen als eine Spirale. Oder in schweren Fällen eine Pille in Kombination mit einem GnRH-Analogon.

Die Eierstöcke ▶

Die Eierstöcke

Eileiter und Eierstöcke werden als Adnexe zusammengefasst. Das Wort kommt aus dem Lateinischen und lässt sich mit Anhang übersetzen. Die Bezeichnung weist darauf hin, dass die Organe Anhanggebilde der Gebärmutter sind. Wird ein Mädchen geboren, sind in ihren Eierstöcken, den Ovarien, bereits alle Eizellen vorhanden, die ihr jemals zur Fortpflanzung zur Verfügung stehen. Von dem Moment der Geschlechtsreife an sind die Eizellen bereit für die Befruchtung. Eine wandert in jedem Zyklus nach dem Eisprung in den Eileiter, auch Tube genannt, wo sie befruchtet werden kann. Durch die Tuben haben die Eierstöcke eine direkte Verbindung zur Gebärmutter. Übrigens reifen in den beiden empfindlichen Organen nicht nur Eizellen heran und können befruchtet werden, auch weibliche Hormone werden hier produziert.

Zyste am Eierstock

Zysten sind mit Flüssigkeit gefüllte Blasen. Die Eierstock- oder Ovarialzyste kann auch Ovarialtumor genannt werden. Erschrecken Sie nicht, wenn Sie diesen Begriff von Ihrer Ärztin hören. Ein Tumor ist zunächst mal nichts weiter als eine Schwellung. Die häufigste Form ist die Follikelzyste. Seltener sind die Gelbkörper- oder Corpus-luteum- und die Luteinzysten. Alle drei Formen bilden sich normalerweise spontan zurück. Dies gilt nicht für Dermoidzysten. Die müssen operiert werden. In ihnen finden sich von den Keimzellen abstammende angeborene Fehlbildungen. Sie können Haare, Knochengewebe und Zähne enthalten. Man sollte dann aber nicht gleich von einem „abgestorbenen Zwilling" reden und sich als „Überlebende" schuldig fühlen! Eine

Besonderheit stellen so genannte Polyzystische Ovarien, kurz PCO-Syndrom, dar. Sie werden im nächsten Abschnitt behandelt.

Oft wird eine Eierstockzyste nur zufällig gefunden, da sie keinerlei Beschwerden macht. Je nach Größe und genauer Lage kann es aber auch zu Schmierblutungen, Problemen beim Stuhlgang und zu Schmerzen kommen.

Therapie
Konventionell
Bei zufälligem Befund ist eine Therapie meist überflüssig. Sieht der Arzt im Ultraschall nur Flüssigkeit in der Zyste, wird er beobachten, ob sie sich verändert. Verschwindet sie nicht von allein oder verur-

Frauentypische Erkrankungen

sacht Probleme, bietet sich zunächst eine hormonelle Therapie an (Gestagene oder Pille). Hilft das nicht, wird die Zyste im Rahmen einer Bauchspiegelung entfernt. Enthält sie auch feste Anteile, so wird sofort eine Bauchspiegelung gemacht. Bei Frauen in der Postmenopause muss immer durch eine Bauchspiegelung geklärt werden, ob bösartige Zellen entstanden sind. Kann dies nicht hundertprozentig verneint werden, muss unter Umständen die Bauchdecke geöffnet werden. Das kann auch bei einer bestimmten Größe oder Lage notwendig sein.

Unterstützend
Homöopathie: Kehren funktionelle Zysten immer wieder, 2–3 × tgl. 4 Globuli je in D12 Apis, Lycopodium oder Podophyllum bei eher rechtsseitig und Lachesis, Phosphor oder Thuja bei eher linksseitig auftretenden Zysten.

Schüßler: 3 × tgl. 2 Tbl. Kalium bromatum (Nr. 14) D6 lutschen.

Das rät die Ärztin

In jungen Jahren nicht gleich operieren

Noch immer werden bei jungen Frauen zwischen 15 und 25 Jahren funktionelle Eierstockzysten zu schnell operativ entfernt. Dabei wird hingenommen, dass Eierstockgewebe zerstört wird. Besser: Abwarten und ständig beobachten, ob die Zyste platzt oder zurückgeht.

Pflanzenmittel: 3 × tgl. 3 Tr. CERES Alchemilla Urtinktur (ALCEA). Für junge Frauen: Mönchspfeffer, z. B. Agnucaston PMS (Bionorica), für Frauen in den Wechseljahren: 2 × 1 Kapsel Traubensilberkerze, z. B. Remifemin (Schaper und Brümmer).

Ernährung: Lassen Sie zeitweise Milch, Fleisch und Käse weg, essen Sie reichlich Bio-Gemüse. Übergewicht abbauen, um dem Hormonhaushalt zu helfen.

Nahrungsergänzung: Reha1 und die ODSK1- und 2-Kuren von hypo-a zur Unterstützung des Darms. Auch gut eine Trinkkur mit Kanne Brottrunk.

Äußerlich
Verzichten Sie auf Sportarten (z. B. Turnen) mit der Gefahr einer Bauchprellung, bzw. die starke Drehungen des Beckens erfordert, damit die Zyste nicht platzt.

Bei symptomlosen, sonographisch unauffälligen Zysten 20–30 Min. Unterbauchölwickel mit durchblutungsförderndem und hormonell regulierendem Öl machen, z. B. Wacholderzweige (Juniperus communis), Rosmarin Verbenon (R. officinalis), Zypresse (Cupressus sempervirens). Anschließend 20 Min. Nachruhe.

Tipp: Ganzheitlich arbeitende Ärzte vermuten einen Zusammenhang zwischen funktionellen Zysten und einem durch Umweltgifte irritierten Hormonsystem. Auch der reichliche Verzehr von Hormon behandeltem Fleisch könnte eine Bedeutung haben. Falls Ihr Arzt Ihnen Akupunktur oder Neuraltherapie vorschlägt, können Sie auch damit eine Heilung erwarten.

Die Eierstöcke ▶

Perlenschnur-Zysten

Hinter dem komplizierten Begriff Poly-zystisches Ovarialsyndrom, als **PCOS** abgekürzt, steckt zunächst einmal die An-sammlung von mehreren Zysten in beiden Eierstöcken. Die Zahl der betroffenen Frauen im gebärfähigen Alter liegt in Europa zwi-schen fünf und zwölf Prozent. Es handelt sich damit um die häufigste hormonell be-dingte Erkrankung dieser Personengruppe. Obwohl das Syndrom, das auch durch eine Erhöhung männlicher Hormone gekenn-zeichnet ist, bereits seit dem 18. Jahrhun-dert bekannt ist, liegen die Ursachen noch im Dunkeln. Im Jahr 1935 beschrieben die beiden amerikanischen Frauenärzte Irvin Stein und Michael Leventhal erstmals das vollständige Krankheitsbild. Auch heute noch wird es darum manchmal Stein-Leventhal-Syndrom genannt.

Krankheitsbild

Dadurch, dass vermehrt männliche Hormo-ne, vor allem Testosteron, gebildet werden, geschieht im weiblichen Körper Folgendes:
- Die Menstruation kommt vollkommen unregelmäßig oder bleibt ganz aus.
- Eizellen entwickeln sich nicht so, wie sie sollten, der Eisprung ist erschwert oder bleibt aus, was die Fruchtbarkeit dras-tisch herabsetzt.
- Äußerlich sichtbare Anzeichen sind Akne über die Pubertät hinaus, Haarausfall und gleichzeitig die Zunahme der Behaa-rung im Gesicht, auf dem Bauch und an der Brust sowie Gewichtszunahme.

Das PCO kann viele verschiedene Ursachen haben, es kann eine angeborene Stoffwech-selstörung sein oder eine erworbene. Bei der erworbenen steht das Übergewicht an erster Stelle, häufig verbunden mit einer so genannten Insulinresistenz. Das bedeutet, dass Zellen sehr viel später auf das Hormon Insulin reagieren, also auch viel mehr Insu-lin ausgeschüttet werden muss, um einen normalen Blutzuckerspiegel zu erreichen. Diese Stoffwechselstörung ist die Haupt-ursache für die Entstehung des Typ-2-Dia-betes. Auch der Blutdruck ist bei den Betroffenen meistens zu hoch.

Diagnose: Verdacht auf PCO entsteht, wenn die Periode seltener als alle 5 Wochen kommt oder ganz ausbleibt, wenn männ-liche Hormone im Blut erhöht sind oder männliche Körperbehaarung oder Haaraus-fall des männlichen Typs darauf hindeuten, wenn viele Zysten in den Eierstöcken, zum Teil perlschnurartig unter einer verdickten Eierstockkapsel angeordnet, vorliegen.

Um sämtliche infrage kommenden Krank-heiten auszuschließen, wird das Blut untersucht. Dauert der Zyklus länger als 35 Tage, erfolgt die Abnahme am besten zwischen dem dritten und fünften Zyklus-tag. Die Eierstöcke werden per Ultraschall untersucht. Meist wird auch eine Gewebe-probe entnommen, die Behaarung auf Bauch, Beinen, Rücken, Brust und im Ge-sicht nach speziellen Kriterien ausgewertet.

Therapie
Konventionell
Die schlechte Nachricht: Das PCO-Syndrom ist nach derzeitigem Stand nicht heilbar. Mit Östrogen und Progesteron wird man

Frauentypische Erkrankungen

versuchen, den Hormonhaushalt wieder ins Gleichgewicht zu bringen. Wünscht sich die Patientin ein Kind, steht die Auslösung des Eisprungs ganz oben.

Clomifen ist ein typisches Medikament hierfür. Dabei ist Vorsicht geboten, weil es zu einer weiteren Zystenbildung kommen kann. Eine permanente Kontrolle ist unverzichtbar. Relativ neu ist die Erkenntnis, dass man mit Tabletten (Metformin) zur Diabetes-Behandlung auch bei Frauen mit PCO und Hyperinsulinismus das Zyklusgeschehen verbessern kann. Wegen der Nebenwirkungen ist auch hier eine internistische Überwachung ein Muss.

Die größte Belastung ist oft das Gefühl, keine richtige Frau mehr zu sein, weil die Periode fast ganz ausbleibt, die äußerlichen männlichen Merkmale so heftig ausfallen. Hier helfen Präparate, die gegen die männlichen Hormone steuern, bzw. Nebennierenrindenhormone oder Sprironolacton.

Nur im Notfall, meist bei starkem Kinderwunsch, wird man die Zysten mit Laserstrahlen zerstören, was allerdings nur ein Symptom, nicht aber die Wurzel der Erkrankung angreift. Leider ist der Erfolg auf nur rund zwei Jahre begrenzt.

Unterstützend
Ernährung: Übergewicht abbauen (S. 253 Adipositas). Schon bei 2–5 % Gewichtsverlust belegen Studien eine Verbesserung des Stoffwechsels und der Fruchtbarkeit.

Aber Vorsicht: Nicht Hungern, sondern bewusst Kohlenhydrate reduzieren und Eiweißzufuhr optimieren. Bei schlanken

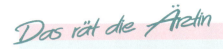

Das rät die Ärztin

Wechseln Sie den Arzt!

Es soll vorkommen, dass Ärzte PCOS auf die leichte Schulter nehmen und meinen, die Patientin solle doch froh sein, von den lästigen Blutungen verschont zu sein und nicht verhüten zu müssen. Wechseln Sie so einen Arzt unverzüglich!

Patientinnen, die nicht insulinresistent sind, sollte die Ernährung zur Hälfte oder zu 55 %, bei übergewichtigen Patientinnen dagegen maximal zu 40 % aus Kohlenhydraten bestehen. Kohlenhydrate mit niedrigem glykämischen Index wählen und gleichmäßig über den Tag verteilen (S. 49 Ernährung). Das wirkt sich günstig auf die Insulinresistenz aus.

Nahrungsergänzung: Sprechen Sie mit Ihrer Ärztin über geeignete Produkte im Hinblick auf eine baldige Schwangerschaft. Zimtkatechine senken den erhöhten Blutzuckerspiegel. Nehmen Sie tgl. 1 Kapsel Alsiroyal (in Apotheken Alsidiabet) Zimt-Catechine (Alsitan).

Tipp: Isolieren Sie sich auf keinen Fall! Seelische Beschwerden machen Ihren Zustand eher schlimmer, soziale Kontakte, schöne Erlebnisse und Fröhlichkeit verbessern ihn. Auch Sport, z. B. Wassergymnastik und Nordic Walking, tut gut und baut gleichzeitig Übergewicht ab.

Die Brust ▶

Die Brust

Bei Frauen erfüllt die Brust spätestens dann eine Funktion, wenn ein Kind kommt. Über den reinen Nutzen hinaus spielt der Busen natürlich auch noch eine große Rolle, was das Selbstwertgefühl einer Frau angeht. Etwa ab dem neunten oder zehnten Lebensjahr bekommen Mädchen einen Busen. Dann entwickeln sich die Organe, die aus Drüsen-, Fett- und Bindegewebe bestehen. Die Brust liegt auf dem großen und kleinen Brustmuskel, etwas oberhalb der zweiten bis sechsten oder siebten Rippe. Die Größe einer Brust ist bereits in den Genen festgeschrieben. Weil viele Frauen damit und mit der Form jedoch nicht zufrieden sind, legen sie sich unter das Messer. Trend steigend.

Entzündung

Bei der Brustentzündung unterscheidet man zwischen der, die gleich nach der Geburt im Zusammenhang mit dem Stillen auftritt – sie wird als **Mastitis puerperalis** bezeichnet – und der außerhalb der Stillzeit vorkommenden, der **Mastitis non puerperalis**. Die Erreger sind häufig Staphylokokken oder auch Streptokokken, oft agieren mehrere Keime gemeinsam. In der Stillzeit werden die Erreger häufig vom Mund des Kindes übertragen. Feine Risse, die durch das Saugen entstanden sind, erleichtern den Bakterien das Eindringen. Auch Schwierigkeiten beim Abfließen der Milch können das Gewebe dehnen und zu feinen Rissen führen. Alles zusammen bildet die Basis für die Entzündung. Spielt die Stillzeit keine Rolle, ist es meist so, dass sich vermehrt Sekret bildet, das nicht abfließen kann. Die Milchgänge werden ver-

letzt, die Flüssigkeit läuft in umliegendes Gewebe, es kommt zur Infektion. Auslöser kann eine vermehrte Bildung von Prolaktin, dem so genannten „Milchhormon" sein. Von Mastitis puerperalis betroffen sind vor allem Frauen im Alter zwischen 20 und 40 Jahren. Auffallend ist, dass über 50 % der Frauen starke Raucherinnen sind, deren Ernährung mangelhaft ist. Wird nicht rechtzeitig behandelt, bildet sich bei der Mastitis puerperalis häufig ein Abszess, bei der zweiten Variante ist das seltener der Fall, dafür ist die Gefahr größer, dass die Erkrankung chronisch wird.

Das erste Anzeichen kann Fieber sein. Auch sind meist sehr früh die Lymphknoten auf der entzündeten Seite vergrößert. Der Schmerz ist zunächst diffus, lässt sich später aber recht genau an einer Stelle lokali-

Frauentypische Erkrankungen

sieren. Die ist gerötet und fühlt sich warm an. Bei Berührung und Druck reagiert die Stelle mit gesteigertem Schmerz. Bei der Form außerhalb der Stillzeit sind die Symptome manchmal weniger ausgeprägt, sodass die Entzündung leichter übersehen und die Krankheit chronisch wird.

Durch Abtasten, Blutbild, Ultraschall und bei Bedarf auch Röntgen der Brust wird die Diagnose gestellt. Wurde ein Abszess geöffnet, wird das Sekret auf Keime untersucht. Immer wenn ein spezifisches Antibiotikum gefragt ist, muss natürlich eine Bestimmung des Erregers erfolgen. Eine große Rolle spielt der Ausschluss einer bösartigen Erkrankung. Auch Brustkrebs kann nämlich der Auslöser einer Brustentzündung sein.

Therapie

Konventionell

Mit einem Breitbandantibiotikum wird man versuchen, die Erreger zu bekämpfen. Hat sich bereits ein Abszess gebildet, muss man sich zunächst darum kümmern. Mithilfe von 2×tgl. 10–15 Min. Rotlicht kann die Reifung beschleunigt werden. Zugsalbe, die alle 2 Tage aufgetragen wird, unterstützt diesen Vorgang. Ein reifer Abszess wird mit einem Schnitt geöffnet und entleert. Es ist wichtig, die Höhle anschließend täglich zu spülen, damit keine Keime zurückbleiben.

Unterstützend

Homöopathie: Bei einer Entzündung außerhalb der Stillzeit 2–3×tgl. 4 Globuli D12 oder 1×tgl. C30 Phytolacca, Belladonna, Bryonia oder Silicea.

Schüßler: Im ersten Stadium bei akuter Rötung, evtl. mit Fieber: Alle 10 Min. Ferrum phosphoricum D12 (Nr. 3) einnehmen. Wenn gleichzeitig Sekret abgesondert wird: zusätzlich Natrium phosphoricum D6 (Nr. 9) nehmen und mit Salbe Ferrum phosphoricum D12 (Nr. 3) einreiben. Hilft das nicht, viertelstündlich Kalium phosphoricum D6 (Nr. 5) und Calcium fluoratum D12 (Nr. 1) im Mund zergehen lassen. Nach Abszesseröffnung 5×tgl. 2–5 Tbl. Calcium sulfuricum D6 (Nr. 12). Bei wiederholtem Aufflackern der Entzündung 5×tgl. 2–5 Tbl. Kalium chloratum D6 (Nr. 4). Bei drohender Rückkehr der Entzündung zur Förderung der Ausscheidungsvorgänge: 5×tgl. 2–5 Tbl. Calcium sulfuratum Hahnemanni D6 (Nr. 18).

Spenglersan: Stärken Sie die Körperabwehr mit 3×tgl. 10 Tr. Spenglersan Kolloid C, die Sie in die Ellenbeuge reiben.

Spagyrik: 3–4×tgl. 20–30 Tr. OPSONAT spag. (Pekana) und 3×tgl. 20 Tr. TO-EX spag. (Pekana) in warmer Flüssigkeit vor dem Essen. Beide Mittel bitte gleichzeitig einsetzen.

Enzymtherapie: Wichtig sind Enzyme, die das zerstörte Gewebe reinigen und Narbenbildung verhindern: Wobenzym N (Mucos) oder Enzymax (Orthim) (S. 92).

Ernährung: In allen Entzündungsstadien machen Sie es Ihrem Körper leichter, wenn Sie nur leichte ökologische Frischkost zu sich nehmen. Besonders bei der chronischen Mastitis viel Früchte und Gemüse essen und nicht rauchen.

Nahrungsergänzung: selenase 200 XXL (biosyn), Zink als Aspartat oder Gluconat

Die Brust ▶

(ZINKOTASE, biosyn, Unizink 50, Köhler, Acerola Zink, hypo-a).

Äußerlich

Gut kühlen, gleich bei ersten Anzeichen kalte Brustgüsse, zusätzlich Retterspitz-auflagen, die Sie als fertige Mischung in der Apotheke kaufen können (Retterspitz äußerlich). Auch günstig sind Weißkohlauf-lagen: rohe Weißkohlblätter erst mit einem Nudelholz mehrmals glatt rollen, damit der Heilsaft an die Oberfläche kommt. Aufle-gen, mit einer Plastikfolie abdecken, über Nacht wirken lassen. Oder Quarkwickel: Mischen Sie 3 Tr. CERES Calendula Urtink-tur (ALCEA) unter 250 g Magerquark. Min-destens 1–2 Stunden wirken lassen. Einfa-cher: 3 × tgl. die Brust mit Calendulacreme einreiben.

Tipp: Chronisch wiederkehrende Brustent-zündungen deuten oft auf eine Umweltbe-lastung hin, deshalb eignet sich auch eine Entschlackungskur (S. 61). Oder es steckt ein Störfeldgeschehen dahinter (Narben, Zähne, Kiefer, Verbindung über den Magen-meridian), so dass Sie sich von einem Neu-raltherapeuten begutachten lassen sollten. Außerdem muss immer der Darm mitbe-handelt werden (S. 56). Weitere Therapie-möglichkeiten (S. 111 akute Entzündung bzw. geschwächtes Immunsystem).

Zysten und gutartige Tumoren

Eine Zyste ist ein Hohlraum, der eine oder mehrere Kammern haben kann, die dick- oder dünnflüssig gefüllt sind. Rund 7 % der Frauen haben im Laufe ihres Lebens min-destens einmal eine Zyste in der Brust. Am häufigsten sind Frauen zwischen dem 45. und 55. Lebensjahr betroffen. Streng ge-nommen ist auch eine Zyste ein Tumor, denn auch sie kann als Schwellung impo-nieren. Mit gutartigen Tumoren sind in diesem Fall jedoch schmerzhafte Gewebe-knoten gemeint, die nicht hohl sind.

Brustzysten

Zysten mit einer Größe unter drei Millime-tern zeigen keine Symptome und werden daher eher zufällig durch den Ultraschall entdeckt. Werden sie größer oder treten sie in größerer Zahl auf, macht sich das durch ein Spannungsgefühl und regelrech-ten Schmerz bemerkbar. Selbstverständlich muss die Diagnose darauf abzielen, bös-artige Geschwülste auszuschließen. Durch Abtasten und vor allem mithilfe von Ultra-schall lässt sich eine Zyste recht gut erken-nen. Liegen keine Beschwerden vor, wird die Frauenärztin bis zum nächsten oder übernächsten Zyklus warten und die Zyste beobachten. Es kann gut sein, dass sie sich von allein zurückbildet. Macht sie dagegen Probleme, ist der erste Schritt eine Punkti-on, bei der die Flüssigkeit abgesaugt wird. Ist der Zysteninhalt blutig, bildet sich die Schwellung nach der Punktion nicht voll-ständig zurück oder kommt innerhalb von vier bis sechs Wochen wieder, sollte sie operativ entfernt werden. Auch bei Frauen nach den Wechseljahren wird nur einge-griffen, wenn Beschwerden dies nötig ma-chen. Die Zyste wird auf jeden Fall unter sehr regelmäßiger Kontrolle bleiben. Treten

Frauentypische Erkrankungen

Zysten zum wiederholten Mal auf, wird auf jeden Fall operiert. Ein Eingriff ist auch dann unumgänglich, wenn ein auffälliges Wachstum oder eine Unregelmäßigkeit in der Wandstruktur festgestellt wird.

Therapie

Sprechen Sie mit Ihrer Ärztin über eine Moorauflage bzw. über homöopathische Komplex- oder Einzelmittel, die auch gegen gutartige Tumore eingesetzt werden (s. nächsten Abschnitt). Im Anfangsstadium kann Akupunktur helfen. Sind die Zysten jedoch schon spürbar oder kommen immer wieder, bringt sie nach meiner Erfahrung keinen Erfolg.

Gutartige Tumore

Eigentlich muss man von gutartigen Veränderungen der Brust sprechen, weil im Grunde kein neues Geschwür entsteht, sondern vorhandenes Gewebe aufgrund hormoneller Vorgänge umgebaut, verändert wird. Betroffen sind besonders Frauen vor und während der Wechseljahre. 30 bis 50 % aller Frauen zwischen dem 35. und 50. Lebensjahr haben solche gutartigen Veränderungen.

Fast alle gutartigen Veränderungen der Brust bergen kein bösartiges Entartungsrisiko. Sie werden als fibrös-zystische Mastopathie bezeichnet. Oft können Sie selber kleine glatt begrenzte prall elastische unter der Haut bewegliche Knötchen tasten, die Fibroadenome. Einige gutartige Veränderungen, die in der Mammographie zu sehen sind, könnten ein Krebsrisiko haben, weshalb Ihnen Ihre Ärztin dann zu einer Gewebeprobe raten wird. Besonders

Das rät die Ärztin

Bewahren Sie Ruhe

Natürlich ist es für eine Frau immer erst mal ein Schock, wenn ihr eröffnet wird, sie habe einen Knoten in der Brust. Handelt es sich definitiv um fibrös-zystische Mastopathie, ist wirklich kein operatives Eingreifen nötig, das den Körper unter Umständen eher belastet. Wenn es Ihnen hilft, ruhiger zu werden, lassen Sie die Diagnose von einem zweiten Arzt bestätigen.

dann, wenn auch blutiges Sekret aus einer Brustwarze austritt. Bei jeder Veränderung in der Brust wird eine Dreifachdiagnostik durchgeführt: Abtasten, Ultraschall, Mammographie. Diese Methoden können ergänzt werden durch eine ambulante Gewebeentnahme oder durch die Magnetresonanztomographie (MRT).

Erschrecken Sie nicht, wenn bei Ihnen Mastopathie diagnostiziert wird. Das ist der Ausdruck, der früher für gutartige Veränderungen der Brust geläufig war.

Therapie
Konventionell

Veränderungen, die kein Risiko bergen, bösartig zu werden, müssen nicht behandelt werden. Selbstverständlich gehören sie immer unter Beobachtung. Das heißt, nach einem oder zwei Jahren muss überprüft werden, ob sich etwas verändert hat.

Unterstützend

Gerade die fibrös-zystische Mastopathie spricht ausgesprochen gut auf naturheilkundliche Therapien an.

Die Brust ◄

Homöopathie: 2–3 × tgl. 4 Globuli Phosphor, Phytolacca oder Silicea jeweils in D12. Sprechen Sie mit Ihrer Ärztin über das für Sie am besten geeignete Einzelmittel. Oder nehmen Sie 3 Monate lang morgens und abends je 3 Tr. Mastodynon Tropfen (Bionorica) in etwas Flüssigkeit.

Bei allen gutartigen Brusttumoren hat eine konstitutionelle Behandlung oft Erfolg, solange Sie unter Beobachtung stehen und ein Eingriff vermieden oder herausgezögert werden soll. Ein typisches Mittel ist Conium D12, wenn zu Tumoren oder Knoten in der Brust Schwellung und Empfindlichkeit vor der Menstruation, Schwindel und Lichtscheu, mitunter auch Schwäche bis hin zur Lähmung, etwa der Oberschenkelstrecker oder Beschwerden durch die Unterdrückung gelebter Sexualität, z.B. nach Tod des Ehemannes, hinzukommen.

Spenglersan: Im täglichen Wechsel je 3 × tgl. 10 Tr. Spenglersan Kolloid Om und Spenglersan Kolloid K (Meckel Spenglersan) in die Ellenbeuge reiben.

Spagyrik: OPSONAT spag. Tropfen als Basispräparat zur Terrainsanierung, HABIFAC spag. Tropfen gegen Abwehrschwäche und genetische Krankheitsbereitschaft, TO-EX spag. Tropfen zur Stoffwechselanregung, AILGENO spag. Tropfen für Leber und Milz und ITIRES. spag. Peka Tropfen zur Anregung des Lymphflusses (alle von PEKANA). Sie können von jedem Produkt je 20 Tr. in einem Glas mit reichlich Flüssigkeit vor den Mahlzeiten einnehmen.

Pflanzenmittel: Nutzen Sie die Keuschlammfrucht, z.B. mehrere Monate lang morgens 1 Tbl. Agnucaston (Bionorica). Mit Brennnesseltee oder dem frischen Pflanzenpresssaft lassen sich Wasseransammlungen, die besonders vor der Regelblutung gerne auftreten, lindern. Oder: 3 × tgl. 3 Tr. CERES Lycopus europaeus Urtinktur (ALCEA) in der zweiten Zyklushälfte.

Enzymtherapie: 1 Woche lang doppelte Dosis, dann etwa 3 Monate normale Dosis Wobenzym N, Phlogenzym (Mucos) oder Enzymax (Orthim) nehmen (S. 92).

Ernährung: Essen Sie nicht sehr fettreich, und schränken Sie Ihren Kaffee- und Schwarzteekonsum extrem ein. Über die Hälfte der Patientinnen, die auf eine fettreduzierte Diät mit viel frischem Obst und Gemüse umgestellt haben, wurden vollkommen gesund.

Nahrungsergänzung: Bei Brustschmerzen nehmen Sie 2 × tgl. 1500 mg Omega-6-Fettsäuren als Nachtkerzenöl (hypo-a). Auch lohnt sich eine Kur über 3–5 Monate mit 2 Kapseln Vitamin A-E-Lycopin (hypo-a) und 1 Kapsel Kalium spe (hypo-a) 3 × tgl. zum Essen. Magnesium Kalzium (hypo-a) ist für die meist sehr gestressten Frauen ebenfalls sinnvoll.

Tipp: Bei gutartigen Veränderungen kommt Akupunktur in Betracht. Nach einem Zyklus mit 3–4 Behandlungen sollten Sie einen Effekt sehen. Ist das der Fall, folgen weitere 3–4 Sitzungen je Zyklus bis zur völligen Beschwerdefreiheit. Lassen Sie sich von der Naturheilkunde bei der OP-Begleitung (S. 113), Nachbehandlung und Vorbeugung eines Rückfalls (s. o. chron. Erkrankungen) helfen.

Frauentypische Erkrankungen

Hormone aus dem Gleichgewicht

Bei so manchen Beschwerden sind Hormonstörungen im Spiel.
Und auch im gesunden weiblichen Körper geben die Hormone den Ton
an. Grund genug, mehr über sie zu erfahren. Hormonstörungen zeigen
sich besonders in der Pubertät und den Wechseljahren, sie sorgen für
Periodenschmerzen und Beschwerden im Zusammenhang mit dem
Zyklus.

Periodenstörungen

Rund ein Fünftel aller Besuche beim Gynäkologen gehen auf Zyklusstörungen zurück. Der durchschnittliche Zyklus dauert zwischen 25 und 31 Tagen. Gemessen wird diese Zeitspanne vom ersten Blutungstag einer Periode bis zum ersten Blutungstag der darauf folgenden. Die Blutungsdauer liegt bei vier oder fünf Tagen, wobei rund 30 Milliliter Blut insgesamt ausgeschieden werden. Alles, was in diesen Rahmen passt und ohne Beschwerden verläuft, wird als normaler Zyklus, in der Fachsprache **Eumenorrhö**, bezeichnet. Jede Frau erlebt Abweichungen von der „perfekten" Menstruation. Schon Belastungen, wie Prüfungsstress oder auch Klimaveränderungen, sorgen nämlich oft dafür, dass der Rhythmus aus dem Takt kommt. Grundsätzlich wird zwischen zeitlichen Unregelmäßigkeiten und Störungen der Blutungsstärke unterschieden. Nicht selten tritt beides in Kombination auf.

Auf jeden Fall steht am Anfang eine exakte Diagnose. Richten Sie sich darauf ein, viele Fragen zu Blutungsdaten, Zeiträumen und auch der Stärke Ihrer Blutungen beantwor-

ten zu müssen. Ein Kalender hilft Ihnen, präzise Auskunft zu geben und Ihre Frauenärztin damit auf die richtige Spur zu führen. Notieren Sie auch, wie oft Sie einen Tampon oder die Vorlage wechseln müssen. Schließlich ist auch interessant, ob die Menstruation mit Schmerzen, Abgeschlagenheit oder anderen Begleiterscheinungen in Verbindung steht. Auch Zwischenblutungen, Ausfluss, Haarausfall oder vermehrte Körperbehaarung und Befindlichkeitsstörungen, die nicht sofort auf eine gynäkologische Ursache schließen lassen, sind für Ihre Ärztin bedeutsam.

Sie wird als erstes einen Schwangerschaftstest bei Ihnen machen. Es folgt die umfangreiche gynäkologische Untersuchung inklusive Abtasten, Abstrich vom Muttermund, großem Blutbild und Ultraschall. Ganz wichtig ist auch eine Hormon-Bestimmung. Darüber hinaus können weitere Tests und Untersuchungen folgen, je nachdem, welcher Verdacht vielleicht bereits besteht, und ob Sie noch ein Kind haben möchten oder nicht.

170

Hormone aus dem Gleichgewicht ▶

Störungen des Blutungsrhythmus

Störungen dieser Kategorie liegen vor, wenn die Blutungen entweder sehr unregelmäßig eintreten oder die Blutungsdauer außerhalb der Norm liegt.

Das Ausbleiben der Regelblutung heißt **Amenorrhö**. Von der primären Amenorrhö ist die Rede, wenn bei einem jungen Mädchen zwischen dem zehnten und dem 16. Lebensjahr nicht die Menarche, also die erste Regelblutung überhaupt, einsetzt. Diese eher seltene Form entsteht durch angeborene Veränderungen der Geschlechtschromosomen, körperliche Anomalien oder eine Unterentwicklung der Geschlechtsorgane. Auch Gehirntumore können dahinter stecken, sowie die für die Oligo-Amenorrhö genannten Ursachen. Häufiger ist die sekundäre Amenorrhö, das Ausbleiben der Regelblutung für mehr als drei Monate, nachdem sie vorher relativ regelmäßig war.

Von **Oligomenorrhö** ist die Rede, wenn die Menstruation zu selten eintritt. Ein Zyklus-Intervall dauert dabei immer länger als

Das rät die Ärztin

Falls Sie mit 16 oder gar 17 Jahren noch keine Menarche hatten, oder wenn Ihre Regelblutung mehrere Wochen ausgeblieben ist, ist das auf jeden Fall ein Grund, Ihre Frauenärztin aufzusuchen. Selbst wenn keine Schwangerschaft oder Erkrankung vorliegt, müssen Sie die unnatürliche Pause ernst nehmen. Dauert die Amenorrhö nämlich länger als ein halbes Jahr, wächst das Osteoporose-Risiko.

Gut zu wissen

Wenn Sie die Pille einnehmen und keine Blutung bekommen, kann entweder eine Schwangerschaft eingetreten sein oder durch die kontinuierlich niedrigen Hormonspiegel ist der Aufbau der Gebärmutterschleimhaut ausgeblieben. Letzteres ist kein Grund zur Sorge und muss nicht, kann aber mit einer anders zusammengesetzten Pille behandelt werden.

fünf Wochen, nämlich bis zu drei Monate. In extremen Fällen kann es sein, dass die Betroffene nur zwei- oder dreimal im Jahr eine Regelblutung hat. Die Ursachen für die sekundäre Amenorrhö und die Oligomenorrhö sind sehr ähnlich. Die Einteilung bezieht sich willkürlich nur auf die Dauer der blutungsfreien Zeit und gibt Hinweise auf die Schwere der Störung. Bei einer Frau können beide fließend ineinander übergehen. Deshalb wollen wir im Folgenden, ebenso wie vielleicht auch Ihr Arzt, von **Oligo-Amenorrhö** sprechen. Die Ursachen dafür sind vielfältig. Es können Essstörungen, Leistungssport, psychischer Stress und bestimmte chronische oder akute Erkrankungen dahinter stecken. Auch ein erhöhter Spiegel des milchbildenden Hormons Prolaktin im Blut kann für das Ausbleiben verantwortlich sein, sowie Schilddrüsenerkrankungen oder Nebennierenstörungen. Bei dieser Vielzahl von Möglichkeiten ist klar, dass die Ärztin individuelle Hormonuntersuchungen veranlassen wird. Tritt gleichzeitig Sekret von allein oder durch Druck aus den Brustwarzen aus, so wird sie eine Prolaktinbestimmung machen. Ein erhöhter Prolaktinspiegel kann auf ein so

Frauentypische Erkrankungen

genanntes **Prolaktinom** hindeuten, eine
gutartige Geschwulst in der Hirnanhang-
drüse, die das Hormon produziert. Der
Eisprung wird unterdrückt, der Zyklus gerät
aus dem Rhythmus. Eine Röntgenuntersuchung des Kopfes gibt Aufschluss, außerdem
kann eine Gesichtsfeld-Messung und der
Gang zum Augenarzt sinnvoll sein, da die
Geschwulst auf den Sehnerv drücken kann.

Ist Ihr Hals dicker geworden oder klagen
Sie über trockene Haut und Schwäche, so
wird Ihre Ärztin Schilddrüsentests machen.
Oft reicht dann eine Jod- oder Schilddrü-
senhormoneinnahme aus, um die Periode
wieder in Gang zu bekommen. Gehen
Ihnen die Haare aus oder bekommen Sie
Akne, so wird sie die männlichen Hormone
überprüfen. Sind sie verändert, gibt es
effektive Behandlungen (S. 161, Polyzystische Ovarien). Bei Hitzewallungen, Schlafstörungen, fehlendem Spaß am Sex, kann
sie durch eine Messung der Eierstockhormone prüfen, ob Sie vielleicht schon in den
Wechseljahren sind.

Übrigens: Nach Absetzen der Pille ist eine
Oligo-Amenorrhö häufig. Liegt keine
Schwangerschaft vor, haben Sie etwas
Geduld. Überprüfen Sie, ob Sie Ihren
Lebensstil ändern müssen. Bei den meisten
Frauen läuft innerhalb eines Jahres alles
wieder normal.

Die **Polymenorrhö** ist quasi das Gegen-
stück der Oligomenorrhö, denn bei ihr
treten zu häufig Regelblutungen auf. Ein
Zyklus-Intervall ist dabei kürzer als 25
Tage. Das Phänomen kann in der Pubertät
oder bei Stress auftreten, zeigt sich aber
meist in den Jahren um die Menopause

Das rät die Ärztin

Bei Schmierblutungen immer an eine
Eileiterschwangerschaft denken und
zum Arzt gehen!

herum. Die Ärztin muss untersuchen, ob
wirklich eine Polymenorrhö vorliegt, und
es sich nicht nur um einen normalen Zyklus mit Zwischenblutungen handelt. Das
kann sie am besten anhand der Basaltemperaturkurve.

Schmierblutungen, die in ihrer Ausprägung
deutlich unter der normalen Blutung bleiben und vor bzw. nach der eigentlichen
Menstruation auftauchen, nennt man
Spotting. Sie können aber auch in der Mitte
des Zyklus auftreten, hervorgerufen von
den Hormonschwankungen am Eisprung,
so dass man von einer Ovulationsblutung
spricht. Wenn gerade eine Schwangerschaft eingetreten ist, ist von Durchbruchs-
blutung die Rede.

Bei der Untersuchung wird die Ärztin auch
prüfen, ob eine Verletzung vorliegt, die Sie
sich beim Geschlechtsverkehr zugezogen
haben können, oder eine bisher unbemerkt
gebliebene Geschlechtskrankheit. Entzündungen und seltener bösartige Veränderungen können manchmal dahinter stecken.

Eine echte Zwischenblutung, die deutlich
stärker ist als das Spotting, bezeichnet man
als **Metrorrhagie**. Es liegen außerdem mindestens ein oder zwei Tage zwischen der
Metrorrhagie und der echten Menstruation. Eine Entzündung der Gebärmutter
muss ebenso ausgeschlossen werden wie

Hormone aus dem Gleichgewicht ▶

eine bösartige Veränderung in dem Bereich. Gerade um letzteres sicher verneinen zu können, müssen die Zellen untersucht und bildgebende Verfahren angewendet werden. Ist der Befund unauffällig, können Verhütungsmittel mit mittlerem Östrogenanteil den Zyklus normalisieren.

Therapie
Konventionell
Bei der Oligo-Amenorrhö kann je nach Auslöser ein prolaktinhemmendes Medikament schnell helfen. Achtung: Die Therapie sollte immer am Abend und mit zuerst geringer und später steigender Dosierung erfolgen, da Schwindelgefühl und niedriger Blutdruck typische Begleiterscheinungen sind. Im Fall der Polymenorrhö wird in den meisten Fällen nur ein Gestagen gegeben, sofern die Patientin nicht verhüten muss. Besteht Verhütungsbedarf, kommt meist eine Pille mit Östrogen und Gestagen zum Einsatz. Kann alles andere ausgeschlossen werden, gerät nicht selten das Verhütungsmittel in Verdacht, Spotting auszulösen. Das kann dann passieren, wenn die Pille zu niedrig dosiert ist. Dann sollte man ein Präparat mit höherem Östrogenanteil nehmen.

Alternativ
Homöopathie: Ist die Blutung zu selten oder bleibt aus, sollten Sie Ihren Lebensstil ändern und das Komplexmittel Mastodynon (Bionorica) mit Keuschlammfrucht probieren. Das bringt häufig erstaunliche Erfolge. Bei Polymenorrhö gilt: 2–3 × tgl. 4 Globuli in D12 Calcium carbonicum, wenn die Blutung ausgesprochen stark ist, lang andauert und das PMS hinzukommt, Cyclamen bei sehr schmerzhafter Menstruation mit schwarz-klumpigem Blut, Sepia,

wenn die Blutung eher gering ausfällt und Bewegung Besserung der Begleiterscheinungen bringt. Zeigen sich nach zwei Zyklen keine deutlichen Verbesserungen, stellen Sie auf ein für Sie ausgewähltes Konstitutionsmittel um. Liegt Metrorrhagie vor, 2–3 × tgl. 4 Globuli in D12 Belladonna, wenn starke pochende Kopfschmerzen auftreten, Bovista, wenn die Blutungen, auch die regulären, vor allem nachts kommen, Erigeron bei recht starken Blutungen mit hellrotem Blut, die bei Bewegung noch zunehmen. Auch hier gilt: Keine Verbesserungen nach zwei Zyklen, probieren Sie ein Konstitutionsmittel.

Schüßler: Ist dem Ausbleiben der Blutung eine Infektion vorausgegangen, nehmen Sie im Wechsel Ferrum phosphoricum D12 und Kalium phosphoricum D6. Bei Übergewicht vor jeder Mahlzeit ein Glas heißes Wasser in kleinen Schlucken trinken, in dem je 5 Tbl. Natrium sulfuricum D6 am Morgen, Kalium phosphoricum D6 mittags und Natrium phosphoricum D6 am Abend gelöst sind. Steht ein Zusammenhang zwischen Ihrer Amenorrhö und der Schilddrüse fest, nehmen Sie Kalium jodatum D6 oder Arsenum jodatum D12.

Spagyrik: 3–4 × 20–25 Tr. UPELVA spag. Peka Tropfen vor den Mahlzeiten hilft ebenfalls gegen Oligo-Amenorrhö. Das Mittel kann bis zu 2 Monate ohne Unterbrechung eingenommen werden.

Pflanzenmittel: Bei Oligo-Amenorrhö mindestens 3 Monate lang 1 × tgl. 1 Tbl. Keuschlammfrucht als Fertigarznei, z. B. Femicur N (Schaper) oder Agnucaston (Bionorica). Die Therapie eignet sich auch

Frauentypische Erkrankungen

gegen Metrorrhagie. Auch gut: 2–3 × tgl. je 3–5 Tr. CERES Alchemilla Urtinktur und CERES Rosmarinus Urtinktur (ALCEA). Besteht eine Schilddrüsenüberfunktion, 3 × tgl. 2–3 Tr. CERES Lycopus Urtinktur (ALCEA) während des ganzen Zyklus, auch zusätzlich zur Schilddrüsenhormonbehandlung. Bei Frauen über 30 Jahren, die eine Oligomenorrhö und Gelbkörperschwäche haben, kommen außerdem Präparate mit Traubensilberkerzenextrakt infrage, wie 1 × tgl. 1 Tbl. Klimadynon Uno (Bionorica). Bei hellroten Zwischenblutungen (Spotting), auch bei liegender Spirale, 3 × tgl. 3–5 Tr. CERES Millefolium Urtinktur (ALCEA).

Ernährung: Kommt die Blutung durch leichte Essstörungen zu selten, oder bleibt ganz aus, kann manchmal mit einer gezielten Ernährungsumstellung eine schnelle Regulierung erreicht werden. Schlanke Frauen sollten ihre Ernährung zumindest überprüfen. Knapp bemessene und einseitige Kost begünstigt Zyklusstörungen. Problematisch ist beispielsweise ein Schwerpunkt auf tierischen Produkten, womit nicht nur Fleisch sondern auch Joghurt gemeint ist, oder ein Übermaß an Vollkornprodukten bei gleichzeitig extrem reduzierter Fettaufnahme. Es kommt zu einem Mangel an B-Vitaminen und Mineralstoffen, die für die Hormonproduktion wichtig sind. Frauen, die zu wenig wiegen, müssen die Energiezufuhr in vernünftigem Maß erhöhen.

Bei starkem Übergewicht ist eine Fastenkur angeraten (S. 253 Adipositas und S. 111 Entgiften). Das Multivitamin-Multimineralpräparat CAREIMMUN (biosyn) enthält von vielen Nährstoffen über die Hälfte der empfohlenen Tageszufuhr und bewahrt vor einem Mangel.

Nahrungsergänzung: Bei vorliegender Oligo-Amenorrhö sollten Vitamin B3 und Zink den Appetit fördern. Führen Sie fehlende Bausteine zu und sorgen mit geeigneten Probiotika dafür, dass sie gut vom Darm aufgenommen werden: z.B. eine 3-Monatskur mit den Paketen Reha1, ODSK1 und ODS2 (hypo-a). 3 × tgl. 1 g L-Tryptophan normalisiert einen durch wiederholte Diäten gestörten Serotoninstoffwechsel und wirkt sich günstig auf den Zyklus aus. In dem Produkt Enazym plus (Life light) ist neben Tryptophan auch NADH-Coenzym 1 enthalten, das ebenfalls den Serotoninspiegel erhöht und zusätzlich das emotionale Befinden bessert.

Äußerlich

Hängt die Störung mit Unter- oder Übergewicht zusammen, sollte über das Sportpensum kritisch nachgedacht werden. Sowohl zu wenig Bewegung als auch zu viel in Form von Leistungssport stören den regulären Zyklus.

Tipp: Auch zu wenig Schlaf, zu wenig frische Luft und Tageslicht und zu viel Zeit vor dem Fernseher und Computer (S. 63 Umwelt) können den Zyklus stören.

Übrigens haben Tests gezeigt, dass Frauen mit vielen Amalgamfüllungen und dadurch hoher Quecksilberbelastung besonders hohe Prolaktinwerte aufweisen, ohne dass ein Tumor dahinter steckt. Es gibt einfache Kaugummitests, die die Quecksilberkonzentration im Speichel ermitteln. Ist sie bei Ihnen überdurchschnittlich hoch, sollten

Hormone aus dem Gleichgewicht ▶

Gut zu wissen

Zurückhaltung ist gefragt

Es hat sich gezeigt, dass der Konsum von viel Kaffee und Nikotin, womöglich noch zusammen, mit dem Auftreten der Metrorrhagie in Verbindung gebracht werden kann. Darum sollten Sie den Konsum probehalber über einen längeren Zeitraum drastisch einschränken. Das gilt übrigens auch, falls Sie Ginsengpräparate einnehmen oder Nahrungsergänzungsmittel, bzw. Tees mit zu vielen Pflanzenhormonen.

Sie über die Entfernung der Amalgamfüllungen nachdenken. Ganz wichtig ist die anschließende Ausleitung über 3–6 Monate (S. 111 Entgiften).

Gifte im Zigarettenrauch schädigen den Eierstock und können so Polymenorrhö begünstigen.

Für alle Blutungsstörungen gilt: Messen Sie regelmäßig die Basaltemperatur (S. 195) und tragen Sie sie zusammen mit den Blutungstagen in eine Kurve ein, dann weiß Ihre Ärztin schnell, mit welcher Art von Störung sie es zu tun hat, welche Untersuchungen erforderlich sind.

Störungen der Blutungsstärke

Bei diesen Störungen wird zwischen vier Formen unterschieden:

1. Die **Menorrhagie** ist eigentlich eine Rhythmusstörung. Die Blutung hält nämlich länger als gewöhnlich an. Dadurch kommt natürlich auch die Intensität der Blutung zustande. Dauert sie länger als zwei Wochen, spricht man von einer Dauerblutung. Nicht selten steht die Menorrhagie im Zusammenhang mit Zyklen, bei denen kein Eisprung stattfindet, was zum Beispiel in der Pubertät, in Stressphasen und auch um die Wechseljahre herum häufiger mal der Fall sein kann. Neben einer gestörten frühen Phase einer Schwangerschaft muss auch eine Veränderung der Gebärmutter ausgeschlossen werden, wie sie durch Polypen oder Myome ausgelöst werden kann. Bereitet sich der Körper auf die Wechseljahre vor, sind Zyklen ohne Eisprung die Hauptursache für die lange und besonders starke Blutung.

2. Ist die Menstruation extrem stark, wird dabei über 80 statt der durchschnittlichen 30 Milliliter verloren, dann liegt eine **Hypermenorrhö** vor. Oft fließt das Blut nicht nur flüssig ab, sondern bildet dunkle Klümpchen. Hält die Störung mehrere Monate oder sogar über Jahre an, kann sich daraus eine chronische Blutarmut entwickeln. Dies ist besonders dann der Fall, wenn Uterusmyome vorliegen. Aber oft hängt die Hypermenorrhö auch mit Zyklen zusammen, bei denen der Eisprung fehlt, gehäuft bei Frauen, die in die Wechseljahre eintreten. Folgt sie auf eine gerade beendete Schwangerschaft, muss die Gebärmutter eingehend untersucht werden. Überhaupt müssen im Rahmen der Diagnose

175

Frauentypische Erkrankungen

Erkrankungen der Gebärmutter und solche, die Gerinnungsstörungen mit sich bringen, ausgeschlossen werden.

3. Eine Menstruation, die erheblich schwächer ausfällt als eigentlich üblich, eine **Hypomenorrhö**, ist kein Grund zur Sorge. Ein Problem dabei kann nur sein, dass sie auf einen ebenfalls zu geringen Aufbau der Gebärmutterschleimhaut hindeuten kann. Das wiederum ist eine schlechte Voraussetzung für eine Schwangerschaft. Rauchen begünstigt die Entstehung einer Hypomenorrhö!

4. **Schmierblutungen nach den Wechseljahren:** Liegt Ihre letzte Regelblutung schon ein Jahr oder länger zurück, wenn plötzlich wieder Blutungen auftreten, ist das kein Grund zur Panik. Im Rahmen einer Hormontherapie können die ganz normal sein. Dennoch ist der Gang zum Arzt ein Muss, um die Ursachen zu klären. Es könnte auch eine bösartige Veränderung der Gebärmutterschleimhaut zugrunde liegen.

Therapie
Konventionell
Die Behandlung von **Menorrhagie und Hypermenorrhö** ist sehr ähnlich. Im akuten Fall werden Medikamente gegeben, die die Blutung eindämmen, indem sie die Gebärmutter zusammenziehen oder die Blutgerinnung verbessern. Dafür muss allerdings eine Thromboseneigung abgeklärt sein! Hat keine Alternativ-Methode Erfolg, können Sie es mit einer Gestagen beschichteten Spirale versuchen oder einem Gestagen-Implantat, die verhindern, dass sich die Gebärmutterschleimhaut zu hoch aufbaut. Ist die Menorrhagie-Patientin Nichtraucherin und noch unter 45 Jahre alt,

bietet sich die Gabe eines Verhütungsmittels an, um die Blutungsdauer zu reduzieren. Geduld ist gefragt, denn oft ist erst nach dem zweiten Zyklus ein Erfolg zu erkennen. Allerletzte Lösung sind Operationen, wobei entweder nur die Gebärmutterschleimhaut abgetragen (Endometriumablation oder Goldnetz) oder die Gebärmutter entfernt wird. Lassen Sie sich die Vor- und Nachteile gut erklären, nicht jeder Eingriff kann in jeder Klinik gemacht werden. Keine Angst, wenn eine Gebärmutterentfernung nötig ist. Die meisten Frauen blühen auf, wenn sie nicht mehr so viel Blut verlieren, können wieder viel aktiver ihr Leben gestalten und haben auch keine Probleme mit dem Sex.

Alternativ
Homöopathie: Nehmen Sie 2 Tage vor Einsetzen der Periode beginnend 2–3 × tgl. 4 Globuli in D12 von Calcium carbonicum, Cyclamen, Erigeron, Ferrum metallicum, Lilium tigrinum oder Ustilago.

Schüßler: Bei zu lang dauernder Blutung und Hypermenorrhö Ferrum phosphoricum D12 (Nr. 3), evtl. mit Calcium carbonicum Hahnemanni D6 (Nr. 22) im Wechsel während des ganzen Zyklus.

Spagyrik: Verbessert die Eisenaufnahme: 3 × tgl. 15 Tr. Fedon spag. PEKA Tropfen (Pekana) in etwas Wasser vor den Mahlzeiten.

Pflanzenmittel: Blutstillender Heiltee: 2 TL Hirtentäschelkraut auf 250 ml kochendes Wasser, 10 Min. ziehen lassen und abseihen. Trinken Sie davon 2 Tassen tgl. Gemischt mit Schafgarbe, Brennnessel und

Hormone aus dem Gleichgewicht ▶

Frauenmantel schmeckt der Tee besser. Zum Vorbeugen und Lindern: vor und während der Menstruation 3 × tgl. 3–5 Tr. CERES Bursa pastoris (ALCEA), während des übrigen Zyklus 3 × tgl. 3 Tr. CERES Millefolium (ALCEA). Beifuß, Mönchspfeffer und Rosmarin fördern den Blutfluss bei Hypomenorrhö. Machen Sie sich einen Tee daraus, dem Sie etwas Ingwer oder Zimt zur Stärkung zufügen. Oder 3 × tgl. 3 Tr. CERES Rosmarinus Urtinktur(ALCEA).

Nahrungsergänzung: Liegt schon eine Blutarmut vor, Kräuterblut Floradix mit Eisen flüssig (Salus) nehmen. Zur Verbesserung der Eisenaufnahme spagyrische Tropfen zusätzlich. In Inzelloval (Köhler) sind neben Eisen auch noch andere wichtige Mineralstoffe enthalten, die bei der Blutung verloren gehen. Nehmen Sie am Anfang ruhig dreimal täglich eine, später können Sie reduzieren.

Schmerzhafte Blutungen

Dysmenorrhö ist die fachlich korrekte Bezeichnung für Schmerzen während der Menstruation. Über die Hälfte aller heranwachsenden Frauen leidet hin und wieder unter dem ziehenden oder krampfartigen Schmerz im Unterbauch. Aber nur etwa 20 % sind so stark betroffen, dass sie die Beschwerden therapeutisch lindern lassen. Nimmt eine Frau die Pille oder hat sie schon ein Kind geboren, lassen die Schmerzen manchmal nach. Es wird zwischen primärer und sekundärer Dysmenorrhö unterschieden.

Die **primäre** Variante tritt, wie der Name vermuten lässt, direkt mit der ersten Menstruation, der Menarche, auf. Sie setzt bei jedem Zyklus gleich zu Beginn der Blutung ein und dauert zwischen zwölf und 72 Stunden an. Eine gestörte Balance zwischen den Hormonen Östrogen und Gestagen kann die Ursache sein, aber auch Fehlbildungen der Genitalorgane, speziell der Gebärmutter. Auch eine unnatürliche Lage der Gebärmutter kommt in Betracht. Häufig steckt ein erhöhter Prostaglandin-

spiegel dahinter. Prostaglandine sind Botenstoffe, den Hormonen ähnlich, die ein Zusammenziehen der Uterusmuskulatur bewirken und Schmerzen vermitteln. Schließlich sollten auch seelische Auslöser nicht unberücksichtigt bleiben, die die Beschwerden verschlechtern können. Hier ist vor allem an eine innerliche Ablehnung des Erwachsenwerdens bzw. des Frauseins

Gut zu wissen

Bauchschmerzen

Wenn bei Ihrer heranwachsenden Tochter Bauchschmerzen auftreten, die einige Tage anhalten, aufhören und nach 3–4 Wochen wiederkommen, ohne dass die erste Periode kommt, gehen Sie sicherheitshalber mit ihr zur Frauenärztin. Es gibt angeborene Verschlüsse der Scheide oder des Jungfernhäutchens, die verhindern, dass das Blut bei der Menstruation abfließen kann. Es staut sich dann und bereitet große Schmerzen.

Frauentypische Erkrankungen

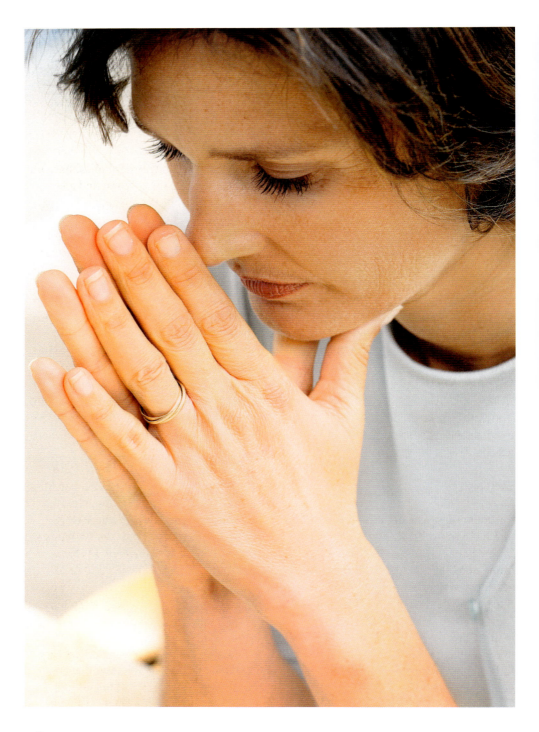

Hormone aus dem Gleichgewicht ▶

oder auch an eine überdurchschnittliche Bindung an den Vater zu denken.

Die **sekundäre Dysmenorrhö** stellt sich erst nach einer Zeit beschwerdefreier Zyklen ein. Daran können Zysten, Myome, Verletzungen des Bereichs um die Gebärmutter oder entzündliche Erkrankungen schuld sein. Seelische Faktoren können wiederum Probleme mit der Rolle als Frau, aber auch Schwierigkeiten in der Partnerschaft oder ein unerfüllter Kinderwunsch sein.

Die Regelschmerzen können bis in den Rücken und die Oberschenkel ausstrahlen. Sie erreichen am ersten und zweiten Tag der Blutung ihren Höhepunkt und gehen oft Hand in Hand mit weiteren Krankheitssymptomen, wie Kopfschmerzen, Müdigkeit, Übelkeit und Erbrechen, Appetitlosigkeit oder auch Verstopfung bzw. Durchfall. Nicht selten ist die Dysmenorrhö mit einer Zyklusstörung kombiniert. In erster Linie muss an eine Endometriose gedacht werden (S. 154).

Therapie
Konventionell
Nachdem sämtliche organischen Ursachen durch eine eingehende gynäkologische Untersuchung inklusive Hormonbestimmung und bildgebende Verfahren ausgeschlossen wurden, erfolgt eine genaue Aufstellung der bisherigen Menstruationen.

Je mehr Ihre Ärztin von Ihnen erfährt, desto besser kann sie anschließend eingreifen. Falls organische Auslöser gefunden werden, stehen die in der Therapie natürlich ganz oben. Auch Schmerzmittel, die den

Prostaglandinspiegel senken, können geeignet sein. Aber Vorsicht: die regelmäßige Einnahme von Schmerzmitteln bei der Periode kann der Anfang einer Tablettenkarriere sein, deshalb lieber alternative Methoden ausprobieren.

Alternativ
Schüßler: 5 Tbl. Magnesium phosphoricum D6 (Nr. 7) in Wasser auflösen und alle 5 Min. einen Schluck trinken.

Spagyrik: Beginnen Sie in der Zyklusmitte und nehmen bis zum Ende der Menstruation 3–4 × tgl. 20–25 Tr. UPELVA spag. Tropfen (Pekana) vor den Mahlzeiten.

Pflanzenmittel: 3 × 1 Natudolor (Salus) mit Gänsefingerkraut oder gegen latenten Gelbkörperhormonmangel 1 × 1 Extrakt der Keuschlammfrucht, wie in Agnucaston (Bionorica). Beide während des ganzen Zyklus einnehmen. 1–3 × tgl. 2–5 Tr. CERES Alchemilla Urtinktur (ALCEA) während des gesamten Zyklus oder direkt bei Einsetzen der Periode.

Nahrungsergänzung: B-Vitamine und Magnesium wirken hormonell ausgleichend und entkrampfend, z. B. in MICROSAN (biosyn). Anfangs 3 × tgl. 1, bei Nachlassen der Beschwerden reduzieren. Als Nährstoffpaket können Sie Reha1 und ADEK (hypo-a) nehmen, Sie werden bereits nach einem Monat eine Besserung verspüren.

Unterstützend
Pflanzenmittel: Krampflösender Tee: 30 g Kamillen-, 20 g Schafgarbenblüten, 20 g Melissenblätter, 20 g Gänsefingerkraut, 10 g Fenchelfrüchte. 1 gehäuften TL der

Frauentypische Erkrankungen

Die Hormone der Frau

Die Hormone sind es, die den Menschen antreiben. Und zwar im wahrsten Sinn des Wortes. Kommt der Begriff doch vom griechischen hormao, was so viel heißt wie antreiben oder auch anregen. Kein Wunder, denn es handelt sich um Botenstoffe, die Nachrichten übermitteln und damit Reaktionen auslösen. Schon Millionstel Gramm entscheiden, ob ein Mensch männlich oder weiblich ist. Denn so genannte männliche oder weibliche Hormone hat jeder – das Mengenverhältnis macht den Unterschied.

Das sind die wichtigsten

Die Gruppe der Östrogene, auch Follikelhormone genannt, stellt die wichtigsten weiblichen Sexualhormone. Dazu gehören Östradiol, Östriol und Östron. Sie sorgen nicht nur für die Rundungen des weiblichen Körpers, sondern spielen dank ihrer gefäßerweiternden Eigenschaften eine große Rolle im Schutz vor Herz-Kreislauf-Erkrankungen, Osteoporose und vor freien Radikalen. Auch am Fett- und Insulinstoffwechsel sind sie beteiligt. In der ersten Hälfte des Zyklus ist vor allem Östradiol im Einsatz. Es sorgt für das Wachstum der Gebärmutterschleimhaut. In der Schwangerschaft bildet der Mutterkuchen aus Hormonvorstufen, die das Baby liefert, Östriol. Schließlich wird Östron hauptsächlich im Fettgewebe produziert.

In der zweiten Zyklushälfte nach dem Eisprung übernimmt das Progesteron, auch Gelbkörperhormon genannt, die Führung und setzt den Aufbau der Gebärmutterschleimhaut fort. Außerdem sorgt das zu den Gestagenen gehörende Hormon dafür, dass die Brustdrüsen für die Bildung von Muttermilch bereit sind. Während einer Schwangerschaft wird es in besonders großer Menge produziert. Es steigert die Körpertemperatur sowie die Atem- und

Herzfrequenz. Zu seinen Aufgaben gehören auch Wachstumsprozesse des Embryo.

FSH und LH: Bereits Ende des Zyklus sorgt die Hirnanhangsdrüse durch die Ausschüttung des Follikel stimulierenden Hormons, FSH, dafür, dass im Eierstock ein neuer Follikel mit Eizelle für den nächsten Zyklus heranreift. Das Östrogen darin macht die Gebärmutter wieder für eine mögliche Schwangerschaft bereit. Das luteinisierende Hormon, LH, sorgt für den Eisprung. Es ist außerdem für die Bildung und Ausschüttung von Testosteron im Eierstock verantwortlich.

Die männlichen Geschlechtshormone Testosteron und DHEA sind auch für die Frau wichtig. Sie werden in der Nebenniere produziert und sind Ausgangshormone für die Östrogenbildung. Testosteron wird darüber hinaus im Eierstock gebildet. Es macht Lust auf Sex. Außerdem schenkt es Durchsetzungskraft, Selbstbewusstsein, sorgt für mehr Wohlbefinden und fördert den Muskelaufbau. Das DHEA (Dehydroepiandrosteron) ist ebenfalls am Muskelaufbau beteiligt und steigert Konzentration und Gedächtnisleistung.

Auch das Oxytocin darf nicht vergessen werden, das die Hirnanhangsdrüse ausschüttet. Es hilft schon während des Geburtsvorganges, weil es die Wehen auslöst, und sorgt anschließend dafür, dass Milch in die Brust der frisch gebackenen Mutter einschießt. Auch in Gefühlsdingen ist es stark beteiligt. So scheint es nämlich zum einen dazu beizutragen, dass Muttergefühle aufkommen. Zum anderen sorgt es bei körperlicher Nähe zwischen Partnern für ein Gefühl großer Verbundenheit.

Prolaktin ist ein weiteres Hormon der Hirnanhangsdrüse, das für den normalen Zyklus-

Hormone aus dem Gleichgewicht ▶

ablauf nötig ist. Seine eigentliche Funktion besteht in der Förderung des Zellwachstums während der Schwangerschaft und der Milchbildung. Wenn die Prolaktinkonzentrationen im Blut erhöht sind, wird die Eireifung unterdrückt, was ja im Wochenbett durchaus sinnvoll ist. Sind die Werte allerdings unabhängig von einer Schwangerschaft erhöht, so bleibt der Eisprung aus und es entwickelt sich eine Amenorrhö. Nicht selten lässt sich dann auch Sekret aus der Brustwarze drücken. Beim Orgasmus wird ebenfalls Prolaktin ausgeschüttet und zwar umso mehr, je größer die Befriedigung und Entspannung danach ist.

Schließlich sind die Schilddrüsenhormone zu nennen, Trijodthyronin (T_3) und Thyroxin (T_4), die den Stoffwechsel und die Funktion fast sämtlicher Organe mit beeinflussen. Ihre Bildung und Ausschüttung wird durch die Hirnanhangsdrüse gesteuert. Ein Zuviel oder Zuwenig dieser Hormone kann sich bei der Frau recht rasch durch Periodenstörungen bemerkbar machen, auch Fehlgeburten und Komplikationen in der Schwangerschaft und beim Baby sind möglich.

Ein extrem sensibles Gleichgewicht

Der Hypothalamus ist die Schaltzentrale im Zwischenhirn, der sozusagen genau weiß, wie viel von welchem Hormon zu welchem Zeitpunkt gebraucht wird. Bei einem Mangel sorgt er sofort für Nachschub, indem er die entsprechende Drüse „auffordert", die Produktion zu steigern. Umgekehrt greift er drosselnd ein, wenn schon ein Überschuss besteht. Aber Achtung: Der Hypothalamus ist nicht vor äußeren Einflüssen sicher. So sorgt Übergewicht zum Beispiel quasi für Falschmeldungen, bestimmte Fettsäuren sind nötig, um ein Hormon überhaupt produzieren zu können, psychische und körperliche Belastung bringen den Hormonhaushalt aus dem Takt. Bedenken Sie auch, dass Stresshormone früher dafür gedacht waren, dass Frauen bei Gefahr die Flucht antreten konnten, während Männer sich häufiger dem Kampf stellen mussten. Durch die körperliche Betätigung – so oder so – wurden die Hormone wieder abgebaut. Heute fehlt der Abbau oft, mit Folgen für den Hormonhaushalt. Und auch bestimmte Medikamente sowie Umweltgifte nehmen Einfluss auf die wichtigen Botenstoffe. Das EU-Projekt COMPRENDO beschäftigte sich 2006 zum Beispiel mit dem Phänomen, das männliche Tiere unter dem Einfluss bestimmter Gifte verweiblichen und umgekehrt. Auslöser war unter anderem die Beobachtung an Fischen in englischen Gewässern, deren Veränderung auf den Einfluss von Schiffsfarbe zurückzuführen ist. Inzwischen ist für viele Umweltgifte eine Hormonwirkung nachgewiesen worden: Gifte in der Landwirtschaft, die gegen Unkraut, Schädlinge oder Würmer eingesetzt werden, verschiedene Schwermetalle, industriell hergestellte Chemikalien, wie Dioxine polychlorierte Biphenyle, Phthalate, Bisphenol A usw. (S. 63 Umwelt).

Frauentypische Erkrankungen

Mischung mit 150 ml kochendem Wasser aufgießen, bedeckt 10–15 Min. ziehen lassen und 5 Tassen tgl. trinken.

Ernährung: Essen Sie Obst, Gemüse, Sojaprodukte und Meeresfisch, reduzieren Sie tierisches Fett, Eiweiß, Schokolade, Käse, Kaffee, Cola und Alkohol. Und denken Sie daran, viel zu trinken!

Äußerlich: Tun Sie etwas für Ihre Kondition. Sportliche Frauen leiden seltener unter Regelschmerzen als unsportliche. Yoga, speziell für die Beckenregion, Qigong und Autogenes Training lösen Krämpfe. Massieren Sie den Unterbauch mehrmals täglich mit der Mischung aus je 20 g ätherischem Öl der deutschen Kamille, von Kümmel, Fenchel und Melisse.

PMS

Das prämenstruelle Syndrom fasst zahlreiche körperliche und seelische Symptome zusammen, die das Wohlbefinden einer Frau einschränken, kurz bevor sie die Regel bekommt. Mit Einsetzen der Blutung oder spätestens am zweiten Blutungstag sind die Beschwerden Vergangenheit, am häufigsten sind Kopfschmerzen und Spannungsgefühl in der Brust. Hinzu kommen Gelenk- oder Muskelschmerzen, Gewichtszunahme und das Empfinden, aufgeschwemmt zu sein. Schlafstörungen können in Form von Schlaflosigkeit aber auch von einem überhöhten Schlafbedürfnis auftreten. Entscheidend sind beim PMS die psychischen Faktoren: depressive Verstimmung mit Hoffnungslosigkeit, große Angst und innere Unruhe, höhere Empfindsamkeit und häufigere Tränenausbrüche, Gereiztheit und Wut, Lustlosigkeit, Konzentrationsschwierigkeiten, Lethargie und mangelnde Energie, Heißhunger auf bestimmte Lebensmittel und schließlich der Eindruck, nichts mehr unter Kontrolle zu haben. Fast jede Frau bekommt irgendwann einmal das Syndrom zu spüren. Ab 30 Jahren nimmt es zu und ist bei Frauen um die 40 am häufigsten zu beobachten,

wobei nur drei bis fünf Prozent so stark betroffen sind, dass sie ihren Alltag nicht mehr bewältigen können und behandelt werden müssen. Die Ursachen liegen noch im Dunkeln. Es wird aber ein gestörtes Zusammenspiel der weiblichen Hormone und ihrer Überträgerstoffe im Gehirn vermutet.

Therapie
Konventionell
Wenn Veränderungen des Lebensstils und natürliche Präparate keine Verbesserung erreichen, kann eine hormonelle Therapie versucht werden. Falls Sie ohnehin verhüten möchten, ist die Pille natürlich ideal. Tritt während der Einnahme ein PMS ein, lässt sich dieses meist beheben, indem Ihre Ärztin Ihnen eine Pille anderer Zusammensetzung verschreibt. Ansonsten können Gestagene zeitlich begrenzt eingenommen oder in Form eines Gels auf die Brüste aufgetragen werden. Sprechen Sie jedoch eingehend mit Ihrer Frauenärztin, bevor Sie sich für eine Behandlung mit Hormonen entscheiden, da fast immer mit unerwünschten Nebenwirkungen zu rechnen ist.

Hormone aus dem Gleichgewicht ▶

Alternativ

Homöopathie: Die Wahl des für Sie am besten passenden Mittels kann schwierig sein. Nehmen Sie 2–3 × tgl. 4 Globuli in D12 ab Beschwerdebeginn von Calcium carbonicum, Lachesis, Lilium tigrinum oder Sepia. Zeigt sich nach zwei Zyklen keine nennenswerte Besserung, lassen Sie sich ein Konstitutionsmittel geben.

Spagyrik: Nehmen Sie von der Zyklusmitte bis zum Ende der Menstruation 3–4 × tgl. 20–25 Tr. UPELVA spag. PEKA Tropfen (Pekana) vor den Mahlzeiten. 3–4 × tgl. 15 Tr. P-sta spag. Peka Tropfen (Pekana) in etwas Flüssigkeit ebenfalls vor den Mahlzeiten vertreiben zusätzlich depressive Verstimmungen.

Pflanzenmittel: Mind. 3 Monate lang 1 × tgl. 1 Kapsel Agnucaston (Bionorica) oder Femicur N (Schaper und Brummer) mit Keuschlammfrucht. Zentral ausgleichend und beruhigend wirkt eine Mischung aus Baldrian und Melisse, wie in Euvegal (Dr. Willmar Schwabe). Bei schweren Störungen auch tagsüber, sonst nur abends nehmen. Wegen möglicher Nebenwirkungen lassen Sie sich von Ihrem Arzt oder Apotheker beraten. Auch günstig: 3 × tgl. 10 Tr. Klimaktosin (Meckel Spenglersan) aus Keuschlamm oder 3 × tgl. 3 Tr. CERES Alchemilla (ALCEA) aus Frauenmantel.

Ernährung: Salzarme Kost ist gut, die zumindest den Wassereinlagerungen vorbeugt. Ballaststoffe senken das Risiko von Verdauungsbeschwerden. Verringern Sie den Anteil tierischer Produkte inklusive Milchprodukte, sowie den von raffinierten Zuckern. Viele Frauen haben gute Erfahrungen damit gemacht, ihren Koffein- und Alkoholkonsum an den „gefährlichen" Tagen einzuschränken. Das beinhaltet auch Cola, Energiedrinks, Schwarztee. Omega-6- und Omega-3-Fettsäuren (in Distel-, Nachtkerzen-, Lein- und Borretschsamen- sowie Fischöl) gehören vermehrt auf den Tisch, ebenso Getreide- und Gemüseprodukte, die das Nerven-Vitamin B6, Vitamin E, Kalzium, Magnesium, Chrom, Mangan und Zink enthalten.

Nahrungsergänzung: Bei eher schwachen Symptomen reicht meist tgl. 1 Tbl. CAREIMMUN Basic (biosyn). 3 × tgl. das Mineralstoff- und Spurenelementprodukt Inzelloval (Köhler) gibt Energie. Bei starken Symptomen eine Kur mit dem Reha1-Paket incl. ADEK (hypo-a), doppelte Dosis im 1. Monat, 2 weitere Monate in Normaldosis fortführen. Oder 2 × 1 Hormonbalance (Life Light), eine Kombination aus Vitaminen, Zink und Magnesium mit Pflanzenextrakten aus dem Frauenmantel und der Yamswurzel, die einen Gelbkörperhormoneffekt hat, sowie Tryptophan, das beim Aufbau der Glückshormone hilft. Ergänzen sollten Sie mit Omega 3-6-9 (Life Light).

Bachblüten: Holly, wenn Sie aggressiv und wütend sind, Impatiens bei Ungeduld und Reizbarkeit, Vine für intolerante dominante Frauen, Heather für Anhängliche, die sehr stark auf sich selbst bezogen sind und ständig Zuspruch brauchen, Scleranthus bei extremen Stimmungswechseln von Traurigkeit zu Euphorie und umgekehrt, und Clematis für die Träumerin, die sich nicht konzentrieren kann und vor der Wirklichkeit flieht.

Frauentypische Erkrankungen

Äußerlich
Beim Sport werden Glückshormone ausgeschüttet. Das lindert. Ebenso wichtig ist bewusste Entspannung, z. B. durch Qigong. Versuchen Sie, Stressfaktoren auszuschalten.

Tipp: Gut wirkt eine Entschlackungskur (S. 111 Entgiften) und eine Darmbehandlung (S. 91 Mikrobiologische Therapie). Auch empfehlenswert ist die Aromatherapie. Fenchel-, Jasmin-, Rosen- oder Muskatellersalbeiöl helfen, den Hormonhaushalt in seine Balance zu bringen. Mischen Sie daraus ein Massageöl, das Sie mit einem Ihnen angenehmen Duft, vielleicht Sandelholz, kombinieren können.

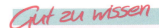

Weitere ganzheitliche Therapien

Für alle Zyklus- und Blutungsstörungen gilt: die Ärztin muss eine organische Ursache ausschließen, sowie die unerwünschten Effekte von Hormontherapien.
Eine Regulation Ihres Hormongleichgewichts und damit der Blutungsstörungen können auch durch Therapeuten mit einer guten Ausbildung in Akupunktur und chinesischen Heilkräutern, Neuraltherapie, Konstitutioneller Homöopathie, Anthroposophie oder Ayurvedischer Therapie erzielt werden.

Brustschmerzen

Häufiger Bestandteil des PMS sind Schmerzen der weiblichen Brust. Schmerzen im Brustkorb, die zum Beispiel auf einen Herzinfarkt hindeuten können, sind nicht gemeint. Die Beschwerden betreffen fast immer beide Seiten und sind oben außen wahrnehmbar. Sie müssen nicht zwingend behandelt werden, abhängig von ihrer Stärke und dem damit zusammenhängenden Leidensdruck, versteht sich. Auf jeden Fall müssen Erkrankungen, wie Brustkrebs oder auch außerhalb der Brust zu suchende Auslöser, wie Angina pectoris, Gallenblasenentzündungen, Gastritis oder Wirbelsäulenprobleme ausgeschlossen werden.

Therapie
Alternativ
Homöopathie: Ununterbrochen über 3 Monate morgens und abends je 30 Tr. Mastodynon (Bionorica) mit etwas Wasser oder je 1 Tbl. Die schmerzenden Brüste 1–2 × tgl. mit Silicea D12 Salbe (Nr.11) einreiben.

Pflanzenmittel: Nehmen Sie in der 2. Zyklushälfte 3 × tgl. 3 Tr. CERES Geranium (ALCEA).

Ernährung: Verzichten Sie weitgehend auf Kaffee und Zigaretten. Auch die Reduktion tierischer Fette kann schon Linderung bringen. Greifen Sie häufig zu Obst, Gemüse und Omega-3-Fettsäuren.

Äußerlich: Verwenden Sie einen BH, der guten festen Halt gibt, ohne einzuschneiden. Das ist beim Sport besonders wichtig.

Oft bringen Wickel oder Auflagen schnell Besserung. Probieren Sie kühlen Quark, Ringelblumensalbe oder grüne Mineralerde aus. Wenn Sie die grüne Mineralerde anrühren, können Sie zusätzlich entstauen-

de ätherische Öle, zum Beispiel Rosengeranie oder Zypresse zufügen. Rühren Sie die Erde mit Wasser an, bis die Konsistenz passt und geben dann wenige Tropfen der gewünschten Essenz zu. Auf die schmerzenden Bereiche streichen, ein Tuch darüber legen und mindestens 20 Minuten wirken lassen.

Die Wechseljahre

Zum einen wirkt schon das Wort „Wechseljahre" für viele Frauen wie ein Schreckgespenst. Sie denken an unkontrollierte Hitzewallungen, Niedergeschlagenheit und irgendwie auch an das Ende des Frauseins. Zum anderen machen Begriffe, wie „Better Aging", „Happy Aging" oder gar „Anti-Aging" die Runde. Fakt ist: Durch die extrem gestiegene Lebenserwartung wird auch die Zeit, die nach Ende der Menstruation noch bleibt, viel länger. Da die Veränderung im Körper ebenfalls Fakt ist, ist jeder Frau dringend zu raten, möglichst großen Einfluss darauf zu nehmen, wie sie die Zeit des Wechsels und die Jahre danach erlebt.

Das Wort „Wechseljahre" kann auch ein großes Versprechen bedeuten. Zwar verliert Frau die körperliche Fruchtbarkeit, aber belohnt wird sie durch ein Mehr an geistiger Fruchtbarkeit. Mit „Menopause" kann man im Englischen assoziieren „pause from men", Pause von den Männern, von den Menschen. Nach Jahren voller Selbstaufopferung für die Kinder, den Mann, die Familie und den Beruf ist es höchste Zeit, dem Verlangen nach Rückzug, Ruhe und persönlicher Freiheit nachzugeben. Wechseljahre kann auch Wachstumsphase bedeuten, eine neue Lebensmitte finden, sich selber finden. Warum nicht noch im Beruf neue Schwerpunkte setzen

oder sich den Traum erfüllen und studieren oder sich endlich mit Muße künstlerisch betätigen? Viele Kulturen bringen Frauen nach den Wechseljahren, den weisen Frauen, große Ehrfurcht entgegen. Auch in den westlichen Kulturen ist die Zeit angebrochen, dass die Frauen sich ihrer Werte bewusst werden und die Chancen, die der Wechsel mit sich bringt, für die eigene Weiterentwicklung nutzen. Unter Wechseljahresbeschwerden werden diese Frauen kaum leiden.

Peri- und Postmenopause

Schon etwa ab dem 39. Lebensjahr, vielleicht etwas später, geht die Bildung des Gelbkörperhormons deutlich zurück, die Eierstöcke werden immer etwas kleiner und verlangsamen ihre Tätigkeiten. Überhaupt geht die Hormonproduktion immer mehr zurück. Die Anfänge dieser Entwicklung können unbemerkt vonstatten gehen. Bei einigen Frauen sind sie aber recht früh als Zyklusstörungen verschiedenster Ausprägung spürbar. Wer jetzt noch schwanger werden will, hat es von Jahr zu Jahr schwerer, denn die Fruchtbarkeit sinkt drastisch. Die typischen Symptome Hitzewallungen, starkes Schwitzen bzw. plötzliche Schweißausbrüche, Schlafstörungen, die teilweise durch nächtliches Schwitzen ausgelöst oder verstärkt werden, depres-

Frauentypische Erkrankungen

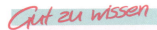

Definitionen

Wechseljahre, Menopause, Klimakterium – viele Begriffe sorgen für Verwirrung. Schluss damit.

Klimakterium, Wechseljahre
Beide Begriffe meinen den Zeitraum, in dem die Progesteron- und Östrogenproduktion sinkt oder zunächst unregelmäßig wird. Es treten Blutungsstörungen auf, der Eisprung kann hin und wieder ausbleiben. Diese Phase beginnt durchschnittlich vier bis fünf, manchmal aber auch schon bis zu neun Jahre vor der letzten Blutung und zieht sich noch etwa 5 Jahre nach der Menopause hin. So lange dauert es nämlich, bis sich der Körper und das gesamte Hormonsystem auf den neuen Zustand eingestellt haben.

Prämenopause
Zeitraum von zwei bis sieben Jahren vor der Menopause; Eierstockfunktion lässt nach, Regelblutungen werden unregelmäßig, es treten leichte Wechseljahresbeschwerden auf.

Menopause
Das ist die letzte Menstruationsblutung, die noch ganz regulär von den Eierstöcken gesteuert wird. Der Zeitpunkt kann entsprechend erst rückwirkend als Menopause bestimmt werden. Meist tritt er im Alter zwischen 50 und 55 ein.

Postmenopause
Sie schließt sich an die Menopause an und endet mit dem Eintritt ins Greisenalter. Als Perimenopause werden ein Teil der Prä- und Postmenopause zusammengefasst, sie dauert also etwa 5–10 Jahre lang zwischen dem 46. und 56. Lebensjahr.

Senium
Greisenalter, etwa ab 70 Jahre.

---

sive Verstimmungen und sinkende Lust auf Sex sind vermutlich alle auf den aus den Fugen geratenen Hormonhaushalt zurückzuführen. Weitere Anzeichen können Harninkontinenz, trockene Schleimhäute im Genitalbereich, in Mund und Augen, Unterleibsentzündungen, Haarausfall, Akne, Gelenkschmerzen, sinkende Leistungsfähigkeit und steigendes Gewicht sowie Probleme in der Partnerschaft sein. Auch Eierstockzysten treten häufiger auf, gehen aber meist von allein zurück. Natürlich dürfen Sie nicht voreilig auf das Einsetzen der Wechseljahre schließen, wenn im entsprechenden Alter das eine oder andere dieser Symptome auftritt. Notieren Sie möglichst detailliert sämtliche Beschwerden, wann und wie stark sie auftreten, wie lange sie anhalten, ob es zeitliche Zusammenhänge zur Menstruation gibt, und ob der Zyklus störungsfrei verläuft. Diese Angaben helfen Ihrer Frauenärztin, die Diagnose zu stellen. Falls die Blutung schon einige Zeit ausgeblieben ist, legt Sie Ihnen einen Bogen mit 10 Fragen vor, die Menopausen-Rating Scale (MRS), wo Sie die Art und die Stärke Ihrer Beschwerden eintragen. Damit ergeben sich für die Ärztin bereits Hinweise auf die mögliche Therapie. Sie wird selbstverständlich körperliche Untersuchungen vornehmen, um Erkrankungen auszuschließen. Die Schilddrüse gerät

Hormone aus dem Gleichgewicht ▶

immer leicht in Verdacht, wenn es um Hormonveränderungen geht. Die Bestimmung des Hormonspiegels, vor allem von Estradiol, FSH und LH, geben wertvolle Hinweise. Aufgrund der zunächst noch starken Schwankungen reichen diese Werte allein für die Diagnose aber nicht aus. Sie müssen in zeitlichen Abständen erneut bestimmt werden.

Aber keine Angst: nicht alle Frauen müssen überhaupt Veränderungen bemerken. Immerhin bleibt bei einem Drittel der Frauen die Periode aus, ohne dass sie jemals Wechseljahresbeschwerden gespürt hätten. Bei einem weiteren Drittel sind die Beschwerden mild und vorübergehend und nur ein Drittel braucht wirklich ärztliche Hilfe.

Schwitzen, Schlafstörungen, Depressionen und Blutungsstörungen sind typische Symptome, die auch auf eine Schadstoffbelastung hinweisen können. Kann Ihre Ärztin also nach einer Hormonuntersuchung noch keinen Hinweis auf eine fehlende Eierstockfunktion feststellen, so überlegen Sie, was in Ihrer Wohnung oder an Ihrem Arbeitsplatz vor Beginn Ihrer Beschwerden verändert wurde: neuer Teppichboden, Zimmeranstrich oder neue Elektrogeräte (S. 63, Umwelt). Oder prüfen Sie, ob Sie Zusammenhänge mit der Essensaufnahme feststellen, denn Nahrungsmittelunverträglichkeiten werden immer häufiger und machen ähnliche Beschwerden.

Therapie
Lassen Sie sich nicht von Werbeversprechen locken und bestellen Hormonpräpa-

rate aus dem Katalog oder via Internet, sondern besprechen Sie sich mit Ihrer Frauenärztin. Für dieses Gespräch sollten Sie sich ein wenig mit den verschiedenen Hormonen und Therapien auskennen:

Synthetische Hormone sind meistens Östrogene und Gestagene, die nach dem Muster der Körperhormone zusammengebaut sind und den Vorteil haben, dass sie geschluckt werden können und länger wirksam sind als die körpereigenen Hormone. Mit ihnen wurden in den letzten Jahrzehnten die Frauen in den Wechseljahren behandelt. Sprechen Sie als Alternative auch die **Designerhormone**, SERMs (Selektive Östrogenrezeptor-Modulatoren) an. SERMs wirken in manchen Geweben wie Östrogene, in anderen hemmen sie jedoch die Östrogenwirkung. Dazu gehört Tibolon, das gewissermaßen die Wirkung von Östrogenen, Gestagenen und Androgenen nachahmt. Achtung: Die Überprüfung, ob das Mittel auch für Frauen geeignet ist, die Brustkrebs hatten und wie hoch das Thromboserisiko ist, läuft bis 2009. Auch Raloxifen sei genannt. Es beugt vor allem

Gut zu wissen

Männer in den Wechseljahren

Auch Männer können unter Wechseljahresbeschwerden mit Hitzewallungen, Schlafstörungen, Depressionen und Nachlassen der Leistungsfähigkeit leiden. Alles, was Ihnen gut tut, ist auch für Ihren Mann angesagt. Unter bestimmten Voraussetzungen können sie von der Östradiol- und Testosterontherapie profitieren.

Frauentypische Erkrankungen

Osteoporose und möglicherweise auch Brustkrebs vor, fördert aber als Nebenwirkung die Hitzewallungen. **Natürliche Hormone** sind Östradiol und Progesteron, wie sie auch im Eierstock produziert werden. Östradiol kann beispielsweise über die Haut resorbiert werden und Progesteron über die Scheide. Dadurch ist eine ganz individuelle und niedrig dosierte Hormontherapie möglich, die allerdings einige Erfahrung bei Ihrer Ärztin voraussetzt und eine gute eigene Beobachtungsgabe bei Ihnen. Auch das männliche Hormon Testosteron und das in der Nebennierenrinde gebildete DHEA zählen zu den natürlichen Hormonen und können beispielsweise bei Sexualstörungen eingesetzt werden. Schließlich stehen Ihnen noch die **Phytohormone** zur Verfügung (S. 93 Therapie/ Ernährung). Man könnte sie auch natürliche SERMs nennen, denn ihre Inhaltsstoffe können sowohl eine Östrogenwirkung auf die Hitzewallungen oder die Knochen entfalten, aber an der Brust die Östrogenwirkung bremsen und damit das Krebsrisiko verringern.

Konventionell

Da es sich um eine rein hormonell bedingte Erscheinung handelt, ist eine Hormontherapie ganz klar die nahe liegende Behandlung. Sie zeigt tatsächlich seit über 30 Jahren sehr gute Erfolge, hat aber auch durchaus Nebenwirkungen.

Treten in der frühen Phase Schlafstörungen und Spannungsgefühle auf, bietet sich beispielsweise die reine Gestagengabe jeweils am Abend ab dem 15. Zyklustag für 12 Tage an. Wird das Gestagen über Monate ohne Pause eingenommen, so müssen Sie mit

Zwischenblutungen rechnen. Für die spätere Phase der Wechseljahre eignet sich eine zyklische Therapie mit gering dosiertem Östrogen und Gestagen. In der Postmenopause wird ca. bis zum 55. Lebensjahr die zyklische Kombinationstherapie genutzt. Selbst dann können zunächst noch Zwischenblutungen auftreten, die aber mit der Zeit immer mehr nachlassen. Darüber hinaus gibt es die verschiedensten Kombinationsmöglichkeiten von Präparaten, die eingenommen, gespritzt oder auch als Pflaster verwendet werden können. So schonen etwa Hormone, die über die Haut aufgenommen werden, die Leber, und die Risiken von Gallensteinen und Gallenblasenentzündungen sinken. Aber noch einmal: Eine individuelle Beratung unter Berücksichtigung Ihrer wichtigsten Symptome ist unerlässlich!

Achtung: Nur, wenn Sie keine Gebärmutter mehr haben, dürfen Sie ausschließlich Östrogene verwenden und können auf das Gelbkörperhormon verzichten. Eine Ausnahme sind Scheidenzäpfchen oder -Cremes, wenn sie Östriol enthalten, da Östriol für die Gebärmutter und die Brust ungefährlich ist.

Unterstützend

Homöopathie: Die Erfolge sind hier oft verblüffend. Die Einzelmittel Glonoinum, Lachesis, Pulsatilla, Rhus toxicodendron, Sanguinaria, Sepia, Sulfur und Tuberculinum zeigen alle das Symptom der Hitze. Welches für Sie das geeignete ist, besprechen Sie mit Ihrer Ärztin.

Schüßler: Bei leichten bis mäßigen Beschwerden: morgens, mittags, nachmittags

Hormone aus dem Gleichgewicht ▶

Das rät die Ärztin

Zu Risiken und Nebenwirkungen ...

Noch immer steigt im Rahmen der Hormontherapie das Thromboserisiko. Ist bei Ihnen ohnehin schon eine Thromboseneigung bekannt, hat sich gar bei Ihnen in den letzten fünf Jahren ein solcher Blutpfropfen gebildet, kommt eine Hormontherapie nicht infrage. Auch bei einem bestimmten Hirntumor oder bei Brustkrebs stehen einige Hormonbehandlungen nicht zur Verfügung.
Die dauerhafte kombinierte Hormontherapie mit Östrogen und Gestagen erhöht bei Frauen ab Anfang 50 das Brustkrebsrisiko minimal. Das Risiko für Herzinfarkt oder

Schlaganfall steigt ebenfalls minimal, besonders im Zusammenhang mit Bluthochdruck. Gallenblasenentzündungen und Gallensteine kommen häufiger bei Einnahme von Hormontabletten vor.
Wägen Sie Risiken und Nutzen gründlich gegeneinander ab. Machen Sie gegebenenfalls einen zwei- oder dreimonatigen Test. Stellt sich der gewünschte Effekt ein, ist der einmal im Jahr zu überprüfen und das weitere Vorgehen neu zu besprechen. Für jede Frau gilt: wenn Hormone erforderlich sind, dann so niedrig dosiert und so kurz wie möglich.

und abends je 3–5 Tbl. im Mund zergehen lassen oder in Wasser aufgelöst in kleinen Schlucken trinken von: Kalium phosphoricum D6 (Nr. 5), Natrium sulfuricum D6 (Nr. 10), Calcium sulfuricum D6 (Nr. 12) und Silicea D12 (Nr. 11). Bei Hitzewallungen Silicea D12 (Nr. 11), riecht der Schweiß übel, Kalium phosphoricum D6 (Nr. 5), riecht er sauer, Natrium phosphoricum D6 (Nr. 9) oder Calcium sulfuratum Hahnemanni D6 (Nr. 18), ist er farblos wässrig: Natrium chloratum D6 (Nr. 8), bei sehr starkem Schweiß Kalium Aluminium sulfuricum D6 (Nr. 20).

Spagyrik: 3 × tgl. 20 Tr. KLIFE spag. Peka Tropfen (Pekana) in etwas Flüssigkeit vor dem Essen. Bei depressiven Verstimmungen mit 3 × tgl. 15 Tr. P-STA spag. Peka Tropfen (Pekana) kombinieren.

Pflanzenmittel: Bisher selten genutzt, inzwischen aber erfolgreich in der Wechsel-

jahrestherapie: der Granatapfel, Liebesapfel der Antike, der gleichzeitig krebshemmend wirkt, z. B. 2 × tgl. 1 Delima Kps. (Pekana). Medikamente mit hoch konzentrierten Pflanzenhormonen sollten immer vor richtigen Hormonen versucht werden, vor allem Produkte mit Extrakten aus dem Wurzelstock der Traubensilberkerze. Sie können gefahrlos von Frauen mit Brustkrebsrisiko eingenommen werden, da sie an der Brust die Östrogenwirkung aufheben. Zum Beispiel 2 × tgl. 1 Tbl. Remifemin (Schaper und Brümmer) reduzieren deutlich nach 3 Wochen die Beschwerden. Stehen Depressionen im Vordergrund, Remifemin plus (Schaper und Brümmer) mit Johanniskraut. Mit einem anderen Traubensilberkerzen-Extrakt, Klimadynon Uno (Bionorica) wurden sogar bei Frauen, die während einer Brustkrebsnachbehandlung mit Tamoxifen unter Hitzewallungen litten, sehr gute Ergebnisse erzielt. Auch der Knochenabbau wird damit gebremst.

Frauentypische Erkrankungen

Tee gegen Hitzewallungen und Schweißausbrüche: je 1–2 EL der Mischung aus gleichen Teilen mit 0,5 l kochendem Wasser übergießen und 10 Min. ziehen lassen. Östrogen-Wirkung: Himbeerblätter, Rosmarin, Beifuss, Holunderblüten und Salbei, Gestagen-Wirkung: Frauenmantel, Schafgarbe, Himbeerblätter und Brennnessel (bei Neigung zu Wasseransammlungen im Gewebe).

Baldrian und Melisse fördern den Schlaf, z. B. in Euvegal (Dr. Willmar Schwabe), Johanniskraut gegen Melancholie und depressive Verstimmungen, z. B. in Neuroplant aktiv (Dr. Willmar Schwabe), für Konzentration und Lebensfrische hochdosierten Ginkgo Spezialextrakt, z. B. in Tebonin (Dr. Willmar Schwabe).

Beim Übergang von PMS in Wechseljahresbeschwerden mit Schweißausbrüchen 1–3 × tgl. 2–5 Tr. CERES Alchemilla comp. (ALCEA).

Ernährung: Der Energiebedarf sinkt, Sie nehmen schneller zu. Verzichten Sie darum auf sehr fett- und zuckerhaltige Nahrungsmittel und greifen Sie lieber zu reichlich frischem Obst und Gemüse, fettarmen Milchprodukten und Ballaststoffen (S. 49 Ernährung). Viele Pflanzen enthalten Phytohormone. Zwei große Gruppen lassen sich unterscheiden, die Isoflavonoide, die besonders reichlich in Soja, Kichererbsen und etwas geringer in anderen Hülsenfrüchten enthalten sind und die Lignane, die hochkonzentriert im Leinsamen, aber auch in allen Getreiden, Mais, Früchten und Gemüsen vorkommen. Werden diese Phytohormone in natürlicher Form oder als

konzentriertes Präparat aufgenommen, lindern sie deutlich die häufigsten Symptome der Wechseljahre. In leichteren Fällen können sie eine Hormontherapie vollständig ersetzen, übrigens ein Grund dafür, dass Vegetarierinnen mit ihrem hohen Pflanzenverzehr kaum unter Wechseljahresbeschwerden leiden. Nehmen Sie tgl. ca. 25–50 g gekochte Sojabohnen als Salat, Suppe oder Tofu, ½ l mit Kalzium angereicherte Sojamilch, 2–4 EL (etwa 10–30 g) geschroteten Leinsamen (in viel Flüssigkeit oder unter das Müsli) zu sich. Werten Sie die Gerichte mit Weizenkeimen und Alfalfasprossen auf. Übrigens: auch für Ihren Partner ist der geschrotete Leinsamen die beste Lebensversicherung. Er schützt vor Darm- und Prostatakrebs, senkt das Cholesterin, putzt die Gefäße sauber und steigert die körperliche und geistige Leistungsfähigkeit.

Schränken Sie außerdem Ihren Konsum an Koffein, Alkohol und scharfen Gewürzen ein. Viele Frauen haben damit gute Erfahrungen gemacht. Oder machen Sie eine Entschlackungskur (S. 61). Die letzte Mahlzeit sollte nicht zu spät und auch nicht zu schwer ausfallen (S. 49).

Nahrungsergänzung: Kanne Brottrunk bei Hitzewallungen, Konzentrationsschwierigkeiten und Schlafstörungen und zur verbesserten Aufnahme der Phytohormone. Steigern Sie die Dosis auf 1 l tgl. Einreibungen damit bekämpfen gleichzeitig trockene Haut. Auch sinnvoll: gekeimte Weizenkörner wie in Multitaleen (IHLE Vital) oder Immun- und Hormonregulatoren wie in Biestmilch (Trixsters). Zur Leber- und Darmentlastung und Verbesserung von

Hormone aus dem Gleichgewicht ▶

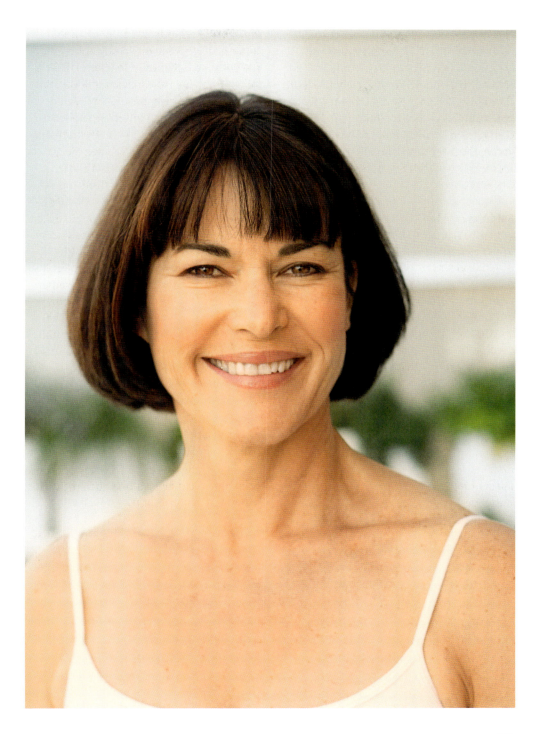

Frauentypische Erkrankungen

Stoffwechsel und Stimmung: SymbioVital (SymbioPharm) mit Vitaminen und sehr hoch konzentrierten unterschiedlichen Bakterienstämmen für die einzelnen Darmabschnitte. Gut für Knochen, Seele und das Zusammenspiel verschiedener Symptome: z. B. je 3 × tgl. 1–2 Kapseln des Reha-Pakets (hypo-a) oder SANA-PRO Isoflavone und SANA-PRO Nachtkerzenöl (Bodymed). Auf das Vegetativum wirken Mineralstoffpräparate günstig: 3 × 1–2 Phosetamin (Köhler). Anregend durch Grünteeextrakt und Vitamine ist Flavonatin (Köhler).

Schließlich gibt es konzentrierte Präparate mit Phytoöstrogenen auf Sojabasis, die gleichzeitig wichtige Vitamine und Mineralstoffe enthalten. Beispiele: 1 × tgl. 1 Ellafem (Köhler), 1 × tgl. 1 Kapsel Alsiroyal (in der Apotheke Alsifemin) mit Soja-Isoflavonen (Alsitan), 1 × tgl. 1 Beutel SymbioFem

Das rät die Ärztin

Ein Wort zu Soja

Sojaisoflavonoide werden im Körper zum Teil in Equol umgebaut, was aber nur etwa ein Drittel der europäischen Frauen kann, so dass manche nicht so gut auf Sojaextrakte ansprechen. Ein Versuch über 2–3 Monate lohnt sich trotzdem. Allerdings sollten Frauen mit erhöhtem Brustkrebsrisiko mit Soja- und Rotkleenahrungsergänzungen vorsichtig sein, da noch nicht endgültig geklärt ist, ob die Östrogenwirkung auf die Brust zu stark sein könnte. Für sie kommen eher die unter Pflanzenmittel beschriebenen Produkte mit Traubensilberkerze in Frage.

plus (SymbioPharm) mit probiotischen Kulturen und Grüntee, oder 1 × tgl. 1 Meno-Formula (Life Light). Auf Rotkleebasis gibt es Salusoy Meno-aktiv-Depot (Salus). Nehmen Sie 1 × tgl. 1 Tbl., sowie Alsiroyal (in der Apotheke Alsifemin) mit Salbei und Alfalfa (Alsitan) als wirksame Alternative zu Soja.

Hautpflege von innen: 3 × 2 Tbl. Tuim dermafemin (Dr. Willmar Schwabe), die das wertvolle pflanzliche Perillaöl, Kalzium und Vitamine enthalten.

Bachblüten: Gentian, wenn die Trennung vom Partner oder der vermeintliche Verlust der Kinder Schwierigkeiten macht. Gorse gegen Mutlosigkeit. Wer sich als Opfer fühlt, gar verbittert ist, probiert es mit Willow. Olive und Oak lindern Erschöpfung und das Gefühl, ausgebrannt zu sein. Wer mit dem Älterwerden hadert, weil er sich nun unattraktiv findet, nimmt Larch. Walnut gegen die Angst vor Veränderung.

Äußerlich: Bereits ab dem 30. Lebensjahr oder früher lässt die körperliche Leistungsfähigkeit nach. Das schließt Ausdauer, Kraft, Schnelligkeit, Gleichgewichtssinn, Beweglichkeit und Koordinierungsfähigkeit ein. Gehen Sie unbedingt mindestens 2 × lieber 3 × pro Woche Schwimmen, Radfahren bzw. Nordic Walken oder Wandern. Beckenbodentraining (s. S. 36) gehört ebenfalls regelmäßig ins Programm. Auch aktive Entspannung ist wichtig. Machen Sie Autogenes Training, Yoga oder Qigong. Und: Durch Bauchtanz bekommen gerade ältere Frauen ein Gefühl für die eigene Mitte (S. 30).

Moorbäder haben nachweislich einen guten Einfluss auf den Hormonhaushalt.

Hormone aus dem Gleichgewicht ▶

Bei schweren Beschwerden ist eine Moor-Kur in mittlerem Reizklima ideal. Ebenfalls hilfreich sind Kneipp-Anwendungen und lauwarme Bäder oder Massagen mit einem Körperöl, z.B. Fenchel, Zypresse, Hopfen oder Muskatellersalbei zur Regulierung des Hormonhaushalts oder beruhigender Lavendel.

Die meisten Frauen genießen ihre Sexualität weiter oder sogar, frei von Verhütungs-zwängen, mehr. Eine trockene Scheide sollte kein Problem sein, wenn Sie die Pflegehinweise beachten (S. 44). Verwenden Sie z.B. Waschlotion sensitiv (Deumavan) und für die sensible Haut des Genitale Deumavan natur oder Salbe. Letztere können Sie gut vor dem Geschlechtsverkehr auftragen.

Tipp: Mit den beschriebenen Komplementärmethoden können Sie frühzeitig den Folgeerscheinungen des Hormonmangels vorbeugen (Osteoporose, Herz-Kreislauf-erkrankungen, bestimmte Tumore) und sich vielleicht sogar eine Hormontherapie ersparen.

Aus Sicht der **Chinesischen Medizin** treten die Wechseljahre ca. nach einem Lebens-intervall von 7 × 7, also 49 Jahren ein. Bis dahin sollte die Frau ihre Aufgaben für den Erhalt der Familie erfüllt haben. Durch Ausbleiben der Blutung spart sie Energie, die für geistige Reifung zur Verfügung steht. Gut für den Geist sind neue Eindrü-cke. Besuchen Sie Ausstellungen, lesen Sie, seien Sie kreativ oder lösen Sie Rätsel. Wichtig: Was Sie tun, soll Ihnen Spaß ma-chen und Sie immer wieder fordern und fördern. Übernehmen Sie Verantwortung für Menschen, Tiere oder Umweltprojekte.

Gut zu wissen

Die ätherischen Öle von Salbei und Fenchel enthalten viele SERMs. Verwenden Sie die Essenzen darum nicht länger als drei Monate regelmäßig, oder wechseln Sie zwischen verschiedenen Ölen ab, sonst kann es Ihnen passieren, dass Sie Brustspannen und Gebärmutterblutungen bekommen.

Viele Organisationen sind auf Ehrenamtliche angewiesen, und Sie können Ihrem Leben einen neuen Sinn geben.

Grundmechanismus der Wechseljahresbeschwerden ist das Nachlassen der Nierenenergie JING. Hat eine Frau viel davon etwa durch geistige oder seelische Überarbeitung oder viele Schwangerschaften verbraucht, kann das Klimakterium vorzeitig eintreten. Durch Akupunktur lassen sich Hitzewallungen und Schlaf-störungen sehr gut beeinflussen, für eine dauerhafte Besserung auch der übrigen Beschwerden sollten chinesische oder europäische Kräuter hinzukommen.

Viele Symptome lassen sich auch sehr gut mit der Neuraltherapie behandeln.

In diesem Kapitel lag der Schwerpunkt auf den typischen Wechseljahrsbeschwerden mit dem Hauptsymptom der Hitzewallung. Weitere Beschwerden schlagen Sie bitte im jeweiligen Kapitel nach. Das sind Depres-sionen, Gelenkbeschwerden, Herzklopfen, Harninkontinenz, Konzentrationsstörungen, Nervosität und Reizbarkeit, Osteoporose, Schlafstörungen, Sexuelle Unlust/trockene Schleimhäute.

Frauentypische Erkrankungen

Happy Aging –
fit und fröhlich alt werden

Mit Altern verbinden wir Krankheiten, wie Herzinfarkt, Schlaganfall, Rheuma, Osteoporose, Zuckerkrankheit, Demenz und Krebs. Wir nennen sie auch Zivilisationskrankheiten, weil unser Lebensstil einen großen Anteil an ihrer Entstehung hat. Also können wir auch selber eine Menge dagegen tun.

Eine Studie aus Boston mit 2357 männlichen Teilnehmern im Alter von 72 Jahren hat gezeigt, dass jeder zweite dieses Alters noch 20 Jahre haben kann, wenn er einen gesunden Lebensstil pflegt. Das heißt, dass er vor allem fünf Risikofaktoren ausschalten muss. Diese Faktoren sind: Bewegungsmangel, Bluthochdruck, Übergewicht, Diabetes und Rauchen (Ernährungstipps S. 49).

Ergebnis der Studie ist nicht nur, dass durch eigenes Zutun das Leben verlängert werden kann, noch interessanter ist, dass diejenigen, die sämtliche Risikofaktoren ausschließen konnten, sich bis ins hohe Alter besser fühlten. Die geschenkten Jahre werden also auch noch als angenehmer und lebenswerter empfunden. Das seelische Befinden der Männer mit gesundem Lebensstil war erheblich besser als das der übrigen, und sie waren außerdem eher in der Lage, viele Aufgaben des Alltags noch allein zu meistern. Eine ähnliche Studie (HALE Projekt), die europaweit bei Männern und Frauen durchgeführt wurde, hatte dasselbe Ergebnis, sodass bezüglich der Vorteile des gesunden Lebensstils wohl kein Geschlechtsunterschied besteht.

Auch mit der Sexualität muss nicht Schluss sein. Mehr als ein Drittel aller 60–80-jährigen Frauen haben Sex und noch mehr äußern ihr Interesse daran. Viele praktizieren Selbstbefriedigung. Mit zunehmendem Alter nimmt zwar das körperliche Verlangen ab, aber der Wunsch nach Zärtlichkeit, Sexualität und Befriedigung bleibt. Die Erregung läuft langsamer ab (auch beim Mann), dafür kommt dem Vorspiel größere Bedeutung zu. Die Hälfte der älteren Frauen klagt jedoch über nicht ausreichende sexuelle Kontakte, da der Partner oder sie selber durch Erkrankungen oder Medikamenteneinnahme gehandicapt sind oder der Partner fehlt.

Je älter Sie werden, desto wichtiger wird es für Sie, Ihr soziales Umfeld neu zu ordnen und zu stabilisieren. Wenn Sie keiner Arbeit mehr nachgehen, schauen Sie in Ihrer Umgebung, wo Not ist und wo Sie mit Ihren Fähigkeiten helfen können. Ehrenämter haben den Vorteil, dass Sie sich um Ihre Interessen und Neigungen, von Umwelt bis Kinderschutz, kümmern können und jede Menge positive Rückmeldung für ein gutes Selbstwertgefühl ernten.

Aber lassen Sie sich nicht vereinnahmen, weder von Fremden noch von der Familie. Es ist zwar schön und erfüllend, wenn die Oma gebraucht wird, aber irgendwann hat frau auch das Recht, an sich selber zu denken. Lernen Sie spätestens jetzt das Neinsagen! Halten Sie immer wieder inne und wählen Sie bewusst aus, was Ihnen gut tut.

Heute besteht mehr denn je die Gefahr, dass wir nicht nur körperlich bequem, sondern auch geistig faul werden. Wann haben Sie das letzte Mal eine Ausstellung angesehen, die Sie so richtig inspiriert hat? Oder wann haben Sie ein kniffeliges Rätsel gelöst und waren stolz auf sich? Der Geist will genauso trainiert werden wie der Körper.

Fortpflanzung ▶

Fortpflanzung

Die Fortpflanzung ist ein Thema, das im Leben jeder Frau eine Rolle
spielt. „Das geht mich nichts an", gibt es nicht. Auf jeden Fall müssen
Sie sich entscheiden, ob Sie Kinder möchten oder nicht. So oder so hat
diese Entscheidung Konsequenzen, mit denen sich dieser Abschnitt
beschäftigt. Lebt eine heterosexuelle Frau in einer festen Beziehung,
stimmt die wirtschaftliche Situation, dann dauert es oft nicht lange, bis
der Kinderwunsch geboren ist. Bis dann allerdings auch ein Baby
geboren wird, kann es manchmal dauern.

Kinderwunsch

Werden Sie nicht nervös, wenn nach einem
halben oder ganzen Jahr der Schwangerschaftstest noch immer negativ ausfällt.
Tatsächlich sind beim Menschen viele „Versuche" nötig, bis es nicht nur zur Befruchtung sondern darüber hinaus auch zu einer
Geburt kommt.

Erst nach ungefähr zwei Jahren, also 26
weiblichen Zyklen, ohne Eintritt einer
Schwangerschaft wird üblicherweise zu
eingehenden Tests geraten. Wenn Sie die
Pille abgesetzt haben, können Sie sogar
noch ein paar Monate „dazugeben". Tickt
die Uhr allerdings, etwa ab 36 Jahren, dann
können Sie in Zukunft einen Bluttest machen lassen, in dem das Anti-Müller-Hormon (AMH) bestimmt wird, das Ihnen
ziemlich genaue Anhaltspunkte dafür liefert, wie groß die Reserve an Eianlagen in
Ihren Eierstöcken noch ist.

Haben Sie schon einmal oder mehrfach ein
Kind geboren, so steigt die Wahrscheinlich-

keit, dass es rasch klappt, rapide an, denn
offenbar hat Ihr Körper und sein Immun-
gedächtnis durch die „Schwangerschafts-
übung" gelernt.

Erste Schritte

Basaltemperaturkurve: Da der Moment
der Zeugung eng mit dem Eisprung zusammenhängt, müssen Sie natürlich Ihren
Zyklus kennen, um zu wissen, wann Ihre
fruchtbare Phase ist. Üblicherweise findet
der Eisprung, die Ovulation, um den 13.
oder 14. Tag des Zyklus statt. Um Ihren
ganz persönlichen Tag herauszufinden,
messen Sie am besten über drei Monate
Ihre Basaltemperaturkurve. Besprechen
Sie mit Ihrer Frauenärztin, wann Ihr güns-
tigster Empfängnistermin ist. Durch die
Selbstuntersuchung des Muttermund-
schleims (s. S. 212 Verhütung) haben sie
weitere Hinweise auf den Tag des
Eisprungs.

Frauentypische Erkrankungen

Ernährung: Reduzieren Sie Alkohol und Kaffee und sehr stark Süßigkeiten, Fleisch und Milchprodukte. Stattdessen: Obst, Gemüse, Fisch und Vollkornprodukte, besonders Nüsse und Hülsenfrüchte sowie Eier. Machen Sie eventuell eine Entschlackungskur (S. 111), und stabilisieren Sie Ihren Darm durch Mikrobiologische Therapie (S. 91). Weder Unter- noch Übergewicht ist förderlich für eine Schwangerschaft.

Nahrungsergänzung: Sofort bei Kinderwunsch 1 × 1 Folsäure in Verbindung mit anderen wichtigen Vitaminen, z. B. Steirovit Femina (Steierl) mit Zink und Bioflavonoiden, 1 × 1 SANA-PRO Folsäure B+ (Bodymed) mit Jod oder 2 × 1 Kräuterblut Eisen Folsäure Drg. (Salus) mit gut verwertbarem Eisen und Pflanzenextrakten. Achtung: Die Tabletten sollen mindestens 400 µg Folsäure enthalten. Damit reduzieren Sie das Risiko für Fehlgeburten und Missbildungen bei Ihrem Kind.

Gewöhnen Sie sich das Trinken von Kanne Brottrunk an, denn in der Schwangerschaft tut er Ihnen sowieso gut. Oder nehmen Sie Biestmilch S. 82).

Äußerlich

Gehen Sie oft an die frische Luft, um Tageslicht auf die Haut zu bekommen und treiben Sie 3 Stunden pro Woche moderaten Sport. Rauchen steht der Erfüllung Ihres Wunsches im Weg. Wer nicht aufhören kann, schränkt den Konsum auf höchstens 4 Zigaretten tgl. ein. Sorgen Sie auch für ausreichend und vor allem erholsamen Schlaf (S. 37).

Tipp: Prüfen Sie Ihre Umgebung auf Lärm, Elektrosmog und Umweltgifte. Versuchen Sie, derartige Faktoren abzuschalten. Prüfen Sie auch sich ehrlich: Vielleicht wollen Sie zwar ein Kind aber erst später, vielleicht drängen nur Partner oder Eltern. Wollen Sie noch die Karriereleiter erklimmen und denken, ein Kind steht dabei im Weg? Ziehen Sie sich zurück und werden sich darüber klar. Stellen Sie sich die Frage: Würde sich ein Baby in mir wohlfühlen?

Wenn's nicht klappt ...

Trotz gesunder Lebensweise und auf den ersten Blick idealer Voraussetzungen bleiben 2–3 % der Paare, die gerne Eltern werden wollen, kinderlos. Die Gründe sind vielfältig. Man geht davon aus, dass die Auslöser etwa gleich auf beide Geschlechter verteilt sind, bei knapp der Hälfte der Betroffenen sind sogar bei beiden Ursachen festzustellen. Man unterscheidet zwischen Sterilität und Infertilität.

Sterilität bezeichnet sowohl die Unfähigkeit ein Kind zu zeugen als auch die Unfähigkeit ein Kind zu empfangen. Mit primärer Sterilität ist gemeint, dass die betroffene Person noch nie ein Kind gezeugt hat bzw. schwanger geworden ist. Bei der sekundären Sterilität hat zuvor eine Schwangerschaft oder eben eine Zeugung stattgefunden. Sie oder er war also noch nicht immer steril.

Infertilität bezeichnet die Unfähigkeit ein Kind zu gebären. Es ist somit ein Oberbegriff, der die Sterilität ebenso einschließt, wie Schwierigkeiten beim Einnisten der

Fortpflanzung ▶

befruchteten Eizelle und beim Austragen des Fetus. Auch von der **Subfertilität** sollten Sie gehört haben. Es handelt sich hierbei nämlich um Einschränkungen der Zeugungs- und Gebärfähigkeit, was deutlich öfter vorkommt als die hundertprozentige Unfähigkeit.

Untersuchung des Mannes: Eine gründliche Erhebung bisheriger Erkrankungen und aktueller Lebensumstände kann bereits Hinweise auf mögliche Ursachen geben. Übermäßiger Alkoholkonsum, Kaffee und Nikotin verschlechtern die Samenqualität. Umweltgifte, denen manche Männer im Beruf ausgesetzt sind, können zu Unfruchtbarkeit führen. Auch sitzende Tätigkeit und zu enge Hosen, wodurch die Hodentemperatur erhöht wird, mögen die Samenfäden gar nicht. Sauna und heiße Bäder sollten nicht zu heiß und zu lange genossen werden. Übermäßiger Sport lässt die Samenfäden verkümmern. Besonders gefährdet sind die Radsportler, da der Druck des Sattels am Damm die Blutzufuhr zu den Hoden abdrückt. Ergibt die Erhebung nichts, führt der nächste Weg zum Urologen. Der erstellt ein Spermiogramm, untersucht also Samenflüssigkeit darauf, ob ausreichend Spermien produziert werden und ob diese beweglich genug sind.

Was ist normal?
Die normale Fertilisationsrate liegt bei 70–80 %. Das bedeutet, dass von zehn Eizellen sieben oder acht befruchtet werden. Voraussetzung um diesen Normwert zu erreichen, ist, dass in einem Milliliter Sperma mindestens 20 Millionen Samenzellen vorhanden sind. Davon muss die Hälfte gut be-

weglich, 30 % normal geformt sein. Liegen die Werte darunter, bedeutet das nicht automatisch Unfruchtbarkeit sondern unter Umständen nur eine eingeschränkte Zeugungsfähigkeit.

Untersuchung der Frau: Bei Auffälligkeiten in der Basaltemperaturkurve oder bei unregelmäßigem Zyklus werden Hormon- und Ultraschalluntersuchungen durchgeführt. Am Eisprungtermin wird ca. 12 Stunden nach Geschlechtsverkehr überprüft, ob genügend bewegliche Samenfäden darin sind. Der Fachmann spricht von einem Postkoital- oder Sims-Huhner-Test (SH-Test). Durch Ultraschall und kleinere operative Eingriffe müssen Gebärmutterveränderungen und Eileiterstörungen ausgeschlossen werden.

Ursachen und Therapiemöglichkeiten der Frau
Wie Sie sehen, gibt es eine Reihe von Ursachen, die nur der Fachmann finden und voneinander abgrenzen kann. Je mehr Sie zumindest grob kennen, desto gezielter können Sie Ihrer Ärztin Auskunft geben. Außerdem können Sie dann besser Ihre Situation und die Chancen auf eine Schwangerschaft einschätzen. In den meisten Fällen von eingeschränkter Fruchtbarkeit können sowohl schulmedizinische als auch naturheilkundliche Maßnahmen zum Ziel führen. Oft lassen sich die Methoden auch kombinieren. Aber vor dieser Entscheidung muss eine vollständige Diagnostik liegen inklusive Temperaturkurve, Spermiogramm, Sims-Huhner Postkoitaltest, Gebärmutter- und Eileiteruntersuchung.

Frauentypische Erkrankungen

Therapie bei Störungen der Eierstockfunktion

Konventionell

Der erste Schritt ist die Bekämpfung einer einzelnen Ursache, z. B. die Behandlung einer Schilddrüsenüber- oder unterfunktion. Dies gilt auch für andere Stoffwechselerkrankungen, wie Diabetes. Bei Prolaktin bildenden gutartigen Tumoren der Hirnanhangsdrüse ist es meist ausreichend, wenn man den Prolaktinspiegel mit Hilfe von Tabletten senkt. Auch bei erhöhten männlichen Hormonen, wie sie bei den polycystischen Ovarien (S. 161) anzutreffen sind, helfen Tabletten, die den Androgenspiegel senken. Ist der Eisprung gestört, ohne dass man eine andere Erkrankung feststellen kann, so wird oft zunächst versucht, mit einem Antiöstrogen, dem Clomifen, einen Eisprung auszulösen. Ist das erfolglos, kommen Hormonspritzen zum Einsatz oder in besonderen Fällen eine Hormonpumpe.

Wichtig ist dabei immer, den Partner einzubeziehen. Ist seine Zeugungsfähigkeit zusätzlich eingeschränkt, müssen die Maßnahmen aufeinander abgestimmt werden.

Alternativ

Störungen des Eisprungs, die sich in einer Gelbkörperschwäche oder seltener Regelblutung (S. 170 Zyklus) äußern, sind die Domäne der Naturheilkunde. Länger als maximal 6 Monate sollten Sie trotzdem nicht auf eigene Faust eines der folgenden Mittel nehmen, sondern dann mit Ihrer Ärztin besprechen, ob wirklich alle möglichen Ursachen berücksichtigt worden, ob Kontrolluntersuchungen erforderlich sind

oder ob mit einer Einzelmittelhomöopathie, Akupunktur oder Neuraltherapie ein rascherer Erfolg zu erwarten ist.

Homöopathie: 2 × 1 Tbl. oder 2 × 30 Tr. Mastodynon (Bionorica) mit Keuschlamm, Alpenveilchen, Tigerlilie, Ignatiusbohne, blauem Hahnenfuß und Schwertlilie. Oder 3 × 20 Tr. Phyto L (Steierl) mit Keuschlamm, Schöllkraut und Mariendistel in Flüssigkeit vor den Mahlzeiten. Diese Mittel sollten auf jeden Fall 3 Monate lang ununterbrochen eingenommen werden.

Pflanzenmittel: Extrakte aus Keuschlammfrüchten, z. B. über mehrere Monate 1 Tbl. Agnucaston Filmtabl (Bionorica) morgens, normalisieren die Gestagen- und Prolaktinwerte, den Zyklus und verbessern die Schwangerschaftsrate.

Nahrungsergänzung: Zink und Selen in hoher Dosierung helfen gegen Schadstoffe, z. B. Quecksilberbelastung durch Amalgamfüllungen. Nehmen Sie z. B. je 2 × 1 ZINKOTASE (biosyn) und selenase 200 XXL (biosyn). Manchmal kann ein Ausleiten der Schadstoffe nötig sein. Bei Gelbkörperschwäche und PMS hilft rasch eine Kombination von Vitamin B-Komplex mit Fischöl und Magnesium-Kalzium im Reha-Paket (hypo-a). Anschließend sollte die orthomolekulare Darmsanierung mit ODS1K und ODS2 (hypo-a) folgen.

Bei Gebärmutterveränderungen, bspw. Myomen, Eileiterverschlüssen und Endometriose steht immer das operative Vorgehen an erster Stelle (S. 113 OP-Begleittherapie). Anschließend können naturheilkundliche Methoden und

Fortpflanzung

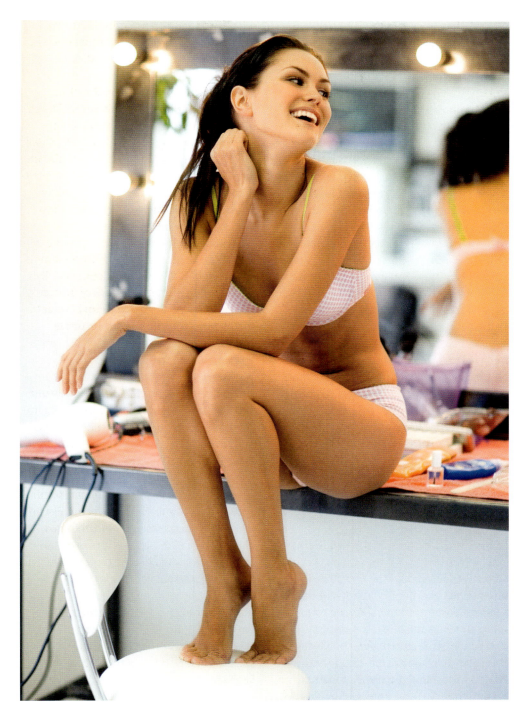

Frauentypische Erkrankungen

Veränderungen des Lebensstils die Chancen auf einen Schwangerschaftseintritt erhöhen.

Ursachen und Therapiemöglichkeiten des Mannes

Liegt beim Mann eine Hodenschädigung vor, so haben konservative Maßnahmen meist nicht den gewünschten Effekt. Oft helfen nur spezielle Formen der in-vitro-Fertilisation. In der Mehrzahl der Fälle von männlicher Subfertilität findet sich gar keine sichere Ursache. Bei zahlreichen Berufen tritt jedoch Infertilität gehäuft auf, z. B. bei Land-und Forstwirten, Schweißern, Malern, Lackierern, Straßenbauarbeitern, hauptberuflichen Kraftfahrern. Neben Pestiziden, Lösemitteln und Kunststoffen kommen auch Schwermetalle als Schuldige infrage. Deshalb kann auch hier eine Entgiftungsbehandlung mit Nahrungsergänzungen, Pflanzenextrakten und homöopathischen Komplexmitteln versucht werden (S. 111 Entgiftung). Wenn irgend möglich, sollte auf das Rauchen verzichtet werden. Die Kombination von Unizink 50 (Köhler) mit Cuvital (Köhler) 2 × 1 über 8 Wochen verbessert die Beweglichkeit der Samenfäden.

Beide könnten ...

Wenn weder bei der Frau noch beim Mann eine Ursache für den unerfüllten Kinderwunsch gefunden werden kann, muss am ehesten an belastende Umwelt- und Lebensstilfaktoren gedacht werden. Psychische Ursachen sind bei diesen Paaren nicht häufiger als bei denen mit organischem Befund. Latente Mangel-

erscheinungen können durch Nahrungsergänzungen ausgeglichen werden. Der bei vielen Berufstätigen erschöpfte Energiehaushalt kann durch Kuraufenthalte, Nahrungsergänzungen und Entspannungsmethoden (S. 29) regeneriert werden.

Dr. Wunschkind

Sind alle natürlichen und medikamentösen Möglichkeiten ausgeschöpft oder kommen nicht infrage, bleiben bei weiter bestehendem starken Kinderwunsch verschiedene medizinsche Techniken, um nachzuhelfen. Diese Techniken werden auch als künstliche Befruchtung zusammengefasst, ein Begriff, der unter Fachleuten jedoch nicht unumstritten ist. Immerhin erfolgt der reine Befruchtungsvorgang in den meisten Fällen so, wie er von der Natur vorgesehen ist. Lassen Sie sich in jedem Fall genau über die jeweiligen Vor- und Nachteile der einzelnen Methoden beraten und nehmen Sie sich Zeit, in Ruhe Ihre ganz eigene Entscheidung mit Ihrem Partner zu treffen.

Bei der **Insemination** wird aufbereitetes Sperma mithilfe eines Katheters direkt in die Gebärmutterhöhle gebracht. In den allermeisten Fällen geht es um eine homologe Insemination, was bedeutet, dass Sperma des festen Lebenspartners verwendet wird. Die heterologe Insemination, also die Verwendung von Sperma eines Samenspenders, ist nur bei bestimmten medizinischen Voraussetzungen zulässig, zum Beispiel, wenn der Lebensgefährte überhaupt kein Sperma produziert.

Fortpflanzung ▶

Bei der **In-vitro-Fertilisation** wird eine Ihrer Eizellen, die durch Punktion Ihres Eierstocks gewonnen wird, im Reagenzglas durch die Samenfäden Ihres Partners befruchtet.

Bei der intrazytoplasmatischen Spermieninjektion, auch kurz **ICSI** genannt wird eine männliche Samenzelle direkt in eine Eizelle injiziert. Bei allen diesen Methoden wird durch eine hormonelle Vorbehandlung versucht, die Eierstöcke so stark zur Arbeit anzuregen, dass viele Eizellen gleichzeitig reif sind und damit die Chancen größer, dass eine davon befruchtet

wird und sich daraus Ihr Wunschbaby entwickeln kann.

Begleitend zu all diesen technischen Maßnahmen können naturheilkundliche und psychotherapeutische Methoden eingesetzt werden. So konnte zum Beispiel durch Akupunktur der Frau im Zusammenhang mit dem Embryotransfer eine höhere Schwangerschaftsrate erzielt werden, als wenn nichts gemacht wurde. Die Betreuung durch Psychologen entlastet die Paare und hilft ihnen, auch Rückschläge, wenn der Erfolg ausbleibt, zu verkraften und Mut für neue Versuche aufzubringen.

Schwangerschaft

Für viele Frauen ist eine Schwangerschaft die aufregendste und vielleicht wichtigste Phase ihres Lebens. Von den starken emotionalen Eindrücken abgesehen, geschieht natürlich auch mit dem Körper viel. Obwohl eine Schwangerschaft keine Krankheit ist, gehört sie nicht nur in die Hände der werdenden Mutter sondern auch in die eines Gynäkologen oder teilweise in die einer Hebamme. Der Fachmann überwacht den Gesundheitszustand der Schwangeren und des heranwachsenden Embryos/Fetus, um eintretende Risiken sofort zu erkennen und möglichst zu beheben. Dazu werden Vorsorgeuntersuchungen gemäß der Mutterschaftsrichtlinien durchgeführt. Lassen Sie sich gleich zu Beginn der Schwangerschaft einen Mutterpass aushändigen, und tragen Sie ihn immer bei sich. Wundern Sie sich nicht über die Terminberechnung, sie richtet sich nämlich nach dem ersten Tag der letzten Periode. Die 14 Tage bis zum

Eisprung werden den Schwangerschaftswochen schon zugeschlagen, so dass man beispielsweise von der 8. Schwangerschaftswoche spricht, obwohl Sie genau genommen erst seit 6 Wochen schwanger sind. So können Sie ihren vermutlichen

Gut zu wissen

Kleiner Unterschied

Von Embryo spricht der Fachmann in den ersten 3 Schwangerschaftsmonaten. Wenn dann die wesentliche Organentwicklung abgeschlossen ist, spricht man von Fetus. Medikamente oder Umweltgifte können embryotoxisch wirken, dann führen sie Missbildungen herbei, oder fetotoxisch, dann ist die Ausdifferenzierung der Organe, das Wachstum und die Reifung des Fetus beeinträchtigt.

Frauentypische Erkrankungen

Geburtstermin selber berechen: 1. Tag der letzten Periode + 7 Tage − 3 Monate + 1 Jahr. Aber erwarten Sie von diesem Datum nicht zu viel, nur 4 % aller Kinder kommen wirklich am berechneten Termin zur Welt, etwa jedes vierte innerhalb von 1 Woche und zwei Drittel innerhalb von 3 Wochen um dieses Datum herum.

Was Sie während der Schwangerschaft für sich und Ihr kommendes Baby tun können:

Ernährung: Erste Regel: Nehmen Sie möglichst regelmäßige Mahlzeiten ein, denn Unterzuckerung schadet dem Baby. Zweite Regel: Lebensmittel und nicht nur Nahrungsmittel zu sich nehmen. Sie und Ihr Baby brauchen eine Fülle von Pflanzenstoffen, Sauerstoffträgern, Antioxidanzien, Enzymen. Essen Sie viel Obst und Gemüse aus ökologischem Anbau, denn Ihr Baby isst von Anfang an alle Pflanzenschutzmittel, Konservierungs- und Farbstoffe mit. Essen Sie Joghurt und andere milchsäurehaltige Produkte, die Ihren Darm in Schwung halten und das Immunsystem des Babys schon im Mutterleib aufbauen helfen, nur mäßig Fleisch und wenig tierisches Fett. Dadurch tragen sie dazu bei, dass Ihr Kind später ein geringes Risiko hat, an Zuckerkrankheit und hohem Blutdruck zu erkranken. Achten Sie auf Ihr Gewicht, eine Zunahme von etwa 10 kg während der ganzen Schwangerschaft ist genug.

Nahrungsergänzungen: Auch wenn Sie sich sehr bewusst und gesund ernähren, gibt es einige Nährstoffe, die Sie in der Schwangerschaft auf jeden Fall zusätzlich einnehmen müssen, entweder weil sie einfach nicht mehr genug in unseren Nahrungsmitteln

enthalten sind oder weil man inzwischen herausgefunden hat, dass dadurch Erkrankungen des Babys verhindert werden können. Am bekanntesten ist **Jod**, das in einer Dosis von 100–200 µg pro Tag eingenommen werden muss. Falls Sie eine Schilddrüsenerkrankung haben, nur nach Rücksprache mit Ihrem Arzt. Inzwischen ist auch die Einnahme von **Folsäure** ein Muss. Sie soll so früh wie möglich begonnen werden, am besten schon vor Eintritt der Schwangerschaft, um Spaltmissbildungen, wie die Hasenscharte, beim Baby zu verhindern. Im Normalfall reichen 0,4 mg tgl. Wenn Sie allerdings schon Fehlgeburten hatten oder ein Kind mit Missbildungen, dann können nach unbedingter Rücksprache mit dem Arzt 4–5 mg tgl. erforderlich sein. Durch die Kombination mit **Vitamin B$_{12}$** und **Vitamin B$_6$** können wahrscheinlich noch mehr Störungen verhindert werden. Ernährungsanalysen bei Schwangeren haben ergeben, dass sehr häufig die Versorgung mit Eisen, Magnesium, Vitamin D, Kalzium, Selen und, besonders bei Vegetarierinnen, auch Zink mangelhaft ist. Deshalb sind Sie sicher gut beraten, wenn Sie ein an die Bedürfnisse angepasstes Multipräparat einnehmen. Floradix Kräuterblut mit Eisen (Salus) ist hervorragend gerade in der flüssigen Form geeignet. SANA-PRO Folsäure B+ enthält neben dem B-Komplex und Folsäure auch Jod und Eisen (Bodymed). Immer klarer wird auch die Bedeutung der guten **Omega-3-Fettsäuren**, die in Fischöl enthalten sind, für die kindliche Gehirnentwicklung. Schwangere, die damit behandelt wurden, hatten seltener Frühgeburten, das Gewicht der Kinder war höher, die geistige Entwicklung und das Sehvermögen waren besser und sie bekamen weniger Allergien, bei-

Fortpflanzung ▶

spielsweise um zwei Drittel weniger Neurodermitis. Spätestens im zweiten Drittel der Schwangerschaft sollten Sie deshalb etwa 1 g gutes Fischöl tgl. einnehmen.

Genussgifte: Klar, dass Kokain während der Schwangerschaft tabu ist. Aber das eine oder andere Tässchen Kaffee wird wohl nicht schaden, oder? Unterschätzen Sie die Wirkung von Genussgiften und „gesellschaftsfähigen" Drogen lieber nicht.

Koffein wirkt auf den heranreifenden Organismus um ein Vielfaches stärker als auf die Erwachsene. Die Herzfrequenz des Fetus wird erhöht, sein Nervensystem übermäßig aktiviert. Achtung: Es gibt einen klaren Zusammenhang zwischen der Rate von Fehl- und Totgeburten und dem Koffeinkonsum. So liegt das Risiko einer Fehlgeburt bei 30 %, wenn Sie 1–2 Tassen Kaffee trinken. Bei 3–5 Tassen ist es schon um 10 % höher. Wer mehr als 9 Tassen täglich trinkt, muss mit einem Risiko von 70 % rechnen. Für Totgeburten gilt: Bis 2 Tassen erhöht sich das Risiko nicht, bei 7 Tassen ist es dagegen verdreifacht. Am besten stellen Sie Ihren Kaffeekonsum schon ein, wenn der Kinderwunsch besteht, da Koffein auch auf die Fruchtbarkeit negativen Einfluss hat. Denken Sie außerdem an Schwarztee, koffeinhaltige Erfrischungsgetränke, Bitterschokolade und rezeptfreie Medikamente, wie Aspirin compact, Doppel-Spalt oder auch Grippostad.

Müssen Sie völlig auf **Alkohol** verzichten, oder schadet ein Gläschen nicht? Bier, Wein und stärkere Varianten haben von der ersten Minute an auch eine Wirkung auf den Fetus. In den ersten zwei Wochen der Schwangerschaft teilen sich die Zellen nicht weiter, wenn sie durch Alkohol geschädigt wurden. Es kommt zum Verlust des befruchteten Eis, der zu diesem Zeitpunkt noch als verspätete normale Menstruation wahrgenommen wird. Darüber hinaus muss leider gesagt werden, dass schon kleine Mengen, selbst wenn sie nur im ersten Schwangerschaftsdrittel getrunken werden, schlimme Auswirkungen haben können. Das Risiko von Missbildungen ist erhöht, ebenso die Rate von Frühgeburten. Begleitet der Konsum alkoholischer Getränke sogar die gesamte Schwangerschaft, oder werden größere Mengen getrunken, steigt auch die Gefahr einer Totgeburt. Hinzu kommen schon bei sehr zurückhaltendem Konsum Entwicklungsstörungen des Kindes, die sich meist als Nervenprobleme, Aufmerksamkeitsdefizite, Verhaltens- und Lernauffälligkeiten äußern. Fazit: Die Erfahrungen der letzten Jahre haben gezeigt, dass eine verantwortungsvolle werdende Mutter spätestens vom Moment der ausbleibenden Regelblutung die Finger komplett vom Alkohol lässt.

So manche Raucherin verabschiedet sich vom **Nikotin**, sobald sie weiß, dass sie schwanger ist. Gut so. Noch besser wäre, das schon bei Kinderwunsch zu tun, da der blaue Dunst die Fruchtbarkeit herabsetzt. Und er hat von allen Drogen den ungünstigsten Einfluss auf das Wachstum des Fetus. Rauchen ist schuld an wiederholten Fehlgeburten, an der verfrühten Ablösung der Plazenta, vorzeitigem Blasensprung, Frühgeburten und untergewichtigen

Frauentypische Erkrankungen

Gut zu wissen

3640 Zigaretten schon vor der Geburt

Einer Studie zufolge qualmen schwangere Raucherinnen 13 Zigaretten täglich. Für den Embryo bedeutet das, er ist schon bis zu seiner Geburt den Schadstoffen von 3640 Glimmstängeln ausgesetzt. Das sind pro Zigarette übrigens rund 4000 teilweise krebserregende Chemikalien, die im Qualm enthalten sind! Halten Sie sich darum auch von anderen Rauchern fern.

Kindern. Der plötzliche Kindstod, eine körperliche und geistige Verzögerung der Entwicklung des Kindes, Asthma, Lungenfunktionsstörungen, Leukämie und Mittelohrentzündungen gehören ebenfalls zu den Konsequenzen, die die geborenen Kinder rauchender Mütter ausbaden.

Holen Sie sich umgehend Hilfe, wenn Sie allein nicht vom Rauchen loskommen. Es gibt Verhaltens- und Nikotinersatztherapien. Ohrakupunktur kann Sie dabei unterstützen. Auch die Homöopathie hält Hilfe bereit. Ignatia D12 kann eine starke Abneigung gegen Tabakqualm auslösen. Natrium arsenicosum D12 erleichtert den Entzug bei Frauen, die leicht frieren, Kopfschmerzen haben und sich schwach fühlen, Spigelia D12, wenn Kopfschmerzen und Herzklopfen als Entzugssymptome dominieren. Ebenfalls günstig gegen sämtliche Entzugserscheinungen, wie Kopfschmerzen, Verstopfung, Übelkeit und Reizbarkeit ist Nux vomica D12. Wählen Sie ein Mittel aus und nehmen Sie 2–3 × tgl. je 4 Globuli.

Wer **Cannabis**, **Heroin**, **Kokain** oder **Amphetamine**, vor allem **Ecstasy**, regelmäßig oder gelegentlich nimmt, sollte spätestens dann damit aufhören, wenn die Menstruation ausbleibt. Je nach Droge und Dosis können sonst die unterschiedlichsten Folgen eintreten. Von Fehl- und Frühgeburten, über Fehlbildungen und schwere Erkrankungen des Ungeborenen bis hin zu einer Entzugsproblematik in den ersten Lebenswochen reicht die hässliche Bandbreite. Es muss daher sofort ein Entzug eingeleitet werden. Neben der medikamentösen Therapie ist eine soziale Betreuung unbedingt ratsam. Auch hier unterstützt Ohrakupunktur.

Medikamente: Mehr als die Hälfte aller Schwangeren nehmen im ersten Drittel Medikamente ein. Oft wissen sie noch gar nicht, dass sie ein Kind erwarten. Zwar gibt es nicht viele Präparate, die die Frucht so schädigen, dass ein Abbruch ratsam ist, doch ist es extrem wichtig, Ihrem Arzt alle Medikamente zu nennen, die Sie verwendet haben, seit Sie schwanger sind. Grundsätzlich sollte eine Frau, die ein Kind bekommt, so wenig wie möglich und so viel wie nötig einnehmen. Denken Sie daran, dass der Embryo in Ihrem Leib und später das Neugeborene über die Muttermilch die Wirkstoffe ebenso aufnimmt. Aus dem gleichen Grund sind Impfungen zu vermeiden. Solche mit Totimpfstoffen, beispielsweise gegen Tetanus, Grippe oder Hepatitis, können in den letzten beiden Schwangerschaftsdritteln zwar vorgenommen werden, sollten aber lieber verschoben werden, wenn das gesundheitlich vertretbar ist.

Fortpflanzung ▶

Sexualität: Etwa zwei Drittel aller Schwangeren sprechen mit ihrem Frauenarzt nicht darüber, ob und wie Sexualität während der Schwangerschaft stattfinden kann. Vielleicht deshalb herrscht noch immer die Ansicht des vergangenen Jahrhunderts, Sex könne gefährlich oder schädlich für den Embryo sein. Stimmt nicht. Sie brauchen sich nicht zurückhalten, sollten aber auch wissen, dass es völlig normal ist, wenn ab dem zweiten Drittel Ihre Lust auf Sex nachlässt. Was durchaus riskant sein kann, ist die vermehrte Aktivität der Gebärmutter bei einem Orgasmus. Bei Frauen, die zu vorzeitigen Wehen neigen, ist darum spätestens in den letzten Wochen vor dem Geburtstermin Vorsicht geboten, der Höhepunkt könnte Wehen auslösen. Auch Frauen, die bereits eine oder mehrere Fehlgeburten hinter sich haben, lassen es besser nicht zum Orgasmus kommen. Neben den verstärkten Kontraktionen der Gebärmutter ist auch die veränderte Herzfrequenz des Ungeborenen zu erwähnen, die unmittelbar nach einem Orgasmus messbar ist.

Gut zu wissen

Sanft und dennoch gefährlich

Pflanzliche Heilmittel gelten zwar als eher sanft und vor allem natürlich. Trotzdem sollten Sie auch die nicht ohne Rücksprache einnehmen. Ein in der Schwangerschaft nicht geeignetes Präparat oder eine zu hohe Dosierung kann etwa vorzeitige Wehen auslösen.

Bewegung: Bewegung ist gut, auch für Schwangere. Leistungsdruck und sportlicher Ehrgeiz sind es nicht. Je schwerer Sie werden, desto besser eignet sich Schwimmen. Das Körpergewicht wird durch den Auftrieb gesenkt, der Tendenz zur Wassereinlagerung entgegengewirkt. Um Scheideninfektionen zu verhindern, benutzen Sie am besten immer ein Spezialtampon, z. B. SymbioFem protect (SymbioPharm) und nach dem Schwimmen ein Scheidenpflegezäpfchen, z. B. Vagiflor (Asche Chiesi). Achten Sie darauf, dass die Wassertemperatur nicht zu hoch ist. Überhaupt sollten Sie Acht geben, dass die Körperkerntemperatur gerade im ersten Trimester nicht zu sehr steigt. Mit Sauna und Sonne darum nicht übertreiben. Sehr schweißtreibende Sportarten und solche mit hohem Verletzungsrisiko lassen Sie lieber sein. Steigen Sie um auf Walking, Radfahren, Skilanglauf und sämtliche Formen von Gymnastik, hier vor allem Beckenbodenübungen (S. 36). Ihr Puls sollte, wenn Sie durchschnittlich trainiert sind, nicht über 140 liegen. Betreiben Sie nicht zu intensive Muskelarbeit, denn dadurch wird kurzfristig Blut aus dem Mutterkuchen in die Muskeln abgezogen. Falls Sie eine Erkrankung haben oder die Schwangerschaft problematisch ist, beraten Sie sich mit Ihrer Frauenärztin, ob und welcher Sport für Sie infrage kommt. Sollten Sie beim Sport Atemnot, Kreislaufbeschwerden mit Schwindel, Herzrasen, Schmerzen oder gar Blutungen bekommen, brechen Sie auf der Stelle ab und suchen Sie Ihren Facharzt auf. Während alltäglicher Bewegung sollten Sie verstärkt auf rückenfreundliches Bücken achten, nicht schwerer als 10 kg heben.

Frauentypische Erkrankungen

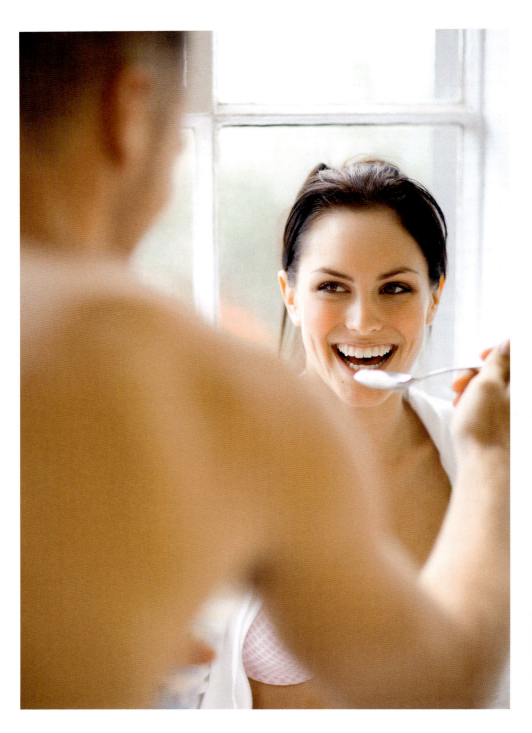

Reisen: Eine Schwangerschaft ist lang, und es ist nur zu verständlich, dass Sie in dieser Zeit vielleicht einmal verreisen wollen oder müssen. Grundsätzlich spricht nichts dagegen. Je länger die Reise desto höher das Thromboserisiko. Sofern Sie mit dem Auto – Angurten ist Pflicht und schadet nicht – oder der Bahn unterwegs sind, sollten Sie für ausreichend Pausen sorgen bzw. sich immer wieder bewegen. Auch im Flugzeug aufstehen oder Beinübungen im Sitzen machen, die Blutstauungen vorbeugen. Unbedingt ratsam für längere Reisen sind Kompressionsstrümpfe. Trinken Sie außerdem möglichst viel. Die kosmische Strahlenbelastung beim Fliegen ist zu vernachlässigen, wenn Sie nicht beruflich ständig in der Luft sind. Das gilt nicht bis zur 16. Schwangerschaftswoche. In der Zeit sollten Sie zum Schutz der Gehirnentwicklung des Babys auf das Fliegen verzichten. Planen Sie Ihren Urlaub idealerweise für das zweite Schwangerschaftsdrittel ein. Beschränken Sie sich am besten auf ein Ziel mit gemäßigtem Klima, gleichem Zeitrhythmus und ähnlicher Ernährung. Meiden Sie feuchte Hitze und Orte, die über 3000 Meter Höhe liegen sowie intensive Sonnenbäder und Hitzestau. Wenn Sie in exotische Länder reisen müssen, besprechen Sie so früh wie möglich, welche Impfungen nötig und in Ihrem Zustand möglich sind. Während einer Risikoschwangerschaft oder gesundheitlichen Problemen, wie etwa Herz-Lungen-Erkrankungen, dürfen Sie nicht fliegen und sollten auch über andere Reisepläne mit Ihrer Frauenärztin reden.

Arbeitsplatz/Umwelt: Wenn Sie berufstätig sind, stehen Sie in der Zeit der Schwangerschaft und des Stillens unter einem besonderen Schutz des Staates. Es gibt zahlreiche gesetzliche Bestimmungen, die durch die Arbeits- und Mutterschutzgesetze Sie und Ihr Baby vor schädlichen Einwirkungen von Gefahrenstoffen schützen sollen. Deshalb ist es so wichtig, dass Sie Ihren Arbeitgeber möglichst frühzeitig über die eingetretene Schwangerschaft informieren. Neben dem Verbot, mit bestimmten schädlichen Stoffen zu arbeiten, gibt es auch Regeln für die Arbeitszeit, das Heben von Lasten, die Einwirkung von Staub, Hitze und Lärm. Auch darf Ihnen während der ganzen Schwangerschaft bis 4 Monate nach der Entbindung nicht gekündigt werden. Aktuelle Fassungen der Richtlinien sehen Sie sich am besten im Internet an.

Gesunde Schwangere, gesundes Kind

Wie Sie mit Nahrungsergänzungen vorsorgen können, hatten Sie schon gelesen. Eine besondere Rolle spielt noch die Optimierung des Säure-Basen-Haushalts. Wenn Sie Sodbrennen haben, spricht das für eine Übersäuerung. Nehmen Sie Basenpulver ein (S. 59 Säure-Basen) oder trinken Sie regelmäßig Kanne Brottrunk, wodurch auch die Leber entlastet wird. Durch die Milchsäure bildenden Bakterien regen Sie bei Ihrem Baby das Immunsystem an, so dass es im späteren Leben weniger mit Allergien und Infektionen zu kämpfen haben wird. Sind Sie sehr im Stress oder neigen Sie zu Krämpfen, dann ist eine Ergänzung mit Magnesium sinnvoll, z. B. je 3 × 1–2 Tbl. Phosetamin (Köhler) oder Magnesium Kalzium (hypo-a).

Frauentypische Erkrankungen

Sorgen Sie für regelmäßigen Stuhlgang, mindestens einmal am Tag. Durch die homonellen Veränderungen in der Schwangerschaft wird der Darm meist etwas träge. Trinken Sie genug, essen Sie genügend Ballaststoffe (Vollkorn und Gemüse) und am besten zusätzlich 2–3 EL Leinsamen tgl. Auch 1–3 TL gemahlene Flohsamenschalen tgl. in Flüssigkeit oder in besonders hartnäckigen Fällen ganzer Flohsamen sind in der Schwangerschaft erlaubt. Aber all diese Quellmittel benötigen für ihre Wirkung zusätzliches Wasser, das heißt, noch mehr trinken! Einige bewährte homöopathische Arzneien können je nach Frauentyp eingesetzt werden: 2–3 × tgl. 4 Globuli Dolichos, Nux vomica, Platinum, Plumbum oder Sepia jeweils in D12.

Besonders im letzten Schwangerschaftsdrittel können Sie selber mit einem speziellen Handschuh, den Ihnen der Frauenarzt verschreiben wird, den Säuregrad Ihrer Scheidenflüssigkeit messen, Steigt der pH-Wert an, so können sich Bakterien in der Scheide ausbreiten, die schlimmstenfalls einen vorzeitigen Blasensprung auslösen können. Auch wird Ihr Frauenarzt schon vor der Geburt des Kindes einen Scheidenabstrich auf Pilze machen. Wenn man die Scheide vorsorglich behandelt, schützt man das Neugeborene vor entsprechenden Infektionen (S. 44 Scheidenpflege). Um Ihr Kind nicht nur vor Infektionen zu schützen, sondern auch vor Allergien, hat es sich in großen Untersuchungen bewährt, wenn die Mutter in der Schwangerschaft bestimmte Laktobazillen einnimmt (S. 91 Mikrobiologische Therapie). Wird das Kind durch einen Kaiserschnitt geboren und kommt dadurch nicht mit den

Scheidenbakterien der Mutter in Kontakt, dann siedeln sich in seinem Darm ganz andere Bakterien an als bei Kindern mit normaler Geburt. Der Schutz über das Immunsystem des Darms ist dann nicht optimal. Stillt die Mutter, braucht sie nur die Laktobazillen weiter einzunehmen, über die Milch versorgt sie ihr Kind dann mit den wichtigen Immuninformationen. Stillt sie nicht, so kann man dem Baby gute Darmbakterien (Laktobazillen, Bifidusbakterien) im Fläschchen zufüttern.

Schlussendlich sollten Sie den Spruch unserer Großmütter, dass jede Schwangerschaft einen Zahn kostet, nicht mehr ernst nehmen. Für Sie muss das nicht gelten! Gehen Sie frühzeitig zum Zahnarzt, lassen Sie eine Zahnfleischentzündung professionell behandeln, denn wenn Sie das nicht tun, droht eine Frühgeburt. Die Bakterien aus den Zahnfleischtaschen können nämlich dann auf dem Blutweg auch Ihren Mutterkuchen oder Ihre Fruchtblase infizieren. Quecksilber aus Amalgamfüllungen löst sich und erreicht über den Mutterkuchen das Kind. Trotzdem keinesfalls in der Schwangerschaft Amalgamfüllungen entfernen, aber natürlich auch keine neuen machen lassen. Sprechen Sie mit Ihrer Ärztin darüber, ob Sie mit Selen, Zink oder Pflanzenstoffen das Quecksilber unschädlich machen sollten.

Risikoschwangerschaften

Wenn das Wort auch bedrohlich klingt, so muss eine Risikoschwangerschaft nicht unbedingt bedeuten, dass es tatsächlich Probleme für den Embryo oder die werdende Mutter geben muss. Wer jedoch

Fortpflanzung ▶

zu einer Risikogruppe im Sinne der Mutterschaftsrichtlinien gehört, sollte sich darüber bewusst sein. Man unterscheidet zwischen Risiken, die sich aus der Anamnese ergeben, wenn Sie etwa schon Fehlgeburten hatten oder wenn bei Ihnen eine Missbildung der Gebärmutter vorliegt.

Weitere Risiken stehen im Zusammenhang mit einem vorliegenden Befund. Das könnte ein hoher Blutdruck sein, eine Nierenbeckenentzündung, Zuckerkrankheit oder nur die Tatsache, dass Sie Zwillinge erwarten.

Liegt ein Risiko vor, werden die Vorsorgeuntersuchungen häufiger durchgeführt als üblich. Es können außerdem verschiedene Diagnose- und Kontrollmethoden zusätzlich genutzt werden. Dazu gehören Verfahren, wie die Fruchtwasseruntersuchung, die Auskunft über den Zustand des Kindes geben können. Lassen Sie sich im Vorfeld genau darüber aufklären, welche Risiken mit den verschiedenen Verfahren verbunden sind und welchem Nutzen sie gegenüberstehen. Entscheiden Sie sich möglichst früh für eine Entbindungsklinik, die gut auf Risikogeburten und Risikokinder eingerichtet ist.

Wenn es traurig endet

Ein **Abort** ist der Verlust eines Ungeborenen, das noch nicht lebensfähig ist, also eine Fehlgeburt. Es wird noch einmal unterschieden zwischen dem frühen Abort bis zur 12. Schwangerschaftswoche und dem späten Abort zwischen der 12. und 24. Schwangerschaftswoche. Eine **Totgeburt** liegt dann vor, wenn der Fötus 500 Gramm oder mehr wiegt und ohne Lebenszeichen auf die Welt kommt.

Die Fehlgeburt

Frühe Aborte in den ersten Schwangerschaftswochen sind relativ häufig. Schätzungen gehen von einer Zahl zwischen 15 und 20 % oder mehr aus. Da die Frauen oft noch gar nicht wussten, dass sie überhaupt schwanger sind, nehmen sie die Fehlgeburt auch nicht als solche wahr, sondern haben eher das Gefühl, ihre Regel sehr spät und vielleicht ein wenig stärker als üblich be-

kommen zu haben. Es handelt sich bei dem traurigen Ereignis um einen Schutzmechanismus, denn der Embryo hätte vermutlich nicht zu einem lebensfähigen Säugling heranwachsen können. Bei etwa einem Prozent aller Paare mit Kinderwunsch ist eine habituelle Abortneigung zu beobachten. Davon ist dann die Rede, wenn drei oder mehr Fehlgeburten stattgefunden haben.

Ursachen, Diagnose und Therapie: Es hat sich – vor allem aus finanziellen Gründen – eingebürgert, genetische Untersuchungen erst nach der dritten Fehlgeburt durchzuführen. Drängen Sie jedoch auch nach einem Abort schon auf die Erstellung eines so genannten Karyogramms. Dafür wird Ihnen Blut abgenommen, aus dem dann die Chromosomen einer Zelle untersucht werden. Außerdem ist eine Basisdiagnostik auf jeden Fall sinnvoll, die Ultraschall der Eierstöcke und der Gebärmutter, eine Unter-

Frauentypische Erkrankungen

suchung des Immunsystems mit Schwerpunkt auf etwaige Autoimmunreaktionen und auch ein Spermiogramm umfassen sollte.

In einigen Fällen von Gendefekten kann eine Polkörperchenanalyse helfen, eine Eizelle ohne Defekt ausfindig zu machen, sodass die Chance auf eine problemlose Einnistung deutlich erhöht wird. Leider muss gesagt werden, dass die Analyse keine hundertprozentige Sicherheit gibt, da nicht alle Chromosomen erfasst werden. Da die Eizelle für die Untersuchung entnommen werden muss, kommt es zur Befruchtung außerhalb des weiblichen Körpers. Eine höhere Schwangerschaftsrate wird nicht erreicht, das Fehlgeburtrisiko aber gesenkt.

Andere Auslöser werden, soweit möglich, direkt therapiert. Eine Hormonstörung etwa kann in vielen Fällen durch die gezielte Hormongabe ausgeglichen werden. Bei Infekten wird der Erreger identifiziert und mit einem passenden Antibiotikum bekämpft. Hier muss auch immer an die Therapie des Partners gedacht werden, um einer erneuten Ansteckung vorzubeugen. Verhindert eine Fehl- oder Überreaktion des Immunsystems die voranschreitende Schwangerschaft, empfiehlt sich eine Immuntherapie. Es gibt verschiedene Formen mit unterschiedlichen Vor- und Nachteilen.

Die Totgeburt

Sie ist im Grunde eine sehr späte Fehlgeburt. Das Kind stirbt noch im Mutterleib oder während der Geburt. Es wiegt 500 Gramm oder mehr. Bei einer Totgeburt

muss das Baby standesamtlich registriert werden. Ab einem Gewicht von 1000 Gramm gibt es eine Bestattungspflicht. Ist das Kind leichter, dürfen die Eltern selbst entscheiden, ob sie das Totgeborene beisetzen möchten. Übrigens: Schon in der 24. Woche ist ein Embryo bereits ein gut erkennbarer kleiner Mensch, und der Verlust für die Eltern ein großer Schmerz. In diesem Stadium muss das Kind noch nicht dem Standesamt gemeldet werden. In vielen Bundesländern ist eine Bestattung aber auf Wunsch der Eltern möglich.

Ganz wichtig nach einem solchen Verlust ist die psychologische Betreuung. Hilfreich können in dem sehr schweren Abschiedsprozess verschiedene Trauerhandlungen sein. Den meisten hilft es beispielsweise, ihr Kind zu sehen, zu halten, vielleicht sogar zu baden. Wenn Fehlbildungen bestehen, ist das Betrachten umso wichtiger, da die Fantasie diese Missbildungen erfahrungsgemäß schlimmer macht, als sie in Wahrheit sind. Desweiteren geben die meisten Frauen ihren toten Kindern einen Namen. Es ist sogar möglich, diesen durch eine Taufe ganz offiziell zu vergeben. Auch Erinnerungsstücke helfen vielen. Das kann ein Foto oder ein Fuß- bzw. Handabdruck oder auch das Identifikationsbändchen aus der Klinik sein. Zuletzt sei die Beerdigung und ein Grab genannt. Beides gibt den Eltern zunächst die Möglichkeit, in Würde und Ruhe Abschied zu nehmen. Sie haben außerdem auch später noch einen Platz, an den sie kommen und ihrem Kind nahe sein können.

Begleitend zur medizinischen und psychologischen Betreuung können naturheil-

Fortpflanzung ▶

kundliche Verfahren eingesetzt werden, die die Trauerarbeit unterstützen. Homöopathische Einzelmittel, Bachblüten, Akupunktur sind hilfreich. Gehen Sie in Selbsthilfegruppen und tauschen Sie sich mit betroffenen Eltern aus.

Das können Sie tun

Gerade nach Fehlgeburten lohnt es sich, zusätzlich zu anderen Maßnahmen etwas an der bisherigen Lebensführung zu verändern, wenn weiter ein Kinderwunsch besteht. Die Empfehlungen entsprechen im Grunde den fördernden Faktoren (S. 195), die Ihnen auf dem Weg zum Wunschkind helfen, sowie die Hinweise, die eine Schwangere ohnehin von Anfang an beachten sollte (S. 201). Darüber hinaus ist eine Umweltanalyse gerade bei Frauen mit habituellen Aborten dringend geraten. PCP, eine Chemikalie, die früher in Holzschutzmitteln enthalten war, erhöht nachweislich die Rate der Fehlgeburten. Auch eine erhöhte Schwermetallbelastung steigert das Abortrisiko. Lassen Sie daher eine Analyse und gegebenenfalls eine Entgiftung vornehmen (S. 111 Entgiften). Sorgen Sie zumindest für eine ausgewogene Selen- und Zinkergänzung, bspw. mit selenase 100 Trinkampullen (biosyn) und Unizink 50 (Köhler).

Haben Sie Probleme mit dem Darm oder vertragen Sie verschiedene Lebensmittel nicht, dann sollte eine Darmdiagnostik und -behandlung durchgeführt werden. Frauen mit unerkannter Zöliakie haben häufig Fehlgeburten. Schließlich ist im Darm unser größtes Immunsystem angesiedelt. Und wenn das nicht richtig arbeitet, können die immunologischen Herausforderungen, die

eine Schwangerschaft mit sich bringt, nicht bewältigt werden. Häufig liegt auch nur ein Mangel an verschiedenen Vitaminen und Mineralstoffen vor. Bevor man einen erneuten Schwangerschaftsversuch macht, sollte man drei Monate die Ernährung optimieren, den Darm stabilisieren und Nahrungsergänzungen einnehmen, bspw. mit Reha und ODS-Kuren von hypo-a. Hilfreich kann eine Behandlung mit bestimmten chinesischen Kräutern sein, die das Immunsystem stützen und entgiften. Sprechen Sie darüber mit einem naturheilkundlichen Fachmann. Wenn bei Ihnen der Verdacht besteht, dass eine Autoimmunerkrankung zu den Fehlgeburten führt, dann müssen Sie vor und während der ganzen Schwangerschaft einen Enzymkomplex einnehmen, 3 × 2 Tbl. Phlogenzym (Mucos) 1 Stunde vor dem Essen. Schließlich sei noch die Eigenbluttherapie empfohlen, besonders wenn frühe Fehlgeburten vorliegen (S. 103, Eigenblut). Dabei wird vor einer erneuten Schwangerschaft Blut abgenommen, aufbereitet und intramuskulär gespritzt, um das Immunsystem zu stimulieren. Nach einer Injektion wöchentlich über 2–3 Monate dürfen Sie wieder schwanger werden. Einmal pro Woche wird die Behandlung in den ersten 3 Schwangerschaftsmonaten fortgeführt.

Es ist verständlich, wenn bei Ihnen mit jeder Fehlgeburt die Verzweiflung größer wird. Aber geben Sie nicht auf, werden sie aber auch nicht einfach immer wieder schwanger, ohne etwas an Ihrem Leben zu ändern. Suchen Sie einen Spezialisten auf und lassen Sie alle erforderlichen Untersuchungen machen. Lassen Sie sich psychologisch begleiten. Auch Einzelmittel-

Frauentypische Erkrankungen

homöopathie, Neuraltherapie und Akupunktur können in Frage kommen. Machen Sie sich klar, dass Ihre Chance, noch ein gesundes Baby zu bekommen, bei Ihnen viel größer ist als bei einer gleichaltrigen Freundin, die noch nie schwanger war.

Verhütung

Obwohl bereits Hormonpräparate für den Mann ausprobiert wurden, ist Verhütung noch absolut vorrangig Frauensache. Wer keine mechanischen oder chemischen Hilfsmittel verwenden will, kann entweder während der fruchtbaren Phase auf Geschlechtsverkehr verzichten oder den so genannten Coitus Interruptus praktizieren. Beide Methoden gelten als wenig sicher. Sie haben einen Pearl-Index zwischen 4 und 18.

Das Problem bei der Kalendermethode ist, dass die wenigsten Frauen ihren Zyklus so genau kennen, dass sie sicher die fruchtbare Zeit kennen. Hinzu kommt, dass erst nach einem halben bis einem Jahr aussagekräftige Daten zur Verfügung stehen, wenn eine Frau so lange Protokoll darüber führt. Zyklusschwankungen erschweren das Ganze. Zusätzlich kann die Temperaturmethode zum Einsatz kommen. Wird immer morgens vor dem Aufstehen unter gleichen Bedingungen die Temperatur im After gemessen, lässt sich der Eisprung durch den Temperaturanstieg klar feststellen. So wird es leichter, den Zyklus vorherzusagen. Doch auch hier können Faktoren, wie zu wenig Schlaf, das Ergebnis verfälschen. Der Coitus Interruptus, also das Zurückziehen des Penis aus der Scheide, bevor es zum Erguss kommt, will beherrscht werden. Der Mann muss seinen Körper genau kennen, und er muss die Disziplin aufbringen, den Akt rechtzeitig zu unterbrechen.

Natürliche Familienplanung

Trotzdem ist es möglich, natürliche Familienplanung, NFP, zu betreiben. Sie beruht darauf, dass die Frau neben dem Messen der Basaltemperatur auch den Muttermundschleim prüft und alle Beobachtungen genau notiert. Beim üblichen Gang auf die Toilette kann die Frau den verflüssigten Schleim am Scheideneingang empfinden, fühlen und beim Darüberwischen mit dem Finger oder dem Toilettenpapier sehen. Hat sie beide Messungen über einige Monate durchgeführt, wird sie leicht Anfang und Ende der fruchtbaren Zeit bestimmen können. In der fruchtbaren Zeit darf Verkehr dann nur mit Kondom stattfinden. Die Methode ist aber nur dann sicher genug,

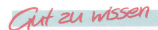

Der Pearl-Index

Benannt wurde der Index nach dem amerikanischen Biologen Raymond Pearl (1879–1940), der einen Maßstab entwickelte, um die Zuverlässigkeit verschiedener Verhütungsmethoden vergleichbar zu machen. Er kommt zustande, indem man 100 Frauen erfasst, die ein Jahr lang mit der jeweiligen Methode verhüten. Die Anzahl der Frauen, die in dem Zeitraum trotzdem schwanger werden, entspricht dem Pearl-Index.

Fortpflanzung ▶

wenn eine ausführliche Beratung stattgefunden hat, der Zyklus einigermaßen regelmäßig und die Frau sehr gewissenhaft ist. Unter diesen Bedingungen ist der Pearl Index 0,3. Die Erfahrungen, die die Frau dabei macht, lassen sich ohne weiteres auf die Planung einer Schwangerschaft bei Kinderwunsch übertragen. Während neue Technologien, wie Temperaturcomputer, Hormoncomputer und Minimikroskope die Zyklusbeobachtung nicht verbessert haben, kann bei Kinderwunsch die Kombination mit den Hormonmessstäbchen für den Eisprung hilfreich sein.

Mechanische Methoden
Mechanische Hilfsmittel fungieren als Barriere, die verhindert, dass männliche Samenzellen in die Gebärmutter vordringen können. Sie funktionieren ohne hormonelle oder chemische Substanzen.

Kondom und Femidom: Der Klassiker dieser Kategorie ist das Kondom. Die Spermien werden in der Latexhülle aufgefangen und kommen gar nicht erst mit dem weiblichen Körper in Berührung. Auch Krankheitserreger werden auf diese Art abgefangen. Oft werden Kondome zusätzlich zu anderen Empfängnisverhütungsmitteln eingesetzt, um vor Krankheiten zu schützen. Es gibt auch Kondome für Frauen, das so genannte Femidom. Dabei handelt es sich um einen reißfesten Schlauch zwischen zwei Gummiringen. Ein Ring am verschlossenen Ende wird um den Muttermund gelegt, der andere liegt außerhalb über den Schamlippen. Das Femidom ist gut für Frauen geeignet, die andere Methoden ablehnen und einen Partner haben, der kein Kondom

benutzen will. Es kann schon Stunden vor dem Verkehr eingesetzt werden, sodass es im entscheidenden Moment nicht die Atmosphäre stört.

Portiokappe/Diaphragma: Die Barriere wird in Form einer kleinen Kappe vor den Muttermund gelegt. Es gibt Varianten, die vom Fachmann angepasst werden müssen, und andere, die für jede Größe geeignet sind. Die Kunststoffkappe wird rechtzeitig vor dem Geschlechtsverkehr eingesetzt und muss anschließend meist mindestens acht Stunden im Körper bleiben. Wie bei dem Kondom für Frauen gilt auch hier: Je sicherer Sie im Umgang mit der Barriere sind, desto sicherer sind Sie auch vor der Empfängnis geschützt. Zusätzlich sollte auf jeden Fall ein chemisches Präparat verwendet werden.

Hormonelle Methoden
Am häufigsten wird mithilfe künstlich hergestellter Hormone, deren Wirkung den körpereigenen extrem nahe kommt, verhütet.

Die Pille: Die Pille gibt es in verschiedenen Variationen. Meistens kommt ein niedrig dosiertes Östrogen-Gestagen-Präparat, die so genannte Mikropille, zum Einsatz. Der Hirnanhangsdrüse wird damit eine Schwangerschaft vorgespielt, so dass sie keine Hormone ausschüttet, um den Eierstock zur Eireifung anzuregen. Deshalb ist diese Verhütungsmethode auch die sicherste. Es wird zwischen Einphasen- und Zwei- oder Dreistufenpräparaten unterschieden. Bei der Einphasen-Pille enthält jedes Dragee die gleiche Menge

Frauentypische Erkrankungen

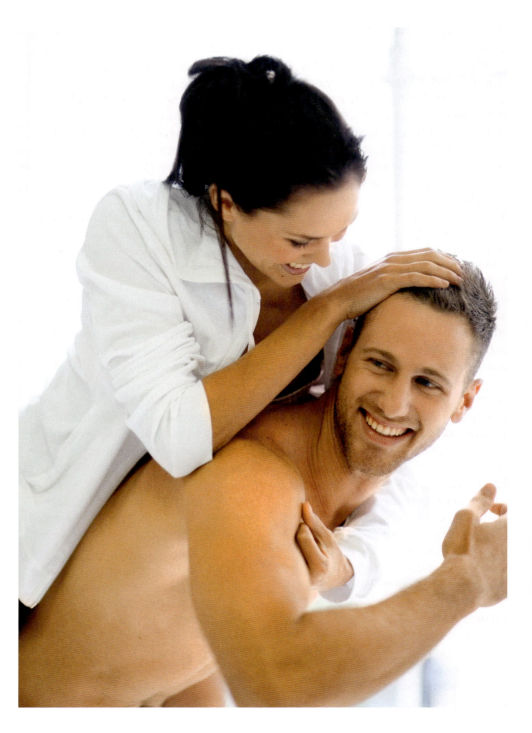

Hormone. Bei den Mehrstufenpräparaten ist die Hormondosierung an den Zyklus angepasst. Darum ist es wichtig, das richtige Dragee für jeden Tag einzunehmen. Das Östrogen ist bei fast allen Pillen gleich, nur unterschiedlich hoch dosiert. Dagegen gibt es viele verschiedene Gestagene, durch die man die Möglichkeit hat, für jede Frau ein passendes Präparat auszuwählen. Wenn bspw. eine Neigung zu Akne besteht, kann man eine Pille mit einem Antiandrogen einnehmen, wenn man zu Wassereinlagerungen neigt, wird bevorzugt eine mit entwässernden Eigenschaften verschrieben. Schildern sie Ihrer Ärztin genau Ihre Probleme und Symptome, dann wird sie sicher die richtige Pille finden. Da manche Medikamente die Pillenwirkung schwächen oder verstärken, informieren Sie Ihre Ärztin immer, wenn Sie etwas zusätzlich einnehmen mussten.

Es gibt auch die Minipillen, die nur ein Gestagen enthalten. Eireifung und Eisprung werden nicht verhindert, sondern der Schleimpfropf am Gebärmutterhals wird so verändert, dass Spermien nicht eindringen können. Außerdem verändert sich die Gebärmutterschleimhaut derartig, dass ein womöglich doch befruchtetes Ei sich nicht einnisten kann. Die Sicherheit dieser Variante ist geringer als bei der Mikropille. Zudem muss die Minipille auf die Stunde genau eingenommen werden. Sie empfiehlt sich als Alternative für Frauen, die keine Östrogene vertragen. Auch in der Stillzeit kann sie das Verhütungsmittel der Wahl sein, da sie Milchbildung und -qualität nicht beeinflusst und das Hormon nur in extrem geringen Mengen an den Säugling weitergegeben wird.

Nicht für jede Frau ist die hormonelle Empfängnisverhütung die richtige Methode. Wenn Sie zum Beispiel unter hohem Blutdruck oder Migräne leiden, wenn Sie Thrombose gefährdet sind oder die Blutgerinnung nicht in Ordnung ist, wenn Sie mit der Leber oder Gallenblase Probleme haben, dann sollten sie auf Hormone verzichten. Wenn Sie stark rauchen, sollten Sie spätestens mit 35 Jahren die Pille absetzen (besser natürlich noch das Rauchen aufgeben!). In einer Hinsicht kann wenigstens Entwarnung gegeben werden: Frauen, die die Pille über viele Jahre einnehmen, haben kein erhöhtes Risiko, an Brustkrebs zu erkranken, in Bezug auf Eierstockkrebs sinkt ihr Risiko sogar im Vergleich zu Frauen ohne Pille. Eine ganze Reihe von Medikamenten vertragen sich nicht mit der Pille, weisen Sie deshalb Ihren Arzt immer auf die Hormoneinnahme hin, wenn er Ihnen ein Medikament verordnen muss. Inzwischen hat man auch festgestellt, dass sich unter hormoneller Verhütung der Vitamin-Stoffwechsel verändert. Deshalb sollte jede Frau, die die Pille einnimmt, eine Nahrungsergänzung mit Folsäure und weiteren B-Vitaminen einnehmen, z. B. je 1 × 1 Tbl. Steirovit Femina (Steierl) mit Zink und Bioflavonoiden oder SANA-PRO Folsäure B+ (Bodymed) mit Jod.

Ring, Stäbchen, Pflaster und Spirale: Es gibt neben der Pille andere Träger, die die Hormone in den Körper befördern. Außer der Bequemlichkeit und der hohen Sicherheit ist ein Vorteil, dass die Hormone direkt in die Vaginalschleimhaut oder zumindest über die Haut abgegeben werden. Die Wirksamkeit ist daher nach Erbrechen weiterhin gegeben. Auch Frauen mit chro-

Frauentypische Erkrankungen

nischen Magen-Darm-Erkrankungen können diese Mittel einsetzen.

- Der Vaginalring besteht aus flexiblem Kunststoff. Er wird, ähnlich einem Tampon, in die Scheide eingeführt und gibt gleichmäßig Östrogene und Gestagene ab. Nach 21 Tagen wird er entfernt. Es tritt die Blutung ein, nach sieben Tagen wird der nächste Ring eingesetzt.
- Das Verhütungsstäbchen ist ein vier Zentimeter langer Stab, der auf der Innenseite des Oberarmes unter die Haut implantiert wird. Das geschieht im Rahmen eines kleinen Eingriffs. Es kann dort bis zu drei Jahre bleiben und wird dann wiederum operativ entfernt. Wie bei der Minipille wird nur Gestagen abgegeben.
- Das Verhütungspflaster wird jede Woche erneuert. Es gibt, wie eine Mikropille, Gestagen und Östrogen ab. Nach drei Wochen setzen Sie eine Woche aus. Leider sind häufig Hautreizungen zu beobachten, sodass das Hormonpflaster an immer wieder neue Stellen geklebt werden muss. Außerdem kann es sich leicht ablösen. Der Schutz ist dann nicht mehr gegeben. Bei Frauen, die über 90 Kilo wiegen, kommt die Methode wegen hoher Ausfallquote nicht in Betracht.
- Die Hormonspirale wird vom Frauenarzt in die Gebärmutter eingesetzt. Die Wirkweise entspricht der der Minipille. Der T-förmige Kunststoffkörper kann bis zu fünf Jahre in der Gebärmutter bleiben. Vor allem Frauen, die ihre Familienplanung abgeschlossen haben, sind damit gut bedient.
- Neben den Hormon beladenen Spiralen gibt es noch die Kupfer/Goldspiralen. Das Metall verändert die Schleimhaut in der

Gebärmutter und wirkt sowohl abtötend für den Samen als auch für den Embryo. Die meisten können 3–5 Jahre liegen bleiben. Allerdings besteht ein erhöhtes Risiko für Blutungsstörungen und Infektionen.

Drei-Monats-Spritze: Die Depot-Spritze wird in den Oberarm oder das Gesäß gegeben. Gestagene gelangen ins Blut und von dort an ihren Wirkungsort. Ein deutlicher Nachteil ist, dass die Hormonkonzentration zunächst sehr hoch ist. Bestimmte Antibiotika können zudem die Wirkung mindern. Sie sollten auch wissen, dass nicht nur ein spontaner Kinderwunsch warten muss, sondern es nach dem Absetzen bis zu zwei Jahre dauern kann, bis der Eisprung wieder regelmäßig eintritt.

Chemische Methoden

Diese Verhütungsmittel basieren alle auf dem Prinzip, die Spermien mithilfe chemischer Substanzen zu töten. Es gibt sie als Zäpfchen, Salbe, Gel, Spray oder Creme. Alle Produkte müssen mindestens zehn Minuten vor dem Geschlechtsverkehr tief in die Scheide eingebracht werden. Ihr großer Nachteil ist die Unsicherheit. Interessant sind sie nur in Kombination mit mechanischen Methoden. Achten Sie aber genau darauf, welches Mittel sich mit Kondom & Co. verträgt. Es gibt nämlich auch Präparate, die diese beschädigen und dadurch den Weg für die Spermien frei machen können. Hinzu kommt auch die Tatsache, dass die Chemie nicht selten die Schleimhaut reizt. Das erhöht das Risiko, sich eine Scheideninfektion zuzuziehen. Auch allergische Reaktionen sind möglich.

Fortpflanzung

Störungen der Sexualität

Ist die Sexualität gestört, liegt nicht zwingend eine Erkrankung vor. In vielen Fällen handelt es sich eher um psychische Beschwerden. Nehmen Sie die nicht auf die leichte Schulter, denn sie können – vor allem wenn sie lange andauern – zu einer großen Belastung werden. Die folgenden Seiten machen Sie mit den häufigsten Formen vertraut.

Sexuelle Lustlosigkeit

Geht das geschlechtliche Verlangen ab einem gewissen Alter verloren, könnte man meinen, das wäre nicht schlimm. Dann findet eben kein Sex mehr statt. Das trifft aber nur zu, wenn Sie und gegebenenfalls Ihr Partner nicht darunter leiden. Wann liegt überhaupt eine Störung der Libido vor? Das ist dann der Fall, wenn die Lust auf Sex spürbar reduziert oder vollkommen erloschen ist. Es ist trotzdem möglich, dass weiterhin sexuelle Phantasien und Lust an der Selbstbefriedigung bestehen. Auch kann sich der Spaß am Sex spontan entwickeln, wenn Sie sich auf zärtliche Berührungen einlassen. Wird die Lustlosigkeit zum Dauerzustand, können Erregungs- und Orgasmusstörungen die Folgen sein. Im englischen Sprachgebrauch hat sich der Ausdruck HSDD (hypoactive sexual desire disorder) eingebürgert, vielleicht hören Sie von Ihrem Arzt auch den Ausdruck „Störung mit verminderter sexueller Appetenz". Man wird Ihnen vielleicht vorschlagen, ein Antidepressivum auszuprobieren, auch wenn Sie glauben, gar nicht depressiv zu sein. Aber da die sexuelle Funktion auch was mit Überträgerstoffen im Gehirn zu tun hat, hilft das etwa einem Drittel der Frauen. Harmloser ist ein Versuch mit dem „Viagra der Natur", der Macawurzel. Sie enthält hormonähnliche Substanzen, die Überträgerstoffe im Gehirn beeinflussen und die Durchblutung der Beckenorgane anregen sollen. Zusammen mit NADH und einer Aminosäure gibt es den Macaextrakt in Lifelight ENAJoy Lutschtabletten (Life Light). Frauen berichten von verstärkten sexuellen Phantasien und besserem Sex.

Aber erstmal keine Panik, wenn Sie sich häufig lustlos fühlen sollten: wahrscheinlich sind Sie nur überlastet, weil der Tag nur 24 Stunden hat, in dem Sie Job, Kinder, Freunde und Ehemann unterbringen müssen, ganz zu schweigen von dem chronischen Schlafmangel.

Erregungsstörungen

Per Definition liegen dann Erregungsstörungen vor, wenn die Beckenorgane trotz entsprechender Stimulation nicht verstärkt durchblutet werden. Klitoris und Schamlippen schwellen nicht oder nur sehr wenig an, die Vagina wird nicht feucht, und der hintere Scheidenbereich weitet sich ebenfalls nicht so, wie es im erregten Zustand zu erwarten wäre. Wenn Sie sich trotz der Störung zum Sex zwingen, kann dieser schmerzhaft erlebt werden, was die Lust verständlicherweise erheblich bremsen kann.

Verflixter Orgasmus

Dass eine Frau keinen oder nur höchst selten einen Orgasmus hat, ist nicht ungewöhnlich, denn es handelt sich um die zweithäufigste weibliche Sexualstörung. Eine körperliche Ursache liegt deutlich seltener vor, als man vielleicht vermuten mag. Meist hängt es mit falscher „Aufklärung" oder auch mangelndem Austausch zwischen den Partnern zusammen. Der Sexualpartner sollte beispielsweise wissen, dass viele Frauen durch Stimulation der Klitoris am schnellsten, durch die der Vagina dagegen häufig gar nicht zum Orgasmus kommen. Auch die überhöhte Erwartung, die sicher mit durch die Medien verursacht wird, kann zu der subjektiven Einschätzung führen, man erlebe keine wirkliche Erregung und

Frauentypische Erkrankungen

schon gar keinen Orgasmus. Manche Frauen fühlen sich schuldig, wenn Sie keinen Höhepunkt gemeinsam mit ihrem Partner erleben. Sprechen Sie mit Ihrer Frauenärztin über Ihr Problem. Entweder lässt sich in wenigen Gesprächen, am besten zusammen mit Ihrem Partner, die Situation durch einfache Tipps verbessern oder sie wird Ihnen eine Sexualtherapeutin empfehlen können. Wenn Sie Ihren Beckenboden mit dem ProFit for the Lady (Innocept) trainieren (S. 36) erhöht dies erheblich Ihre Sensibilität in diesem Bereich und Sex wird als viel lustvoller beschrieben!

Abwehr gegen und Schmerzen beim Sex

Bei einigen Frauen lösen sexuelle Aktivitäten immense körperliche Abwehrreaktionen aus. Die können von Ekel bis hin zu Erbrechen reichen. Manchmal beschränken sie sich auf einen bestimmten Partner oder auf eine spezielle Praktik. Klären Sie mit einem Therapeuten, woher die extrem ausgeprägte Abneigung kommt. Sie kann sich sonst gegen die körperliche Liebe generell ausweiten und zu Lust-, Erregungs- und Orgasmusstörungen führen. Das gilt auch für Schmerzen bei sexueller Stimulation generell oder speziell beim und nach dem vaginalen Geschlechtsverkehr. Treten diese hin und wieder oder zunehmend auf, sollten Sie Ursachenforschung betreiben. Interessant ist etwa, ob die Symptome seit dem ersten Geschlechtsverkehr oder vielleicht seit einem bestimmten Ereignis, wie einer Entbindung oder einem sexuellen Gewaltakt auftreten. Außerdem ist es hilfreich, wenn Sie sagen können, ob sie bei bestimmten Praktiken oder Formen der Stimulation besonders stark sind, bei anderen kaum oder gar nicht einsetzen. Lassen Sie Ihre Frauenärztin prüfen, wie die Stellung Ihres Gebärmutterhalses ist: ragt er zu weit in die Scheide hinein, kann es sein, dass das männliche Glied darauf stößt statt in das hintere Scheidengewölbe, so dass Sie bei einer normalen Stellung Schmerzen im ganzen Unterleib bekommen. Oft reicht es dann

schon, wenn Sie den Penis etwas „dirigieren". Auf jeden Fall sollten auch andere körperliche Ursachen, wie beispielsweise eine Endometriose oder Narben, durch Ihre Frauenärztin ausgeschlossen werden.

Scheidenkrampf

Ein Scheidenkrampf kommt viel seltener vor, als man nach Lesen der Laien- und Fachpresse annehmen sollte. In der Fachsprache wird er als Vaginismus bezeichnet und ist eine starke körperliche Reaktion, die nicht bewusst gesteuert werden kann. Ein Teil der Scheidenmuskulatur und des Beckenbodens zieht sich dabei krampfartig zusammen, sodass es nur schwer möglich oder sogar unmöglich wird, etwas in die Scheide einzuführen. Dabei spielt es oft keine Rolle, ob es sich um einen Tampon, einen Finger oder einen Penis handelt. Bei einigen Betroffenen reicht schon der Gedanke, etwa an die gynäkologische Untersuchung, um den Krampf auszulösen. Man unterscheidet zwischen dem primären Vaginismus, der seit der Pubertät besteht, und dem sekundären, der erst nach gewisser symptomfreier Zeit auftritt. Eine leichte Verkrampfung bei ersten sexuellen Erfahrungen ist normal und fast immer durch Nervosität und Unsicherheit zu erklären. Grundsätzlich ist beim echten Scheidenkrampf von psychischen Ursachen auszugehen, die es aufzudecken gilt. Oft kann ein Biofeedbackgerät hilfreich sein, das mit Klebeelektroden ausgestattet ist, um in langsamen Schritten der Patientin ein Gefühl für ihren Beckenboden und die Scheide anzutrainieren, bis sie mit ProFit for the lady (Innocept) umgehen kann.

Trauma

Ein sexuelles Trauma ist eine körperliche oder auch seelische Verletzung, die durch sexuelle Gewalt verursacht wurde. Das kann unabsichtlich, zum Beispiel durch eine Verletzung beim von beiden Seiten gewollten Geschlechtsverkehr, geschehen. Natürlich kann es sich auch um einen gewollten Gewaltakt handeln, wie

▶ Fortpflanzung

beim sexuellen Missbrauch oder der Vergewaltigung. Der Schutz vor derartigen Erlebnissen sollte höchste Priorität haben. Da die Schwelle, die bei einem Mädchen oder einer Frau zum Trauma führt, höchst unterschiedlich sein kann, ist dabei größtmögliche Sensibilität gefragt. Während die eine sich eine gesunde psychische Distanz zu Abbildungen, Texten und Sprüchen bewahren kann, erleidet die andere schon durch das bloße Anschauen drastischer sexueller Szenen eine seelische Verletzung. Dieser Aspekt sollte auf jeden Fall dazu führen, dass Kinder und Jugendliche nicht allein Zugriff per Computer oder Fernseher auf derartiges Material haben. Und: Wo mutwillige Verletzungen vorliegen, muss gegen den Täter vorgegangen werden!

Schluss mit sexuellen Störungen

Um sich von den genannten und anderen Störungen zu befreien, ist eine Ärztin wichtig, die einerseits einfühlsam ist, andererseits Dinge aber auch beim Namen nennt. Suchen Sie sich eine Gynäkologin, die nicht um den sprichwörtlichen heißen Brei herum redet, sondern mit Ihnen offen und gezielt über Beschwerden, Probleme, Vorlieben und Praktiken spricht. Sie kann Ihnen zum Beispiel Übungen für den Beckenboden S. 36 zeigen, die unter anderem Schmerzen beim Verkehr mindern oder beseitigen können. Wird Ihre Vagina nicht feucht, helfen Gleitmittel (S. 121). Hier sind wasserlösliche Präparate vorzuziehen, da sie leichter zu entfernen sind, und das Risiko von Infektionen geringer ist als bei denen auf Ölbasis. Grundsätzlich sollte, je nach Leidensdruck, auch immer über eine Psychotherapie nachgedacht werden. Sinnvoll ist bei festen Beziehungen eigentlich immer eine Paartherapie. Sie kann Ihnen helfen, sexuelle Bedürfnisse aber auch Abneigungen besser mitzuteilen. Verhaltensübungen allein oder mit dem Partner bringen oft Klarheit über Ursachen und vermitteln einen neuen Umgang mit sich selbst oder der Sexualität allgemein, sodass die Störungen nachlassen. Auch die Vermittlung gezielter sexueller Techniken ist in einigen Fällen hilfreich. Ganz wichtig: Beide Partner müssen hinter der Therapie stehen und Vertrauen zum Therapeuten haben.

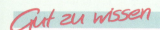

Das sagt das Gesetz

Sexueller Missbrauch liegt vor, wenn Kinder oder Jugendliche zu sexuellen Handlungen veranlasst werden. Diese reichen vom Fotografieren in nackter, sexueller Pose über Berühren und Streicheln der Geschlechtsorgane bis hin zum oralen, vaginalen oder rektalen Einführen von Gegenständen oder Geschlechtsorganen.

Unter sexueller Nötigung versteht man, wenn sexuelle Handlungen unter Androhung von Strafe oder Gewalt erzwungen werden.

Eine Vergewaltigung ist schließlich der Gipfel der sexuellen Nötigung. Dabei gilt der erzwungene Beischlaf schon dann als vollendet, wenn das männliche Glied in den Scheidenvorhof eingedrungen ist, ein Samenerguss muss nicht erfolgt sein. Etwa 8–15 % aller jungen Frauen erlebt Vergewaltigung, die Zahl der versuchten Übergriffe ist etwa doppelt so hoch. Außerdem gibt es eine große Dunkelziffer, da die Mehrzahl der Vergewaltiger aus der Familie oder dem Bekanntenkreis stammen und die Mädchen bzw. Frauen sich aus Schamgefühl oder Angst niemandem anvertrauen.

Frauentypische Erkrankungen

Pille danach

Hat ungeschützter Sexualkontakt am Eisprung stattgefunden, so kann man innerhalb von 72 Stunden mit einer zweimaligen Dosis eines synthetischen Gelbkörperhormons (2 mal 750 mg Levonorgestrel) den Eintritt einer Schwangerschaft verhindern. Das Gelbkörperhormon verzögert oder hemmt den Eisprung und verhindert die Einnistung der befruchteten Eizelle. Diese Maßnahme ist aber nur für den Notfall gedacht, an den sich eine sichere Verhütungsmethode anschließen sollte.

Sterilisation

Sind Sie sicher, dass Sie nie mehr schwanger werden wollen, können Sie eine Sterilisation vornehmen lassen. Dabei werden während einer Bauchspiegelung die Eileiter durchtrennt oder mit Clips verschlossen. In sehr seltenen Fällen kann es trotzdem zu einer Schwangerschaft kommen, wenn die durchtrennten Eileiter von allein wieder zusammengewachsen sein sollten. Das kam früher häufiger vor, als man die Sterilisation gleich im Anschluss an eine Kaiserschnittentbindung gemacht hat. Als Nebenwirkung können Sie anfangs Zyklusstörungen und PMS bemerken und später etwa 2 Jahre früher als normal in die Wechseljahre kommen, wahrscheinlich weil die Blutversorgung der Eierstöcke durch die Eileiterunterbindung schlechter wird.

Wenn Ihr Partner mitspielt, ist eine Sterilisation bei ihm viel einfacher und hat weniger Komplikationen. Sie wird vom Urologen durchgeführt. Da Männer aber theoretisch bis ins Alter zeugungsfähig sind und sich mit der Sterilisation die Angst vor Impotenz verbindet, werden heute immer noch die Frauen häufiger sterilisiert als die Männer.

Angstdiagnose Krebs

Die Diagnose Krebs ist immer ein Schock. Je besser Sie darüber Bescheid wissen, desto gefasster können Sie damit umgehen. Krebs ist ein Sammelbegriff für eine ganze Reihe bösartiger Zellveränderungen. Dabei verändern sich Zellen in ihrem Aussehen und Verhalten. Sie greifen bis dahin gesunde Zellen an, sodass diese sich ebenfalls verändern. Dieses Kapitel macht Sie mit den häufigsten Krebsarten vertraut, die bei Frauen vorkommen. Bei der Therapie wird lediglich die konventionelle genannt, am Ende lernen Sie sanfte Behandlungsmethoden kennen.

Brustkrebs

Die bei Frauen häufigste Art ist der Brustkrebs. Etwa jede zehnte bis sogar jede achte Frau, die in einem westlichen Industrieland lebt, erkrankt daran. Das ist eine hohe Zahl, die in den letzten 20 Jahren EU-weit gestiegen ist. Erfreulicherweise ist sie in Deutschland in den letzten 10 Jahren unverändert geblieben. Und noch eine gute Nachricht: Die Sterblichkeitsrate ist gleichzeitig gesunken. Das ist auf eine verstärkte Früherkennung und verbesserte Therapie zurückzuführen.

Häufigkeit und Auftreten

Allein in Deutschland schätzt man die Zahl der Neuerkrankungen auf rund 47 000 pro Jahr. Das mittlere Erkrankungsalter liegt bei 63 Jahren. Insgesamt steigt das Risiko ab dem 40. Lebensjahr an. Etwa 19 000 Patientinnen sterben jährlich daran. Das bedeutet, dass das Mammakarzinom, wie Brustkrebs in der Fachsprache heißt, mit 17 % die häufigste Krebstodesursache bei Frauen ist. Für Frauen im Alter zwischen 40 und 55 Jahren ist Brustkrebs die häufigste Todesursache überhaupt.

Nur in den wenigsten Fällen sind die Ursachen exakt festzustellen. Eine große Rolle scheinen jedoch Vorgänge zu spielen, an denen wir selber nicht viel ändern können. Im Folgenden sind die Risikofaktoren

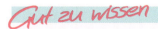
Gut zu wissen

Zwar ist Brustkrebs bei Männern eine Seltenheit, dennoch gibt es ihn. Auf 100 Patientinnen kommt ein betroffener Mann. Bei entsprechenden Anzeichen sollten auch Männer sich darum nicht scheuen, den Arzt darauf anzusprechen.

Frauentypische Erkrankungen

genannt, die man etwa bei jeder 2. Frau mit Brustkrebs antreffen kann:
- ein hohes Alter bei der ersten Schwangerschaft und Geburt,
- eine frühe erste Blutung (Menarche) in Kombination mit später Menopause,
- Kinderlosigkeit (gemeint sind Frauen, die nie entbunden haben). Man nimmt an, dass die körpereigenen Östrogene dadurch zu lange das Brustdrüsengewebe angeregt haben. Dafür spricht auch, dass die Hormonersatztherapie, wie sie früher häufig in den Wechseljahren angewendet wurde, das Brustkrebsrisiko erhöht,
- erbliche Vorbelastung durch Brustkrebs in der Familie, spielt jedoch nur bei 5 % aller Brustkrebse eine Rolle. Diese Frauen, in deren Familie gehäuft Krebserkrankungen vorkommen oder deren engste Verwandte an Brustkrebs erkrankt sind, haben durch Veränderungen bestimmter Gene ein lebenslang erhöhtes Risiko, an Brustkrebs, aber auch an Eierstockkrebs, zu erkranken,
- Schließlich müssen auch Frauen, bei denen früher einmal eine gutartige Gewebeprobe aus der Brust entnommen wurde, verstärkt auf sich aufpassen,
- ein höherer wirtschaftlicher und sozialer Status. Städterinnen haben ein dichteres Brustdrüsengewebe und damit ein höheres Brustkrebsrisiko als Frauen, die auf dem Land leben. Man nimmt an, dass Lebensstil- und Umweltfaktoren dafür verantwortlich sind. Gerade bei den hormonabhängigen Brustkrebsen mehren sich die Hinweise, dass Umweltgifte mit Hormonwirkung das Krankheitsrisiko erhöhen könnten (S. 63 Umwelt). Dazu gehören Schwermetalle, verschiedene Pestizide, Parabene, Moschusverbindungen, Phthalate und PAKs, die mit Autoabgasen freigesetzt werden. Und dass dieses Risiko gesteigert oder reduziert werden kann, je nachdem, wie aktiv das Entgiftungssystem unseres Körpers arbeitet.

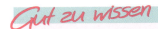

Die Pille zur Verhütung, die ja seit über 40 Jahren von Millionen Frauen geschluckt wird, erhöht das Brustkrebsrisiko nicht!

Verschiedene Formen

So wie es nicht den einen Krebs gibt, sondern viele verschiedene Formen, gibt es auch nicht den einen Brustkrebs. Man unterscheidet danach, wo die Wucherung auftritt und ob sie in umliegendes Gewebe einbricht.

„in-situ"-Karzinome: Aufgrund der praktizierten Früherkennung werden immer häufiger „in-situ"-Karzinome entdeckt. Das sind Frühformen, die meist operativ entfernt werden, damit sich daraus kein „echtes" Karzinom entwickelt. Wenn Sie einmal einen solchen Vorläufer hatten, sollten Sie regelmäßige Kontrolluntersuchungen besonders wichtig nehmen, da bei erneutem Auftreten das Risiko ebenfalls recht hoch ist, dass ein bösartiger Tumor entsteht.

Invasives Karzinom: Unter dieser Bezeichnung sind die bösartigen Tumore zusammengefasst, die sich in umliegendes Gewebe ausbreiten. Mit 65–80 % ist das **invasiv duktale Karzinom**, bei dem die Milchgänge der Brustdrüse betroffen sind, die

Angstdiagnose Krebs ▶

mit Abstand häufigste Brustkrebsart. In 6–15 % der Brustkrebserkrankungen liegt ein **invasiv lobuläres Karzinom** vor, das in den Drüsenläppchen der Brustdrüse ihren Ursprung hat. Häufig sind dabei beide Brüste betroffen. Der Tumortyp breitet sich meistens so gestreut und ohne festen Umriss aus, dass die Erkennung nur mit speziellen bildgebenden Verfahren möglich ist.

Weitere Formen: Das so genannte **Paget-Karzinom** (Morbus Paget) ist eine eher seltene Form, die die Brustwarze betrifft. In zwei Dritteln aller Fälle liegt noch ein duktales „in situ"-Karzinom vor. Die ersten Symptome können in die Irre führen und auf eine Entzündung der Brustwarze oder ein Ekzem deuten. Bei dem **inflammatorischen Karzinom** spricht man auch von entzündlichem Brustkrebs. Das Karzinom kann in den Milchgängen oder den Drüsenläppchen sitzen. Kennzeichnend ist eine Rötung sowie starke Wärmeausstrahlung der Haut. Die Brusthaut kann auch anschwellen und sich verändern, sodass sie vernarbt wirkt, bzw. gedellt wie Orangenhaut aussieht.

Symptome

Grundsätzlich gilt: Wann immer Sie Veränderungen an Ihrer Brust wahrnehmen, die nicht sofort erklärbar sind, sollten Sie diese kurze Zeit im Auge behalten, die nächste Periode abwarten und, wenn sich dann nichts gebessert hat, sie so schnell wie möglich durch Ihre Gynäkologin abklären lassen. Viele Frauen spüren einige Tage vor der Menstruation ein Ziehen in den Brüsten, haben ansonsten keine Symptome des PMS. Deshalb sollten Sie bei solchen

Anzeichen ruhig bleiben und zunächst den aktuellen Zeitpunkt Ihres Zyklus bedenken. Anders sieht es aus, wenn die Brustschmerzen ungewohnt heftig und unabhängig vom Zyklus auftreten. Auf jeden Fall besteht Klärungsbedarf bei folgenden Anzeichen:

- Schmerzen
- Knoten, die Sie ertasten (S. 167)
- Veränderung der Größe
- Entzündungsanzeichen
- Flüssigkeitsaustritt aus der Brustwarze
- Hautveränderungen, wie etwa eine Orangenhaut oder narbenartige Erscheinungen

Diagnose

Bei der Diagnose geht es zunächst darum, andere Erkrankungen auszuschließen. Das können entzündliche Erkrankungen, in vielen Fällen aber auch gutartige Gewebeveränderungen sein (S. 167 Gutartige Brusttumore).

Zur Untersuchung gehören das Betrachten und Abtasten der Brust. Darüber hinaus sind bildgebende Verfahren sinnvoll.

Mammographie: An erster Stelle steht die Mammographie. Das ist das Röntgen der Brust. Dabei lässt sich ein Karzinom entdecken, das erst bei doppelter Größe ertastet würde. Erkundigen Sie sich unbedingt nach einem Röntgeninstitut, das viel Erfahrung in diesem speziellen Bereich nachweisen kann. Durchführung und Auswertung erfordern nämlich einiges an Training und praktischem Wissen. Es ist nötig, dass die Brust möglichst stark zusammengepresst wird. Gehen Sie davon aus, dass dies in

Frauentypische Erkrankungen

Gut zu wissen

Unangenehm aber nicht gefährlich

Auch wenn der Druck auf das empfindliche Gewebe schmerzhaft ist, können Sie beruhigt sein: Die „grobe" Behandlung löst keinesfalls die Entstehung von Brustkrebs aus und begünstigt sie auch nicht. Heute können Sie davon ausgehen, dass auch die Strahlenbelastung nicht so hoch ist, dass sie das Krebsrisiko bei einmaliger Anwendung nennenswert erhöhen würde.

einem Maße geschieht, das Sie noch ertragen können. Zwischen dem 7. und dem 17. Tag des Zyklus ist es weniger schmerzhaft, sodass der Termin entsprechend gewählt werden sollte. Warum ist es so wichtig, dass die Brust bis an die Schmerzgrenze komprimiert wird? Das gesunde Gewebe verhält sich beim Zusammenpressen anders als das erkrankte eines Karzinoms, Kontrast und Auflösung verbessern sich erheblich, und die Strahlendosis kann deutlich verringert werden.

Sonographie: Die Sonographie, also die Ultraschalluntersuchung der Brust, kann wichtige zusätzliche Informationen liefern. Sie ist aber keine Alternative zur Mammographie, da andere Strukturen gesehen werden. Auch hier sollten Sie wissen, dass ein erfahrener Fachmann am Werke sein muss, um ein aussagekräftiges und glaubwürdiges Ergebnis zu bekommen. Und er sollte ein Gerät verwenden, das auf dem aktuellsten technischen Stand ist.

Kernspintomographie: Die Kernspintomographie mit Kontrastmitteln kann ebenfalls wichtige zusätzliche Erkenntnisse liefern. Ihr großer Vorteil ist, wie diverse Studien zeigen, dass kleinste Karzinome entdeckt werden, die bei vorherigen anderen Untersuchungsmethoden nicht gesehen wurden. Gerade in der Nachsorge spielt das eine große Rolle, da schon erste Anzeichen einer Rückkehr nicht unentdeckt bleiben.

Biopsie: Spricht Ihre Ärztin von einer Biopsie, meint sie damit die Entnahme einer winzigen Gewebeprobe. Fast immer dient dieser Schritt dazu, eine identifizierte Wucherung einzuordnen. Die Biopsie gibt oft die entscheidende Auskunft, ob die Geschwulst gut- oder bösartig ist. Im Gegensatz zur einfachen Stanzbiopsie können mit der Vakuumbiopsie von einem kleinen Einstich aus mehr als 20 Gewebeproben in örtlicher Betäubung entnommen werden und damit bei gutartigem Ergebnis eine offene Operation und eine größere Narbe vermieden werden.

Vorsorge

Ab dem 20. Lebensjahr sollte eine Früherkennung durch jährliches Abtasten der Brust durch die Gynäkologin angestrebt werden. Frauen, die familiär vorbelastet sind, bei denen also eine oder gar mehrere nahe Verwandte an Brust- oder Eierstockkrebs erkrankt sind, sollten auch ruhig schon früher Vorsorgeuntersuchungen wahrnehmen. Außerdem empfiehlt es sich, dass Sie selbst Ihre Brust einmal im Monat abtasten. Am besten tun Sie das immer zum etwa gleichen Zeitpunkt nach der Periode. Frauen, die keine mehr oder sehr

Angstdiagnose Krebs ▶

unregelmäßige Blutungen haben, wählen einen festen Termin, wie den ersten oder letzten Tag des Monats.

Wenn Sie sich in Gedanken ein Kreuz auf die Brust zeichnen, dessen Mittelpunkt die Brustwarze ist, so finden sich Tumore gehäuft im oberen äußeren Viertel. Natürlich soll davon unabhängig die gesamte Brust mit der gleichen Sorgfalt abgetastet werden. Beginnen Sie beispielsweise in der Achselhöhle und streichen Sie mit leichtem Druck in Bahnen von oben nach unten. Gehen Sie systematisch vor! Wenn Sie bedenken, dass eine Wucherung nur einen Zentimeter groß und kleiner sein kann, ist das lückenlose Betasten umso wichtiger. Erschrecken Sie nicht, wenn Sie beim ersten Mal Unregelmäßigkeiten oder verschiebliche Knötchen tasten. Das sind meist Drüsenläppchen oder gutartige Fibrome. Aber lassen Sie sich von Ihrer Frauenärztin kontrollieren. So bekommen Sie allmählich Sicherheit und müssen keine Angst mehr vor der Selbstuntersuchung der Brust haben.

Früherkennungmammographie: Das Röntgen der Brust ist zur Abklärung einer Diagnose, gerade bei Frauen ab dem 40. Lebensjahr, das Verfahren der Wahl. Das heißt aber nicht, dass es bei jeder Frau auch regelmäßig zur Früherkennung eingesetzt werden soll. Momentan wird in Deutschland dazu geraten, ab dem 50. Lebensjahr alle zwei Jahre die Brust röntgen zu lassen. In anderen Ländern, wie den USA, Schweden oder Finnland sind die empfohlenen Intervalle kürzer, ist das „Einstiegsalter" niedriger. Dies ist aus medizinischer Sicht auch sinnvoll. Liegt ein mäßig erhöhtes Risiko vor, haben Sie zum Beispiel einen betroffenen Verwandten, wird auch in Deutschland die jährliche Mammographie ab dem 40. Lebensjahr empfohlen und von den Krankenkassen übernommen. Ist das Risiko stark erhöht, was bei mehreren betroffenen Verwandten, die unter Umständen schon vor dem 30. Lebensjahr erkrankt sind, der Fall ist, kann schon die jährliche Mammographie ab einem Alter von 25 angesagt sein.

Diese Zahlen nennt die Wissenschaft:
Wahrscheinlichkeit für eine 40-jährige Frau, an Brustkrebs zu erkranken

Brustkrebs	Verwandte 1. Grades mit Brustkrebs		
	Keine	Eine	Zwei
Bis zum 50. Lj	13 von 1000	25 von 1000	52 von 1000
Bis zum 80. Lj	73 von 1000	120 von 1000	189 von 1000

Von 1000 40 Jahre alten Frauen mit gesunden Müttern, also Verwandten ersten Grades, erkrankten bis zum 80. Lebensjahr 73 an Brustkrebs. Von 1000 40-jährigen Frauen, deren Mütter Brustkrebs hatten, erkrankten

120, also knapp doppelt so viele. Und schließlich erkrankten von 1000 40 Jahre alten Frauen, bei denen außer der Mutter auch noch eine Schwester an Brustkrebs erkrankte, 189 an Krebs, also fast jede 5.

Frauentypische Erkrankungen

Nutzen der Mammographie für 2000 40-jährige Frauen, die über 10 Jahre beobachtet werden (nur bei jeder zweiten wurde eine Mammographie durchgeführt):

Nach 10 Jahren	Ohne Mammographie Zahl der Frauen	Mit Mammographie alle 2 Jahre Zahl der Frauen
Lebend	980	980
An Brustkrebs verstorben	4	3
Anders verstorben	16	17
Kein Brustkrebs	988	985
Brustkrebs	12	15
Gesamtzahl Screening Mammographien		10 000
Frauen mit mindestens einmal falschem Krebsverdacht		500
Frauen mit mindestens einer unnötigen Biopsie		200

Lassen Sie sich auf jeden Fall sorgfältig aufklären, bevor Sie sich für die jährliche Mammographie in jungen Jahren entscheiden. Achten Sie darauf, dass Sie dabei verständlich über Nutzen und Gefahren informiert werden und Zeit für Ihre Entscheidung bekommen.

Wichtig: Regelmäßige Mammographien beugen dem Brustkrebs nicht vor und senken auch nicht das Risiko! Je jünger Sie sind, desto strahlenempfindlicher ist Ihre Brust. Und: Noch immer gibt es eine nicht unerhebliche Zahl falsch positiver Befunde. Neben der großen seelischen Belastung ist zu bedenken, dass daraufhin bei vielen Frauen überflüssigerweise eine Gewebeprobe entnommen wird.

Zusatzuntersuchungen

Wird die Diagnose Brustkrebs gestellt, muss sich jede Frau darauf einstellen, dass es nicht damit getan ist, den Knoten weg zu schneiden und dann wieder gesund zu sein, sondern dass prinzipiell der ganze Körper betroffen sein kann. Deshalb ist es ganz wichtig, durch Zusatzuntersuchungen vor der eigentlichen Operation das genaue Stadium und die Art des Tumors zu kennen, damit ein individueller Therapieplan festgelegt werden kann. Mit Blutuntersuchungen, Röntgen- und Ultraschalluntersuchungen von Lungen, Leber und Knochen kann Ihr Arzt feststellen, ob sich Krebsabsiedlungen irgendwo verstecken. Genauso wichtig ist deshalb nach der üblichen Krebsbehandlung die ganzheitliche Therapie (S. 235).

Angstdiagnose Krebs ▶

Therapie

Die Behandlung eines zweifelsfrei diagnostizierten Krebses hängt von seiner Art, Größe, seinem Sitz und bestimmten Daten der Patientin ab.

Operation: Ziel ist die vollständige Entfernung des Tumors mit gesundem Randsaum. Die Berücksichtigung eines möglichst guten optischen Ergebnisses ist selbstverständlich. Eine brusterhaltende Therapie (BET) ist vorzuziehen. Manchmal muss jedoch auch die komplette Brust abgenommen werden. Immer wird man versuchen, auch Lymphknoten, über die sich der Krebs ausbreitet, zu entfernen.

Nebenwirkungen: schlechte Wundheilung, dicker Arm durch Lymphstau, wenn die Lymphknoten entfernt wurden, Taubheitsgefühl in der Hand. All dies lässt sich durch die Nachbehandlung bessern.

Chemotherapie: Sie sollte möglichst schnell nach einer Operation erfolgen und nicht durch eine Bestrahlung unterbrochen werden. Die Bestrahlung erfolgt erst nach abgeschlossener Chemotherapie. Letztere wird übrigens auch in einigen Fällen versucht, um auf einen Eingriff zu verzichten. Bei größeren Tumoren kann man durch eine erste Chemotherapie den Tumor verkleinern, so dass bei der darauf folgenden Operation das Gewebe geschont werden kann. **Nebenwirkungen:** Da die Medikamente nicht nur die bösen, sondern auch die gesunden Zellen angreifen, vor allen Dingen Blut- und Schleimhautzellen, entstehen Blutarmut, Fieber, Erbrechen, Durchfall oder Aphten im Mund.

Bestrahlung: Durch Bestrahlen der erkrankten Brust und der Lymphabflusswege soll in erster Linie als Nachbehandlung das Wiederkehren des Brustkrebses verhindert werden. Nach brusterhaltender Operation senkt sie das Risiko örtlicher Rezidive um das 10-fache. **Nebenwirkungen:** Rötung, Schwellung und Verhärtung der Haut, Müdigkeit und Schwächegefühl.

Hormontherapie: Bei Brusttumoren, die auf Hormone reagieren, ist eine Behandlung mit hormonähnlichen Substanzen sinnvoll. Dadurch lässt sich das Sterberisiko und das Risiko eines Brustkrebses der anderen Brust deutlich senken. Das Standardmedikament ist **Tamoxifen**, ein Antiöstrogen, das über 2–5 Jahre eingenommen werden sollte. Die **Nebenwirkungen** sind ähnlich wie bei einer Hormontherapie Hitzewallungen,

Das rät die Ärztin

Machen Sie den Gentest

Frauen mit deutlicher familiärer Vorbelastung, also 2 betroffenen Verwandten ersten Grades, sollten mit ihrer Ärztin über einen Gentest sprechen. Das Ergebnis kann helfen, das Für und Wider einer frühen regelmäßigen Röntgenuntersuchung informierter abzuwägen. In manchen Zentren wird er im Rahmen von Studien kostenlos angeboten, sonst ist er sehr teuer (um 5000 €). Auch werden zur Zeit Medikamente und Operationstechniken in Studien überprüft, die für Frauen mit nachgewiesener Genmutation das Krebsrisiko hoffentlich deutlich verringern werden.

Frauentypische Erkrankungen

Das rät die Ärztin

Sie müssen nicht zwangläufig auf Kinder verzichten

Wird bei Ihnen Brustkrebs entdeckt, aber Sie sind noch jung und haben jetzt oder später Kinderwunsch, dann diskutieren Sie mit Ihrer Ärztin, ob während oder statt der Chemotherapie eine Hormontherapie mit GnRH-Analoga gemacht werden kann. Dadurch werden die Eierstöcke geschont und nach Abschluss der Krebsbehandlung können Sie sich vielleicht noch den Kinderwunsch erfüllen.

Störungen der Blutgerinnung mit erhöhtem Thromboserisiko. Außerdem wird die Gebärmutterschleimhaut verändert, was zu Blutungen bis hin zu Gebärmutterkrebs führen kann. Weiter gibt es **Aromatasehemmstoffe**, die die Bildung von körpereigenem Östrogen verhindern. Die **Nebenwirkungen** sind u. a. ein erhöhtes Osteoporoserisiko und Muskel- und Gelenkbeschwerden. **GnRH-Analoga** schalten bei jungen Frauen die Eierstockfunktion aus. Die **Nebenwirkungen** erscheinen wie Wechseljahresbeschwerden. In der Kombination mit Tamoxifen ist die Behandlung noch effektiver.

Prognose

Auch wenn bei 90 % der Frauen der Tumor zunächst nur auf die Brust und vielleicht noch die Achselhöhle beschränkt ist, erleidet jede zweite von ihnen innerhalb von 5 Jahren einen Rückfall. Trotzdem ist wichtig zu wissen, dass Brustkrebs im frühen Stadium bei mehr als der Hälfte der Frauen eine heilbare Krebserkrankung ist. Berücksichtigt man die Lebenserwartung der Normalbevölkerung, so ist die Überlebenswahrscheinlichkeit beim primären Brustkrebs nach 5 Jahren 82 %, nach 10 Jahren 70 % und nach 15 Jahren 60 %.

Gebärmutterkrebs

An der Gebärmutter gibt es im Wesentlichen zwei unterschiedliche Krebsarten, den Gebärmutterhalskrebs und den Gebärmutterschleimhautkrebs. Im Gegensatz zum Gebärmutterschleimhautkrebs, der gehäuft bei Frauen nach 50 auftritt, erkranken am Zervixkarzinom aber überwiegend jüngere Frauen.

Gebärmutterhals/Muttermund

Man spricht auch von Zervix- oder Portiokarzinom. Das Zervixkarzinom gehört zu den häufigsten Krebserkrankungen bei Frauen. Es macht 20–30 % der gynäkologischen Krebserkrankungen aus und kann in jedem Alter vorkommen. Es ist der einzige Frauenkrebs, für den es Vorsorgeuntersuchungen gibt, so dass eigentlich keine Frau mehr daran erkranken müsste!

Bekannte **Risikofaktoren** sind:
- Infektion mit den menschlichen Papillomaviren (Human-Papilloma-Virus, HPV). Das sind so genannte Warzenviren, die Zellen in bestimmten Hautschichten

Angstdiagnose Krebs ▶

angreifen können. Es werden zahlreiche Typen dieser Viren unterschieden, die entweder eine rückbildungsfähige Gewebeveränderung oder schwerwiegende Fehlbildungen hervorrufen, die fast zwangsläufig Krebs auslösen.

- Rauchen verdoppelt die Wahrscheinlichkeit für ein Zervixkarzinom.
- Häufiger Partnerwechsel und sexuelle Aktivität bereits im frühen Lebensalter.
- Chlamydien- und Herpes simplex 2-Infektion.

Die verschiedenen Vorstufen/Dysplasien: Verschiedene Gewebeveränderungen können die Vorstufe zum Gebärmutterhalskrebs sein. Werden diese Veränderungen bereits im recht frühen Stadium entdeckt, handelt es sich noch nicht um Krebszellen. Eine Entfernung bringt also Heilung.

Wo sich am äußeren Muttermund das Plattenepithel der Scheide und das Zylinderepithel des Gebärmutterhalses treffen,

finden besonders starke Umbauvorgänge im Gewebe statt. Und überall, wo viel Aktivität ist, kann auch schnell einmal das Zellprogramm aus der Ordnung geraten. Mit bloßem Auge wird der Frauenarzt oft gar nichts sehen, deshalb wird ein Abstrich vom Muttermund gemacht und nach bestimmten Kriterien im Mikroskop bewertet. Nach seinem Erfinder Papanicolaou spricht Ihr Arzt auch von einem Pap-Abstrich. Zeigen sich Auffälligkeiten, spricht man von Dysplasie, die in verschiedene Stufen eingeteilt wird. Bei leichten und mittelschweren Epithelveränderungen kann davon ausgegangen werden, dass sie sich in 70 % der Fälle zurückbilden. Schwere Fälle wie ein Carcinoma in situ, ein früher Krebs, der auf das Epithel begrenzt ist, sind jedoch kaum rückbildungsfähig. Daher wird Ihre Ärztin umgehend aktiv, während bei den ersten Stadien zunächst abgewartet werden kann. Trotzdem: Auch bei einer schweren Dysplasie oder einem Carcinoma in situ dauert es immer noch durchschnittlich 10 Jahre, bis sich daraus ein invasiver Krebs entwickelt. Also keine Panik, sondern erst mal genau über alle Therapiemöglichkeiten, auch alternative (s. u.), informieren!

Der weitaus größte Teil aller Gebärmutterhalskrebse tritt am Plattenepithel auf. Bei 5–15 % handelt es sich um Mischtumoren, die sich sowohl aus Plattenepithel als auch aus Drüsen entwickeln. Sie treten vor allem bei jüngeren Frauen auf und bilden früher Metastasen. Etwa 7 % bis 25 % sind Karzinome, die ausschließlich Drüsengewebe betreffen.

Symptome: Leider macht ein Zervixkarzinom meist keinerlei Beschwerden,

Gut zu wissen

Sterblichkeitsrate gesenkt

In Ländern, die ein gesetzliches Früherkennungsprogramm anbieten, ist die Zahl der Frauen, die am Zervixkarzinom sterben, gesunken. Auch in Deutschland haben Sie ab dem 20. Lebensjahr das Recht auf eine solche Untersuchung einmal im Jahr. Die Kosten werden von den Krankenkassen übernommen, die Chance, einen sich entwickelnden Krebs in den Anfängen zu stoppen, wächst erheblich.

Frauentypische Erkrankungen

sodass es unentdeckt bleibt. Ein relativ frühes Symptom sind Blutungen beim Geschlechtsverkehr. Vom Zyklus unabhängige Schmierblutungen, wässriger oder eitriger Ausfluss und Schmerzen im Unterleib kommen später hinzu.

Diagnose: Zur Untersuchung gehört die Frage nach Blutungsunregelmäßigkeiten und nach Ausfluss sowie das Abtasten, der Abstrich und die Spiegeleinstellung. Dabei wird die Scheide entfaltet, sodass der äußere Muttermund eingehend angesehen werden kann. Es kann sein, dass Ihre Gynäkologin stark verdünnte Essigsäure aufbringt, um Schleim zu entfernen und die Schleimhaut genauer beurteilen zu können. Von besonderer Bedeutung ist der HPV-Test, ein Spezialabstrich, bei dem nach den Papillomaviren gesucht wird. Er wird bisher nicht standardmäßig im Rahmen der Früherkennung durchgeführt. Da er extrem aussagekräftig ist, wird jedoch über die Aufnahme nachgedacht. Bis dahin empfiehlt es sich, den Test bei einer nachgewiesenen Dysplasie zusätzlich machen zu lassen. Ist der Befund negativ, kann mit über 90%iger Sicherheit davon ausgegangen werden, dass aktuell kein Erkrankungsrisiko vorliegt. Bei positivem Befund werden weitere Untersuchungen folgen. Vor allem werden Kontrolluntersuchungen in kürzeren Abständen durchgeführt.

Therapie

Wurde Gebärmutterhalskrebs festgestellt, muss meistens **operiert** werden. Wie der Eingriff ausfällt, hängt sehr vom Stadium der Erkrankung, der Lage der Geschwulst sowie von individuellen Umständen, wie Lebensalter oder Kinderwunsch ab.

- Entweder wird nur Gewebe (Konisation) oder die gesamte Gebärmutter entfernt. Von Fall zu Fall wird entschieden, ob und wie viel Beckenbindegewebe, Teile der Scheide oder Blase ebenfalls herausgenommen werden müssen.
- Eine **Chemotherapie** kann möglicherweise das bösartige Geschwür verkleinern. Im fortgeschrittenen Stadium wird sie mit der Strahlentherapie kombiniert.
- Die **Strahlentherapie** kann anstelle einer Operation probiert werden. Dabei sollten bei jungen Frauen die Eierstöcke außer-

---

Gut zu wissen

Wie Ihr Arzt den Abstrich beurteilt

- Pap 1 normal, keine Maßnahmen
- Pap 2 normal mit leichter Entzündung, Kontrolle in 3 Monaten,
- Pap 3 unklar durch Entzündungszellen oder Hormonmangel, lokale Therapie und Kontrolle
- Pap 3D leichte bis mittelgradige Zellveränderungen, Kontrolle in 3 Monaten, evtl. Zusatztests

- Pap 4 krankhaftes Zellbild, Verdacht auf frühes Krebsstadium (Carcinoma in situ), Gewebeprobe oder Konisation und Ausschabung
- Pap 5 eindeutig bösartige Zellen, umgehend Operation, Chemotherapie oder Bestrahlung

Fazit: bei Pap 1–3 kein operativer Eingriff nötig!

Angstdiagnose Krebs ▶

halb des Bestrahlungsfeldes fixiert werden, damit nicht vorzeitige Wechseljahre eintreten.

Zur vollständigen Therapie gehört zwingend eine gute Nachsorge, da eine erneute Erkrankung nicht selten ist. In bis zu 90 % der Fälle tritt sie in den ersten 2 Jahren auf. Gehen Sie daher in diesem Zeitraum alle 3 Monate zur Kontrolle.

Prognose: Wenn eine schwere Dysplasie oder ein Carcinoma in situ operativ entfernt worden sind, kann man von einer hundertprozentigen Heilung ausgehen. Nach Operation eines kleinen Krebses, der auf den Gebärmutterhals beschränkt ist, beträgt die 5-Jahresüberlebensrate 90 %. Hat sich der Krebs nur im Beckenraum ausgebreitet, überleben 70 % der Frauen die 5 Jahre. Ist der Krebs über das Becken hinaus gewachsen, überleben 30–50 %.

Gebärmutterschleimhautkrebs

Der Fachmann spricht von einem Korpusoder Endometriumkarzinom. Dieses geht immer von der Gebärmutterschleimhaut aus und trifft vor allem Frauen, die die letzte Regelblutung ihres Lebens bereits hinter sich haben. Das durchschnittliche Erkrankungsalter liegt bei 68 Jahren. Gebärmutterschleimhautkrebs ist die häufigste Krebserkrankung der weiblichen Geschlechtsorgane überhaupt. Jedes Jahr erkranken 10 000 Frauen neu daran. Hormonelle Einflüsse spielen die größte Rolle bei der Entstehung. Als **Risiko** gilt, dass lebenslang zu viele Östrogene oder östrogenähnliche Substanzen auf die Schleimhaut gewirkt haben:

Gut zu wissen

Wenn Frauen vor der Menopause sehr unregelmäßige oder wechselnd starke Blutungen bekommen, könnte auch ein beginnender Schleimhautkrebs dahinter stecken. Wenn das Ultraschallergebnis unklar ist und trotz einer Hormontherapie die Blutungen bestehen bleiben, wird Ihnen Ihr Arzt eine Ausschabung empfehlen, die Sie auf jeden Fall durchführen lassen sollten.

- Übergewicht bis Fettleibigkeit, da das Fettgewebe Hormone produziert.
- Frühes Einsetzen der ersten Regelblutung.
- Späte Menopause, dadurch viele Blutungen.
- Haben Sie nie ein Kind zur Welt gebracht, erhöht auch das das Risiko.
- Außerdem: Diabetes mellitus und Darm- oder Gebärmutterkrebs in der Familie.

Formen und Symptome: Der Gebärmutterschleimhautkrebs wird je nach Ausprägung klassifiziert. Interessant ist dabei neben der Größe die Ausbreitung. Der Tumor kann auf die Schleimhaut der Gebärmutter begrenzt sein, sich aber auch in die Muskulatur, in den Gebärmutterhals, darüber hinaus in das kleine Becken oder auf Blase, Mastdarm oder in Fernmetastasen ausbreiten. Das klassische Symptom sind Blutungen, die nach der Menopause auftreten. Im späteren Stadium, wenn der Tumor in Geschwüre zerfällt, kann zusätzlich eitriger Ausfluss einsetzen. Schmerzen, Beschwerden beim Wasserlassen oder Stuhlgang kommen erst sehr spät dazu!

Frauentypische Erkrankungen

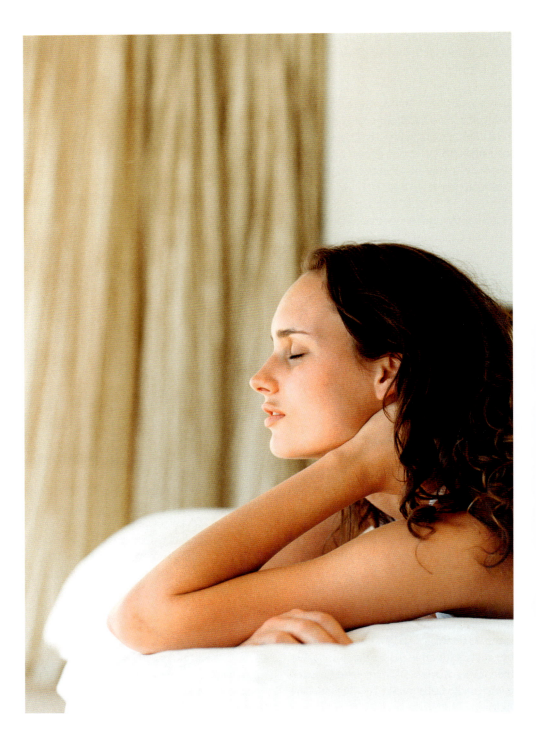

Angstdiagnose Krebs ▶

Diagnose

Die übliche gynäkologische Untersuchung beinhaltet das Abtasten und den Abstrich, der Aufschluss über die Beschaffenheit bzw. mögliche Veränderungen der Zellen bringen soll. Außerdem wird Ultraschall und eine Ausschabung von Gebärmutterhals und -höhle (so genannte fraktionierte Curettage) gemacht. Steht fest, dass es sich um einen bösartigen Tumor handelt, werden auch Leber und Nieren per Ultraschall untersucht. Ebenso erfolgen Untersuchungen von Darm und Blase sowie des Brustkorbs und des Beckens, um eine etwaige Tumorausdehnung möglichst präzise einschätzen zu können.

Therapie

Erste Wahl ist die Operation, bei der oft neben der Gebärmutter auch die Eileiter und Eierstöcke und gegebenenfalls Lymphknoten entfernt werden. Ist kein operativer Eingriff möglich, bleibt als zweite Wahl die Strahlentherapie mit leider etwas weniger günstiger Prognose. Liegt das Risiko extrem hoch, dass die Erkrankung wiederkehrt, kommt eine Kombination zum Zuge. In den ersten 2–3 Jahren ist das Rückfallrisiko am höchsten. Bei erneut positivem Befund wird wiederum operiert, bestrahlt oder auch noch einmal beide Verfahren eingesetzt.

Nebenwirkungen: Durch die Entfernung von Lymphknoten oder die Bestrahlung kann es zu einem Lymphstau im Bauch oder sogar in den Beinen kommen. Beobachten Sie sich genau und informieren Sie Ihren Arzt, denn je früher das Lymphödem behandelt wird, desto besser sind die Aussichten, dass es sich wieder ganz zurückbildet.

Prognose: Von allen gynäkologischen Krebserkrankungen ist die Heilungsrate beim Gebärmutterschleimhautkrebs am höchsten. Bei frühen Stadien leben 85 % aller Frauen länger als 5 Jahre.

Nicht (nur) Frauensache

Neben Krebserkrankungen, die ausschließlich Frauen treffen können, gibt es natürlich auch solche, die für beide Geschlechter oder nur für den Mann eine Gefahr darstellen. Sehr gutes Material über sämtliche Arten, wie z. B. Lungen-, Darm- oder Blasenkrebs, bekommen Sie bei der Deutschen Krebshilfe, die zu den einzelnen Erkrankungen „blaue Ratgeber" herausgegeben hat. Hier nur kurz zusammengefasst:

Früherkennung: Für viele Tumore gibt es entsprechende Untersuchungen. Wenn Sie aus einer Familie mit Krebserkrankten stammen, passen Sie besonders auf sich auf, und nutzen Sie die Angebote zur Vorsorge von z. B. Darm- oder Hautkrebs. Keine Angst vor der Diagnose! Je früher ein Tumor oder seine Vorstufen entdeckt werden, desto größer sind die vollständigen Heilungschancen.

Entwicklung: Ungünstige Umweltbedingungen beschleunigen immer die Entwicklung eines Tumors. Rauchen ist der wichtigste Faktor für die Entstehung von Lungen- und Blasenkrebs, zu viel Sonnenlicht kann verschiedene Hautkrebse auslösen. Aber auch Asbest und Schwermetalle können zur Entstehung beitragen.

Vorbeugung: Bei allen Tumorentstehungen spielt ein verändertes Immunsystem eine Rolle, das in direktem Zusammenhang mit

Frauentypische Erkrankungen

unserer Ernährung, Bewegung, der Darm-, Leber- und Nierenfunktion steht – und natürlich mit chronischen Entzündungen. Also lesen Sie gründlich die entsprechenden Kapitel, damit Sie Ihre Ernährung optimieren, mit Ballaststoffen ergänzen können, die Organe pflegen können. Neben der Um-

setzung im Alltag sind auch Phasen der intensiven Entschlackung und Regeneration in Form von Kuren, zu Hause oder in einer entsprechenden Reha-Einrichtung, sinnvoll. Überwinden Sie immer wieder Ihren „inneren Schweinehund", und bewegen Sie sich, auch wenn Sie erschöpft und müde sind.

Mit Krebs umgehen

Auch wenn die Diagnose Krebserkrankung zunächst ein Schock ist, der lähmend sein kann, Heilung ist immer und in jedem Stadium möglich. Es gibt keinen noch so schweren Krebs, den nicht schon Menschen überlebt hätten. Glauben Sie nicht an Prognosen, die Ihnen vielleicht nur noch ein paar Wochen oder Monate versprechen. Machen Sie sich klar, dass viele Krankheiten in punkto Heilungschancen teilweise schlechter gestellt sind, etwa Hirnschlag oder multiple Sklerose. Nehmen Sie die Verantwortung für sich und Ihre Gesundheit in die eigenen Hände, vertrauen Sie Ihren Ärzten, aber nicht nur auf die Reparaturmedizin. Sehen Sie in der Krebserkrankung eine Chance, sich mit Ihrem Leben und Ihrem Schicksal auseinanderzusetzen. Gehen Sie Ihren eigenen Weg, finden Sie innere Kraft in der Meditation oder im Gebet, und mobilisieren Sie auch mit mentalen Methoden Ihre Abwehrkräfte gegen den Krebs. Viele hilfreiche Bücher oder Adressen finden Sie im Anhang. Isolieren Sie sich nicht, sondern lassen Sie sich von der Familie und Freunden helfen. Lernen Sie, auf Ihren Körper und Ihre Gefühle zu hören.

Machen Sie sich klar, dass die Entwicklung eines Krebses nicht von heute auf morgen

stattfindet, sondern über Jahre geht. Es ist also gar keine Eile geboten, sich innerhalb von wenigen Tagen auf eine bestimmte Behandlung festzulegen und sie durchzuziehen. Lassen Sie sich in Ruhe, durchaus auch von unterschiedlichen Ärzten, beraten. Seien Sie misstrauisch, wenn ein Arzt Ihnen sagt, dass er nicht mehr für Ihre Heilung garantieren kann, wenn Sie nicht sofort einer bestimmten Behandlung zustimmen.

Ob Operation, Chemo- oder Strahlentherapie, immer tun Sie gut daran, sich mit der Behandlung anzufreunden und durch positive Gedanken deren Wirkung zu verstärken. Wenn Sie nicht sowieso bereits Entspannungs- und Visualisierungstechniken beherrschen (S. 30), lassen Sie sich von einer geübten Therapeutin helfen. Die Nebenwirkungen der notwendigen medizinischen Therapie lassen sich mit den später beschriebenen sanften Methoden gut beherrschen.

Ist die Primärtherapie abgeschlossen, sollten Sie unbedingt eine Nachbehandlung in einer Spezialklinik machen. Dort wird man mit ergänzenden Maßnahmen den Organismus entgiften, Mangelerscheinungen ausgleichen, die Abwehr stärken und Ihnen

Angstdiagnose Krebs ▶

wieder Energie geben. Sowohl moderne Methoden der Krebstherapie, wie Hyperthermie oder Sauerstofftherapie (s. u.), kommen in Frage als auch pflanzliche, homöopathische oder anthroposophische Mittel. Außerdem werden Sie psychologisch betreut, erlernen Methoden, um mit Ihrem Unterbewusstsein in Kontakt zu kommen, kreativ tätig zu sein und neue Weichen für Ihr Berufs- und Familienleben zu stellen.

Moderne Therapiemethoden
Tumorimpfung: Bei manchen Tumoren ist es möglich, aus dem Zellmaterial einen Impfstoff herzustellen, der das Immunsystem dazu anregt, die Krebszelle besser zu erkennen und zu vernichten.

Wärmetherapien: Sicher haben sie schon von der Hyperthermie gehört. Dabei geht man davon aus, dass Krebszellen auf Überhitzung und Übersäuerung viel stärker mit Absterben reagieren als gesunde Zellen. Dies macht man sich auch gelegentlich bei

der Chemotherapie zunutze, die in speziellen Fällen angewärmt in niedriger Konzentration verabreicht werden kann.

Sauerstofftherapien: Hierbei geht man von der Vorstellung aus, dass Krebszellen, anders als gesunde Zellen, durch Sauerstoffmangel besser wachsen und eine übersäuerte Umgebung mögen. Sauerstofftherapien sind geeignet, um die Nebenwirkungen der konventionellen Therapien abzumildern. In der Nachbehandlung setzt man sie ein, um das Immunsystem zu stärken, den Metastasen vorzubeugen und die Lebensqualität zu verbessern.

Sanfte Begleittherapie aller Krebsarten
Operation, Chemotherapie und Bestrahlung – das sind Begriffe, die mindestens ebenso erschrecken, wie die Diagnose Krebs an sich. Bedenken Sie aber: Wenn die konventionellen Therapien auch belastend sind, ist es doch ein Segen, dass sie zur Verfügung

Gut zu wissen

Spontanheilung – selten aber möglich

Ganz gleich, in welchem Stadium die Krebserkrankung bei Ihnen erkannt wurde und welches Organ betroffen ist, geben Sie die Hoffnung nie auf, aber bleiben Sie realistisch. Tritt eine Besserung oder ein Stillstand durch herkömmliche Behandlungen ein, spricht man von Remission. Erst wenn mindestens 5 Jahre ohne einen Rückfall vergangen sind, wagt man, von Heilung zu sprechen. Aber immer wieder trifft man auf Menschen, die von den

Ärzten aufgegeben waren und doch wieder gesund geworden sind, die Spontanheilungen. Manche Patienten haben Erklärungen dafür: Sie waren bei einem Geistheiler, einem Homöopathen, in einer speziellen Klinik oder haben ihr Leben einfach umgekrempelt. Übrigens hat man in Norwegen kürzlich durch Berechnungen herausgefunden, dass wahrscheinlich einer von fünf kleinen Brustkrebsen von alleine verschwindet.

Frauentypische Erkrankungen

stehen. Außerdem gibt es glücklicherweise begleitende Maßnahmen, mit denen Sie versuchen können, die Genesung voranzutreiben. Vertrauen Sie sich am besten einer Ärztin an, die eine entsprechende zertifizierte Weiterbildung absolviert hat. Und: Seien Sie informiert und aktiv! Eine Studie der Universität Heidelberg an 1650 an Brustkrebs erkrankten Frauen zeigt, dass diejenigen einen ersten Rückfall bedeutend hinauszögern konnten, die bewusst Sport getrieben, ihre Ernährung umgestellt und sich in Selbsthilfegruppen ausgetauscht hatten. Medikamentöse Begleitbehandlungen schienen bei ihnen eine untergeordnete Bedeutung zu haben. Eine weitere aktuelle Untersuchung beweist, dass Brustkrebspatientinnen ihr Rückfallrisiko halbieren konnten, die an psychotherapeutischen Gruppentreffen und Entspannungsübungen teilnahmen.

Zusätzlich: Sowohl die Strahlen- als auch die Chemotherapie haben unangenehme Nebenwirkungen. Mithilfe sanfter Begleitbehandlungen lassen diese sich oft so lindern, dass die Lebensqualität spürbar steigt. Darum sollten Sie direkt von Beginn Ihrer Therapie zusätzliche Maßnahmen nutzen. Ist die Operation dann erfolgt, die Bestrahlung bzw. Gabe von Medikamenten abgeschlossen, läuft die sanfte Behandlung weiter, um Ihnen bei der körperlichen und seelischen Erholung zu helfen.

Anstatt: In den wenigen Fällen einer extrem negativen Diagnose, die einer konventionellen Behandlung kaum noch Chancen einräumt, sollte ein Versuch mit komplementären Therapien gemacht werden. Dies ist auch dann unbedingt ratsam, wenn Sie

sich aufgrund sehr hoher zu erwartender Nebenwirkungen, die in einem besonders schlechten Verhältnis zum vermuteten Erfolg stehen, gegen die konventionelle Therapie entscheiden. Zum Schluss seien die so genannten austherapierten Patienten genannt. Bei ihnen sollte der Schwerpunkt darauf liegen, die Symptome zu lindern und das Lebensende würdevoll, das Sterben möglichst friedlich zu gestalten.

Rauchen, Kaffee, Alkohol: Wenn eine Krebsbehandlung ansteht, verzichten Sie spätestens jetzt auf das Rauchen, denn das verschlechtert die Durchblutung. Chemo- und Strahlentherapie sind nicht so wirksam und nach Operationen läuft die Heilung verzögert ab. Auch das Risiko von Thrombosen ist erhöht. Gegen ein Täss-

Gut zu wissen

Wann ergänzende Verfahren angezeigt sind

Zunächst: Alles was Tumoren vorbeugt, hilft auch, wenn Sie oder einer Ihrer Lieben bereits erkrankt ist. Lassen Sie sich von der Gesellschaft für Biologische Krebsabwehr Therapeuten nennen, die auf Tumore spezialisiert sind und Sie ganzheitlich begleiten können. Alle hier aufgeführten Therapien gelten selbstverständlich bei den Frauentumoren und für andere Krebsarten. Ehe Sie sie aber eigenständig einsetzen, besprechen Sie sich mit Ihrem Therapeuten, sowohl dem Onkologen als auch dem Naturheilkundearzt, um den besten Zeitpunkt, die beste Dosierung und die beste Kombination zu wählen.

chen Kaffee ist in der Regel nichts einzu-wenden. Aber vielleicht wollen Sie ja Kaffee durch grünen Tee ersetzen, der macht auch munter und unterstützt durch die guten Pflanzeninhaltsstoffe die Hei-lung. Alkohol wird während der Behand-lungen meist schlecht vertragen. Die Leber hat reichlich Medikamente zu verkraften, da will sie nicht noch mit Alkohol belastet werden, der obendrein das Immunsystem unterdrückt.

Ernährung: Während der Therapiephase essen Sie vorsichtig, am besten leichte Kost, die das Verdauungssystem nicht zu sehr belastet. Gemüsesuppen sind ideal oder zur Stärkung eine Hühnersuppe. Seien Sie zurückhaltend bei Obst und Rohkost, das ist zu schwer verdaulich. Stellen Sie nicht sofort auf „gesunde Ernährung" um, son-dern warten Sie damit ab, bis die Therapie-phase vorüber ist. Unterstützen Sie dann Ihren Darm (S. 56 Darm) und bauen Sie langsam eine Ernährung auf, die den Richt-linien zur Krebsvorbeugung entspricht. Trauen Sie niemandem, der Ihnen „die" Krebsdiät anbietet, die gibt es nicht. Aber je besser Sie Ihren Darm pflegen und je mehr Sie Getreide, Gemüse und zum richtigen Zeitpunkt Obst essen, desto sicherer können Sie sein, dass Sie Ihrem Körper genügend Schutzstoffe anbieten.

Gerade bei fortschreitender Krebserkran-kung kann es zu einer mangelnden Nähr-stoffversorgung kommen. Um die zu be-kämpfen, bzw. ihr vorzubeugen, sollte der Appetit durch mehrere kleine Portionen und durch die Speisen angeregt werden, die Sie am liebsten mögen. Um mit den wichtigsten Substanzen versorgt zu sein,

Gut zu wissen

Ernährung und Krebs

Wer bestimmte Ernährungsempfeh-lungen berücksichtigt, kann das Risiko senken, an Krebs zu erkranken. Eindrucksvoll zeigen das Studien über den Zusammenhang zwischen Soja und Brustkrebs. Japanerinnen, in de-ren Ernährung Soja eine große Rolle spielt, leiden deutlich weniger am Mammakarzinom als Frauen in der westlichen Welt. Wandern sie jedoch aus oder werden bereits außerhalb Japans geboren und passen ihre Ernährung der „fremden Heimat" an, so steigt die Zahl der Erkrankten.

empfiehlt sich vor allem Gemüse, das etwa in Form von pürierten Suppen aufgenom-men werden kann. Um den Organismus wieder zu kräftigen, kann eine erhöhte Kalorien- und Eiweißzufuhr angezeigt sein, wie man sie mit Rekonvit (Köhler) erreicht, einem Trinkpulver aus Molkenprotein mit hochwertigen Aminosäuren, Glutamin, Vitaminen und Mineralien.

Nahrungsergänzung: Bei Krebspatientin-nen werden fast immer zu geringe Kon-zentrationen bestimmter Substanzen ge-messen, die der Körper jedoch dringend braucht. Der Griff zu Nahrungsergänzungs-mitteln während der intensiven Phase einer konventionellen Therapie ist darum ratsam. Da die Dosierungen über denen von den Ernährungsgesellschaften Deutschlands, Österreichs und der Schweiz empfohlenen liegen, sollen sie nur unter fachlicher Betreuung und nicht über einen langen Zeitraum angewendet werden. Q10,

Frauentypische Erkrankungen

die Vitamine C, E und A, sowie Magnesium, Zink und einige andere sind in gängigen Kombinationsmitteln zu niedrig dosiert. Eine höhere Dosis gehört wegen der Nebenwirkungen und der unklaren Wirkungen im Zusammenhang mit der konventionellen Therapie ausschließlich in Fachhände. An erster Stelle steht Selen, das als Selenit eingenommen werden muss, weil es dem Körper sofort zur Verfügung steht. In Kombination mit Selen ist reduziertes Glutathion wichtig, das zur Therapie eines Tumors aber nur in einer besonderen Form (S-Acetylglutathion von Paramedica) unter ärztlicher und Laborkontrolle eingenommen werden darf, da es zum Beispiel die Wirksamkeit einiger Chemotherapien herabsetzen kann (s. u.).

Enzyme: Die systemische Enzymtherapie unterstützt das Immunsystem bei dem Aufspüren und Vernichten von Krebszellen (S. 92). Die Strahlentherapie wird besser vertragen. Nehmen Sie 6 Monate lang 3 × tgl. 5 Tbl. Wobenzym N (Mucos), danach reduzieren Sie auf 3 × 3. Die Behandlung sollte 2 Jahre beibehalten werden. Danach kann man 2 × pro Jahr eine 6-wöchige Kur damit machen. Alternativ nehmen Sie 3 × 3 Kapseln des pflanzlichen Enzymax (Orthim).

Bewegung: Bewegung unterstützt auch bei Krebs die Heilung und kann einem Rückfall vorbeugen oder ihn gar verhindern. Müdigkeit und Leistungsschwäche, das Fatigue Syndrom, unter dem viele Krebspatientinnen noch lange nach Abschluss der Behandlung leiden, geht zurück. Zurückzuführen ist diese positive Wirkung auf drei Aspekte. Zum einen reduziert Sport das

Fettgewebe. Zum anderen fördert er die Bildung körpereigener Abwehrzellen, die speziell gegen Krebszellen vorgehen. Und schließlich werden Glückshormone ausgeschüttet. Beachten Sie bitte, dass moderates Training, das den Kreislauf anregt und die Kondition fördert, sinnvoll ist. Leistungssport dagegen ist für Krebspatientinnen gefährlich, da er zusätzlich die Entstehung von Freien Radikalen fördert.

Misteltherapie: Die Behandlung mit Mistelpräparaten, vor allem mit anthroposophischen Produkten, gilt als einzige Pflanzentherapie mit nennenswerten Effekten bei Krebserkrankungen. Diese Präparate verbessern deutlich die Lebensqualität während der Chemotherapie, verlängern die Zeit bis zu einer Wiedererkrankung und auch die gesamte Überlebenszeit. Beginnen Sie unbedingt so früh wie möglich neben der konventionellen auch mit der Misteltherapie. Sie sollte lebenslang beibehalten werden. Nach 5 rückfallfreien Jahren reichen 2 Kuren jährlich. Mehr ist allerdings besser. Das gilt nicht für die Dosierung. Vertrauen Sie sich einer Ärztin an, die Erfahrungen mit Mistelkraut hat. Zu hohe Dosen können nämlich die Zellen und die Körperabwehr belasten. Auch in scheinbar aussichtslosen Fällen kann die Mistel manchmal noch helfen, besonders wenn man die Eigenschaften des Baumes, von dem die Mistel geerntet wurde, bei der Mistelauswahl berücksichtigt.

Thymus- und Milzextrakte: Eiweiße aus der Thymusdrüse und der Milz steuern die Entwicklung und Ausreifung unserer Immunzellen. Durch die Krebserkrankung wird auch das Immunsystem angegriffen, durch die Behandlung kann es noch erschöpfter werden, so dass es in vielen Fällen sinnvoll ist, es mit Thymus- und Leber-Milz-Extrakten wieder anzuregen, z. B. Thymoject und FACTOR AF2 (biosyn). Einige Studien zeigen, dass die weißen Blutkörperchen ansteigen, Chemo- und Strahlentherapie besser vertragen werden, und die Erholungszeit nach der Therapie verkürzt ist. Auch eine Lebenszeitverlängerung wurde bei einigen Tumoren beobachtet.

Homöopathie: Die Homöopathie eignet sich hervorragend zur Linderung der Symptome, die die konventionellen Krebstherapien mit sich bringen. Auch hier sei Ihnen dringend empfohlen, sich an eine Ärztin zu wenden, die langjährige Erfahrungen in der homöopathischen Behandlung Krebskranker vorweisen kann. Im Anschluss an die herkömmliche Therapie kann sie mit einer konstitutionellen Behandlung den Organismus wieder ins Gleichgewicht bringen.

Begleitung der Chemotherapie
Lassen Sie sich **vor Beginn** Infusionen mit Vitamin C und Selen, z. B. selenase Amp. (biosyn) und Leber-Milz-Peptid, z. B. FACTOR AF2 Amp. (biosyn) machen.

Zur Abmilderung der **toxischen Effekte** nehmen Sie je 3 × 1 Globuli Colchicum D4 und Vinca D4 oder 3 × 5 Globuli Okoubaka D6.

Zusätzlich können Sie Ipecacuanha D12 einnehmen, wenn Kopfschmerzen hinzukommen, die durch Erbrechen nicht gelindert werden, und wenn Nahrung und ihr Geruch Ekel erzeugen. Nux vomica D12,

wenn die Übelkeit durch Wärme oder Warmes abnimmt, besonders nach Kaffee, Alkohol oder Zigaretten auftritt. Tabacum D12 bei extremer Übelkeit, die von rasenden Kopfschmerzen begleitet wird und den Betroffenen geradezu lähmt. Kühle Luft sorgt meist für Linderung. Oder 3 × tgl. 20 Tr. ASTO spag. Peka Tropfen (Pekana) in etwas Flüssigkeit vor den Mahlzeiten.

Begleitung der Strahlentherapie
Zur Abmilderung der toxischen Effekte eignet sich die gleiche homöopathische Therapie, die auch die toxischen Effekte der Chemotherapie lindert. Ebenfalls angeraten sei die Enzymtherapie (S. 92).

Gegen Tumorschmerzen: 3 × tgl. 5–10 Sprühstöße Spenglersan Kolloid Om in Kombination mit Spenglersan K in die Ellenbeuge reiben.

Wechseljahresbeschwerden bei Brustkrebs: Nehmen Sie keine Hormone, sondern Präparate mit Traubensilberkerze, verwenden Sie homöopathische Komplexmittel und sorgen Sie für Bewegung und physikalische Therapien (S. 185, Wechseljahre).

Bei Lymphödem: 6 Wochen lang 2 × 1 Selen als Selenit, z. B. selenase 200 XXL (biosyn); 2 Monate lang 2x1 ZINKOTASE (biosyn) oder 3 × 1–2 Unizink 50 (Köhler); Alternativ 1 Woche lang 4 × 2 Kapseln Zink (hypo-a), dann weitere 2 Monate 3 × 1; Feuchtwarme Wickel mit Kanne Brottrunk; 3 × tgl. 5 Tr. CERES Carduus marianus Urtinktur (ALCEA); 3 × 25 Tr. ITIRES spag. Peka Tropfen (Pekana) vor dem Essen in Flüssigkeit, dazu ITIRESAL spag. Peka Salbe als Salbenverband oder Einreibung.

Frauentypische Erkrankungen

Nach Abschluss der Behandlung zur schnelleren Regeneration: Ist die konventionelle Therapie abgeschlossen, werden Sie in der Regel nach Hause geschickt und nur zu regelmäßigen Kontrollen einbestellt. Gut wäre es, wenn Sie sich spätestens jetzt einen Therapeuten suchen, der Ihnen bei der Lebensumstellung und der Bewältigung der schlimmen vergangenen Wochen hilft und Ihnen die Angst vor einem Wiederkehren des Krebses nehmen kann. In der Ganzheitsmedizin gibt es viele Methoden, die zum Teil auch in diesem Buch genannt werden, die an den möglichen Ursachen der Erkrankung ansetzen. Außerdem gibt es inzwischen Labormethoden, die dabei helfen, die Schwachstellen im Immunsystem des Körpers oder Mangelversorgungen festzustellen und zu behandeln, ehe eine neue Katastrophe eintritt. Leider sind dies oft keine Kassenleistungen, deshalb erkundigen Sie sich bei einer unabhängigen Organisation, z.B. der Gesellschaft für Biologische Krebsabwehr, ob und wann diese Untersuchungen sinnvoll sind.

Wenn verträglich sollten Sie schon während der Behandlungen mit dem Trinken von Kanne Brottrunk beginnen, spätestens aber nach Abschluss der Therapien, dadurch werden Gifte ausgeschwemmt, die Leber unterstützt und der Darm geheilt (S. 79). Außerdem ist alles für Sie gut, was Sie unter Entgiftung und gestörtes Immunsystem finden (S. 111).

Lassen sie von einem Speziallabor den Glutathionspiegel messen und füllen Sie ihn auf mit S-Acetylglutathion (Paramedica) nach Prof. Ohlenschläger. In schweren Fällen werden anfangs 1–2 g benötigt, um den Spiegel zu normalisieren, in leichten Fällen und zur Dauertherapie reichen meist 600–900 mg. Parallel zum Anstieg des Glutathionspiegels sinken die Tumormarker meist ab. Ergänzen Sie auch Ihren Eiweißverlust durch wertvolle Aminosäuren in tgl. 1 Kapsel Kimun (biosyn) etwa eine Stunde vor der Mahlzeit.

Wenn Ihre weißen Blutkörperchen sich nicht erholen, besprechen Sie mit Ihrem Arzt eine Spritzenkur mit Thymus oder FACTOR AF2 (biosyn).

Schutz vor den Frauenkrebsen

Zervixkarzinom: Nicht rauchen, Kondome verwenden, viel Vitamin A aus Gemüse und Rohkost essen.

Seit März 2007 empfiehlt die STIKO jungen Mädchen zwischen 12 und 17 Jahren die Impfung gegen Gebärmutterhalskrebs, die seit Juli 2007 auch von den gesetzlichen Krankenkassen bezahlt wird. Es wird 3× im Abstand von 2 und 4 Monaten geimpft. Über den Zeitpunkt weiterer Auffrischimpfungen liegen noch keine Daten vor. Der Impfstoff enthält die leeren Virushüllen der 2 wichtigsten HPV-Viren Typ 16 und 18, die für 70% der Gebärmutterhalskrebse verantwortlich sein sollen (S. 228). Ein Impfstoff schützt außerdem gegen die HPV-Typen 6 und 11, die Feigwarzen hervorrufen können. Etwa 80% aller Frauen haben in ihrem Leben Berührung mit diesen Viren, aber nur wenige erfahren überhaupt davon. In den meisten Fällen klingt eine HPV-Infektion von selbst ab, ohne Symptome zu machen. Die Typen 16 und 18 sind die gefährlichsten, man findet sie

Angstdiagnose Krebs ◄

aber nur bei weniger als 5 % der Infektionen. Die Effektivität der Impfung wird immer noch kontrovers diskutiert, da Langzeitstudien fehlen, man die Dauer des Impfschutzes nicht kennt und man nicht weiß, ob es durch die Impfung nicht zu einer Verschiebung der Virentypen kommt. Außerdem kann durch die herkömmlichen Vorsorgeuntersuchungen mit PAP-Abstrich frühzeitig eine Zellveränderung nachgewiesen und behandelt werden, die durchschnittlich 10 Jahre braucht, um zu einem Krebs zu werden. Die Impfung ist nur vor dem ersten Geschlechtsverkehr sinnvoll, bevor Kontakt mit den Viren stattgefunden hat. Lassen Sie sich also genau über die Vor- und Nachteile der Impfung informieren, wenn Sie sie für Ihre Tochter in Erwägung ziehen. Machen Sie ihr klar, dass sie trotzdem mechanische Verhütungsmittel einsetzen muss, wenn sie vor Infektionen geschützt sein will, und auf Vorsorgeuntersuchungen nicht verzichten darf.

Besteht eine Dysplasie, dann sollten Sie das Immunsystem stützen (S. 111 Immunschwäche), sodass der Körper mit dem Virus fertig wird. Außerdem können Homöopathie und Neuraltherapie helfen.

Gebärmutterschleimhautkrebs: Achten Sie auf Normalgewicht, niedrigen Konsum von schlechtem, reichlichen von gutem Fett. Bewegung reduziert das Risiko auf die Hälfte.

Brustkrebs: Trinken Sie maximal 20 g Alkohol pro Tag. Durch Sport und gesunde Ernährung inklusive PhytoSerms halbiert sich das Erkrankungsrisiko selbst bei genetisch belasteten Frauen! Soja hat günstigen Einfluss. Ob sich das Brustkrebsrisiko allerdings reduzieren lässt, wenn man erst als älterer Mensch mit Soja anfängt, ist fragwürdig. Untersuchungen sprechen dafür, dass in der Pubertät die empfindliche Phase ist und man zu der Zeit Soja haben muss. Nehmen Sie reichlich Indole aus Kreuzblütlern (Broccoli, Rucola, Rettich, Radieschen etc.) und Lignane aus Leinsamen und Weizenkeimen zu sich. Achten Sie auf Ihr Normalgewicht, ganz wichtig auch nach den Wechseljahren, sonst erhöht sich das Risiko.

Bei genetischen „Hochrisikofrauen" ist eine Chemoprävention mit Tamoxifen oder Raloxifen möglich, die beide in den USA zugelassen sind. Die Nebenwirkungen sind jedoch erheblich, mit Bewegung und Ernährung sollte das Risiko in gleichem Maße zu reduzieren sein wie durch die Medikamente.

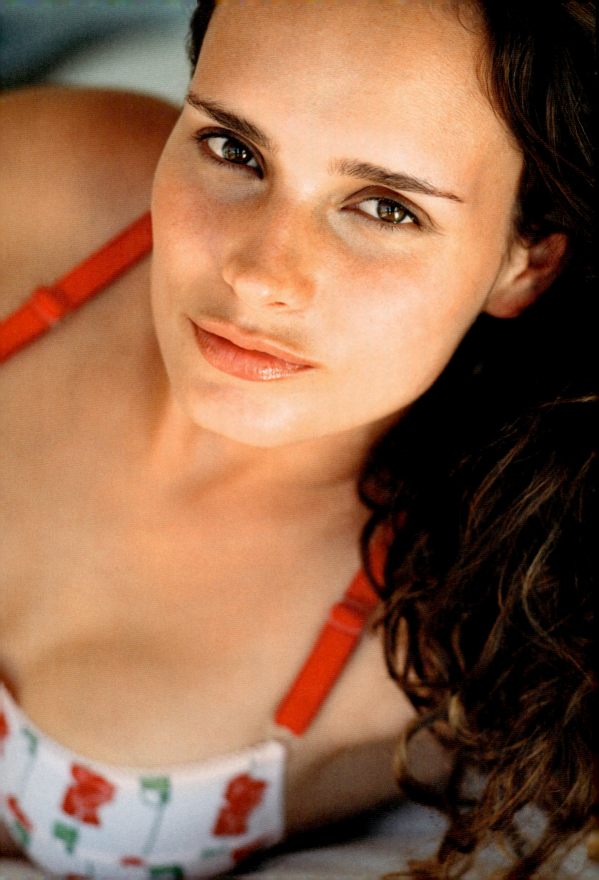

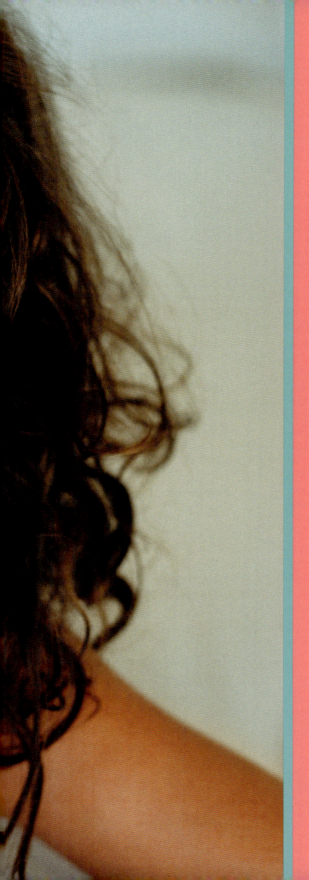

Allgemeine Erkrankungen

Neben den typisch weiblichen Erkrankungen gibt es natürlich auch viele weitere, die Ihnen und Ihren Lieben von Kopf bis Fuß zu schaffen machen können. In diesem Kapitel finden Sie Tipps zur Vorbeugung und Behandlung – sofern es sinnvoll ist, auf Frauen und Männer abgestimmt.

Allgemeine Erkrankungen

Erste Hilfe

Manchmal kommt es auf schnelles Handeln an. Das Messer landet in der Hand statt in der Paprikaschote, das kochende Wasser läuft über den Arm statt in die Kanne, oder Sie knicken beim Sport um. Hier finden Sie eine Übersicht darüber, wie Sie kleine und große Notfälle effektiv behandeln.

Insektenstiche

Sofern der Betroffene nicht allergisch ist, und das Insekt nicht gerade eine besonders unangenehme Stelle aussucht, ist ein Stich nicht gefährlich. Gegen den lästigen Juckreiz oder Schmerz hilft Kühlen. Machen Sie einen kalten Umschlag oder legen Sie eine Gurken-, Zitronen- oder Zwiebelscheibe auf. Bei Stichen aller Art alle 4–6 Stunden Ledum D12, bei Bienen- oder Wespenstich alle 1–6 Stunden Apis C30. Auch 3–5 Tr. CERES Geranium Urtinktur (ALCEA), eventuell nach einer Stunde wiederholen, hilft rasch. Spezielle Unterdruckspritzen können den Stachel oder das Gift aus der Haut saugen. Gefährlich sind Stiche im Mundraum, da die Schleimhaut rasch anschwillt und es zu Atemnot kommen kann. Am besten einen Eiswürfel lutschen und kalte Umschläge um den Hals machen. Sofort einen Notarzt holen. Das gilt auch, wenn derjenige allergische Reaktionen zeigt. Das kann Quaddelbildung und Juckreiz am ganzen Körper, Übelkeit, Hitze oder Frösteln sein. Erste Hilfe bei allergischer Reaktion: Cardiospermum D2.

Zecken

Am besten umgehend mit einer speziellen Zeckenpinzette oder, noch einfacher, mit einer Zeckenkarte aus der Apotheke entfernen. Diese hat Scheckkartenformat und kann gut immer bei sich getragen werden. Nie mit den Fingern oder normaler Pinzette rausziehen, dann zerquetscht man die Zecke oder reißt den Kopf ab, und die gefährlichen Sekrete bleiben in der Wunde und können Infektionen auslösen (Borreliose oder FSME).

Schnittverletzungen

Leichte Schnitte unter fließendem Wasser reinigen, eine desinfizierende Salbe oder Lösung, z. B. Betaisodona auftragen und ein luftdurchlässiges Spezialpflaster darüber kleben. Oder eine mit Calendula-Tinktur getränkte Kompresse auflegen. Akut alle Viertelstunde Arnica C30 nehmen, später alle Stunde. Ist die Wunde sehr tief, klafft sie stark auseinander, ist die Blutung nicht zu stoppen oder sind weiße Strukturen zu sehen, suchen Sie bitte einen Arzt auf.

Verletzungsschock

Bei Schreck und Schmerzen: Remedy rescue (S. 107 Bachblüten) oder alle 15 Min. 5 Tr. Aconitum C30 (Zittern, Angst, Unruhe, Frieren, Apathie).

Prellung, Zerrung, Verstauchung

Schnell hat man sich irgendwo gestoßen oder ist gestürzt. Um Schwellungen zu vermeiden, kühlen Sie sofort, mit Gelen, die immer im Gefrierschrank bereit liegen sollten. Diese in ein dünnes Handtuch wickeln und auf das verletzte Gelenk legen. Gelenk ruhigstellen und hochlegen. Auch Sportsalben helfen. Bewährt hat sich Terrazym Emulgel (Orthim), das Enzym angereicherte grüne Heilerde, Arnica, Rosskastaniensamenextrakt, Kampfer und Menthol enthält. Es dringt rasch tief ein, heilt, kühlt und reduziert Schwellung und Schmerzen. Auch hier wieder Arnica C30 gegen Schwellung und Bluterguss. Oder 3 × tgl. 1 Tbl. bzw. 10 Tr. unter die Zunge von Traumeel (Heel), das auf Grund seiner Zusammensetzung bei allen Verletzungen, ob durch Unfall oder Operation verursacht, hervorragend eingesetzt werden kann.

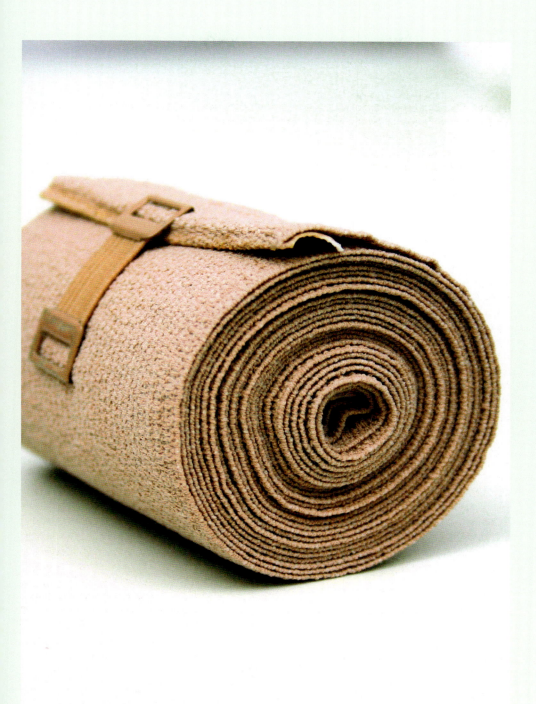

Allgemeine Erkrankungen

Gehirnerschütterung

Nehmen Sie alle Viertelstunde Arnica C30, und gehen Sie sofort zum Arzt.

Sonnenstich

Eine Überhitzung des Körpers führt zu Kreislaufproblemen und Störungen im Gehirn. Übelkeit und Schwindel sind typische Anzeichen. Die Person sollte an einem kühlen Ort viel zu trinken bekommen. Kalte Umschläge in den Nacken und auf die Stirn senken die Körpertemperatur auf sanfte Art. Versuchen Sie es auch mit Lachesis C30, Belladonna C30 oder Apis C30. Tritt keine schnelle Besserung ein, muss ein Arzt zugezogen werden.

Sonnenbrand, Verbrennungen

Leichte Verbrennungen können mit feuchten Umschlägen und einer Panthenol-haltigen Salbe gelindert werden. Oder Sie betupfen sie mit Original Silicea Balsam, eventuell mit einem feuchten Gazestreifen abdecken und nach dem Antrocknen mehrfach wiederholen. Auch hilfreich sind Umschläge mit Kanne Brottrunk. Bei stärkeren Verbrennungen nehmen Sie zusätzlich alle 4–6 Stunden Belladonna D12. Kommt es bereits zur Blasenbildung, sollten Sie Umschläge nur mit abgekochtem Wasser machen, um das Infektionsrisiko zu mindern. Nehmen Sie alle 4–6 Stunden Cantharis D12. Haben Sie sich zum Beispiel mit kochendem Wasser verbrüht, entfernen Sie sofort die Kleidung an der Stelle und lassen eine Viertelstunde kaltes Wasser darüber laufen, bei kleineren Stellen hilft auch das Kühlgel aus dem Gefrierschrank und anschließend Aloe vera-Gel. Anschließend nur das Brandtuch aus dem Erste-Hilfe-Kasten anlegen. Auch hier eignen sich alle 2–4 Stunden Belladonna und Cantharis oder auch Arnica D12.

Wunden

Wunden (z. B. nach Sturz) mit Wasser säubern, desinfizieren, luftdurchlässiges Pflaster oder Gaze und Verband darüber. Ist die Wunde unsauber, unbedingt beim Arzt professionell säubern und verbinden lassen.

Brennende Augen und Bindehautentzündung

Nehmen Sie bei akuten Beschwerden stündlich 5 Globuli Euphrasia, sonst 3 × tgl. 3 Globuli.

Verstopfung

Je nach Stärke nehmen Sie 1–2 × tgl. 5 Globuli Magnesium muriaticum.

Durchfall

Schnelle Hilfe bringen stündlich 3 Globuli Dulcamara.

Erkältung

Alle Symptome gleichzeitig lassen sich ganz gut mit stündlich 5 Globuli Ferrum Phosphoricum C30 bekämpfen.

Ohrenschmerzen

Gerade wer mit Kindern unterwegs ist, sollte immer Aconitum gegen Ohrenschmerzen dabei haben.

Erkältung & Co. ▶

Erkältung & Co.

Das Immunsystem der Frau kommt mit Infektionen besser klar
als das des Mannes. Es verfügt über mehr T-Helferzellen und
Immunglobuline. Das sind Zellen bzw. Antikörper, die Eindringlinge,
denen es gelungen ist, Haut und Schleimhäute zu überwinden,
unschädlich machen. Trotzdem erwischen auch Frauen hin und
wieder Erkältung & Co.

Erkältung

Husten, Schnupfen und Halsschmerzen
werden als Erkältung zusammengefasst.
Wenn die Nase läuft, Hustenreiz Sie um
den Schlaf bringt, der Kopf schmerzt, haben Sie es mit einer Virusinfektion der oberen Luftwege zu tun. Nicht weiter schlimm,
aber lästig und dann nicht ungefährlich,
wenn es zu Komplikationen kommt wie
Nasennebenhöhlenentzündungen, Bronchitis oder Lungenentzündung, für die Sie
sich immer in die Hände eines Arztes
begeben müssen.

Formen der Erkältung

Man unterscheidet zwischen grippalem
oder auch banalem Infekt, zum Beispiel
ausgelöst durch Rhinoviren, Parainfluenza-
viren oder Adenoviren, und Grippe, die
immer von Influenzaviren verursacht ist.

Häufigkeit und Ursachen: Sie ist die häufigste Erkrankung, mit der wir uns herum-
schlagen und befällt uns per Tröpfchen-
infektion. Das heißt, wir atmen die Viren,
die in der Raumluft sind, ein oder bekom-

Das rät die Ärztin

Vorbeugung ist die beste Medizin

- Tägliches Wechselduschen stärkt das
  Immunsystem und regt den Kreislauf
  an. Mit kaltem Wasser aufhören!
- Täglich morgens die Nase spülen (zum
  Beispiel mit Emsersalz).
- Ihr täglicher Morgencocktail: Saft einer
  halben Zitrone mit einem Teelöffel
  Honig mischen und mit warmem Wasser
  verdünnen. Das bringt gleich eine Por-

- tion Vitamine und Mineralien, fördert
  die Entgiftung und macht basisch.
- Machen Sie mindestens einmal, besser
  zweimal im Jahr eine Kur zur Stärkung
  des Immunsystems (S. 111).
- Pflegen Sie Ihren Darm (S. 56 Darmpflege und S. 91 Mikrobiol. Therapie).
- Machen Sie eine Immunkur mit Schüßler-Salzen (S. 104 Schüßler-Salze).

Allgemeine Erkrankungen

men sie an die Hände, von wo sie zum Beispiel in die Schleimhäute der Nase gelangen.

Risikofaktoren: In der Erkältungszeit sollten Sie Menschenansammlungen in engen Räumen meiden, denn dort sind wahrscheinlich viele Viren in der Luft. Außerdem: Oft die Hände waschen!

Symptome: Folgende Symptome sind typisch und treten in verschiedenen Kombinationen einen oder zwei Tage nach der Infektion, meist in folgender Reihenfolge auf: **Halsschmerzen** kündigen die Erkältung oft an und gehen nicht selten mit Schluckbeschwerden einher. Es folgt **Schnupfen**. Die Nasenschleimhaut schwillt an, die Nase ist zu. Dann beginnt sie „zu laufen". Das Sekret ist erst wässrig und wird dann zäher oder eitrig. **Kopf- und Gliederschmerzen** zeigen sich parallel zum Schnupfen. Dazu kommt Frösteln und manchmal Fieber als Zeichen für das heftig arbeitende Immunsystem. Schließlich setzt **Husten** ein. Der beginnt überwiegend trocken und schmerzhaft. Dann wird Schleim abgehustet.

Folgeerkrankungen

Wird eine Erkältung nicht auskuriert, können sich eigenständige Krankheitsbilder entwickeln.

Nasennebenhöhlenentzündung

Aus einem harmlosen Schnupfen kann sich eine Entzündung der Nasennebenhöhlen entwickeln. Der Fachmann spricht von einer Sinusitis. Sie kann durch Bakterien, Pilze oder auch allergisch bedingt hervorgerufen werden. Sind die Hohlräume seitlich des Nasenknochens oder in der Stirn (Stirnhöhlenentzündung) von einer Entzündung betroffen, macht sich das meist durch Kopfschmerzen bemerkbar, die pochend sein können und durch Erschütterung, zum Beispiel Springen oder festes Auftreten, und Neigen des Kopfes schlimmer werden. Im Grunde ist die Erkrankung ein starker und lang anhaltender Schnupfen. Die Therapie entspricht daher der unter Erkältung beschriebenen.

Bronchitis

Die Bronchitis ist eine Entzündung der Bronchien. Akut ist sie meist im Rahmen einer Erkältung und äußert sich als Schmerzen in der Brust und Husten. Sie kann aber auch durch Reizung der Schleimhäute entstehen, z. B. Rauch, Staubbelastungen. Im schlimmsten Fall kann dies zur chronischen Bronchitis bis hin zu Asthma führen. Wenn von **Sinubronchitis** oder **Bronchosinusitis** die Rede ist, sind sowohl die Nase und Nasennebenhöhlen als auch die tieferen Atemwege, zum Beispiel die Bronchien, betroffen. Ganz häufig ist diese Verbindung bei allergischen Erkrankungen. So geht man davon aus, dass fast 80 % der Asthmatiker auch unter einer chronischen Entzündung der Nasenschleimhaut und der Nasennebenhöhlen leiden.

Symptome: Zunächst trockener Husten mit Schmerzen in der Brust, Gefühl von inne-

Erkältung & Co. ▶

rem Brennen, später feuchter Husten mit Abhusten von Schleim.

Lungenentzündung

Bei der Lungenentzündung sind die Lungenbläschen entzündet und mit Flüssigkeit vollgestopft, so dass der Sauerstoff nicht mehr ins Blut gelangen kann.

Symptome: Über einfachen Husten hinaus, der oft Schmerzen mit sich bringt, sind Abgeschlagenheit, Appetitlosigkeit, je nach Lage des Entzündungsherdes auch Bauchschmerzen und eine schnelle flache Atmung erste Anzeichen. Fieber! Das Atmen selbst kann weh tun und so schwer fallen, dass die Nasenflügel sich vor Anstrengung bewegen.

Therapie

Konventionell

Mit Schmerzmitteln können Sie Kopf-, Glieder- und Halsschmerzen bekämpfen. Schleimlösende Präparate, Nasensalben und Lutschtabletten zum Befeuchten und Desinfizieren der Atemwege sind außerdem empfehlenswert.

Bei einer Bronchitis steht die Ursache der Erkrankung im Vordergrund. Allergiker bekommen Kortikosteroide. Nehmen Sie 1 × tgl. 2 Sprühstöße in jedes Nasenloch. Zur Verfügung steht der stark entzündungshemmende Wirkstoff Mometason oder der atemwegserweiternde Wirkstoff Fluticason. Liegt ein infektiöser Auslöser vor, wird mit einem Antibiotikum behandelt. Die Behandlungsdauer darf nicht zu knapp angesetzt sein. Sie sollte mindestens 3 Wochen dauern.

Lungenentzündung: Antibiotikum ein Muss, evtl. Krankenhaus.

Nasennebenhöhlenentzündung: evtl. auch Antibiotika. Eine chirurgische Maßnahme kann nötig werden, wenn ein Knochen am Entzündungsgeschehen beteiligt ist oder wenn sich trotz mehrfacher Punktion immer wieder Eiter festsetzt. Auch Patienten, die über lange Jahre immer wieder unter Entzündungen leiden, kann mit einer operativen Sanierung meistens dauerhaft geholfen werden.

Alternativ und unterstützend

Homöopathie: Alle 15 Min. 1 Tbl., dann 3 × tgl. 1–2 Tbl. Gripp Heel (Heel) für das Immunsystem. Oder 3 × tgl. 10 Tr. Erkältungs Entoxin (Meckel Spenglersan), bzw. Febri-Orthim Tropfen (Orthim). Gegen Schnupfen: Euphorbium comp Nasenspray (Heel). Gegen Husten: 3–5 × tgl. 10 Tr. Husteel (Heel) oder 3 × tgl. 10 Tr. Broncho Entoxin (Meckel Spenglersan). Alternativ Luffa Orthim Tropfen oder Broncho Orthim Tabl. (Orthim).

Schüßler: Lassen Sie bei ersten Anzeichen einer Erkältung alle halbe Stunde 1 Tbl. Ferrum phosphoricum (Nr. 3) unter der Zunge zergehen.

Spenglersan: Mehrmals tgl. 5 Tr. Spenglersan Kolloid G in die Ellenbeuge reiben. Bei Nebenhöhlenentzündung, die allergisch bedingt sein kann, 5 × tgl. 3 Sprühstöße Spenglersan Kolloid K (Meckel Spenglersan).

Pflanzenmittel: Senföle (Glucosinolate) aus Kapuzinerkresse und Meerrettichwurzel wirken wie ein Antibiotikum. Deshalb z. B.

Allgemeine Erkrankungen

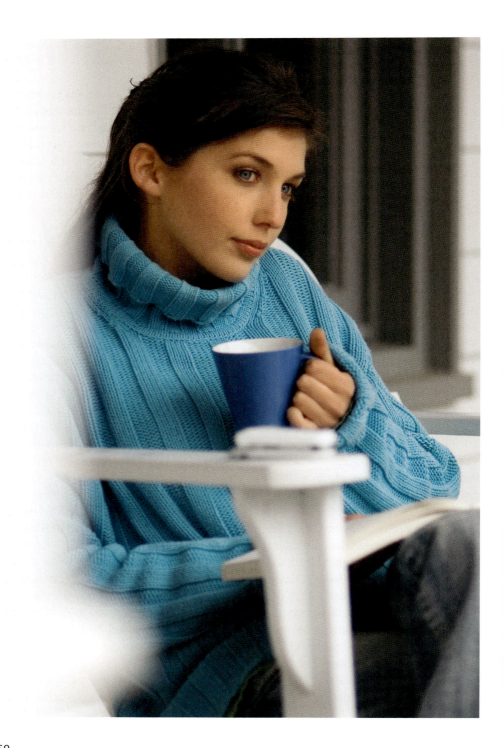

Erkältung & Co. ▶

ANGOCIN Anti-Infekt N (Repha) gleich zu Beginn des Infekts nehmen. Die Senföle hemmen die Vermehrung von Bakterien, Pilzen und Viren, machen Bakteriengifte unschädlich und stimulieren das Immunsystem. Ansonsten: Alle halbe Stunde 2 Kampfertropfen auf die Zunge geben. Diese aber bitte nie zusammen mit Schüßler-Salzen oder homöopathischen Präparaten! Stärkt und regt die Abwehr an: 1 × 2 Dragees oder 1 × 25 Tr. Imupret (Bionorica) mit Eibischwurzel, Kamillenblüten, Schachtelhalm-, Schafgarben-, Löwenzahnkraut, Walnussblättern und Eichenrinde. In niedrigerer Dosierung auch für Kinder geeignet. Auch gut sind 3 × tgl. 3 Tr. CERES Echinacea Urtinktur (ALCEA). Gegen Schnupfen 3 × 1 Dragee Sinupret forte (Bionorica). Sinupret gibt es übrigens auch als Lösung, so dass Sie Ihren verschnupften Kindern damit helfen können. Abschwellende Nasentropfen sind z. B. Schnupfen Endrine (Asche Chiesi). Legen Sie den Kopf weit nach hinten, damit die Tropfen auch in die oberen Gänge laufen können, am besten den Kopf rückwärts über die Bettkante hängen lassen. Verstopft die Nase schnell immer wieder nehmen Sie CERES Sambucus Urtinktur (ALCEA) Tropfen 3 × 5 unter die Zunge. Für die Nebenhöhlen eine Kanne Kamillentee mit 2–3 zerstoßenen Nelken pro Tasse mit Zitrone und Honig über den Tag verteilt trinken. Kamille hemmt die Entzündung, Nelke tötet die Keime. Hustentee: Je 25 g Thymiankraut (Thymus vulgaris), Salbeiblätter (Salvia off.), Rosmarin (Rosmarinus off.) und Lavendelblüten (Lavandula off. Syn. L. angustifolia) mischen. Davon 2–3 × tgl. 1 gehäuften TL auf 1 Tasse kochendes Wasser, 7 Min. ziehen lassen und mit Honig gesüßt trinken.

Außerdem stark gegen Husten: Den Schleim löst 3 × 1 Tbl. oder 3 × 10 Tr. Bronchipret (Bionorica). Oder je 3 × tgl. 3 Tr. CERES Thymus Urtinktur (ALCEA) mit Thymian oder CERES Hedera Urtinktur (ALCEA) mit Efeu. Damit der Hustenreiz Ihnen nicht den wichtigen Schlaf raubt, nehmen Sie Noscapin, einen Wirkstoff aus dem Schlafmohn. Es ist der einzige wirkungsvolle Blocker ohne Codein und darum auch für Schwangere geeignet.

Enzymtherapie: Bei Nasennebenhöhlenentzündung 14 Tage lang 3 × 1 Enzymax (Orthim) oder 3 × 4 Wobenzym N (Mucos). Tritt eine Besserung ein, dann vorsorglich noch 2 Wochen länger nehmen.

Ernährung: Generell sollten Sie bei Erkältung viel trinken. Achten Sie auf leichte, vielleicht sogar flüssige Kost mit wenig oder möglichst gar keinem Kaffee. Vitamine sind wichtig, eine leichte Hühner-Gemüsesuppe ist zur Kräftigung ideal. Ist der Schnupfen erst mal da, verzichten Sie weitgehend auf Milchprodukte, die nur zusätzlich verschleimen.

Nahrungsergänzung: Lutschen Sie mehrmals täglich Acerola Kautabletten (Köhler), um dem Immunsystem genug Vitamin C anzubieten. Oder kombinieren Sie es gleich mit Zink, z. B. 3–5 × tgl. 2 Kapseln Acerola-Zink (hypo-a). Immer sinnvoll ist die abwehrstoffreiche Biestmilch (Trixsters). Oder auch Multitaleen (IHLE Vital).

Äußerlich
Gegen Schnupfen helfen Rotlichtbehandlungen. Gegen Husten die Brust mit Erkältungssalbe einreiben. Bei Nasenneben-

Allgemeine Erkrankungen

höhlenentzündung erst Nasentropfen nehmen, dann ein Salzdampfbad machen. Dazu Emsersalz in kochendes Wasser geben, Handtuch über Kopf und Schüssel decken und mindestens 10 Min. inhalieren. Sorgen Sie den ganzen Tag für feuchte Nasenschleimhäute durch Kochsalznasentropfen.

Falls Sie anfällig für Herpes, Fieberbläschen an der Nase oder der Lippe, sind, verzichten Sie auf Nüsse und Schokolade. Darin ist L-Arginin, ein Eiweißstoff, den die Viren zum Wachsen brauchen. Nehmen Sie tgl. bis 6 Kapseln SANA-PRO L-Lysin (Bodymed). Der am weitesten verbreitete Auslöser von Lippenbläschen ist das Herpessimplex-Virus Typ 1, das Lippenherpes hervorruft. Nehmen Sie schon beim ersten Kribbeln der Lippen Salbe. Sind die Bläschen schon da, können Sie einiges gegen die lästigen Bläschen ausrichten (S. 120 Entzündungen Genitale).

Weitere Methoden: Bei Bronchitis zeigt Neuraltherapie erfahrungsgemäß gute Erfolge. Grundsätzlich sollten Sie Ihr Immunsystem stärken (S. 111). Gehen Sie regelmäßig in die Sauna. Auch Aufenthalte an der See können sich positiv auswirken. Und bauen Sie unbedingt leichtes Ausdauertraining an der frischen Luft – auch im Winter – in Ihren Alltag ein.

Tipp: Schonen Sie sich und vergessen Sie die Superweib-Ansprüche. Vielleicht kann mal eine andere Mutter die Kinder zum Sport fahren oder die Kollegin Ihnen etwas abnehmen.

Gut zu wissen

Erst inhalieren

Nasenduschen sind auch dann hilfreich, wenn die Erkältung bereits im Anmarsch oder voll da ist. Ist die Nase zu, läuft die Salzlösung beim Nasenduschen jedoch in den Rachen. Machen Sie die Nase vorher durch Inhalieren frei! (s. unten Nasennebenhöhlen)

Helfen alle diese Maßnahmen nicht und Sie sind immer wieder verschnupft oder erkältet, betreiben Sie Ursachenforschung:

▌ Sind Sie überlastet und haben buchstäblich die Nase voll? Dann verbessern Sie die Situation durch ein klärendes Gespräch oder nehmen Sie eine Auszeit, lassen Sie sich helfen!

▌ Ist Ihr Darm nicht in Ordnung? Nasen- und Darmschleimhaut gehören zusammen, machen Sie eventuell eine Mikrobiologische Therapie (S. 91)

▌ Haben Sie eine Allergie gegen Pollen, Milben, Nahrungsmittel? Notieren Sie sich, wann die Nase zu geht und wann sie besser ist. Benutzen Sie auf gut Glück einfach mal Spenglersan Kolloid K (Meckel), 5 × täglich 3 Sprühstöße, das ist bei Allergien sehr effektiv.

▌ Könnte eine Schadstoffbelastung vorliegen? Haben Sie vielleicht zu Hause oder am Arbeitsplatz renoviert oder neue Einrichtungsgegenstände gekauft? Formaldehyd und andere Schadstoffe gasen u. U. aus und reizen Ihre Nasenschleimhäute.

Der Stoffwechsel ▶

Der Stoffwechsel

Von uns unbemerkt laufen täglich Stoffwechselvorgänge im Körper ab. Erst wenn Störungen auftreten, rückt der Stoffwechsel in unsere Aufmerksamkeit. Der Bereich des Stoffwechsels ist extrem vielfältig. Er umfasst zum Beispiel den Fett-, Eiweiß- und Energiestoffwechsel sowie den Wasserhaushalt, kurz die komplette Aufnahme und Ausscheidung, die Umwandlung und den Transport von Stoffen durch den Organismus.

Wenn Fett krank macht

Inzwischen ist Adipositas, im Deutschen auch Fettleibigkeit genannt, als chronische Erkrankung anerkannt, die langfristig behandelt werden muss. Nach einer deutschen Verzehrsstudie von 2008 sind bei uns 51 % der Frauen und 66 % der Männer zwischen 18 und 80 Jahren übergewichtig. 20 % dieser Erwachsenen haben sogar eine Fettsucht (BMI über 30). Zusätzlich spielt allerdings auch der Bauchumfang eine wichtige Rolle, denn es ist bekannt, dass eine große Menge Bauchfett gefährlicher ist, als solches, das sich gleichmäßig am Körper verteilt.

Wenn Sie einen BMI zwischen 25 und 30 haben, messen Sie auf jeden Fall Ihren Taillenumfang. Liegt der bei Frauen bei 88 und mehr Zentimetern und bei Männern bei 102 und mehr Zentimetern, liegt eine so genannte abdominale Adipositas mit erheblichen Gesundheitsrisiken vor.

Das rät die Ärztin

IGEL-Leistungen

Adipositas wird durch den BMI, den Body-Mass-Index definiert. Den BMI errechnen Sie so: Körpergewicht in kg geteilt durch Körpergröße in m im Quadrat. Die Formel sieht folgendermaßen aus:

$$\frac{\text{Gewicht in kg}}{(\text{Größe in m})^2}$$

Liegt der Wert über 25, haben Sie Übergewicht. Ab einem BMI von 30 haben Sie den ersten Grad der Adipositas erreicht und sollten damit unbedingt zum Arzt gehen!

Warum ist Übergewicht so gefährlich?

Übergewicht erhöht das Risiko zahlreicher Beschwerden und ernster Erkrankungen, bis hin zum **Metabolischen Syndrom**. Davon spricht der Arzt, wenn zu dem erhöhten Bauchumfang noch ein erhöhter

Allgemeine Erkrankungen

Blutzucker, ein erhöhter Blutdruck und krankhafte Blutfettwerte kommen. Dadurch erhöht sich das Risiko für Herzerkrankungen und Schlaganfall. Aber auch Gelenkbeschwerden, Gicht, Atemnot oder das Schlafapnoe-Syndrom sind sehr beeinträchtigend. Weniger wird an folgende Aspekte gedacht: Das Operations-, Narkose- und Unfallrisiko wächst, man schwitzt viel schneller und mehr, was oft als unangenehm empfunden wird, mit sinkender Belastbarkeit sinkt auch die Lebensqualität. Außerdem weiß man heute, dass es sich bei Fettgewebe um ein aktives Organ handelt, das beispielsweise Fettgewebshormone und auch Östrogene produziert. Es greift also aktiv in den Stoffwechsel ein. Bei Frauen kann das zu Zyklusstörungen bis hin zur Unfruchtbarkeit führen. Das Risiko, dass sich ein hormonabhängiges Karzinom bildet, steigt bei beiden Geschlechtern.

Folgeerscheinung Gicht: Mit der Nahrung nehmen wir Zellbausteine, so genannte Purine auf. Werden diese abgebaut, entsteht Harnsäure, und die wird ausgeschieden. Ist der Purinstoffwechsel gestört, steigt der Harnsäurespiegel im Blut. Es lagern sich Harnsäurekristalle in den Gelenken ab. Das Ergebnis heißt Gicht. Übergewicht und die oben genannten Risiken erhöhen den Harnsäurewert und begünstigen damit die Entstehung von Gicht.

Therapie
Konventionell
„Der muss eben abnehmen", lautet der lapidare Rat jener, die Übergewicht nur als eine Folge mangelnder Disziplin verstehen. Aber es ist eine ernsthafte Erkrankung,

selbst dann, wenn sie hausgemacht ist. Außerdem enthüllen neue Forschungsergebnisse, dass sich offenbar die Chance auf eine bleibende Gewichtabnahme erhöhen lässt, wenn man seine Veranlagung für verschiedene Stoffwechselgene messen lassen und darauf die Diät abstimmen kann. Diese Untersuchungen werden in Deutschland bald zur Verfügung stehen. Wenn der Hinweis auf eine Nahrungsmittelallergie besteht, kann dies zusätzlich untersucht und in die Beurteilung einbezogen werden. Grundsätzlich ist Adipositas eine Erkrankung, die therapiert werden muss, langfristig und auf fünf Säulen: Ernährungsumstellung, Verhaltenstherapie, Bewegung, Medikamente bzw. Nahrungsergänzungen und im Notfall die Operation.

Einige Jahre, wenn nicht Jahrzehnte lang praktiziertes falsches Essverhalten ist nur schwer zu ändern. Es gehört zu den schwierigsten Aufgaben, zum Beispiel auf unkontrolliertes Naschen oder Snacks als Trost zu verzichten. Viele müssen auch ganz neu kochen lernen. Wichtig ist, dass man sich realistische Ziele steckt und weiß, dass das Gewicht trotz aller Mühen auch mal stagnieren oder sogar wieder etwas nach oben gehen kann. Mindestens ebenso wichtig ist eine ständige Motivation, denn abnehmen erfordert in der Tat eine erhebliche Disziplin über lange Zeit. Holen Sie sich Hilfe. Viele **Therapeuten** bieten ein ganzes Paket von individuellen Leistungen an (Bodymed): Es beginnt mit einer eingehenden Untersuchung und Labortests und geht über den individuellen Ernährungsplan, individuelle Nahrungsergänzungen, wie Orthomolekularia (S. 85), wichtige Ballaststoffe, Enzyme und Probiotika bis

Der Stoffwechsel

hin zu Kochkursen und Bewegungsprogrammen. Das Ganze oft in der Gruppe, denn der Austausch mit Leidensgenossinnen macht richtig Spaß und motiviert!

Kaufen Sie keinesfalls irgendwelche Präparate, die Ihnen einen schnellen und dauerhaften Gewichtsverlust versprechen. Wenn unterstützende **Medikamente** in Ihrem Fall sinnvoll sind, wird Ihr Arzt Ihnen diese verschreiben. Geeignet sind solche, die Nahrungsfette binden und gleich zur Ausscheidung führen. Dabei ist natürlichen Produkten der Vorzug zu geben, z. B. Formoline L112 (Biomedica). Hierbei handelt es sich um einen Faserstoff aus Krebstierpanzer. Neben der Bindung und Ausscheidung von Nahrungsfetten und Gallensäuren wirken die aufgequollenen Fasern sättigend, vermindern das Hungergefühl und regen die Darmperistaltik an. Wichtig ist, dass mindestens 2–3 l Flüssigkeit täglich getrunken werden.

In schweren Fällen, bei denen der BMI über 40 liegt und andere Therapien nicht fruchten, kann operativ geholfen werden. Gut bewährt hat sich das **Magenband**. Es verengt den Mageneingang derart, dass nur kleine Mengen gut gekauter Nahrung hindurch passen. Ganz wichtig ist, dass dies eine ergänzende Maßnahme ist, die Schulung, Bewegung und Ernährungsumstellung niemals ersetzen darf!

Alternativ

Bei Übergewicht sollten Sie die folgenden Empfehlungen ausprobieren. Liegt schon Adipositas vor, können Sie sie auch zur Unterstützung einsetzen. Schaden werden sie auf keinen Fall.

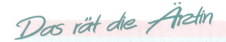
Das rät die Ärztin

Schnell mal Abnehmen

Wollen Sie nur zwischendurch etwas abnehmen oder Ihr Gewicht nach vielen Feiertagen schnell wieder normalisieren, machen Sie eine Yuccakur (Life Light S. 57).

Pflanzenmittel: Kurbeln Sie die Fettverbrennung mit 3 × 3 Tr. CERES Cynara Urtinktur (ALCEA) mit Artischocke an. Auch gut: 6 Kapseln Tuim arteria (Dr. Willmar Schwabe) tgl. enthält wertvolle pflanzliche Fette des Perillaöls und einen Extrakt aus roten Trauben.

Ernährung: Die Kalorienmenge muss auf jeden Fall gedrosselt werden, bei gleichzeitiger Versorgung mit lebensnotwendigen Nährstoffen in ausreichender Menge. Noch streiten sich die Wissenschaftler, ob man mehr auf Kohlenhydrate (low-carb) oder mehr auf Fette (low-fat) verzichten soll. Die Reduktion der Kohlenhydrate hat den Vorteil, dass weniger Insulin ausgeschüttet werden muss, was die Bauchspeicheldrüse schont und einer Zuckerkrankheit vorbeugt. Weniger Fettaufnahme ist sinnvoll, wenn sowieso schon eine Fettstoffwechselstörung besteht. Übertreiben Sie es aber bitte nicht, der Körper braucht die guten Fette aus Oliven, Leinsamen, Nüssen u. a. für die wichtigen Gehirnzellen. Da in den meisten Sünden, wie Pommes, Chips oder Kuchen sowieso beides enthalten ist, verzichten Sie darauf auf jeden Fall und essen lieber viel Obst und Gemüse. Am besten stellen Sie konsequent auf ökologische Frischkost um. Einigkeit herrscht darüber,

Allgemeine Erkrankungen

dass die Eiweißzufuhr erhöht werden muss. Sonst greift der Körper auf wertvolles Muskeleiweiß zurück, das dann bei erneuter Gewichtzunahme nicht automatisch als Muskel ersetzt wird, sondern als Fett. Durch den Jo-Jo-Effekt werden Sie also nicht nur schwerer, sondern auch fetter! Mindestens 1 g Eiweiß pro kg Körpergewicht sollten es sein, bei älteren Menschen sogar 1,2 g. Dazu eignen sich so genannte Formuladiäten, bei denen einige oder alle Mahlzeiten durch Pulver ersetzt werden, die nur noch angerührt werden müssen.

Haben Sie schon verschiedene Diäten hinter sich, dann ist davon auszugehen, dass es Ihrem Stoffwechsel an wichtigen Vitalstoffen fehlt. Der Heißhunger stellt sich dann automatisch ein, weil der Körper unter einem Mangel leidet, den Sie aber mit den falschen Nahrungsmitteln befriedigen.

Ähnliches passiert bei Nahrungsmittelallergien, bzw. Unverträglichkeiten von Nahrungszusatzstoffen. Machen Sie dann einen Check, der Ihre Bedürfnisse aufdeckt, sodass eine individuelle Nahrungsergänzung zusammengestellt werden kann. Finger weg von der Nulldiät! Ihr Stoffwechsel schaltet nur auf Sparbetrieb um und verbrennt gar nichts mehr. Geben Sie ihm im Gegenteil immer gut zu tun, indem Sie ihm viele Ballaststoffe aus Gemüse und Getreide anbieten.

Nahrungsergänzung: Der Topinambur-Sirup Intertropheen (IHLE Vital) mit Inulin enthält zusätzlich Ballaststoffe, wertvolles Kalium, Bioflavonoide und macht mit wenigen Kalorien satt. In InuVit (Symbio-Pharm) sind neben Inulin noch Vitamine enthalten. Einfach 1 Beutel in 1 Glas Wasser rühren und zum Essen trinken.

Entsäuern Sie mit Kanne Brottrunk. Und greifen Sie zu Biestmilch (Trixsters) mit viel gutem Eiweiß. Die wichtigsten Vitamine, Selen und Q10 haben Sie in 1–3 × tgl. 1 Cuvital (Köhler).

Äußerlich: Adipositas ist ganz klar eine Bewegungsmangelerkrankung. Darum geht es nicht nur um das Senken der Energiezufuhr sondern gleichzeitig um die Erhöhung des Energieverbrauchs! Kombinieren Sie Ausdauer- mit Muskeltraining. Mehr Muskeln = Verbesserung des Stoffwechsels und mehr Fettverbrennung selbst im Ruhezustand! 30 Minuten sollten Sie mindestens 3 × in der Woche Sport treiben. Ideal sind Nordic Walking und Schwimmen bzw. Wassergymnastik, weil dabei die Gelenke geschont werden.

Zuckerkrankheit

Wer an Diabetes mellitus, wie es vollständig heißt, erkrankt, leidet an einer Störung des Zuckerstoffwechsels. Das Hauptsymptom ist der erhöhte Blutzuckerspiegel. Beim Typ 1 sind die Insulin produzierenden Zellen der Bauchspeicheldrüse zerstört, wobei Infektionen, Impfungen und genetische Veranlagungen eine Rolle spielen. Beim Diabetes mellitus Typ 2 sind die Zellen nur müde, können durch Medikamente noch eine gewisse Zeit lang zu verstärkter Aktivität angeregt werden, ehe sie total erschöpft sind.

> **Der Stoffwechsel** ▶

Durch ungesunde Ernährung, Übergewicht, Bewegungsmangel und Rauchen reagieren die Körperzellen nicht mehr so richtig auf das Insulin, man spricht deshalb von einer Insulinresistenz.

Therapie
Konventionell

Beim Typ 1 ist natürlich Insulin unverzichtbar. Durch die richtige Ernährung, Bewegung und Nahrungsergänzungen können Sie Spätfolgen vorbeugen. Den Typ 2 können Sie selber verhindern, bei erblicher Veranlagung hinauszögern oder die Medikamententherapie in Grenzen halten, wenn Sie begleitende Methoden einsetzen. Es kommen verschiedene Medikamente in Frage. So genannte Insulin-Sensitizer machen die Körperzellen sensibler für Insulin (z.B. Metformin). Mit Sulfonylharnstoffen und Gliniden wird die Insulinausschüttung angeregt. Resorptionsverzögerer verlangsamen die Glukoseaufnahme. Seit 2007 gibt es Inkretin-Mimetika, die bestimmte Hormone erhöhen, die wiederum für die Insulinausschüttung zuständig sind. Manche dieser Medikamente sind nur in Verbindung mit anderen blutzuckersenkenden Präparaten zugelassen.

Unterstützend

Ernährung: 45–60 % der Energie soll aus Kohlenhydraten mit niedrigem glykämischen Index gedeckt werden. Vollkornprodukte, reichlich Ballaststoffe, viel Obst und Gemüse sind zu empfehlen. Nur ein Viertel bis maximal 35 % der Energie soll aus Fett bestehen. Am besten sind die einfach ungesättigten Fettsäuren, danach kommen die mehrfach ungesättigten

---

Gut zu wissen

Schwangerschaftsdiabetes

Aufgrund hormoneller Veränderungen während der Schwangerschaft kann ein Diabetes auftreten. Für gewöhnlich verschwinden die Anzeichen nach der Geburt des Kindes wieder. Etwa 9 % der Betroffenen bekommen jedoch in den folgenden Jahren Diabetes 2. Bei Übergewicht und Zuckerkrankheit in der Familie werden deshalb in verschiedenen Phasen der Schwangerschaft Zuckerbelastungstests durchgeführt. Um ein gesundes Baby zu bekommen, darf Ihr Blutzucker nicht regelmäßig zu hoch sein.

Fettsäuren. Übrigens hat eine neue Studie gezeigt, dass eine Handvoll Walnüsse jeden Tag den Langzeitzuckerwert senkt! Bei Heißhungerattacken zu Proteinen statt zu Süßigkeiten greifen. Mit der Formoline Eiweiß-Diät (Biomedica) mit Tryptophan und Carnitin werden Sie rascher satt und bekommen eine Extraportion Eiweiß.

Nahrungsergänzung: Der Blutzuckerlangzeitwert kann durch das begleitete Ernährungskonzept Bodymed gesenkt werden, wie wissenschaftliche Untersuchungen mit 85 Patienten gezeigt haben. Die Folge: Die Insulindosis kann sinken. Ballaststoffe, z.B. in Intertropheen (IHLE Vital) helfen beim Typ 2 Diabetes, um den Blutzuckerspiegel zu stabilisieren. Bei Verstopfung helfen Flohsamenschalen.

Spezielle Nahrungsergänzungen sind auf den diabetischen Stoffwechsel zugeschnitten und sollen den bei Diabetes so häufigen

Allgemeine Erkrankungen

Gefäßkomplikationen vorbeugen, z. B. 3 × 1 DIABETOWELL (biosyn) mit einer breiten Palette von Vitaminen, Mineralstoffen und Spurenelementen, 3 × 1 Alsiroyal (in Apotheken Alsidiabet) Diabetiker Mikrodurchblutung (Alsitan) mit Vitaminen, sekundären Pflanzenstoffen und guten Pflanzenfetten, 1 × 1 Alsiroyal Zimt-Catechine (Alsitan) mit einer standardisierten Zimtmenge, da Zimt ebenfalls bei Typ-2-Diabetes das Blutzuckerprofil bessert, 3 × 2 Tuim arteria (Dr. Willmar Schwabe) mit Rotetraubenextrakt und Perillaöl, 2 × 1 Life Light D2-Formula (Life Light), eine Kombination aus Mineralstoffen, Spurenelementen, Vitaminen, Amino- und Fettsäuren, Enzymen und bioaktiven Pflanzenschutzstoffen. Wenn Wunden nicht richtig heilen wollen oder bei Infektneigung Zink, z. B. 3 × tgl. 1–2 Tbl. Unizink 50 (Köhler) oder Biestmilch Kapseln (Trixsters).

Äußerlich

Bewegen Sie sich! Studien haben gezeigt, dass Diabetiker, die täglich rund 40 Minuten zügig spazieren, ihren Blutzuckerlangzeitwert (er sollte unter 7 % liegen) senken und ihren Stoffwechsel verbessern.

Fettstoffwechselstörungen

Beim Stichwort Blutfette fällt den meisten sofort Cholesterin ein. Das ist ein wichtiger Bestandteil unserer Zellmembranen, außerdem ein Grundbaustein für viele lebenswichtige Hormone und wichtig für den Energiestoffwechsel. Man unterscheidet LDL, HDL und VLDL-Cholesterin (**H**igh oder entsprechend **V**ery **L**ow **D**ensity Lipoprotein). LDL-Cholesterin transportiert das Cholesterin von der Leber in die Gefäße. Dort wird es abgelagert und führt zur Arteriosklerose. HDL-Cholesterin transportiert das Cholesterin dagegen von den Gefäßen in die Leber. Da ein hoher HDL-Spiegel mit einem verminderten Arteriosklerose-Risiko verbunden ist, spricht man auch vom guten Fett. Risikofaktoren verraten sich durch hohe LDL-Werte, das Lipoprotein a, das bei 20 % unserer Bevölkerung erhöht ist, und das Homocystein (s. u.). Häufigste Ursache für einen gestörten Fettstoffwechsel sind Übergewicht bzw. Adipositas und Bewegungsmangel.

Therapie

Konventionell: Zunächst muss bei Ernährung und Bewegung angesetzt werden. Medikamente sollen das LDL-Cholesterin senken und die HDL-Werte erhöhen. Das leisten Statine (z. B. Simvastatin, Pravastatin, Lovastatin oder Fluvastatin). Aber Vorsicht: Dadurch wird auch die Produktion des körpereigenen Q 10 (auch Ubichinon)

Gut zu wissen

Der Schein trügt

Ein Gesamtcholesterinwert von 220 mg/dl liegt noch im Grenzbereich und wird von dem einen oder anderen Arzt nicht als bedenklich eingestuft. Dahinter könnte aber ein deutlich zu hoher LDL-Wert von 200 mg/dl und ein deutlich zu niedriger HDL-Wert von 30 mg/dl stecken – beides wäre äußerst bedenklich!

Der Stoffwechsel ◄

gehemmt, das ein wichtiger Energielieferant des Herzens ist. Q 10 sollte deshalb immer die Statintherapie ergänzen. Auch Muskelschmerzen, die unter der Statintherapie gefürchtet sind, bessern sich durch die Gabe von 100 mg Q 10.

Alternativ und unterstützend
Spagyrik: Nehmen Sie je 3 × tgl. 20 Tr. in einem Glas Wasser von PLEVENT spag. Peka Tropfen senkt erhöhte Cholesterin- und Triglyceridwerte und SPECIOL spag. Peka Tropfen (Pekana) stärkt die Leistung der Bauchspeicheldrüse.

Pflanzenmittel: Einige sekundäre Pflanzenstoffe greifen positiv in den Fettstoffwechsel ein. Das sind Saponine aus Hülsenfrüchten, dem Cholesterin ähnelnde Phytosterine und Schwefelverbindungen, so genannte Sulfide, die in frischem Knoblauch und in Zwiebeln enthalten sind, sowie Tocotrienole, die in Hafer-, Roggen- und Gerstensamen vorkommen. Übrigens: Auch der Wirkstoff Pterostilben, der in Weintrauben und reichlich in Heidelbeeren enthalten ist, senkt nachweislich Cholesterin, noch ist allerdings nicht klar, in welcher Verzehrmenge.

Ernährung: Da Übergewicht Risikofaktor Nummer 1 bei den Fettstoffwechselstörungen ist, muss dies zunächst abgebaut werden. Selbst bei einer fettarmen Diät brauchen Sie gute Fette, am besten in Form von Oliven- und Leinöl, sowie zwei großen Fischportionen pro Woche. Übrigens: Die Blutfette steigen nicht etwa nur durch das Essen von fettigen Speisen, entscheidender ist der Zucker. Halbieren Sie Ihren Zuckerkonsum, sinken die Blutfette deutlich ab, auch ohne Gewichtsverlust.

Viele Ballaststoffe haben eine nachweislich cholesterinsenkende Wirkung. Das sind vor allem diejenigen, die besonders stark quellen. Sie erhöhen das Stuhlvolumen so, dass der Stuhl schneller ausgeschieden wird, der Speisebrei also nicht so lange im Darm bleibt und Cholesterin nicht in großer Menge durch die Darmwand ins Blut gelangen kann. Sehr zu empfehlen sind Flohsamenschalen, Leinsamen, Pektin, Haferkleie und Guarkernmehl.

Nahrungsergänzung: Statt des frischen Fisches können Sie Fischölkapseln nehmen, z. B. Lachsöl (hypo-a). Ebenfalls günstig ist die Kombination von Perillaöl mit Rotetraubenextrakt für die Gefäße in Tuim arteria (Dr. Willmar Schwabe).

Fertige Ballaststoffprodukte: Intertropheen (IHLE Vital) oder Formoline 112 (Biomedica). In InuVit (SymbioPharm) sind neben Inulin noch Vitamine enthalten, 1 Beutel in 1 Glas Wasser rühren und zum Essen trinken.

2 × 1–2 Life Light Stoffwechsel plus (Life Light) regt die Fettverbrennung an und verbessert die Energiebildung. 3 × 3 Tr. CERES Cynara Urtinktur (ALCEA) mit Artischocke unterstützen den Gallefluss.

Äußerlich
Sport senkt das LDL- und vermehrt das HDL-Cholesterin, wenn er mindestens 3 × pro Woche für je 30 Min. betrieben wird. Ideal sind Nordic Walking, Wandern, Radfahren und Schwimmen. Tägliche Leberwickel mit Kanne Brottrunk, den Sie natürlich auch gern trinken können, regen die Leber an.

Allgemeine Erkrankungen

Herz-Kreislauf-Erkrankungen

Noch immer sind Herz-Kreislauf-Erkrankungen Todesursache Nummer eins in Deutschland. Grund genug, hohen Blutdruck und Herzstolpern ernst zu nehmen. Wussten Sie, dass Frauen in punkto Herzerkrankungen schlechter versorgt werden als Männer, darum die Sterblichkeit gerade bei Frauen unter 50 Jahren höher liegt als die der Männer? Die Gründe dafür sind vielfältig und werden später noch genauer beleuchtet. Jetzt heißt es erst mal: Selbst ist die Frau! Lernen Sie die häufigsten Erkrankungen kennen.

Niedriger Blutdruck

Der Fachausdruck für einen krankhaft niedrigen Blutdruck lautet Hypotonie.

Wann gilt der Blutdruck als zu niedrig? Die WHO hat für Frauen einen Wert von 100/60 und für Männer 110/70 mmHg

Gut zu wissen

Der „normale" Blutdruck

Der Blutdruck wird mit zwei Werten angegeben. Als normal gilt 120 zu 80 mmHg. Die Einheit bedeutet „Millimeter Quecksilbersäule" und geht auf frühere Messmethoden zurück. Der erste Wert ist der systolische, gewissermaßen der aktive Wert, der gemessen wird, während das Herz Blut in den Kreislauf pumpt. Der niedrigere zweite Wert ist der diastolische, der während der Ruhephase gemessen wird.

festgelegt. Frauen sind viermal häufiger als Männer von zu niedrigem Blutdruck betroffen. Tatsächlich ist der niedrige Druck alleine nicht bedrohlich, er schützt sogar vor Herz-Kreislauferkrankungen. Ein Grund zur Freude ist er aber auch nicht, denn er führt zu dauernder Müdigkeit, Konzentrationsstörungen und Schwindelanfällen. Man geht sogar davon aus, dass durch die schlechtere Durchblutung des Gehirns die geistige Leistungsfähigkeit und die Reaktionsfähigkeit herabgesetzt sind, was unter anderem das Unfallrisiko ein wenig erhöht.

Ursachen

Meist liegt eine angeborene, auch primäre oder essentielle Hypotonie vor. Es kann sich aber auch um eine sekundäre Hypotonie handeln, die von bestimmten Medikamenten oder Erkrankungen verursacht wird. Eine Unterfunktion der Schilddrüse, der Nebennierenrinde oder der Hirnan-

Herz-Kreislauf-Erkrankungen ▶

Das rät die Ärztin

Lassen Sie unbedingt abklären, dass kein körperliches Leiden Grund für einen niedrigen Blutdruck ist. Steht das fest, können Sie beruhigt sämtliche Möglichkeiten nutzen, die Ihre Lebensqualität trotz Hypotonie deutlich steigern.

hangsdrüse kann ebenso Auslöser sein wie eine Herzschwäche oder auch ein Herzklappenfehler.

Sonderfall orthostatische Hypotonie

Viele kennen das: Man bückt sich und muss sich schnell irgendwo festhalten, weil es schwarz vor Augen wird. Dieses Phänomen heißt orthostatische Hypotonie und entsteht, weil das Blut beim Aufstehen oder Aufrichten in den unteren Teil des Körpers sackt. Das Gehirn wird nicht versorgt, was Sehstörungen und Schwindel bis hin zur Ohnmacht zur Folge haben kann. Es kann im Rahmen einer sekundären Hypotonie auftreten, mit Schädigungen des Nervensystems oder der Beinvenen zu tun haben.

Therapie

Konventionell

In Deutschland sollen jährlich über eine Milliarde Euro für blutdrucksteigernde Mittel ausgegeben werden. Dabei sollten nur in schweren Fällen und dann nur möglichst kurzzeitig Medikamente gegeben werden. Liegt eine organische Ursache vor, muss selbstverständlich die therapiert werden.

Alternativ

Spagyrik: 3×tgl. 20 Tr. co-HYPOT spag. Peka Tropfen (Pekana) in Wasser, bei Bedarf öfter.

Pflanzenmittel: 3×tgl. 3 Tr. CERES Rosmarinus Urtinktur (ALCEA) hilft langfristig. Auch Weißdornspezialextrakt in Crataegutt (Dr. Willmar Schwabe) stärkt. Am besten am Anfang 2× tgl. mit einer höheren Dosis als Tabletten oder Tropfen beginnen, bei Erfolg reduzieren.

Ernährung: Viel trinken, denn viel Flüssigkeit erhöht den Blutdruck. Kaffee, schwarzer Tee, Energy-Drinks oder Sekt wirken leider nur kurz. Je mehr man davon konsumiert, desto weniger reagieren die Rezeptoren noch. Sie müssen die Mengen ständig steigern, der Blutdruck stürzt danach immer schneller und tiefer. Probieren Sie mal ein Glas Wasser mit Kochsalz. Hilft das, wissen Sie, dass Ihnen Salz fehlt.

Nahrungsergänzung: Anfangs 3×2, nach Besserung 3×1 Trophicard (Köhler) mit Kalium und Magnesium in organischer, gut verwertbarer Form.

Bachblüten: Im Akutfall Rescue Tropfen probieren.

Äußerlich

Sport mit mittlerer Belastung, bei dem möglichst viele Muskelgruppen aktiviert werden, ist gut, z.B. Nordic Walking. Durch den Wasserdruck beim Schwimmen entsteht zusätzliches Gefäßtraining. Ähnliches gilt für das Radfahren, bei dem die Muskelpumpe in den Waden aktiviert wird. Auch morgendliches Wechselduschen und kalte

261

Allgemeine Erkrankungen

Gesichtsgüsse nach dem Aufstehen helfen. Wenn es sehr schlimm ist, hinsetzen oder besser hinlegen, Beine hoch, Kopf tief und Kleidung lockern.

Hoher Blutdruck

Bei der Hypertonie, dem Bluthochdruck, handelt es sich um eine Störung, die behandelt werden muss. Auf lange Sicht müssen Sie sonst mit Organschädigungen rechnen. Ab 140/90 mmHg liegt Hochdruck vor. Das Fatale: Der Betroffene merkt zunächst nichts davon. Es ist sogar gut möglich, dass er sich besonders wohl und fit fühlt – sehr im Gegensatz zu dem mit dem niedrigen Blutdruck, der dauernd schlapp ist. Jeder dritte bis jeder zweite Erwachsene ist betroffen.

die Gefäße starrer und enger, so dass unser intelligenter Körper den Blutdruck erhöht, damit alle Organe ausreichend mit Blut und Sauerstoff versorgt werden können. Neben erhöhten Blutfetten spielt noch ein anderer Stoff, die Aminosäure Homocystein, eine Rolle, die das Gefäßendothel schädigen kann, wenn zu viel davon in unserem Blut schwimmt. Neben angeborenen Störungen des Homocystein-Stoffwechsels sind in der Regel Lebensstil- und Ernährungsfaktoren schuld mit einem Mangel an Folsäure und Vitamin B12.

Ursachen

Genau wie bei dem zu niedrigen Blutdruck liegt auch hier oft eine Veranlagung vor. In 10–20 % der Fälle sind Erkrankungen (vor allem Übergewicht, Nierenerkrankungen, Schilddrüsenstörungen) oder Medikamente schuld. Mit zunehmendem Alter werden

Symptome

Wenn sich Krankheitszeichen zeigen, dann handelt es sich bereits um Warnsignale geschädigter Organe. Das kann sein: Kopfschmerz, Schwindel und Sehstörungen, Nasenbluten oder auch Schmerzen in der

Gut zu wissen

Einmal messen reicht nicht

Bevor von Bluthochdruck die Rede ist, muss der Wert von 140/90 mmHg mehrfach gemessen worden sein. In einigen Fällen kann es sinnvoll sein, eine Langzeitmessung vorzunehmen, bei der die Manschette 24 Stunden am Arm bleibt. Das schließt Schwankungen und falsche Rückschlüsse aus und gibt Hinweise, ob Bewegung oder Ruhe Einfluss haben.

So messen Sie richtig:
Entspannt hinsetzen und 5 Minuten zur Ruhe kommen, den Arm entspannt und ohne einschnürende Ärmel auf ein Kissen auf die Tischplatte legen, so dass die Stelle, an der Sie den Blutdruck messen, auf Herzhöhe liegt. Am bequemsten messen Sie mit automatischen Manschetten am Handgelenk.

Herz-Kreislauf-Erkrankungen ▶

Brust und Kurzatmigkeit. Neben dem Blutdruckmessen müssen Blut- und Urinuntersuchungen folgen, wenn erst der Verdacht einer Hypertonie besteht.

Therapie
Konventionell
Liegen weitere Risikofaktoren im Bereich des Herz-Kreislauf-Systems oder Organschäden vor, oder handelt es sich um den höchsten Schweregrad mit einem Blutdruck von 180/100 mmHg, kommen Arzneimittel zum Einsatz. Mit einem ist es in den seltensten Fällen getan. Der Blutdruck wird von zu viel verschiedenen Botenstoffen und Enzymen reguliert. Darum müssen meist auch bis zu 3 Medikamente verabreicht werden, die sozusagen an allen nötigen Stellen eingreifen. Machen Sie sich darauf gefasst, dass es Ihnen mit Beginn der Einnahme nicht gleich besser, oft sogar erst schlechter geht. Das hängt damit zusammen, dass der Organismus sich auf den niedrigeren Blutdruck einstellen muss. Setzen Sie keinesfalls eigenmächtig die Tabletten ab, sondern sprechen Sie über etwaige Nebenwirkungen mit Ihrem Arzt.

Wenn möglich alternativ, sonst unterstützend:
Spenglersan: Spenglersan Kolloid A (Meckel) senkt, zusammen mit Blutdruckmedikamenten verabreicht, deren Nebenwirkungen. Bei schweren Fällen mit 1 × tgl. 5 beginnen, dann langsam auf 3 × tgl. 5–10 Sprühstöße steigern, die auf die Innenseite der Ellenbeuge gesprüht und eingerieben werden. Mindestens 3 Monate lang regelmäßig anwenden.

Spagyrik: 3 × tgl. 20 Tr. co-HYPERT spag. Peka Tropfen (Pekana) in Wasser.

Pflanzenmittel: 3 × tgl. 3 Tr. CERES Viscum Urtinktur (ALCEA) mit Mistelkraut bitte unter ärztlicher Begleitung nehmen!

Ernährung: Versuchen Sie, wenn Sie zu viel auf den Rippen haben, langfristig auf einen BMI im Normbereich zu kommen. Schon 10 kg Gewichtsverlust können den systolischen Wert um 5 oder bis zu 20 mmHg senken (S. 253 Adipositas). Die Reduktion des Kochsalzkonsums gilt heute nur noch für ganz spezielle Hypertonieformen. Auf jeden Fall sollten Sie aber gutes Salz benutzen, z. B. Kristallsalz, Meersalz, Himalajasalz, da neben Natrium weitere Salze enthalten sind. Nehmen Sie reichlich Kalium, den Gegenspieler von Kochsalz, zu sich. Es ist vor allem in pflanzlicher Nahrung enthalten, weshalb viel frisches Obst und Gemüse empfohlen wird. Tierische Fette und Zucker lassen die Werte steigen. Das gilt auch für Alkohol!

Nahrungsergänzung: Kanne Brottrunk mit reichlich guten Mineralstoffen können Sie ohne Mengenbeschränkung trinken. B-Vitamine und Mineralstoffe sind sinnvoll, z. B. CARDIOWELL (biosyn). 2 × tgl. 1 Alsiroyal Expert Arterien aktiv, in der Apotheke (Alsicor, Alsitan), enthält zusätzlich Kakaoextrakt, der die Gefäßfunktion verbessert. Oder Tuim arteria (Dr. Willmar Schwabe).

Sonstiges: In vielen Fällen können die Traditionelle Chinesische Medizin oder die Homöopathie helfen.

Allgemeine Erkrankungen

Äußerlich
Da Bewegung den Blutdruck nicht erhöht, sondern reguliert, ist sie auch hier zu empfehlen. Sprechen Sie das Pensum mit Ihrem Arzt ab, der Ihnen eventuell zur Blutdruckmessung während dem Sport rät.

Tipp: Rauchen treibt den Blutdruck in die Höhe. Wenn Sie nicht komplett verzichten können, reduzieren Sie zumindest drastisch. Lernen Sie, Ihren Kreislauf mit Entspannungstechniken in den Ruhezustand zu zwingen.

Koronare Herzerkrankungen

Ablagerungen von Blutfetten und weißen Blutkörperchen in den Gefäßen führen logischerweise zu einer Verengung der Gefäße. Sind die Herzkranzgefäße betroffen, spricht man von einer koronaren Herzerkrankung, kurz KHK, oder einem Koronarsyndrom.

In den Industrieländern ist die KHK die häufigste Todesursache, in Deutschland stirbt knapp jeder Zweite daran. Die Häufigkeit wächst ab dem 60. Lebensjahr, bei Frauen nach der Menopause.

Ursachen und Symptome
Zum Teil spielt die erbliche Veranlagung eine Rolle. Wer weiß, dass in der Familie frühe Herzinfarkte vorgekommen sind, angeborene Gerinnungs- oder Fettstoffwechselstörungen hat, sollte seine Gefäße regelmäßig kontrollieren lassen. Auch Diabetiker tragen ein höheres Risiko. Meistens sind die Ursachen jedoch hausgemacht: zu wenig Bewegung, zu hohe Blutfette, Übergewicht und Stress. Bei Rauchern lagern sich zusätzlich Teerbestandteile und andere Giftstoffe in den Gefäßen an, das erhöht das Risiko um das Doppelte bis Dreifache. Allerdings schadet nach einer englischen Studie negativer Stress dem

Herzen mehr als Rauchen und hohes Cholesterin zusammen!

Das typische Symptom ist die so genannte Angina pectoris. Darunter versteht man das Gefühl der Brustenge. Der Betroffene hat den Eindruck, nicht genug Luft zu bekommen. Meist wird das von Schweißausbrüchen, Angstzuständen und vor allem Schmerzen begleitet, die bis in den Rücken, die Arme oder in den Kiefer abstrahlen

Gut zu wissen

Differenziert betrachten, bitte!

Wie schon erwähnt, werden Frauen weniger gut versorgt als Männer, wenn es um Herzerkrankungen geht. Das hat nichts mit bewusster Herabsetzung zu tun, sondern liegt unter anderem daran, dass der typische Kandidat für einen Herzinfarkt in den Augen der Mediziner noch immer ein Mann ist. Hat eine Frau eine Herzerkrankung, wird eher mal auf Beschwerden im Oberbauch getippt. Kein Wunder: Frauen klagen eher über Übelkeit und müssen sich übergeben, während Männer die klassische Brustenge als Symptom angeben.

Herz-Kreislauf-Erkrankungen

können. Auch Unwohlsein kann dazu gehören. Das geschieht anfangs nur bei körperlicher Anstrengung oder großer seelischer Belastung, wenn das Herz mehr leisten muss. Es wird dann nicht mit genug Sauer- und Nährstoff versorgt. Auf diese Notlage reagiert es mit den Schmerzen. Im fortgeschrittenen Stadium kann die Angina pectoris schon im Ruhezustand auftreten. Nimmt man bei einem Anfall Nitroglycerinspray oder Kapseln, die zerbissen werden müssen, verschwinden die Symptome innerhalb von höchstens fünf Minuten.

Übrigens: Bakterien, die eine Zahnfleischentzündung auslösen – nach dem 35. Lebensjahr die Hauptursache für Zahnverlust – sind auch verantwortlich für entzündliche Gefäßverkalkungen. Regelmäßig zum Zahnarzt gehen und die Zähne pflegen ist also aktiver Gefäßschutz.

Diagnose

Die Symptome können auf eine Reihe von Erkrankungen hindeuten, die entsprechend ausgeschlossen werden müssen. Dazu gehören auch andere Herzerkrankungen, Beschwerden des Nerven- und Bewegungsapparates oder auch Krankheiten des Verdauungstrakts.

Neben dem Ruhe-EKG ist oft noch ein EKG unter Belastung nötig, eine spezielle Ultraschalluntersuchung oder Röntgenaufnahmen mit Kontrastmittel. Mithilfe eines Herzkatheters, der von einer großen Arterie in der Leiste bis ins Herz geschoben wird, kann der Arzt Verengungen sehen und eventuell gleich behandeln.

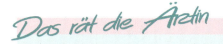

Tritt erstmals ein ungewohnter Druck oder Schmerz in der Brust auf, sollten Sie dies unbedingt untersuchen lassen, um einem Infarkt vorzubeugen. Schlägt das Nitroglycerin nicht an, ist sofort ein Arzt zu rufen. Durch die Unterversorgung mit Sauerstoff sterben Herzmuskelzellen ab. Schnelles Handeln soll den Verlust so gering wie möglich halten.

Herzinfarkt

Zum Herzinfarkt kommt es, wenn ein Herzkranzgefäß vollständig verstopft. Oder wenn es sich so verkrampft, dass kein Blut mehr durchfließen kann. Während beim Mann beim Herzinfarkt Brust und linker Arm schmerzen, läuft der Infarkt bei der Frau anders ab: sie klagt über Bauchschmerzen, Übelkeit, Unwohlsein, Müdigkeit, Herzklopfen oder Atemnot oder fällt kurz in Ohnmacht. Nach der NAN (Nase-Arm-Nabel)-Regel sollten Sie bei Beschwerden, die in diesem Bereich auftreten und länger als 15 min anhalten, dringend den Notarzt rufen. Besonders bei Übergewicht, Bluthochdruck oder Diabetes ist das Risiko groß, dass unspezifische Beschwerden durch einen Herzinfarkt verursacht sind.

Therapie
Konventionell

Eine koronare Herzerkrankung muss immer therapiert werden, da sie von allein nie abheilt. Unbehandelt besteht die Gefahr von Kammerflimmern, was zum plötzlichen Herztod führen kann. Wird ein Gefäß völlig verschlossen, führt das zum Herzinfarkt. Es kommt immer eine Kombi-

Allgemeine Erkrankungen

nation aus Risikomanagement, Medikamenteneinsatz und möglicherweise chirurgischen Maßnahmen zum Tragen.

Risikomanagement: Sämtliche vorliegenden Risikofaktoren, auf die Einfluss genommen werden kann, müssen angegangen werden. Das heißt:

- Absolutes Rauchstopp – man geht davon aus, dass 2 Jahre nach dem Aufhören das Risiko auf das eines Nichtrauchers sinkt.
- Abbau von Übergewicht und eine Ernährungsumstellung weg von tierischem Fett und Zucker, hin zu frischem Obst, Gemüse und frischem Seefisch.
- Senken des Blutdrucks.
- Behandlung einer Diabetes-Erkrankung.
- Gefäßtraining durch Bewegung. Gefäßregeneration durch Nahrungs- und Nährstoffergänzungen.
- Erlernen und Anwenden von Entspannungsmethoden.
- Besserung psychosozialer Komponenten mithilfe von psychologischer oder psychiatrischer Therapie.

Medikamente: Die Präparate sollen vor allem das Fortschreiten der Gefäßverengung verhindern und darüber hinaus dafür sorgen, dass das Herz möglichst ökonomisch arbeitet, was bedeutet, dass es mit möglichst wenig Sauerstoff auskommt. Welche Mittel verordnet werden, hängt in erster Linie davon ab, welche Leitsymptome und weiteren Erkrankungen vorliegen.

Chirurgische Maßnahmen: Eine Reihe von Eingriffen werden inzwischen routinemäßig mit gutem Erfolg durchgeführt. So können verengte Gefäße durch körpereigene Venen ersetzt (Bypass) oder mit Edelmetallröhrchen gestützt werden (Stent). Ohne Veränderung des Lebensstils bilden sich jedoch rasch neue Ablagerungen.

Vorbeugend und unterstützend
Die Empfehlungen entsprechen denen bei Bluthochdruck und Herzrhythmusstörungen.

Spagyrik: Zur Vorbeugung und Nachsorge des Herzinfarktes 3 × 20 Tr. CANGUST. spag. Peka Tropfen in Flüssigkeit.

Pflanzenmittel: Zusätzlich schützt grüner Tee nachweislich vor Herz-Kreislauferkrankungen.

Und: Kaum zu glauben, aber bewiesen, regelmäßige Bewegung ist genauso gut wie ein Stent!

Aus dem Rhythmus

In unserem Herzen sorgen 2 elektrische Taktgeber dafür, dass sich der Herzmuskel mal schneller und mal langsamer zusammenzieht, der Sinusknoten am Eingang des rechten Vorhofs, und der AV-Knoten, zwischen Vorhof und Kammer. Die elektrischen Impulse kann Ihr Arzt durch das EKG, was außen am Brustkorb abgeleitet wird, überprüfen. Vielleicht haben Sie selber schon mal das Gefühl gehabt, dass das Herz stolpert (zusätzliche Schläge) oder das Herz rast. Der Fachmann spricht dann von Tachykardie. Das ist nicht schlimm, wenn es gelegentlich bei einer starken emotionalen oder körperlichen Belastung vorkommt. Passiert das häufiger, müssen Sie aber zum Arzt gehen. Es kann nämlich sein, dass Ihr Sinusknoten eine zu schnelle Abfolge von Signalen sendet, auf die das Herz gar nicht mehr rasch genug antworten kann. Schlimmstenfalls wird nicht mehr genug Blut in den Kreislauf gepumpt und Sie werden ohnmächtig. In so einem Fall muss rasch gehandelt werden, mit einem Defibrillator werden dem Herzen von außen Stromstöße verpasst. Damit dieser Notfall, der auch für einen Sekundenherztod verantwortlich sein kann, gar nicht erst passiert, kann es sein, dass Ihr Kardiologe nach eingehenden Untersuchungen einen Schrittmacher empfiehlt, ein kleines Gerät, das am Brustkorb unter die Haut genäht wird und dass dem Herzen die richtige Frequenz vorgibt. Zunächst wird ihr Arzt aber bei einer Tachykardie oder dem Gegenteil, der Bradykardie, versuchen, mit Medikamenten den Herzrhythmus wieder zu normalisieren.

Haben Sie Herzbeschwerden, dann lassen Sie sich nicht mit Beruhigungstabletten abspeisen. Immer noch werden bei Männern diese Beschwerden ernster genommen als bei Frauen. Wenn allerdings der Kardiologe bei eingehenden Untersuchungen nichts Organisches feststellen kann, die Schilddrüse normal arbeitet und der Orthopäde keine Veränderungen an der Hals- oder Brustwirbelsäule findet, dann nennt man Ihr Leiden Herzneurose, die Angst vor einem Herzleiden. Mit Verhaltenstherapie oder Klassischer Homöopathie können Sie beschwerdefrei werden.

Tun Sie Ihrem Herzen Gutes!

Es gelten alle Ratschläge, die auch bei Bluthochdruck (S. 265) zum Tragen kommen.

Spenglersan: Mit allen Behandlungen kombinierbar 3 × tgl. 5–10 Sprühstöße Spenglersan Kolloid A und K (Meckel) in die Ellenbeuge und leicht einreiben.

Spagyrik: 3 × tgl. 20 Tr. CANOMA spag. Peka (Pekana) in Wasser geben und vor dem Essen trinken, ist ausgeprägt herzstärkend und kann ohne Bedenken über einen sehr langen Zeitraum eingenommen werden.

Pflanzenmittel: Weißdorn hat sich seit Jahrhunderten bei Herzerkrankungen bewährt. Bei Herzschwäche oder Rhythmusstörungen auch in den Wechseljahren 3 × tgl. 3 Tr. CERES Crataegus Urtinktur (ALCEA). Liegt bereits leichte Herzschwäche vor, ist konzentrierter und standardisierter Weißdornextrakt angesagt, der Spezialextrakt WS 1442 in Crataegutt (Dr. Willmar Schwabe). Er kräftigt den Herzmuskel, reguliert Ihren Herzrhythmus, verbessert die Durchblutung der Herzkranzgefäße und des Herzmuskels, erhöht die Sauerstoffverwertung des Herzens und verbessert die körperliche Leistungsfähigkeit. Es gibt unterschiedliche Dosierungen als Tabletten oder Tropfen. Mit 2 × tgl. 1 Crataegutt novo 450 sind Sie gut geschützt – auch begleitend zu anderen Therapien, besprechen Sie die Dosierung mit Ihrem Arzt.

Ernährung: Jahrelanger Alkoholgenuss kann zu Schädigungen bei der Reizüberleitung am Herzen führen, was Herzrhythmusstörungen hervorruft. Zwar gibt es im

Allgemeine Erkrankungen

Rotwein einen Stoff, das Resveratrol, der gut für die Durchblutung ist, aber in so einem Fall nehmen Sie ihn lieber in Tablettenform ein, z. B. 3 × tgl. 2 Tbl. Tuim arteria (Dr. Willmar Schwabe) mit Rotetraubenextrakt und Perillaöl.

Nahrungsergänzung: Die Produkte, die ich Ihnen hier vorstelle, liefern Schutzstoffe für Ihr Herz, ersetzen aber weder die gesunde Ernährung noch die medikamentöse Behandlung durch Ihren Kardiologen! Magnesium und Kalium bekommen Sie aus Kanne Brottrunk. Alternativ oder wenn Sie Herzrhythmusstörungen haben, nehmen Sie 3 × tgl. 1–2 Tbl. Trophicard (Köhler) oder Inzelloval (Köhler). Mit 1–2 × tgl. 1 Kapsel Cuvital Kps. (Köhler) haben Sie B-Vitamine, die den Homocystein-Stoffwechsel normalisieren, Vitamin C und E als Antioxidanzien, Selen und Coenzym Q10 für die Energiegewinnung. Auch HC-Formula (Life Light) mit B-Vitaminen und Granatapfelextrakt senkt den Homocysteinspiegel. CARDIO-WELL (biosyn) ist mit vielen Vitaminen, Mineralstoffen, Spurenelementen und Aminosäuren, Q10, L-Karnitin und Traubenkernextrakt ebenfalls auf die Bedürfnisse des Herzens zugeschnitten. In Cor-Activit (Life Light) sind zusätzlich Resveratrol und Weißdornextrakt enthalten. Coenzym 1 N.A.D.H. ist ein wichtiger Bestandteil von vielen Enzymen. Mit ENADA Coenzym 1 N.A.D.H. (Life Light) Sublingualtabletten erbrachte eine Anwendungsbeobachtung an über 400 Personen eine deutliche Steigerung der Leistungsfähigkeit. Wichtig 2 × tgl. 1 rein pflanzliche und geschmacksneutrale Alsiroyal bioaktive Omega-3-Kapsel (Alsitan) mit Omega-3-Fettsäuren aus dem Leinsamen. Selenmangel kann Herzschwä-

che hervorrufen. Lassen Sie sicherheitshalber Ihren Selenspiegel messen. Ist er zu niedrig, nehmen Sie z. B. 2 × tgl. 1 selenase 200 XXL Trinkampulle (biosyn).

Äußerlich

Krafttraining hat auf die Herzdurchblutung und die Zucker- und Fettwerte im Blut einen besseren Effekt als Ausdauertraining. Früher hieß es, die statische Belastung des Krafttrainings schade dem Herzen eher. Heute weiß man, dass dem Muskelaufbau eine große Bedeutung zukommt. Achten Sie jedoch darauf, dass ein optimaler Muskelaufbau bei geringer Belastung von Herz und Kreislauf erzielt wird. Das wird zum Beispiel durch Intervalltraining mit schnell wechselnden Belastungs- und aktiven Ruhephasen gewährleistet. Innerhalb von Wochen kann eine drastische Verbesserung des Gesundheitszustandes erreicht werden. Lassen Sie sich von Ihrem Arzt über die geeignete Sportart sowie Ihren Maximalpuls gründlich beraten!

Schaffen Sie sich eine Pulsuhr an! Wenn Sie mit dem Training beginnen, sollte Ihre Pulsfrequenz jedoch nicht zu hoch sein. Besprechen Sie das mit Ihrem Arzt! Hören Sie auf Ihren Körper: Sie sollten sich noch unterhalten können und nach dem Sport angenehm frisch und nicht total erschöpft fühlen.

Tipp: Bei leichten Herzrhythmusstörungen können Schüßler-Salze helfen. Die Traditionelle Chinesische Medizin, die konstitutionelle Homöopathie und auch die Neuraltherapie können sowohl bei Herzschwäche als auch bei leichten Rhythmusstörungen in den Händen des Spezialisten ein Segen sein.

Herz-Kreislauf-Erkrankungen ▶

Krampfadern

Wer kennt sie nicht, diese knotig erweiterten, hässlichen Venen, die sich oft über das ganze Bein schlängeln! Der Fachmann spricht auch von Varizen. Fast jeder Dritte ist betroffen, Frauen dreimal häufiger als Männer und mit zunehmendem Lebensalter immer mehr. Aber ohne könnten wir auch nicht, denn die Venen haben eine ganz wichtige Funktion: sie transportieren das verbrauchte, also venöse Blut gegen die Schwerkraft wieder zum Herzen. Dabei leistet das Herz die meiste Pumparbeit, aber ebenso die Wadenmuskulatur und die Elastizität der Venenwände. Bei jeder Bewegung pressen die Muskeln und Venenwände das Blut nach oben, und damit es nicht wieder zurückfließt, wenn die Muskelkraft nachlässt, gibt es Klappen in den Venen, die es aufhalten.

Über 90 % der Venenveränderungen entstehen ohne einen erkennbaren Auslöser, deshalb sprechen die Mediziner dann von einer primären oder anlagebedingten Venenschwäche. Die sekundäre Varikosis ist durch andere Erkrankungen bedingt, bspw. durch eine Venenthrombose. Am häufigsten ist die Veranlagung zu einer Bindegewebsschwäche und damit zur Krampfaderbildung. Bei Frauen kann das Östrogen zu einer weiteren Erschlaffung führen. Jede dritte Frau entwickelt in der Schwangerschaft mehr oder weniger Krampfadern, weil das wachsende Bäuchlein den Blutrückfluss erschwert. Aber meistens bilden die sich nach der Geburt wieder ganz zurück. Neben der Gewebeerschlaffung durch zunehmendes Alter und Übergewicht spielt Bewegungsmangel eine

wichtige Rolle. Stehende oder sitzende Tätigkeiten und die Freizeit vor dem Fernseher auf dem Sofa verhindern die wichtige Funktion der Muskelpumpe. Dagegen spielen die oft zitierte Hitze (Sonne, Sauna) und das Übereinanderschlagen der Beine nur eine untergeordnete Rolle.

Symptome und Diagnose

Die Beine fühlen sich schwer an, sie schwellen an und schmerzen, die Haut spannt sich. Wasser sammelt sich zunächst nur um den Knöchel an, später auch vor dem Schienbein, wenn man darauf drückt, bleiben Dellen bestehen. Wenn man nichts ändert, können sich die Venen entzünden oder es kann sich sogar eine Thrombose, ein Blutpfropf, darin bilden. Die Haut wird unansehnlicher, glänzend, bekommt Pigmentflecken und eines Tages kann sie aufplatzen und Sie haben ein "offenes Bein" (Ulcus cruris).

Ehe etwas an den sichtbaren Krampfadern gemacht werden darf, muss der Arzt gründliche Untersuchungen vornehmen, um sicherzustellen, dass noch genügend

Gut zu wissen

Besenreiser ...

... sind kleine, direkt unter der Haut liegende fächerförmige Venen. Diese feinen Äderchen sind rot-bläulich und nicht gefährlich. Sie können aber ein Hinweis auf Undichtigkeiten der tiefen Venenklappen sein. Sie können heute leicht mit einem speziellen Lasergerät und völlig schmerzlos verödet werden.

Allgemeine Erkrankungen

durchgängige Venen in der Tiefe sind, um das Blut aus den Beinen nach oben zu pumpen. Neben einer speziellen Ultraschalluntersuchung, der Duplexsonographie, wird meistens noch ein Kontrastmittel gespritzt, die Phlebographie, um das tiefe Venensystem darzustellen.

Therapie
Konventionell
Bei leichten bis mäßigen Beschwerden reicht es oft schon, wenn man regelmäßig speziell angepasste Stützstrümpfe trägt. Die heilen zwar nicht und ersparen Ihnen auch nicht das tägliche Bewegungspensum, lindern aber die Beschwerden und verhindern das Fortschreiten. Lassen Sie sich beraten, ob Knie-, Halbschenkel oder Schenkelstrümpfe für Sie am besten sind und lassen Sie sie sich optimal anpassen. Bei starker Ausprägung der Varizen oder im Zusammenhang mit Operationen reichen Strümpfe nicht mehr, dann müssen feste Kompressionsverbände gemacht werden.

Meistens ist ein operatives Vorgehen nicht zu umgehen. Dünne und oberflächliche Venen können verödet werden, entweder mit speziellen Einspritzlösungen oder mit Lasern oder Radiowellen. Größere Varizen kann ein erfahrener Operateur durch Stripping herauslösen, wobei gleichzeitig die Verbindung zu den tiefen Venen abgebunden werden muss. Wollen Sie einen dauerhaften Erfolg haben, dann müssen Sie in den ersten Wochen nach der Operation besonders gut wickeln und marschieren.

Vorbeugend und unterstützend
Schüßler: Calcium fluoratum (Nr. 1) im Wechsel mit Silicea (Nr. 11) jeweils in D12.

Zur Ausschwemmung bei Wassereinlagerungen eignet sich 1–3 × tgl. Natrium sulfuricum D6 (Nr. 10) als „heiße Sieben" (S. 107).

Spagyrik: Je 3 × tgl. 20 Tr. VESTABIL spag. Peka Tropfen (Pekana) in Wasser lindert das Schweregefühl in den Beinen und die Venenschmerzen und HAETRO spag. Peka Tropfen zur Entstauung des Venensystems.

Pflanzenmittel: Aescin, der Hauptwirkstoff im Rosskastaniensamen, hilft vorbeugend und lindernd. Da er in hoher Konzentration die Magenschleimhaut reizt, unbedingt ein magenverträgliches standardisiertes Präparat in der Apotheke kaufen, z.B. je 2 × tgl. 1 Tbl. Noricaven ret. (Bionorica) oder Venoplant retard S (Dr. Willmar Schwabe). 3 × tgl. 3 Tr. CERES Aesculus Urtinktur (3 × 3 Tropfen, ALCEA) enthält auch Rosskastanie. 3 × tgl. 3 Tr. CERES Melilotus Urtinktur (ALCEA) mit Steinklee verbessert die Fließeigenschaften des Blutes.

Enzymtherapie: Droht eine richtige Venenentzündung oder haben Sie eine Thrombose, dann sollten Sie Enzyme einnehmen, vorausgesetzt, der Arzt hat Ihnen nicht gerinnungshemmende Medikamente verordnet! Nehmen Sie z.B. 3 × tgl. 3 Tbl. Wobenzym N (Mucos) über einen längeren Zeitraum ein.

Ernährung: Mit ökologischer Frischkost nehmen Sie genügend Pflanzenstoffe und Mineralien auf, die den Bindegewebeaufbau fördern.

Nahrungsergänzung: Empfehlenswert: 3 × tgl. 1 Tbl. Inzelloval (Köhler) mit Mag-

Herz-Kreislauf-Erkrankungen

nesium, Kalium, Zink, Eisen, Kupfer und Mangan in gut verwertbarer Form. Bei Lymphstauungen ganz wichtig die hochdosierte Einnahme von Selen, z. B. 2–4×tgl. 1 selenase 200 XXL (biosyn).

Äußerlich
Treiben Sie regelmäßig Ausdauersport wie Gehen, Schwimmen oder Radfahren.

Meiden Sie extreme Hitze wie Sonne oder Sauna, auf jeden Fall aber danach ganz kalt abduschen. Wechselduschen und kaltes Wasser verbessern die Blutzirkulation. Beachten Sie folgende Regel: Sitzen und Stehen ist schlecht, Laufen und Liegen besser. Also Füße immer wieder hochlagern, eventuell das Fußende des Bettes höher stellen.

Allgemeine Erkrankungen

Gehirn und Nervensystem

Ein gesundes Herz ist eine Sache. Liegen Störungen im Gehirn oder
Nervensystem vor, ist die Lebensqualität dennoch stark eingeschränkt, das Leben vielleicht sogar bedroht. Wenn es um den Kopf
geht, verschmelzen für die meisten die Bereiche der psychischen und
der physischen Erkrankungen. Dieses Kapitel befasst sich mit den
Erkrankungen des Gehirns bzw. des Gehirnstoffwechsels und denen
des Nervensystems. Vielfach steckt die Forschung hier noch in den
Kinderschuhen.

Wenn der Schädel brummt

Manchmal sind Kopfschmerzen nur ein
Symptom. Zum Beispiel dafür, dass dem
Körper Flüssigkeit fehlt oder im Zusammenhang mit Hals-, Nasen- oder Ohren-
erkrankungen. In 90 % der Fälle handelt es
sich jedoch um primäre Kopfschmerzen.
Dazu gehören Migräne, Spannungs- oder
Clusterkopfschmerz. Betroffen sind nicht
selten Frauen, die nicht mehr wissen, wo
ihnen der Kopf steht.

Migräne

Noch ist nicht endgültig geklärt, warum
einige Menschen von Migräneattacken
heimgesucht werden, die dann von alleine
wieder enden. Sicher ist, dass eine Veranlagung in den Genen festgeschrieben ist.
Sie sorgt anscheinend dafür, dass eine
Reizüberempfindlichkeit vorliegt. Treten
so genannte Trigger auf, meist mehrere
zusammen, lösen sie eine Attacke aus.
Trigger sind zum Beispiel:

- bestimmte Nahrungsmittel, das
  Auslassen einer Mahlzeit, Alkohol
- hormonelle Schwankungen
- Stress und Schlafmangel
- Wetterwechsel
- bestimmte Medikamente

Symptome: Neben dem Kopfschmerz,
meist einseitig, kann Übelkeit bis zum
Erbrechen auftreten.

Therapie
Konventionell
Bei einer schweren Attacke kommt man
um die Einnahme von Medikamenten nicht
herum. Welche das sind, hängt von der Art
des Kopfschmerzes und der anderen Symptome ab. Einige kommen mit frei verkäuf-
lichen Wirkstoffen, wie ASS, Paracetamol,
Diclofenac oder Ibuprofen, aus. Diese müssen allerdings hoch dosiert werden. Hilft
das nicht, kann der Arzt Triptane verschreiben. Die Substanzen sind als Tabletten,
Nasenspray, Zäpfchen oder Fertigspritze zu
haben. Sie führen meist nach 2 Stunden zur

Gehirn und Nervensystem ▶

Linderung, ohne negative Nebenwirkungen zu haben. Es handelt sich jedoch um sehr starke Stoffe, die für Kinder unter 12 Jahren nicht geeignet sind.

Unterstützend
Homöopathie: Dolor orthim Tropfen (Orthim).

Tritt die Migräne im Zusammenhang mit der Menstruation auf, riechen Sie am Abend des 3. Blutungstages an Nux vomica C30. Fühlt es sich an, als würde der Kopf platzen, Cimicifuga D4. Ist die Patientin sehr jung und zerbrechlich und klagt über starken Schwindel und Übelkeit, eher Digitalis D4.

Spagyrik: Im akuten Stadium bis zur Besserung 10 Tr. ADOL spag. Peka Tropfen (Pekana) in Wasser alle halbe Stunde setzen die Anfallshäufigkeit herab und lindern die Schmerzen.

Pflanzenmittel: Ingwer kann einige Symptome lindern.

Ernährung: Trinken Sie auf jeden Fall mindestens 2 l Wasser am Tag, am besten ergänzen mit Kanne Brottrunk. Stellen Sie auf ökologische Frischkost um. Meiden Sie Fertigkost, da die Zusatzstoffe einen Anfall auslösen können.

Nahrungsergänzung: Greifen Sie nur zu hypoallergenen Mitteln, z. B. das Reha-Paket und die ODS-Kombinationen von hypo-a.

Äußerlich: Sport ist unbedingt zu empfehlen. Aber Vorsicht: Überanstrengung kann eine Attacke hervorrufen. Einigen hilft der regelmäßige Gang in die Sauna. Oder probieren Sie Auflagen mit Pfefferminzöl im Nacken oder auf den Schläfen.

Tipp: Tragen Sie in ein Tagebuch ein, was Sie gegessen und getan haben, wie das Wetter war, als Sie eine Attacke bekamen. So lernen Sie Ihre Trigger kennen und können ihnen besser aus dem Weg gehen. Entspannung ist für jeden Migräne-Patienten wichtig, denn Verspannung kann den Schmerz verstärken. Erlernen Sie eine entsprechende Technik oder probieren eine Verhaltenstherapie. Letztere ist für diejenigen gut, die nicht mit Stress umgehen oder ihre Gefühle zeigen können. Typisches Beispiel: „die Wochenendmigräne". Auch Akupunktur kann helfen.

Schwindel

Etwa jeder Zehnte klagt über Schwindelgefühle. Sie treten auf, wenn das Gehirn unterschiedliche Informationen über die Lage des Körpers von seinen drei Quellen, dem Ohr, den Augen und bestimmten Nerven, bekommt. Ungefährlich ist das, wenn es durch äußere Umstände erklärbar ist, wie etwa auf einem Schiff oder im Karussell. Häufig führen Verspannungen oder Erkältungen (Zug) der Halswirbelsäule zum zervikalen Schwindel, der sich durch Verschlechterung im Liegen und bei Lageveränderungen des Kopfes auszeichnet. Schwindel kann aber auch auf eine

Allgemeine Erkrankungen

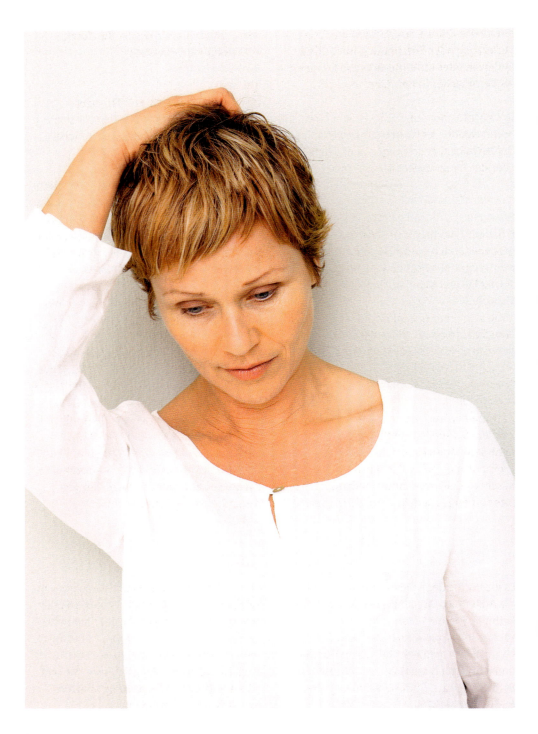

Gehirn und Nervensystem ▶

ernsthafte Erkrankung hindeuten. Eine Verletzung oder Entzündung im Gehirn, Epilepsie oder Multiple Sklerose kommen als Verursacher in Betracht.

Die Ausprägung eines Schwindelanfalls ist unterschiedlich. Der Betroffene kann das Gefühl haben, er schwanke oder drehe sich oder der Raum dreht sich um ihn.

Diagnose

Es ist ganz wichtig, den Schwindel dem Arzt genau zu beschreiben. Blutdruck-messen und EKG können wichtige Informationen liefern. Manchmal kann eine neurologische und orthopädische Untersuchung nötig sein, um die Funktion des Gehirns und der Nerven zu überprüfen und schwere Erkrankungen auszuschließen.

Therapie

Konventionell

Es sollte natürlich der Auslöser behoben werden. Bei niedrigem Blutdruck etwa wird man Maßnahmen zur Anregung des Kreislaufs ergreifen. Für schwere Fälle gibt es schwindeldämpfende Medikamente. Da diese einen Lerneffekt des Gehirns verhin-

dern, sollte man sie nur in absoluten Notsituationen einsetzen.

Alternativ

Homöopathie: 3 × tgl. 1–3 Tbl. oder 3–12 × 10 Tr. Vertigoheel (Heel). In schweren Fällen kann der Arzt davon Ampullen spritzen.

Pflanzenmittel: Bei der Reisekrankheit hat sich Ingwer bewährt. Trinken Sie schon vor Reiseantritt einige Tassen davon und nehmen Sie beispielsweise getrockneten oder eingelegten Ingwer mit. Viel trinken ist überhaupt sinnvoll! Einige Arten von Schwindel werden von dem durchblutungsfördernden Ginkgoextrakt Tebonin (Dr. Willmar Schwabe) gelindert.

Äußerlich: Mithilfe der Physiotherapie kann das Gehirn bis zu einem gewissen Grad „umprogrammiert" werden. Tritt der Schwindel auf, wenn Sie aus dem Liegen aufstehen, ist diese Methode besonders schnell effektiv. Lassen Sie sich sicherheitshalber auf jeden Fall von einem guten Osteopathen untersuchen und behandeln, ein Erfolg sollte bereits nach wenigen Behandlungen erkennbar sein.

Abschied vom Gedächtnis

Es gibt verschiedene Formen von Demenz, die Alzheimer-Demenz, auch Morbus Alzheimer genannt, ist eine davon. Allen Formen ist gemein, dass der Betroffene die Kontrolle über seinen Geist, sein Handeln und damit auch seine Persönlichkeit verliert. Die Ursachen der Erkrankung sind noch nicht geklärt.

Aber: Nicht immer ist gleich Alzheimer im Spiel, wenn Sie mal etwas vergessen oder durcheinander bringen. Selbst wenn eine Demenz vorliegt, muss zunächst die Form geklärt werden. Die vaskuläre Demenz etwa ist die zweithäufigste Form. Sie tritt oft schleichend in Folge von Durchblutungsstörungen im Gehirn auf.

Allgemeine Erkrankungen

Entwicklung, Diagnose

Die Alzheimer Demenz verläuft mit individuellen Ausprägungen in drei Stadien, von
erster Vergesslichkeit und Verwirrung über
den Verlust der eigenen Lebensgeschichte
und starke Verhaltensauffälligkeit bis zum
fast vollständigen Verlust der Sprache und
der Kontrolle über den Körper. Tests und
die Berichte naher Angehöriger geben dem
Arzt Auskunft über Gedächtnis- und Denk-
leistungen. Eine Computer- oder Kernspintomographie kann manchmal die Ursache
offenlegen.

Therapie

Konventionell

Arzneimittel, die zuverlässig und gut helfen,
gibt es nicht. Die vorhandenen Wirkstoffe
sollen weitmöglich den Verlust von Acetyl-
cholin ausgleichen. Dazu gehören Donepe-
zil und Rivastigmin. Für spätere Stadien
kommt der Wirkstoff Memantine infrage.
Bei der vaskulären Demenz werden gerinnungshemmende Präparate verwendet.

Pflanzenmittel: Gesichert ist die Verbesserung der Hirndurchblutung und der kogni-
tiven Leistungen mit Ginkgoblätterextrak-
ten. Zum Beispiel 3 × tgl. 1–2 Tbl. oder
20–40 Tr. Gingopret (Bionorica). Oder
1 × tgl. Tebonin (Dr. Willmar Schwabe), den
mit 240 mg hoch dosierten Ginkgo-biloba-
Spezialextrakt EGb 761. Es gibt auch niedrigere Konzentrationen, die Sie mehrmals
tgl. als Tabletten oder Tropfen schlucken
müssen. Bedenken Sie: Es kann 2–3 Wochen dauern, bis Sie einen Effekt merken.
Dafür dürfen Sie Ginkgo aber auch bedenkenlos über Jahre einnehmen.

Nahrungsergänzung: Tgl. 1 CAREIMMUN
BASIC (biosyn) oder eine Wirkstoffkombi-
nation aus natürlichen Antioxidanzien in
OxyBasic Kapseln (Life Light) und ENACHI
Coenzym 1 (Life Light) sublingual, was die
Energiebereitstellung des Gehirns verbessert. Alternativ Lipon plus (hypo-a), das
mit ạ-Liponsäure und B-Vitaminen die
Energieversorgung der Nervenzellen
verbessern und Freie Radikale abfangen
soll.

Tipp: Gehirnjogging, Musiktherapie, die
Beschäftigung mit alten Bildern und
Geschichten und vor allem liebevolle körperliche und seelische Zuwendung helfen
Betroffenen. Darüber hinaus können Sie
nur in fortgeschrittenem Stadium mit
Hilfsmitteln die Wohnung optimal für
den Kranken einstellen bzw. sorgfältig
ein spezialisiertes Pflegeheim auswählen.

Holen Sie sich selbst Hilfe! Meist sind es ja
die Frauen, die sich um Betroffene kümmern. Gönnen Sie sich regelmäßige Auszei-
ten, um Kraft zu schöpfen und schließen
Sie sich am besten einer Angehörigengrup-
pe an. Dort werden Sie sehen, dass Sie mit
Ihren Zweifeln und Ängsten nicht alleine
sind.

Unterstützend bzw. vorbeugend

Es geht darum, das Gedächtnis zu trainieren und Erinnerungen aufleben zu lassen.
Grundsätzlich scheint ein gesunder Lebensstil mit Vollwertkost und Bewegung (mindestens 7000 Schritte pro Tag) die beste
Prävention zu sein.

276

Augen und Ohren ▶

Augen und Ohren

Das Leben ist schön, wenn man es mit allen Sinnen genießen kann.
Wie selbstverständlich wir uns auf unsere Sinnesorgane verlassen,
merken wir meist erst dann, wenn es zu Störungen kommt.

Die Augen

Wir verlieben uns auf den ersten Blick,
trauen unseren Augen oder eben nicht.
Manchmal lassen sie uns plötzlich im
Stich, oder unser Sehvermögen schwindet
unmerklich. Um mit Erkrankungen besser
umgehen zu können, müssen wir den normalen Sehvorgang verstehen. Lichtstrahlen
treten durch Pupille und Linse in das Auge.
Dabei werden sie gebrochen und fallen ge-
bündelt auf die Netzhaut. Dort finden sich
etwa 120 Millionen Lichtrezeptoren für
hell und dunkel, die Stäbchen, und etwa
7 Millionen Farbrezeptoren, die Zapfen.
Damit das Gehirn ein optimal scharfes Bild
herstellen kann, müssen die gebündelten
Lichtstrahlen genau auf den so genannten
gelben Fleck, auch Makula genannt,
fallen.

Trockenes Auge

Diese Störung wird auch Sicca-Syndrom
genannt. Trockene Luft, PC-Arbeit und
zunehmendes Alter mit Trockenheit der
Schleimhäute können schuld sein. Die
Augen werden rot, jucken, schmerzen, so
dass man manchmal gar nicht mehr scharf
sehen kann. Bereits jeder vierte Deutsche
soll darunter leiden.

Bindehautentzündung

Durch Wind, Sand, Rauch, Chemikalien
oder Bakterien entzündet sich die schützende Schleimhaut des Auges, der Arzt
spricht von Konjunktivitis. Das Auge juckt,
schmerzt, tränt, sondert Eiter ab und ist
extrem lichtempfindlich. Wenn die Beschwerden stark sind oder länger als zwei
Tage anhalten, müssen Sie zum Augenarzt,
der einen Fremdkörper oder eine anste-
ckende Entzündung ausschließen muss.

Sonderfall Gerstenkorn

Dabei handelt es sich um eine bakterielle
Entzündung der Liddrüsen. Nicht daran
herumdrücken, sondern antibakterielle
Tropfen nehmen.

Homöopathie: Wählen Sie aus Apis,
Staphisagria, Pulsatilla, Sulfur, Lycopodium
und Graphites je nach Lokalsymptom aus.
Wenn das Gerstenkorn reif zur Entleerung
ist, wirkt das so genannte homöopathische
Messer, Myristica sebifera D2, meist
rasch.

Schüßler: Halbstündlich im Wechsel
Calcium fluoratum D12 (Nr. 1) und Silicea
D12 (Nr. 11) und Salbe Nr. 1 auftragen. Bei

277

Allgemeine Erkrankungen

Rötung des Gerstenkorns zusätzlich Ferrum phosphoricum D12 (Nr. 3) einnehmen.

Tipp: Bei chronischen Formen immer nach einer toxischen Belastung suchen und den Darm behandeln.

Zerstörung der Makula

Die Makula, jener „gelbe" Fleck, der für scharfes Sehen zuständig ist, hat einen regen Stoffwechsel. Werden dessen Abbauprodukte nicht ordentlich entsorgt, setzen sie sich unterhalb des Flecks fest. Folge: Makula-Degeneration. Sie ist die häufigste Erblindungsursache im Alter.

Symptome und Diagnose
Es beginnt damit, dass im Zentrum des Gesichtsfeldes Störungen auftreten. Beim Lesen verschwinden etwa Buchstaben in der Mitte oder Linien werden verzerrt wahrgenommen. Zur vollständigen Erblindung kommt es nicht. Die trockene Form, die am häufigsten auftritt, entwickelt sich langsam. Bei der feuchten Form, die eine Schwellung der Netzhaut mit Flüssigkeitsaustritt mit sich bringt, kann der Verlauf sehr schnell gehen. Der Arzt wird eine Spiegelung des Augenhintergrundes vornehmen, die Aufschluss über Form und Stadium der MD gibt.

Therapie
Je eher behandelt wird, desto größer ist die Chance, die Erkrankung aufzuhalten. Fragen Sie Ihren Augenarzt nach dem Amsler-Netz, mit dem Sie erste Anzeichen feststellen können. Laut einer Langzeitstudie über 20 Jahre hat sich die so genannte Systemtherapie bewährt. Hier wird das komplette Stoffwechsel- und Durchblutungssystem des Körpers beeinflusst. Neuraltherapie, Bestrahlungen, Akupunktur und Sehübungen ergänzen die übliche Therapie.

Grauer Star

Die Augenlinse ist beim Gesunden klar. Trübt sie sich ein, als würde man durch einen Schleier sehen, spricht man vom Grauen Star oder auch Katarakt. Ein weiteres Symptom kann ein höheres Blendempfinden sein. Überwiegend handelt es sich um den Altersstar, der etwa ab dem 60. Lebensjahr auftritt. Unbehandelt kann die Trübung so fortschreiten, dass nur noch Hell-Dunkel-Abstufungen erkannt werden.

Therapie
Der Augenarzt prüft die Sehfähigkeit und betrachtet Linse und Augenhintergrund. Ist die Trübung stark, kann eine Ultraschalluntersuchung notwendig werden. Sind andere Erkrankungen ausgeschlossen, wird das

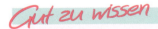

Lohnende Investition

Eine Augenhintergrunduntersuchung (Ophtalmoskopie), die Augendruckmessung (Tonometrie) und die Gesichtsfeldüberprüfung (Perimetrie) zur Früherkennung kosten derzeit 30–40 Euro und werden nicht von der Krankenkasse gezahlt. Gönnen Sie sich diese Investition, die Sie vielleicht vor dem Erblinden schützt.

> Augen und Ohren

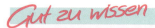

Wie Sie Ihre Sehkraft schützen können

Pflanzenmittel:
Augentrost bietet sich bei allen Augenerkrankungen an. Nehmen Sie 3×3 Tr. CERES Euphrasia Urtinktur (ALCEA) ein und machen Sie Umschläge damit direkt auf das Auge.

Ernährung:
Einige Augenerkrankungen sind Alterserscheinungen, denen ähnliche Mechanismen zu Grunde liegen wie etwa Fettstoffwechselstörungen oder Gefäßveränderungen. Darum gelten die gleichen Vorsorgemaßnahmen, vor allem in punkto ökologischer Frischkost und Darmpflege.

Nahrungsergänzung:
Am wichtigsten für Ihr Auge sind die Vitamine A und E, z. B. in ADEK (hypo-a). Auch Zink ist wichtig, Bioflavonoide, Lycopin und andere Schutzstoffe aus Pflanzen. Mit 3 Kapseln tgl. ProVisio (Life Light) bekommen Sie Vitamine, Spurenelemente, Antioxidanzien, Carotinoide, und Heidelbeerextrakt. Oder in 3–6 Kapseln tgl. Tuim lux (Dr. Willmar Schwabe) sind pflanzliche Omega-3-Fettsäuren aus Perillaöl, Bioflavonoide aus Spinatextrakt, natürliches Lutein, Vitamin E und Zink. Biestmilch (Trixsters) kann immer dann hilfreich sein, wenn auch Aminosäuren und Immunregulatoren benötigt werden.

Ob man mit hoch dosierten Nährstoffergänzungen auch eine bestehende Augenerkrankung noch zum Stillstand bringen oder heilen kann, ist noch unklar.

Äußerlich
Lassen Sie viel frische Luft an die Augen, schützen sie aber vor Sonne und Wind. Tragen Sie auch eine Sonnenbrille, wenn Sie meinen, gut ohne sehen zu können. Wenn Sie Kosmetikprodukte in Augennähe benutzen wollen, dann nur auf Allergie getestete, ohne Konservierungsstoffe oder spezielle Augencremes ohne Kriechöle. Verwöhnen Sie Ihre Augen regelmäßig mit kühlenden und erfrischenden Auflagen. Reicht das alles nicht, träufeln Sie sich 1–3 × tgl. Augentropfen mit Hyaluronsäure in das zu trockene Auge.

Tipp:
Machen Sie Computerpausen und bewegen Sie die Augen regelmäßig, um sie zu befeuchten. Tragen sie am PC am besten eine Spezialbrille, die das blaue Licht rausfiltert. Pausen gelten auch für den langen Fernsehabend.

Sollten Sie bei einer Staroperation eine Kunststofflinse erhalten, dann lassen sie sich eine getönte Linse als Schutz, z. B. vor Makula-Degeneration einsetzen.

Auge vermessen, um die Werte zur Herstellung einer Kunstlinse zu kennen. Eine Operation ist erst bei starken Einschränkungen nötig, dann aber auch die einzige Methode.

Grüner Star

Noch immer ist das Glaukom auch als Grüner Star bekannt, nicht zu verwechseln mit dem deutlich ungefährlicheren Grauen Star. Beim Glaukom gehen Nervenfasern

Allgemeine Erkrankungen

zugrunde, die für die Reizübertragung der Seheindrücke an das Gehirn zuständig sind. Oft geschieht das, weil das Kammerwasser, das Linse und Hornhaut mit Nährstoffen versorgt, nicht in dem Maße abfließt, wie es sich entwickelt. Ist der Abfluss behindert, fließt aber weiteres Kammerwasser nach, erhöht sich der Augeninnendruck, was zur Schädigung des Sehnervs führt. Personen mit erhöhtem Risiko sollten sich regelmäßig gezielt auf ein Glaukom untersuchen lassen. Das sind ältere Menschen ab dem 40. Lebensjahr, Menschen mit starker Kurzsichtigkeit, mit bekanntermaßen erhöhtem Augeninnendruck, Menschen mit schwarzer Hautfarbe und jene mit familiärer Vorbelastung ersten Grades.

Symptome und Diagnose

Werden Ausfälle im Gesichtsfeld wahrgenommen, ist die Krankheit bereits fortgeschritten. Manchmal sieht der Betroffene im Vorfeld verschwommen oder hat Kopfschmerzen. Bei akuten Formen mit stark erhöhtem Augendruck treten heftige Schmerzen teilweise mit Übelkeit auf. Die Augendruckmessung ist eine wichtige diagnostische Möglichkeit, auch der Zustand des Sehnervs muss eingehend überprüft werden. Fragen Sie nach einer HRT-Untersuchung (Heidelberger Retina Tomograph), einer speziellen Laserscanner-Methode, die ein dreidimensionales Bild des eingetretenen Schadens zeigt.

Therapie

Augentropfen senken zunächst den Augendruck und verbessern die Durchblutung, wenn das die Ursache der Nervenstörung ist. Ist damit nicht der gewünschte Erfolg zu erreichen, muss operiert werden. Dabei wird entweder die Produktion des Kammerwassers verringert oder der Abfluss dauerhaft gesichert. Bei erhöhtem Augeninnendruck (höher als 22 mmHg) keine schweren Gewichte heben, Männer sollten den Schlips nicht zu eng binden.

Die Ohren

Bei älteren Menschen kann man oft beobachten, dass sie Gesprächen nicht mehr folgen können, wenn es durcheinander geht, wenn hier zwei reden, dort einer lacht. Das führt zu Überforderung und Isolation.

Doch nicht nur ein schwindendes Gehör und damit sinkende Lebensqualität ist ein Problem, das Ohr ist auch am Gleichgewichtssinn beteiligt. Darum ist es doppelt wichtig, auf die Ohren aufzupassen.

Schwerhörigkeit

Jeder 2. über 65 leidet unter Altersschwerhörigkeit, aber nur etwa 10–20 % akzeptieren das und benutzen eine Hörhilfe. Aber schon ab 30 sinkt die Empfindlichkeit für hohe Frequenzen. Durch zu starke Beschallung mit Walkman und Co nimmt Schwerhörigkeit auch in jungen Jahren schon zu.

Betreiben Sie Vorsorge:
- Schützen Sie sich am Arbeitsplatz, in der Disco und zu Hause vor zu viel Krach

Augen und Ohren ▶

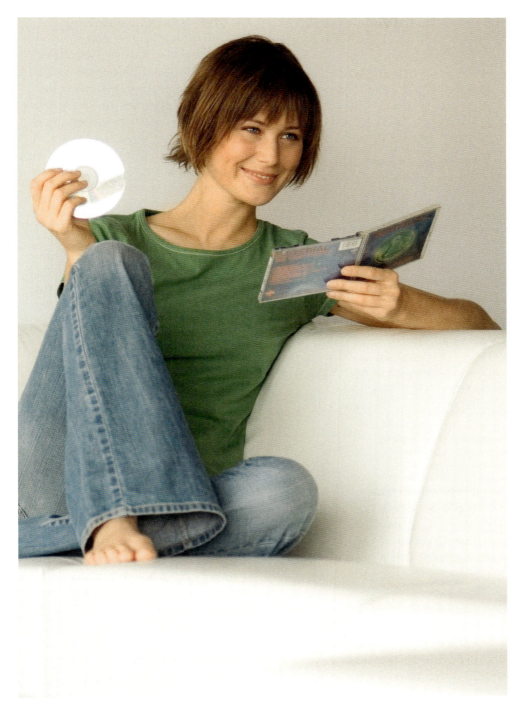

Allgemeine Erkrankungen

- Trainieren Sie Ihr Gehör
- Gönnen Sie Ihren sensiblen Gehörzellen zwischendurch richtige Ruhe
- Lassen Sie Ihr Gehör regelmäßig überprüfen und nutzen Sie die neuen Techniken der Hörgeräte. Je früher Sie nämlich Ihre Gehörzellen weiter anregen, desto langsamer schreitet der Gehörverlust fort.

Tinnitus

Als Tinnitus bezeichnet man das Hören von Geräuschen, die nicht vorhanden sind, sondern ausschließlich von dem Betroffenen wahrgenommen werden. Das kann ein Rauschen, Pfeifen, Summen, Zischen oder Brummen sein. Der Tinnitus ist keine eigenständige Erkrankung, sondern eigentlich nur ein Symptom. Da das Ohrgeräusch jedoch bei vielen, in Deutschland betrifft es etwa fünf bis 20 % der Bevölkerung, nicht wieder verschwindet, ist das Symptom allein Anlass genug, die Ursache zu ermitteln und es zu behandeln.

Ursachen und Diagnose

Die Ursachen für Dauertöne können im Ohr selbst oder im Gehirn liegen. Die häufigsten Auslöser, die bei der Hälfte der Betroffenen verantwortlich sind, sind Stress und Lärm. Andere Ursachen sind bspw. Blutdruckschwankungen, Blockaden der Wirbelsäule. Der Ohrenarzt wird ermitteln, welche Frequenzen noch gehört werden. Meistens müssen weitere Fachärzte, wie Internist, Zahnarzt oder Orthopäde hinzugezogen werden. Wichtig ist, dass die Ursache erforscht und möglichst schnell bekämpft wird. Je länger die Ohrgeräusche anhalten desto größer die Gefahr, dass sie bleiben.

Therapie
Konventionell

Ist die organische Ursache bekannt, wird entsprechend behandelt. Wenn nicht, wird man versuchen, mit Medikamenten die Durchblutung zu verbessern. Ist der Tinnitus gerade erst eingetreten, kann auch eine Sauerstofftherapie eingesetzt werden. Wird das Symptom chronisch, greift man meist zu einem speziellen Hörgerät, das die störenden Ohrgeräusche überdeckt.

Unterstützend

Homöopathie: 3 × tgl. 1 Tbl. oder 10 Tr. Vertigoheel (Heel).

Pflanzenmittel: Probieren Sie mindestens 6 Wochen lang 3 x tgl. 3 Tr. CERES Ginkgo Dryopteris comp. (ALCEA). Das hilft oft besser als andere Medikamente.

Tipp: Meiden Sie Lärm und Stress und sorgen Sie regelmäßig für Entspannung.

Mittelohrentzündung

Das Mittelohr liegt, durch das Trommelfell getrennt, hinter dem äußeren Ohr und geht in den Rachen über. Es handelt sich um einen luftgefüllten Hohlraum, in dem die drei Gehörknöchelchen sitzen, die schwingen und Schallwellen auf das Innenohr übertragen. Die Mittelohrentzündung ist eine typische Kinderkrankheit, die oft in Folge einer Erkältung auftritt. Die Schleimhaut kann so stark anschwellen, dass die so genannte Eustach'sche Röhre zu ist. Flüssigkeit kann nicht mehr ablaufen. Im Extremfall reißt das Trommelfell ein, und Eiter läuft ab.

Augen und Ohren ◀

Das rät die Ärztin

Es gibt viele Gründe für Ohrenschmerzen, von der Trommelfellverletzung bis zu Kieferproblemen. Kennen Sie die Ursache nicht, und halten die Schmerzen länger an, gehen Sie bitte unbedingt zum Arzt. Treten im Rahmen von Erkältungen Ohrenschmerzen auf, kann es auch nur an einer Schwellung der Eustachi-Röhre liegen, dem Verbindungsgang zwischen Nase und Ohr. Da helfen dann am schnellsten abschwellende Nasentropfen und Inhalationen (S. 247 Erkältung).

Symptome und Diagnose

Das typische Symptom ist starker Schmerz und auf dem betroffenen Ohr eingeschränktes Hören. Oft kommt Fieber und allgemeines Unwohlsein hinzu. Reißt das Trommelfell, tritt Flüssigkeit aus und der Schmerz lässt nach. Der Riss heilt fast immer von alleine. Eine Ohrspiegelung und ein Funktionstest des Trommelfells führen zur Diagnose. Nur sehr selten muss ein Trommelfellschnitt gemacht und Eiter entnommen werden. Gehen Sie mit Ihrem Kind unbedingt drei bis vier Wochen nach Abheilen noch einmal zum Arzt, damit er kontrollieren kann, ob das Hörvermögen

wieder vollständig hergestellt und das Trommelfell gut verheilt ist.

Therapie

Konventionell

Sofern es sich nicht um eine besonders schwere oder langwierige Entzündung handelt, ist weder eine Antibiotikum-Gabe noch ein Trommelfellschnitt erforderlich. Sie können Ihrem Kind Paracetamol-Zäpfchen geben, um gleichzeitig die Schmerzen zu lindern und Fieber zu senken.

Alternativ

Enzymtherapie: 2 Wochen lang 3 × tgl. 1 Enzymax (Orthim) lässt Gewebe abschwellen und vernichtet Zelltrümmer.

Nahrungsergänzung: Kurzzeitig ist eine hohe Zink-Dosis sinnvoll, z. B. in 5–10 Kapseln tgl. Acerola Zink (hypo-a).

Äußerlich: Fieber lässt sich oft mit Wadenwickeln senken. Ein Zwiebelsäckchen ist ein natürliches Schmerzmittel. Geben Sie gehackte Zwiebeln in einen feinen Stoffbeutel. Mehrmals tgl. für eine halbe Stunde auf das Ohr legen, mit einem Tuch abdecken und eventuell noch eine Mütze darüber ziehen. Oder Kamillenauflagen.

Allgemeine Erkrankungen

Magen-Darm-Erkrankungen

Gerade Frauen fressen Sorgen oft in sich hinein. Kummer schlägt auf den Magen. Es gehört nicht viel dazu, um zu wissen, wie groß die Bedeutung des Magen-Darm-Trakts für unser Leben ist. Viele seelische Beschwerden lösen Unruhe im Verdauungssystem aus. Aber auch ernste Erkrankungen können dahinter stecken. Lernen Sie häufige Störungen kennen.

Es brennt

Wer es nicht aus eigener Erfahrung oder aus seinem Umfeld kennt, der kennt Sodbrennen aus der Werbung. Diese suggeriert: „Ändere nichts an deinem Essverhalten. Nimm einfach nach der Mahlzeit eine Tablette oder ein Gel." Doch so einfach ist es nicht. Zunächst: Sodbrennen ist wohl die häufigste Magenstörung, fast die Hälfte der Erwachsenen ist davon betroffen. Bei Schwangeren liegt die Zahl sogar bei schätzungsweise 80 %.

Was genau passiert im Körper? Die Speiseröhre ist zum Magen hin durch einen Schließmuskel getrennt, der stets angespannt ist. Er steht unter Ruhedruck und verhindert den Rückfluss des Mageninhalts in die Speiseröhre. Starker Druck im Bauch, wie etwa während der Schwangerschaft, kann bewirken, dass der Muskel versagt und Speisebrei die falsche Richtung einschlagen kann. Ein solcher Rückfluss wird Reflux genannt. Da die Magensäure recht aggressiv ist, greift sie die Schleimhaut der Speiseröhre an und löst damit das Brennen aus.

Ursache Magenschleimhautentzündung

Sodbrennen kann Symptom einer Magenschleimhautentzündung sein. Man unterscheidet zwischen akuter und chronischer Erkrankung. Die akute Gastritis wird meist von schädigenden Substanzen ausgelöst, die massiv wirken. Das können Bakterien, Medikamente, Säuren oder Laugen oder manchmal hochprozentiger Alkohol sein. Bei der chronischen Form wird die häufigste von Bakterien verursacht, genau von Helicobacter pylori.

Andere Ursachen: Der Schließmuskel kann zum Beispiel geschwächt sein oder ein Zwerchfellbruch dafür sorgen, dass ein Teil des Magens sich in den Brustraum verlagert. Oft wird auch zu viel Magensäure produziert. Das geschieht vor allem nach üppigem Essen mit viel Fett, alkoholischen oder stark kohlensäurehaltigen Getränken. Ebenso können Medikamente Sodbrennen auslösen. Und auch Übergewicht und Rauchen erhöhen das Risiko, denn ersteres sorgt für hohen Druck im Bauch, während

Magen-Darm-Erkrankungen ▶

der Glimmstängel die Speiseröhre schwächt.

Symptome und Diagnose

Die klassischen Anzeichen des Sodbrennens sind brennende Schmerzen in der Magengegend, im Bereich des Brustbeins und im Hals. Im Liegen werden die Beschwerden stärker. Die Magensäure kann dann sogar bis in den Mund zurückfließen. Auch sehr typisch ist vermehrtes, oft saures Aufstoßen, Völlegefühl, Hustenreiz in der Nacht, Halsschmerzen und Heiserkeit am Morgen.

Schlägt eine sanfte Therapie nicht innerhalb von vier Wochen an, bzw. sind die beschriebenen Symptome bereits sehr ausgeprägt, sollte eine Spiegelung von Speiseröhre, Magen und einem Teil des Darms gemacht werden, um zum Beispiel ein Magengeschwür auszuschließen. Auch eine chronische Magenschleimhautentzündung zeigt oft die beschriebenen Anzeichen. Dann können Müdigkeit, Blässe und verminderte Leistungsfähigkeit hinzukommen. Bei der akuten Gastritis sind die Symptome außerdem Druckgefühl im Magen bis hin zu starken Schmerzen, fehlender Appetit, belegte Zunge und Mundgeruch, schlechtes Allgemeinbefinden, Übelkeit oder sogar Erbrechen. Bei rund 10 % kommt es zu Blutungen, die zum Erbrechen von kaffeesatzartigem Blut oder zu so genannten Teer-Stühlen, extrem dunkel gefärbtem Kot, führen können.

Therapie

Konventionell

Verlieren Sie keine Zeit, denn sonst wächst das Risiko der Zerstörung der Schleimhaut, Vernarbung der Speiseröhre bis hin zur Entstehung von Krebs. In der Regel werden Tabletten verschrieben, die die Magenschleimhaut schützen und die Produktion der Magensäure drosseln. Aber Achtung: die Verdauung ist auf die Magensäure angewiesen. Der Nahrungsbrei kann auch im Darm nur richtig weiter verarbeitet werden, wenn er durch den Magensaft vorbereitet wurde. Andernfalls landen zu viele unverdaute Reste im Darm, sensible Darmzellen gehen zugrunde oder entzünden sich. Deshalb greifen Sie lieber zu den unten beschriebenen naturheilkundlichen Hilfen. Bei sehr schweren Fällen bleibt die Operation, etwa um mit einer Manschette den Schließmuskel zu stärken. Bei der Typ B-Gastritis ist eine Kombinationstherapie aus drei Präparaten angezeigt, die das Abtöten des Helicobacter-Keims erreichen soll.

Unterstützend

Schüßler: Bei aufsteigender Säure Natrium phosphoricum (Nr. 9) oder Natrium bicarbonicum (Nr. 23) je 4–12 × tgl. 1 Tbl. in D6.

Spagyrik: 3 × 20 Tr. ASTO.spag. Peka Tropfen (Pekana) in Wasser vor den Mahlzeiten. Liegt eine Gastritis vor: 3 × tgl. 25 Tr. OPSONAT spag. Peka (Pekana) begleitend.

Pflanzenmittel: Anguraté Magentee aus Peru (Alsitan) ist ein traditionelles Magenheilmittel der Indianer. Er normalisiert Säure, hemmt Entzündungen und lindert den Schmerz. Schnelle Hilfe: 2–3 Wacholderbeeren kauen. Begleitend bei Gastritis 3 × tgl. 3 Tr. CERES Chamomilla Urtinktur (ALCEA).

Ernährung: Verzichten Sie weitgehend auf allzu üppige fettreiche Mahlzeiten, Alkohol,

285

Allgemeine Erkrankungen

Kaffee und Kohlensäure. Reduzieren Sie, falls vorhanden, Übergewicht und sorgen Sie für eine hauptsächlich basische Ernährung.

Himalaya-Salz hilft. Rühren Sie 1 TL in 1 Glas warmes Wasser und trinken das morgens auf nüchternen Magen. 2 Wochen durchhalten!

Hemmt die Magenschleimhautentzündung: 1 EL geschroteten Leinsamen über Nacht in 250 ml lauwarmem Wasser einweichen, den entstandenen Schleim am nächsten Morgen löffelweise zu sich nehmen.

Nahrungsergänzung: Im Akutfall und mindestens 14 Tage darüber hinaus 2 Magnesium-Calcium Kapseln (hypo-a).

Äußerlich:
Schnelle Linderung bringt oft schon, wenn Sie nachts mehr Kissen verwenden, sodass Ihr Kopf deutlich höher gelagert ist.

Tipp: Reduzieren Sie drastisch Ihren Zigarettenkonsum. Stress verstärkt die Symptome. Achten Sie darum auf ausreichende Entspannung. Aber bitte: Dies alles kann unterstützen, Diagnose, ärztlich kontrollierte Therapie und Veränderung des Lebensstils aber nicht ersetzen!

Durchfall

Durchfall ist keine Erkrankung, sondern eher ein Symptom, das im Zusammenhang mit den verschiedensten Störungen auftreten kann.

Hauptursachen sind:
- Bakterien, vor allem Escherichia coli, Salmonellen, Campylobacter oder Staphylokokken
- Viren, zum Beispiel das Rota- oder das Norovirus
- selten kommen auch Parasiten in Betracht
- Nahrungsmittelunverträglichkeiten
- chronische Erkrankungen, etwa Darmentzündungen, Darmkrebs oder auch Störungen der Schilddrüse oder Bauchspeicheldrüse
- Arzneimittel, besonders Antibiotika oder während der Chemotherapie eingesetzte Zytostatika

Diagnose: Um der Ursache des Durchfalls, Diarrhoe, wie es in der Fachsprache heißt, auf die Spur zu kommen, wird untersucht, ob Krankheitskeime oder Blut im Stuhl sind. Auch das Blut wird labortechnisch geprüft. Sagen Sie Ihrem Arzt unbedingt, falls Sie nach einem Auslandsaufenthalt Durchfall haben. Er wird dann gezielt auf bestimmte Erreger untersuchen. Hält das

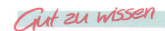

Dünner Stuhl ist noch kein Durchfall

Erst wenn mehr als dreimal täglich ein wässriger oder breiig-dünner Stuhl ausgeschieden wird, bzw. die Menge pro Tag auffällig erhöht ist, ist überhaupt von Durchfall die Rede.

Magen-Darm-Erkrankungen ▶

Symptom lange an oder kehrt ständig wieder, müssen Darm- und Magenspiegelung, Ultraschall und gegebenenfalls auch Computertomographie des Bauchraums schwerwiegende Erkrankungen ausschließen.

Therapie

Konventionell

Im Grunde ist Durchfall recht heilsam, weil er Erreger aus dem Körper befördert. Sie sollten also nur den Flüssigkeits- und Mineralstoffverlust ausgleichen. Gründe für eine ärztliche Therapie sind:

▌ Der Patient ist ein Kleinkind oder ein älterer Mensch; beide können den Verlust nicht schnell genug ausgleichen.

▌ Es treten zusätzliche Symptome, wie Schüttelfrost, Fieber oder krampfartige Schmerzen auf, oder es besteht ein schweres Krankheitsgefühl mit starker Müdigkeit.

▌ Sie beobachten Blut im Stuhl.

▌ Der Durchfall hält drei Tage oder länger unvermindert an.

Bei der medikamentösen Therapie steht Loperamid zur Verfügung. Es drosselt die Darmtätigkeit, bekämpft aber nicht den Auslöser und sollte nie länger als 2 Tage genommen werden. Für Kinder unter 12 Jahre ist es gar nicht geeignet. Gerbstoffe können die Schleimhaut vor Bakterien schützen, Kohle pulvis (Köhler) bindet Schadstoffe und Bakterien.

Unterstützend

Homöopathie: Ist der Stuhldrang sehr plötzlich und besteht die Gefahr, dass bei Blähungen Stuhl entweicht, versuchen Sie Aloe D12. Kommen Erschöpfung und Kraftlosigkeit sowie brennende Magenschmer-

zen hinzu, riecht der wässrige Stuhl scharf, bietet sich Arsenicum album D12 an. Dies gerade nach einer Chemotherapie. Kann die Stuhlentleerung nicht willentlich gesteuert werden, lassen danach Bauchschmerzen und Krämpfe nach, Podophyllum D12. Jeweils 2-mehrmals tgl. 4 Globuli. Oder Diarrheel SN (Heel) im Akutstadium alle 15 Min. 1 Tbl. lutschen, nach 2 Stunden nur 3 × tgl. 1.

Schüßler: Ist der Stuhl wässrig-schleimig Natrium chloratum D6 (Nr. 8), bei Bauchkrämpfen Magnesium phosphoricum D6 (Nr. 7), bei körperlicher Schwäche Kalium phosphoricum D6 (Nr. 5) bei entzündlicher Reizung Kalium Aluminium sulfuricum D6 (Nr. 20).

Spenglersan: Reiben Sie ergänzend 3 × tgl. 10 Tr. Spenglersan Kolloid G in die Bauchdecke ein.

Spagyrik: 3–4 × tgl. 20 Tr. ENTREGIN spag. Peka Tropfen (Pekana) während der Mahlzeiten, in schweren Fällen bis zu 7 × tgl. 20 Tr. Auch bei Durchfall nach Chemotherapie angebracht.

Pflanzenmittel: 3 × tgl. 2 Tbl. Myrrhinil intest (Repha) aus Myrrhe, Kaffeekohle und Kamille hilft hervorragend bei unterschiedlichen Ursachen, auch nach Chemotherapie.

Beruhigend, ausgleichend und zur Regeneration der Darmschleimhaut nach Durchfall: 3 × tgl. 3 Tr. CERES Melissa comp. (ALCEA).

Ernährung: Laut Trinkwasserverordnung in Deutschland besteht kein Zwang, Kunden

Allgemeine Erkrankungen

durch gute Filtersysteme vor Viren zu schützen, Durchfallerreger könnten also auch durch das Trinkwasser übertragen werden. Kochen Sie Leitungswasser deshalb immer 10 Min. ab oder informieren Sie sich über Filtersysteme.

Der typische Rat, Cola und Salzstangen zu sich zu nehmen, ist kein guter. Mischen Sie lieber je ½ l stilles Mineralwasser mit Apfel- oder Orangensaft, fügen Sie 8 TL Zucker und einen ¼ TL Salz hinzu und trinken das. Außerdem salzige Brühe, Bananen und Aprikosen, die reich an Kalium sind. Essen Sie anfangs nur leicht gesalzenen Reis- oder Haferschleim, dann Kartoffelbrei ohne Milch, geriebenen Apfel und gedünstete Möhren. Auf Milchprodukte sollten Sie so lange verzichten, bis Sie mindestens 3 Tage keine Beschwerden mehr hatten.

Nahrungsergänzung: Flohsamen quellen stark auf und regulieren die Verdauung.

Oder trinken Sie ein paar Ballaststoffe, z. B. mit 4 × tgl. 1 Beutel GALASYN (biosyn) haben Sie schon 8 von den geforderten 22 g. Biestmilch (Trixsters) wirkt antient- zündlich, schützt vor Durchfallerkrankun- gen, die durch Viren oder Pilze verursacht sind und bessert Durchfall bei Nahrungs- mittelunverträglichkeiten.

Regeneration der Darmbakterien nach Durchfall: 3 × tgl. 2 Kapseln 3-Symbiose plus (hypo-a), das zusätzlich B-Vitamine enthält. Oder 3 × tgl. 2 Kapseln Hamadin N (Dr. Will- mar Schwabe), eine medizinische Hefe, die verhindert, dass sich Krankheitserreger ausbreiten und deren Gifte abfängt. Oder SANA-PRO Probiotika (Bodymed), ein Pul- ver mit 6 verschiedenen Bakterienkulturen.

Tipp: Vermeiden Sie Ansteckung, indem Sie viel die Hände waschen! Schützen Sie die empfindliche Haut des Darmausgangs mit einer Pflegecreme.

Verstopfung

Wie bei dem Durchfall haben wir es auch hier mit einem Symptom zu tun. Verstop- fung oder Obstipation liegt vor, wenn ein Mensch weniger als dreimal wöchentlich Stuhlgang hat. Auch Schwierigkeiten bei der Darmentleerung gehören dazu. Wäh- rend der Schwangerschaft oder auf Reisen kann es vorübergehend zur Verstopfung kommen. Auch Darmerkrankungen, eine Schilddrüsenunterfunktion, diverse Medi- kamente können der Hintergrund sein. Diabetes, Multiple Sklerose oder Nieren- leiden können die Entstehung begünstigen. Übrigens: Auch die Einnahme von Abführ-

mitteln kann zur Darmträgheit und damit zur Verstopfung führen.
Die häufigsten Ursachen sind:

- ballaststoffarme Ernährung
- zu wenig Flüssigkeitszufuhr
- Bewegungsmangel

Therapie

Konventionell

In ganz seltenen Fällen kommen Abführ- mittel zum Einsatz, nämlich wenn der After verletzt oder erkrankt ist oder wenn zu starkes Pressen aus gesundheitlichen Gründen vermieden werden muss.

Magen-Darm-Erkrankungen ▶

Alternativ
Homöopathie: Wechselt die Verstopfung mit Durchfall ab, treten Hämorrhoiden auf, sind Sie reizbar, ungeduldig und neigen zum Frösteln, nehmen Sie Nux vomica D12. Opium D12, wenn Krämpfe oder Koliken, Müdigkeit und Erbrechen hinzukommen. Je 2-mehrmals tgl. 4 Globuli.

Schüßler: Probieren Sie Natrium sulfuricum D6 (Nr. 10) und Natrium chloratum D6 (Nr. 8).

Spagyrik: Nehmen Sie 3–4× tgl. 20–25 Tr. DEFAETON spag. PEKA Tropfen (Pekana) in Flüssigkeit vor den Mahlzeiten.

Pflanzenmittel: Langfristig einsetzbar ist Tee aus Faulbaumblättern und -rinde.

Nahrungsergänzung: Unbedingt Kanne Brottrunk, der gleichzeitig neue Energie gibt. Flohsamenschalen regulieren, helfen also gegen Durchfall und Verstopfung. Das gilt auch für Weizenkleie und Leinsamen oder Intertropheen (IHLE Vital) bzw. Inuvit (SymbioPharm), die gute Darmbakterien wachsen lassen. Macrogol für weicheren und feuchteren Stuhl, kann aufgrund der guten Verträglichkeit auch länger und von älteren Menschen genutzt werden.

Hämorrhoiden

Damit der After sich zuverlässig schließen kann, arbeitet der Schließmuskel mit einem Gefäßgeflecht zusammen, aus dem Blut abfließt, wenn der Stuhldrang beginnt. Nach der Stuhlentleerung füllen die Gefäße sich wieder mit Blut und helfen so, den Analkanal dicht zu halten. Kommt es in diesem

Gut zu wissen

Schwangere sind oft betroffen

Die Hormone sorgen dafür, dass sich in der Schwangerschaft das Bindegewebe lockert. Dann kommt noch der wachsende Druck im Bauch hinzu, sodass werdende Mütter oft mit Hämorrhoiden zu tun haben.

Gefäßgeflecht zu krampfaderähnlichen Erweiterungen, spricht man von Hämorrhoiden. Durch die Reizung der Analgegend können sich Ekzeme bilden. Bilden sich in den Hämorrhoiden Blutgerinnsel, hat man es mit äußerst schmerzhaften Perianalthrombosen zu tun. Schätzungsweise rund die Hälfte der Deutschen ab 50 Jahre leidet unter Hämorrhoiden, Männer etwas häufiger als Frauen. Aufgrund schlechter Ernährung tritt die Erkrankung aber auch schon deutlich früher auf.

Ursachen und Symptome

Die eindeutig häufigste Ursache ist die chronische Verstopfung. Und das viele Sitzen. Nicht selten kommt eine Bindegewebsschwäche hinzu, also bereits die Neigung zur Entstehung von Krampfadern. Kleine Stuhlmengen sorgen dafür, dass der Enddarm nicht prall gefüllt, die Darmwand nicht gedehnt wird. Stärkeres Pressen ist nötig, um den Kot dennoch auszuscheiden. Dadurch leiden wiederum die Blutgefäße und weiten sich.

Typische Anzeichen sind:
- Schmerzen beim Stuhlgang sowie Jucken und Brennen, manchmal auch Nässen am After,

289

Allgemeine Erkrankungen

- helles Blut im Stuhl bzw. auf dem Papier,
- das Gefühl, den Darm nicht vollständig entleert zu haben.

Therapie

Konventionell

Die Gefäßknötchen können im fortgeschrittenen Stadium beim Stuhlgang nach außen gedrückt werden und sich nicht mehr von allein zurückziehen. Ein Arzt wird Ihnen entzündungshemmende Zäpfchen, Salben oder Sitzbäder verordnen. In erster Linie ist aber wichtig, dass Sie Ihre Verdauung drastisch verbessern. In schweren Fällen ist eine Verödung oder operative Entfernung der erweiterten Venen nötig.

Alternativ und unterstützend

Spagyrik: 3 × tgl. 20 Tr. HAETRO.spag. Peka Tropfen (Pekana) in Wasser wirkt dem Pfortaderstau entgegen. Ergänzend HAESAL spag. Peka Salbe für die Afterfissuren. Und HAESUP spag. Peka Zäpfchen für die Behandlung von tiefliegenden Hämorrhoiden.

Pflanzenmittel: Unterstützen Sie Ihre Gefäße mit Tee aus Mäusedorn, Zauberstrauch und Roßkastanie oder mit entsprechenden Fertigpräparaten.

Ernährung: Trinken Sie viel und meiden Sie blähende Speisen!

Nahrungsergänzung: Floh- und Leinsamen erleichtern die Darmentleerung. Auch gut Ballaststoffe aus Orangenfasern mit Laktobazillen (Bodymed) als Kautabletten.

Äußerlich: Sehr wohltuend ist die Analpflege mit einer Fettsalbe, z. B. Deumavan (Kaymogyn). Sie macht die Haut elastischer und sorgt dafür, dass Schmutzpartikel und damit Bakterien sich weniger festsetzen können. Tragen Sie die Salbe üppig am After auf und ruhig ein bisschen in den Darmausgang hinein. Das erleichtert die Stuhlgänge und beschleunigt die Heilung.

Außerdem Sitzbäder: Köcheln Sie 3 EL Eichenrinde in ½ l Wasser 15 Min. Abseihen und dem Sitzbad zufügen. Oder Honigkompressen. Dazu ½ TL festen, unbedingt kalt geschleuderten Honig auf etwas Mull geben und nach dem Stuhlgang auf den After legen.

Jegliches Gefäßtraining, etwa wechselwarme Schenkelgüsse, ist geeignet. Regelmäßiges Beckenbodentraining stabilisiert das Gewebe (S. 31).

Tipp: Der Gang zur Toilette kann durch Hämorrhoiden sehr unangenehm sein. Gehen Sie trotzdem, sobald Sie den Drang verspüren. Herauszögern macht das Leiden noch schlimmer. Langes Sitzen und Lesen auf der Toilette sollte ein Tabu sein.

Chronisch entzündliche Darmerkrankungen

Unter dem Begriff der chronisch entzündlichen Darmerkrankungen, kurz CED, werden vor allem zwei Krankheitsbilder zusammengefasst, nämlich die chronische Dickdarmentzündung und Morbus Crohn. Hinzu kommt eine Zwischenform sowie

Magen-Darm-Erkrankungen ▶

das Reizdarmsyndrom. Die komplementärtherapeutischen Möglichkeiten sind für alle Krankheitsbilder gleich. Sie finden Sie daher am Ende des Abschnitts.

Dickdarmschleimhaut

Die Entzündung der Dickdarmschleimhaut heißt Colitis ulcerosa. Sie breitet sich vom Mastdarm aus unterschiedlich weit aus und tritt fast immer in Schüben auf. Es bilden sich Geschwüre, die bluten und für das typische Symptom, blutige Durchfälle, sorgen. Ein weiteres häufiges Anzeichen sind Schmerzen im linken Unterbauch, die kolikartig auftauchen. Sie lassen nach dem Stuhlgang nach.

Therapie

Konventionell

Eine Heilung der Dickdarmentzündung ist bisher nicht möglich. Ziel der Arzneimittelgabe ist daher, die Entzündung zu stoppen und Schübe zu reduzieren. Der meist genommene Wirkstoff ist Mesalazin. Er kann in Form von Zäpfchen, Einläufen, Schaum oder Tabletten verabreicht werden. Bei Unverträglichkeit gegen den Wirkstoff steht als zweite Wahl das Bakterium Escherichia coli Stamm Nissle 1917 (zum Beispiel in Mutaflor) zur Verfügung. Oder im akuten Fall kann Kortison oder der Wirkstoff Azathioprin helfen. Beide sind jedoch nicht zur langfristigen Erhaltungstherapie geeignet.

Morbus Crohn

Auch bei Morbus Crohn handelt es sich um eine schubweise auftretende entzündliche Darmerkrankung. Allerdings beschränkt sie

Gut zu wissen

Setzen Sie die Medikamenteneinnahme mindestens 2 Jahre nach Abklingen der Entzündung fort, um einen neuen Schub so lang wie möglich zu verhindern!

sich nicht auf den Dickdarm sondern kann von Mund bis After den gesamten Verdauungstrakt befallen. Am häufigsten finden sich die entzündlichen Geschwüre am Übergang vom Dünn- zum Dickdarm. Typische Merkmale für die Erkrankung sind über vier Wochen anhaltende breiige bis wässrige Durchfälle sowie Krämpfe und Schmerzen vor allem im rechten Unterbauch. Manchmal kommen starke Müdigkeit, Blutarmut, Vitaminmangel oder eine Nahrungsunverträglichkeit hinzu. Meistens tritt die Erkrankung im Alter zwischen 15 und 35 Jahren auf.

Therapie

Konventionell

Die Behandlung entspricht ziemlich der der Colitis ulcerosa. Es kommt darauf an, wie stark die Symptome und welche Bereiche betroffen sind. Zusätzlich müssen Abszesse oder Fisteln behandelt werden. Bei zwei von drei Patienten geschieht dies mindestens einmal mithilfe einer Operation. Dabei wird so wenig wie möglich vom Darm entfernt.

CI und Reizdarmsyndrom

Mit Colitis indeterminata bezeichnete man früher eine Erkrankung, bei der nicht sicher zwischen Morbus Crohn und Colitis

Allgemeine Erkrankungen

ulcerosa unterschieden werden konnte.
Das ist heute nicht viel anders. Nicht selten
wird aus der Diagnose CI später eine Colitis
ulcerosa oder ein Morbus Crohn. Beim
Reizdarmsyndrom liegt die Sache etwas
anders. Hier treten Symptome auf, die auf
eine chronisch entzündliche Darmerkrankung hindeuten könnten.

Diagnose: Die Untersuchung muss jegli-
chen organischen Auslöser ausschließen.
Dazu gehören übrigens auch die Laktose-
intoleranz oder die Zöliakie. Ist das der Fall,
spricht man von einem Reizdarmsyndrom.
Aber Achtung: viele Ärzte geben sich mit
Röntgen-, Ultraschall- und Blutuntersuchungen zufrieden. Bestehen Sie dann auf
einer eingehenden Stuhldiagnostik, z.B.
den Kyber- und Kyber plus-Tests (Labor
Herborn). Dabei werden die verschiedenen
Darmbakterien, Hefen und Pilze analysiert,
nach Verdauungsrückständen gesucht,
Hinweise auf aktive und versteckte Entzündungen gemessen, die Menge des
Schleimhaut schützenden Immunglobulin
A bestimmt und allergische Reaktionen
beurteilt. Auch die Allergie gegen das
Klebereiweiß Gluten, Sprue oder Zöliakie
genannt, die oft mit zunehmendem Alter
häufiger auftritt, wird eher im Stuhltest
erkannt als im Blut.

Gut zu wissen

Sodbrennen, Unterbauchschmerzen,
Colon irritabile können auch einen
psychischen Hintergrund haben, z.B.
wenn eine sexuelle Traumatisierung
erfahren wurde.

CED vorbeugen und sie lindern

Homöopathie: Am besten Konstitutionsmittel. Sonst Nux vomica D4 bei Koliken,
Magendruck und belegter Zunge, wenn Sie
reizbar sind und zu Alkohol und Zigaretten
greifen, obwohl Ihnen das nicht bekommt.
Sulfur in D4, D6 oder D12 bei viel stark rie-
chenden Blähungen, wenn die Beschwerden nachts stärker werden und der After
wund ist und juckt. Aloe D4 oder D6 bei
dünnem manchmal blutigen Stuhl, starken
Blähungen am Morgen, Aufstoßen vor und
Erschöpfung nach dem Stuhlgang sowie
Stuhldrang direkt nach den Mahlzeiten.
Arsenicum album D6 oder D12 bei wässri-
gen Durchfällen, Ekel vor Essen, starken
Leibschmerzen, wundem After und Verbesserung des Wohlbefindens durch Wärme.

Pflanzenmittel: Mit 3 × tgl. 2 Tbl. Myrrhinil-
Intest (Repha) eine Abheilung der Darmschleimhaut anregen. Bei Nahrungsmittelallergien vor jeder Mahlzeit 2–3 Kapseln
Allergoval (Köhler) mit Cromoglicinsäure.

Enzymtherapie: Bei Verdacht auf Enzym-
mangel zu jeder Mahlzeit 2–3 Tbl. Wobenzym (Mucos).

Ernährung: Eine mediterrane Vollwert-
Ernährung ist empfehlenswert, während
einer entzündlichen Phase sollte sie
besonders leicht verdaulich sein. Trinken
Sie rund 2 l tgl., nicht zu sondern nach den
Mahlzeiten, kauen Sie gründlich und
greifen Sie 5 × tgl. zu Obst und Gemüse.
Heidelbeermuttersaft wirkt leicht zusam-
menziehend und entzündungshemmend,
lindert daher akute Schübe mit Durchfall.
Ähnlich Blutwurz als Tee, Tinktur oder
Kapsel. Nehmen Sie 1,5–3 g tgl., z.B. 3 × 2

Magen-Darm-Erkrankungen ◀

Kapseln. Ingwer kann regulierend und antientzündlich auf den Darm wirken. Hacken Sie die frische Wurzel sehr klein. Beginnen Sie mit ¼ TL, träufeln Sie etwas Zitronensaft darauf und kauen Sie ihn mit etwas Wasser, um die Schärfe zu mildern. Steigern Sie die Menge nach Geschmack auf mindestens 1 TL zu jeder Mahlzeit.

Nahrungsergänzung: Floh- und Leinsamen versorgen mit Ballaststoffen und bekämpfen die Entzündung. Biestmilch (Trixsters) lindert Nahrungsmittelunverträglichkeit und versorgt die Darmepithelien mit wertvollen Aminosäuren.

Auf jeden Fall mit guten Darmbakterien ergänzen, z. B. 3-Symbiose Kps. für den Dünndarm und für den Dickdarm (beide hypo-a). Oder als Getränk Symbiolact A mit Laktobazillen und Symbiolact B mit Bifidusbakterien (SymbioPharm).

Dauert die Darmstörung schon eine Weile, unbedingt Nährstoffe auffüllen, z. B. je 2 × tgl. 1 ZINKOTASE (biosyn) und selenase 200 XXL Trinkampullen (biosyn). Außerdem Vitamine ADEK (Hypo-a). Der Vollständigkeit halber sei auf die Möglichkeit der Kombinationspakete mit Nährstoffen und Pre- und Probiotika verwiesen (Hypo-a).

Äußerlich
Studien zeigen, dass CED-Patienten, die regelmäßig moderat Sport treiben, mit weniger Medikamenten auskommen, die psychische Belastung reduzieren und nicht etwa durch die Bewegung einen neuen Schub provozieren.

Tipp: Der Lebensstil scheint eine Rolle zu spielen, Stress das Risiko eines erneuten Schubs zu erhöhen. Darum ist Entspannung wichtig.

Allgemeine Erkrankungen

Leber und Gallenblase

Fast alle Stoffwechselvorgänge des Körpers stehen im Zusammenhang mit der Leber. Sie produziert bis zu einem Liter Gallenflüssigkeit täglich für die Verdauung, entgiftet, steuert das Abwehrsystem, vernichtet selbst Krankheitserreger und bildet Hormone
oder deren Vorstufen. Umso wichtiger, dass sie störungsfrei arbeiten
kann.

Leberentzündung

Tritt eine Entzündung in der Leber
(griech. = hepar) auf, ist von der Hepatitis
die Rede. Sie wird manchmal auch Gelbsucht genannt, da sie eine Gelbfärbung der
Haut und der Augen mit sich bringen kann.
Ursachen können Vergiftungen durch Medikamente oder Alkohol, eine Fettleber, verschiedene Stoffwechsel- oder Autoimmunerkrankungen sowie Bakterien oder Viren
sein. Herpes- und Gelbfieberviren können
Auslöser sein. Meist jedoch sind es die He-
patitisviren A, B, C, D und E, nach denen
dann die Krankheit auch benannt wird.

- Hepatitis-A-Virus: Es ist ein unbeliebtes
  Reisesouvenir, denn in warmen Ländern
  mit mangelhaften hygienischen Bedingungen kann man sich leicht anstecken.
  Der Verzehr von Eis, Obst, Salat oder
  Meeresfrüchten oder die Benutzung
  einer Toilette sind häufige Übertragungs-
  wege.
- Hepatitis-B-Virus: Hoch ansteckend,
  Übertragung durch sämtliche Körperflüssigkeiten.
- Hepatitis-C-Virus: Es wird in erster Linie
  durch Blut übertragen.

- Hepatitis-E-Virus: Übertragung durch
  verseuchte Toiletten oder Verzehr von
  verunreinigtem Trinkwasser oder damit
  gewaschenem Obst oder Salat.

Diagnose: Die ärztliche Diagnose soll nicht
nur die Leberentzündung an sich sondern
auch die Form ermitteln. Aus dem Blut
werden die Leberwerte abgelesen. Zusätzlich kann eine Ultraschalluntersuchung
und die Entnahme einer Gewebeprobe
nötig sein.

Besonderheiten bei Hepatitis A und E: Eine
Ansteckung führt nicht zwangsläufig zur
Erkrankung. Nur in rund zehn Prozent der
Fälle bricht die Krankheit aus und sorgt für
Appetitlosigkeit und Müdigkeit, Übelkeit
mit Erbrechen, Dunkelfärbung des Urins
und schließlich Gelbfärbung der Haut. Oft
heilt die Infektion aus, ohne dass sie bemerkt wurde. Danach ist der Betroffene
immun. Eine Therapie ist generell nicht
üblich. Es werden nur die Symptome behandelt, wenn diese sehr belastend sind.
Beide Viren treten oft gemeinsam auf.

Leber und Gallenblase ▶

Hepatitis A: Wer einmal Hepatitis A hatte, braucht sich nicht mehr impfen zu lassen. Empfohlen wird die Impfung denjenigen, die besonders gefährdet sind, weil sie sich z. B. häufig in tropischen und subtropischen Regionen aufhalten, sexuell aktive homosexuelle Männer, Mitarbeiter in Kindergärten oder Kinderkliniken und Küchenpersonal.

Hepatitis B: Die Symptome ähneln sehr denen der A-Form. Muskel- und Gelenkschmerzen können als weitere Anzeichen auftreten. Auch diese Form kann unbemerkt bleiben. Ist sie ausgeheilt, tritt Immunität ein, allerdings kann sie wieder aufflammen, wenn die Körperabwehr sehr geschwächt ist. Fünf bis zehn Prozent der erwachsenen Patienten bekommen eine chronische Leberentzündung. Bei der so genannten aktiven Form muss behandelt werden.

Kinder und Jugendliche bis zum 18. Lebensjahr sollten geimpft werden. Die Krankenkasse übernimmt die Kosten. Ansonsten gelten die gleichen Empfehlungen wie beim A-Virus. Achtung: Schwangere sollten ihr Blut kurz vor ihrem Geburtstermin auf HbsAg untersuchen lassen. Bei positivem Befund empfiehlt sich eine Impfung des Neugeborenen innerhalb der ersten zwölf Stunden.

Hepatitis C: Nur rund 20 % der Erkrankten zeigen die typischen Symptome der Haut- und Urinfärbung. In den meisten Fällen geht die akute Erkrankung in eine chronische über. Leider entwickelt sich bei einem Drittel eine Leberzirrhose, die das Leberkrebsrisiko stark erhöht. Eine Impfung gibt es nicht, darum ist der Selbstschutz wichtig. Seien Sie besonders vorsichtig bei Tätowierungen, Piercings sowie der gemeinsamen Benutzung von Nadeln, Nagelscheren, Nassrasierern, Kanülen oder Zahnbürsten.

Hepatitis D: Das Hepatitis-D-Virus braucht Bestandteile des B-Virus, um sich zu vermehren. Man kann gleichzeitig von beiden Viren befallen werden. Liegt bereits eine B-Infektion vor, wenn eine D-Infektion hinzukommt, spricht man von einer Superinfektion mit oft schwerem Verlauf. Eine Impfung für Hepatitis B reicht aus.

Das können Sie tun: Bei allen Lebererkrankungen gilt: Schonen Sie das Organ, indem Sie auf Alkohol, Zigaretten und andere Drogen verzichten. Viel Ruhe ist angesagt, außerdem sollten Sie dringend Ihr Immunsystem stärken (S. 111). Ernähren Sie sich vollwertig und bewegen Sie sich regelmäßig. Weitere Tipps (S. 58 Leberstoffwechsel).

Fettleber

Die häufigste Erkrankung der Leber ist die so genannte Steatosis hepatis, die Fettleber. In den westlichen Industrienationen leiden geschätzt bis zu 40 % der Erwachsenen darunter. Frauen sind nur etwa halb so oft betroffen wie Männer. Man spricht dann von einer Fettleber, wenn sich in der Hälfte der Leberzellen Neutralfette abgelagert

Allgemeine Erkrankungen

haben. Hauptursache bzw. Hauptrisikofaktor ist der Alkohol. Bei seinem Abbau wird viel Sauerstoff verbraucht, der dann nicht mehr für die Verarbeitung von Fettsäuren zur Verfügung steht. Außerdem schädigt Alkohol die Fettzellen dergestalt, dass Fett in der Leber eingelagert, statt, wie im gesunden Organismus, in ein anderes Fettdepot abtransportiert wird. Während der Schwangerschaft kann eine leichte Fettleber auftreten, die sich jedoch von allein normalisiert.

Symptome und Diagnose:
Leider macht sich eine verfettete Leber oft über lange Zeit nicht bemerkbar. Es treten höchstens ein Druck- oder Völlegefühl im rechten Oberbauch, Blähungen und Abgeschlagenheit auf. Je schwerer die Erkrankung ausgebildet ist, desto mehr kann der Druck zunehmen. Das Ultraschall bestätigt den ersten Verdacht. Eine Gewebeentnahme durch die Bauchdecke unter örtlicher Betäubung zeigt am besten, wie weit die Verfettung fortgeschritten ist, und ob sie bereits zu einer Entzündung, einer so genannten Fettleber-Hepatitis, oder zu einer Leberzirrhose geführt hat.

Therapie
Konventionell
Die Therapie heißt im Grunde: Sofortiges Abstellen des Verursachers. Liegt „nur" eine Verfettung und noch keine Entzündung oder Schrumpfung vor, kann ein bedrohlicher Krankheitsverlauf noch vermieden werden. Das gelingt, indem ganz oder fast vollständig auf Alkohol verzichtet wird. Waren andere Gifte im Spiel, muss der Kontakt sofort abgestellt werden. Dazu muss dringend Übergewicht abgebaut und auf fettreduzierte Kost umgestellt werden. Steckt eine andere Erkrankung dahinter, muss diese gut eingestellt werden.

Unterstützend
Homöopathie: Chelidonium majus D4, D6 oder D12 bei Schwindelgefühlen, Blähungen und Schmerzen am unteren rechten Schulterblatt, wenn Wärme, Berührung und Bewegung die Symptome verschlimmert, gegen vier Uhr in der Nacht und am Nachmittag am stärksten sind. Mariendistel Carduus marianus D3 oder D4, wenn Kopfschmerzen, Übelkeit und Verstopfung auftreten, die Zunge weiß belegt ist. Sind Sie leicht gereizt, haben immer Hunger, sind aber nach wenigen Bissen satt, haben nach allen Mahlzeiten Blähungen und empfinden eine Verschlechterung am Nachmittag bis zum Abend, Lycopodium clavatum D3, D4 oder D6.

Spagyrik: 3 × tgl. 20 Tr. HECHOCUR spag. Peka Tropfen (Pekana) in Wasser oder Tee.

Ernährung: Bitterstoffe aus bitteren Salaten, wie Chicorée, Radicchio und

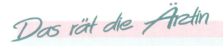

Leberpflege

Bei allen Lebererkrankungen besteht die Gefahr, dass sich eine chronische Entzündung und in deren Folge eine Zirrhose bildet. Dabei schrumpft und verhärtet bzw. vernarbt die Leber und wird funktionsuntüchtig. Fragen Sie Ihre Ärztin, wie Sie selbst eine Leberreinigung vorbeugend durchführen können.

Leber und Gallenblase ◀

Löwenzahn stärken die Leber. Die günstige Leber-Wirkung von Artischocken ist ebenso nachgewiesen, wie die der Mariendistel.

Tipp: Eine große Hilfe für Ihre Leber ist, wenn der Darm gut verdaut und sich nicht zu viele Gase bilden. Schädliche Darmbakterien und Hefen bilden Ammoniak und Alkohol, die genauso wie der getrunkene Alkohol die Leber belasten. Deshalb gehört zur richtigen Lebertherapie auch immer eine Darmbehandlung (s. o. Darmpflege, S. 56, und Mikrobiologische Therapie, S. 91).

Gallensteine

Die Gallenblase ist ein kleines beutelartiges Organ zwischen Leber und Darm. Darin wird die von der Leber produzierte Gallenflüssigkeit gespeichert, die für die Fettverdauung unentbehrlich ist. Bei Bedarf zieht die Blase sich zusammen und schüttet Flüssigkeit in den Zwölffingerdarm aus. Gallensteine entstehen, wenn die Inhaltstoffe der Flüssigkeit in einem schlechten Verhältnis zueinander stehen. Meist kommt zu viel Cholesterin auf zu wenig Gallensäure. Gallensteine können sich in der Blase oder im Gallengang ablagern. Frauen leiden doppelt so oft darunter wie Männer, jeder fünfte Erwachsene ist betroffen. Mit zunehmendem Alter steigt die Rate, auch Übergewicht und Lebererkrankungen erhöhen das Erkrankungsrisiko. Gleiches scheint für eine zusätzliche Zufuhr weiblicher Hormone, z. B. durch Einnahme der Pille, zu gelten.

Symptome und Diagnose:
Nur ein Viertel der Patienten merkt etwas von den Steinen, meist, wenn sie in den engen Gallengängen liegen. Das klassische Symptom sind kolikartige Schmerzen. Sie strahlen oft in die rechte Schulter und den Rücken aus und beginnen während des Essens oder direkt danach. Übelkeit und Erbrechen können Begleiterscheinungen sein. Tritt eine Gelbsucht auf, eine Gelbfärbung der Haut und der Lederhaut des Auges, verschließen die Steine meist den Gang zum Darm. Nach der Blutuntersuchung erfolgt eine Ultraschallaufnahme. Dabei sind die Steine meist gut zu sehen.

Therapie
Werden die Steine zufällig entdeckt, ist meist keine Therapie nötig. Haben Sie jedoch Beschwerden, kommt es oft zur Entfernung der Gallenblase, denn Steine, die in der Gallenblase liegen, reizen deren Wand und können durch die chronische Entzündung auch zu Gallenblasenkrebs führen. Einzelne kleinere Steine können durch eine Endoskopie entfernt werden. Nur selten in sehr leichten Fällen werden die Steine mit Stoßwellen oder Medikamenten über längere Zeit zerstört.

Das können Sie tun
Beugen Sie durch ausgewogene, fettarme Ernährung vor, vermeiden Sie Übergewicht. 1–2-mal jährlich eine Entschlackungskur unterstützt die Leber, so dickt sich die Gallenflüssigkeit weniger ein. Auch mit Löwenzahntee, regelmäßig genossen, regen Sie den Gallefluss an.

Allgemeine Erkrankungen

Bewegungsapparat

Im Zusammenhang mit dem Gesundbleiben und Gesundwerden lesen Sie immer wieder, dass Sie sportlich aktiv sein sollen. Das macht aber nur mit einem intakten Bewegungsapparat Freude. Fast jeder, auch schon junge Menschen, klagt heutzutage mehr oder weniger regelmäßig über Schmerzen in den Gelenken oder im Rücken. Dabei lässt sich viel dagegen tun.

Rückenschmerzen

Wenn immer alles auf Ihren Schultern lastet, ist es kein Wunder, wenn es hin und wieder im Rücken zwickt. Doch es gibt auch Menschen, die ständig unter einem schmerzenden Rücken leiden. Sie stellen die größte Gruppe der chronischen Schmerzpatienten. Es handelt sich nicht um eine Krankheit sondern um ein Symptom, das überwiegend in der Lendenwirbelsäule (LWS) zu schaffen macht. Die Wirbelsäule besteht aus 24 Wirbeln, dazwischen liegen die Bandscheiben. Gehalten wird alles von Muskeln und Bändern. So zerbrechlich diese Haltesäule des Menschen einerseits scheint, so robust ist sie doch.

Verschiedene Beschwerden

Gerade im Bereich der Rückenprobleme werden schnell Begriffe durcheinander gebracht. Hier sehen Sie auf einen Blick, was sich hinter welcher Bezeichnung verbirgt.

Bandscheibenvorfall: Die Bandscheiben liegen wie Stoßdämpfer zwischen den

Wirbelkörpern. In jeder Bandscheibe ist ein Gallertkern. Bei einem Vorfall tritt meist Gallertmasse aus und drückt gegen einen Rückenmarksnerv.

Hexenschuss: Davon spricht der Volksmund, wenn der Schmerz sehr plötzlich und sehr stark auftritt. Ein Bandscheibenvorfall steckt nur selten dahinter, eher eine Muskelverspannung oder ein eingeklemmter oder gedrückter Nerv. Da der Schmerz meist sehr ausgeprägt ist, verspannt sich die Rückenmuskulatur oft so, dass ein Aufrichten nicht mehr möglich ist. In der Fachsprache heißt der Hexenschuss übrigens akute Lumbalgie oder Lumbago.

Ischias: Strahlt der Schmerz bis in das Bein, ist vermutlich der Ischias-Nerv betroffen. Er verläuft von den Lendenwirbeln bis zum Fuß.

Schiefstellung oder auch Beckenschiefstand: Zwischen dem Kreuzbein, das sich unterhalb des fünften Lendenwirbelkörpers befindet, und dem Darmbein,

> **Bewegungsapparat** ▶

unterhalb des Beckenkamms liegend, befindet sich das Iliosakralgelenk. Durch langes Sitzen und Sitzen in einer Fehlhaltung aber auch durch Überlastung kann es in diesem Gelenk zu einer Blockade und damit leichten Verschiebung kommen. Diese führt zu einem statischen Ungleichgewicht, das Schmerzen in verschiedensten Bereichen und andere Beschwerden auslösen kann. Häufig bleibt die Ursache für die Rückenschmerzen im Dunkeln. Nur sehr selten steckt eine ernsthafte Erkrankung dahinter.

Die Diagnose wird Ihr Arzt nach einer gründlichen Befragung und eventuell Betrachtung Ihrer Wirbelsäule stellen. Bildgebende Verfahren sollten erst zum Einsatz kommen, wenn die Beschwerden länger als sechs Wochen anhalten.

Therapie
Konventionell
In schweren Schmerzzuständen kann ein entsprechendes Mittel Linderung bringen und verhindern, dass Sie eine schiefe Schonhaltung einnehmen und sich immer mehr verspannen. Besonders gut geeignet ist Paracetamol wegen der geringen Nebenwirkungen. Ist die Muskulatur sehr verspannt, helfen so genannte Relaxantien, wie zum Beispiel Tetrazepam. Liegt eine Blockierung vor, kann ein Osteopath oder Chiropraktiker sie unter Umständen beseitigen. Achtung: Opiate wirken bei Frauen viel weniger als bei Männern, weil Frauen nicht genügend Rezeptoren dafür im Gehirn haben. Also nicht verunsichern lassen, wenn Sie noch Schmerzen haben und der Doktor meint, die Dosis würde einen Mann längst umlegen.

Das rät die Ärztin

Mit Rückenschmerzen sollten Sie dringend den Arzt aufsuchen, wenn

▌ Taubheitsgefühle, Kribbeln oder gar Lähmungserscheinungen,
▌ wachsende Schwäche und Abgeschlagenheit oder
▌ Harn- bzw. Stuhlinkontinenz hinzukommen.

Alternativ
Homöopathie: 3 × tgl. 1 Tbl. Cimicifuga D6 mit Traubensilberkerze bei Abnutzungserscheinungen der Halswirbelsäule.

Hexenschuss: Aconitum C30 bei Kribbeln und Ameisenlaufen, Angst vor jeder Bewegung, wenn Wärme verschlechtert. Arnica D12 nach Überanstrengung oder Verheben. Rhus toxicodendron D12 bei Verheben, Kälte oder Nässe, andauernde Bewegung, wenn Massage und Wärme bessern. Je alle 1–6 Stunden 1Tbl oder 5 Globuli.

Pflanzenmittel: Wenn es schlimm ist, 2 × tgl. 1 Tbl. Assalix (Bionorica) mit Weidenrindentrockenextrakt (S. 300 Rheuma). 3 × tgl. 3 Tr. CERES Equisetum Urtinktur (ALCEA) kurmäßig länger angewendet stabilisiert das Stützgewebe.

Äußerlich
Schonung wird nur in extrem seltenen Fällen verordnet. Besser ist Schwimmen, Radfahren und Spazierengehen, auch wenn es weh tut. Außerdem unbedingt Krankengymnastik und Rückenschule. Dabei stärken Sie die Rücken- und Bauchmuskulatur und lernen, wie Sie sich im Alltag rückenfreund-

Allgemeine Erkrankungen

lich verhalten (Anleitungen für Übungen und richtige Haltung bei den Krankenkassen). Wärme hilft den Muskeln, sich zu entspannen, darum sind Saunabesuche, Rotlichtbestrahlung oder Fangopackungen oder auch nur ein warmes Unterhemd gut.

Zusätzlich helfen auch regelmäßige Einreibungen mit kühlendem und heilendem Terrazym-Emulgel (Orthim) mit grüner Heilerde, Arnika, Rosskastanie, Menthol und Kampfer.

Tipp: Suchen Sie nach der Ursache: falsche Matratze, falscher Schreibtischstuhl, einseitige Haltung, zu wenig Bewegung, Fehlhaltung durch Bauch- oder Darmprobleme, Leberstörung, usw. Lassen Sie sich von einem guten Osteopathen untersuchen und beraten.

Rheuma

Krankheiten des rheumatischen Formenkreises sind schmerzhafte Beschwerden am Muskel-, Skelett- und Bindegewebssystem. Mittlerweile kennt man über 250 einzelne Erkrankungen, die oft nur schwer zu diagnostizieren sind.

Zu den Hauptgruppen zählen:
- Entzündliche rheumatische Erkrankungen (z.B. rheumatoide Arthritis, Morbus Bechterew, entzündliche Gefäßerkrankungen)
- Degenerative, also verschleißbedingte rheumatische Erkrankungen, die auch als Arthrosen bekannt sind
- Rheumatische Erkrankungen der Weichteile, wie die Fibromyalgie
- Stoffwechselerkrankungen, z.B. die Gicht oder die Osteoporose

Einige werden im Anschluss einzeln vorgestellt.

Ursachen: Die meisten dieser Erkrankungen sind durch Störungen des Immunsystems bedingt, wobei körpereigene Strukturen, wie bspw. die Gelenkinnenhaut, angegriffen werden. Als weitere Ursachen werden klimatische Bedingungen, Infekte, Impfungen und genetische Faktoren angenommen, was jedoch nicht eindeutig bewiesen ist. Übrigens: Rheumatische Erkrankungen kommen nicht nur bei Erwachsenen besonders bei älteren Menschen vor, sondern auch bei Kindern, wo sie besonderer Aufmerksamkeit und Therapie bedürfen.

Diagnose: Wichtig ist eine gründliche Untersuchung mit Erhebung der Vorgeschichte. Daneben muss eine Blutuntersuchung gemacht werden, bei der Entzündungsfaktoren, Antikörper und genetische Marker nicht fehlen sollten. Die Diagnose wird meist mit bildgebenden Verfahren gesichert.

Therapie
Konventionell
Die Behandlung erfolgt, besonders während der akuten Schübe, mit entzündungshemmenden und schmerzstillenden Medikamenten: Analgetika und nichtsteroidalen und/oder steroidalen Antirheumatika (z.B.

Bewegungsapparat

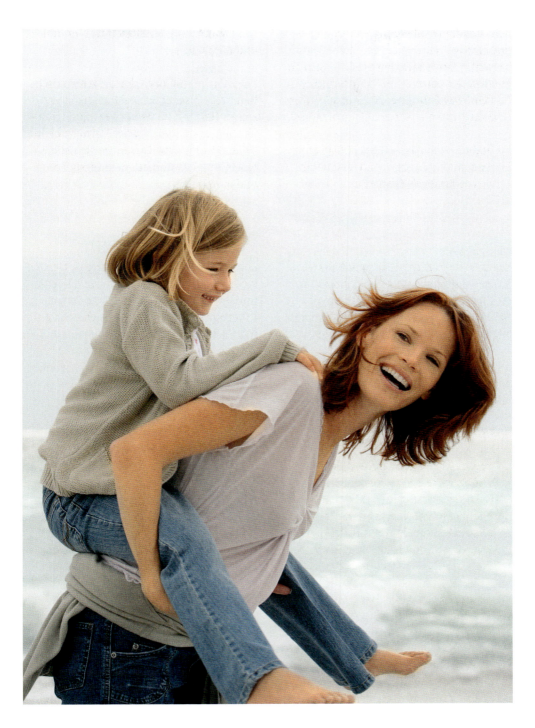

Allgemeine Erkrankungen

Diclofenac, Prednisolon). Als Langzeittherapie beginnt man heute schon frühzeitig mit Basistherapien (Chloroquin,
Ciclosporin, Methotrexat, D- Penicillamin,
Goldpräparaten), um Langzeitfolgen mit
Gelenkzerstörungen vorzubeugen. Auch
hochmoderne Therapien mit gentechnisch
hergestellten Immunmodulatoren, so
genannten Biologicals, wie TNF-alpha,
sollen erwähnt werden.

Wichtige Bestandteile der Therapie sind
Badekuren, Krankengymnastik und Ergo-
therapien, um Schmerzen zu lindern und
die Gelenkfunktion lange zu erhalten.
Sowohl die Anwendung von Kälte (Kryo-
therapie) als auch von Wärme (Fango,
Moor, Rotlicht) sind je nach Stadium und
augenblicklichem Zustand angezeigt.

Alternativ und unterstützend
Achtung: Suchen Sie bei unklaren Gelenkbeschwerden immer erst einen erfahrenen
Rheumatologen auf bzw. gehen Sie mit
Ihrem Kind zu einem Kinderrheumatolo-
gen. Eine zu lange dauernde Eigenbehandlung kann wertvolle Gelenke zerstören!

Homöopathie: Einzelmittel nach augen-
blicklicher Symptomatik. Am besten lassen
Sie von einem Therapeuten zusätzlich Ihr
Konstitutionsmittel herausfinden.

Schüßler: Rheumakur (S. 107).
Spenglersan: Je 3 × tgl. 5–10 Sprühstöße
Spenglersan Kolloid R und T (Meckel
Spenglersan) in die Ellenbeuge sprühen
und einreiben. Eine weitere Möglichkeit ist
Spenglersan Kolloid Om, es hilft Ihnen
zusätzlich bei Schmerzen.

Spagyrik: 3 × tgl. 20 Tr. AREUTID spag. Peka
Tropfen (Pekana) in Flüssigkeit vor den
Mahlzeiten. Ergänzend mit FLAMYAR spag.
Peka Salbe einreiben oder als Salbenver-
band. In der entzündlichen Phase OPSONAT
spag. Peka.

Pflanzenmittel: Selbst von Schulmedizinern
wird oft die Phytotherapie als Ergänzung
eingesetzt. So haben sich standardisierte
Mittel aus Teufelskralle, Weihrauch, Arnika,
Weidenrinde, Cayennepfeffer und Brennnessel bewährt. Beispiel: 2 × tgl. 1 Tbl.
Assalix (Bionorica) mit Weidenrindentrockenextrakt.

Immer begleitend je 3 × tgl. 3 Tr. CERES
Fraxinus Urtinktur (ALCEA) mit Esche oder
CERES Betula Urtinktur (ALCEA) mit Birke.

Enzymtherapie: 3 × tgl. 5 Tbl. Wobenzym N
(Mucos) oder 3 × tgl. 3 Tbl. Phlogenzym
(Mucos) oder 3 × tgl. 1 Tbl. des rein pflanzlichen Enzymax (Orthim) je mindestens
½ Stunde vor dem Essen. Mindestens
4 Wochen nach Abklingen der Symptome
weiter einnehmen.

Ernährung: Auch wenn es nicht die eine
Rheuma-Diät gibt, verlagern Sie den
Schwerpunkt Ihrer Ernährung von tierischen Produkten, besonders Fleisch, Käse
und Milch, in denen die entzündungsfördernde Arachidonsäure enthalten ist, auf
viel frisches Obst, Rohkost und Gemüse.
Viele Patientinnen sind allein dadurch
gesund geworden.

Nahrungsergänzung: Kanne Brottrunk
unterstützt obigen Ernährungsansatz,
ebenso Biestmilch (Trixsters). 1 × tgl. 1 Tbl.

Bewegungsapparat

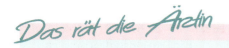

Ist Ihr Kind betroffen

Klagt Ihr Kind über nächtliche Knochenschmerzen, lassen Sie die Ursache abklären. Sagt der Spezialist, dass es nur ein Wachstumsschub ist, geben Sie dem Kind je 3×tgl. Calcium phosphoricum D6, wenn Wärme und Bewegung bessern oder Rhus toxicodendron D12, wenn morgens die erste Bewegung sehr steif und schmerzhaft ist, sich das durch weitere Bewegung und Wärme bessert.

Vitazell E 600 (Köhler) mit Vitamin E gegen schmerzende Gelenke. Auch sinnvoll eine Mikrobiologische Therapie (S. 91) oder eine Kombination aus Nährstoffergänzungen und Darmbakterienregeneration, z. B. mit Reha1, ODS1K und ODS2 (hypo-a).

Arthrose

Unter Arthrose versteht man eine krankhafte Veränderung von Gelenksstrukturen. Knorpelgewebe wird abgebaut, an dessen Stelle tritt neues Knochengewebe. Man unterscheidet zwischen primären und sekundären Umbauprozessen.

Die Auslöser für die primären Veränderungen sind nicht bekannt, werden aber im genetischen Bereich vermutet.

Die sekundäre Arthrose kann sich nach Verletzungen, andauernden Fehlhaltungen oder entzündlichen Erkrankungen entwickeln. Im Frühstadium spricht man noch von einem Knorpelschaden, weil sich der Knochen noch nicht verändert hat. Dazu müssen Sie wissen, dass Knorpel keine Gefäße hat, Sie merken also gar nicht, wenn er verletzt wird. Nur über die Gelenkschmiere wird er mit Nährstoffen versorgt und über die Gelenkschmiere werden auch die Abfallprodukte entsorgt. Später kann der Knorpel vollständig verschwunden sein, sodass Knochen auf Knochen reibt, und das tut dann richtig weh! Das Knochengewebe verdichtet und verhärtet sich. Es entstehen Auswüchse, so genannte Osteophyten, die das Gelenk vergrößern und zusätzlich für Reibungsschmerz sorgen. Bis zum 50. Lebensjahr sind eher Männer, später aufgrund der hormonellen Umstellung häufiger Frauen betroffen. Am häufigsten leiden die Knie, die Hüften, die Schultern und die Finger.

Symptome und Diagnose

Ganz typisch ist der Anlaufschmerz. Morgens oder nach längerem Sitzen müssen die Betroffenen erst wieder in Gang kommen, bis die Beschwerden langsam abebben. Aber auch bei Belastung der erkrankten Gelenke zwickt es. Im fortgeschrittenen Stadium bleiben die Schmerzen permanent. Zusätzliche Symptome sind Knacken in den Gelenken und Steifigkeit. Durch Blutuntersuchungen, Röntgenbilder oder Magnetresonanztomographie wird der Arzt das Ausmaß der Schädigung klären,. In manchen Fällen bringt auch erst eine Gelenkspiegelung Aufschluss.

Therapie

Konventionell

Mit der Therapie soll vor allem ein Fortschreiten des Knorpelabbaus sowie eine Schmerzlinderung erreicht werden.

Allgemeine Erkrankungen

Leider werden häufig gleich Arzneimittel verschrieben, die auf lange Sicht starke Nebenwirkungen haben. Versuchen Sie, die Schmerzen mit Paracetamol in den Griff zu kriegen und durch sanfte Methoden zu lindern. Kurzfristig können so genannte Nichtsteroidale Antirheumatika (NSAR), wie Ibuprofen oder Diclofenac, eingesetzt werden, vor allem dann, wenn sich aufgrund der Arthrose Entzündungen gebildet haben. Sprechen Sie mit Ihrem Arzt über zwei Wirkstoffe, mit denen bei Arthrose sehr gute Erfahrungen gemacht wurden. Das ist einmal die Hyaluronsäure, die sich mit Gelenkflüssigkeit verbindet und die Gleitfähigkeit verbessert. Sie wird direkt in das Gelenk gespritzt, häufig bei Problemen in Daumen oder Zehengelenken. Die zweite Substanz ist Glukosaminsulfat, das im Knorpel vorkommt. Auch sie wird direkt in das Gelenk gespritzt, ist aber auch als Tabletten oder Pulver zu haben.

Alternativ und unterstützend
Homöopathie: Gegen Schmerzen 3 × tgl. 1 Tbl. Ruta D6, gern in der Kombination mit Arnika D12 oder Hekla Lava D2 dreimal täglich eine Tablette. Ruta ist mit 2 weiteren Rheumamitteln auch im Komplexmittel Steirocal S (Steierl) enthalten, von dem man bis zu 12 Tbl. tgl. nehmen kann, meist reichen aber 3 × tgl. 1 Tbl. zu kombinieren mit 3 × tgl. 30–40 Tr. Steirocall N Tropfen (Steierl) speziell zur Besserung von chronischen degenerativen Gelenkveränderungen. Bei Gelenk- und Weichteilrheumatismus, besonders bei Knötchen an den Fingern Girheulit HOM (Pflüger), akut 6 × 1, chronisch 3 × 1.

Schüßler: s. Rheumakur (S. 107).

Pflanzenmittel: Teufelskralle, Brennnessel und Weidenrinde (s. Rheuma).

Ernährung: Übergewicht begünstigt die Entstehung und das Fortschreiten, da durch das hohe Gewicht eine übermäßige Druckbelastung auf fast allen Gelenken, vor allem den Knien, Hüften und Füßen liegt. Als sehr günstig hat sich eine mediterrane Vollwertkost erwiesen. Sie ist reich an Antioxidanzien sowie Vitaminen und Fettsäuren, die dem Knorpel helfen, sich zu reparieren. Tierische Produkte dagegen verstärken Entzündungsreaktionen. Samen der schwarzen Johannisbeere, Soja-, Weizen-, Lein-, Nachtkerzen- und Fischöl sind natürliche Entzündungshemmer.

Nahrungsergänzung: Kanne Brottrunk spült Schlacken weg und reguliert den Basenhaushalt.

In SANA-PRO Trinkgelatine (Bodymed) sind genau die Aminosäuren enthalten wie im Knorpel. Rühren Sie 2 × tgl. 1 EL in etwas Wasser oder Saft. Bei Beschwerden 3 × tgl., vorbeugend 1 × tgl., 1 Tbl. Vitazell-Arthro (Köhler) mit den wichtigen Knorpelbausteinen Glukosaminsulfat und Chondroitinsulfat sowie Vitamin E und B6, Zink, Mangan und Selen. Alternativ anfangs 2 × tgl. 1, langfristig 1 × tgl. 1 Kapsel SalusVital Gelenk-Aktiv-Kps. mit 250 mg neuseeländischem Grünlippmuschelpulver, Fischöl, Vitamin E, C und Selen. Nach Bedarf 1–2 Kapseln tgl. Arthro Aktiv (Life Light) mit Grünlippmuschelkonzentrat, Chondroitinsulfat, Haifischknorpelpulver und für den Knorpel wichtigen Aminosäuren und Vitaminen. Jeden Morgen vor dem Frühstück 7 Tr. Silizeen plus (IHLE) in etwas Flüssigkeit trin-

> **Bewegungsapparat** ▶

ken. Das Silizium sorgt für die Bildung von Kollagen in Knorpel und Bindegewebe und wird vom Körper sehr gut aufgenommen.

Äußerlich

Bewegung ist wichtig, denn nur dabei gelangt Gelenkflüssigkeit in die Gelenke. Darum: Nicht schonen, sondern schonend aktiv sein. Zur Vorsorge und Therapie von Kniebeschwerden: Morgens im Bett Fahrradfahrübungen machen. Dazu Arme hinter dem Kopf verschränken, Kopf etwas anheben und mit den Beinen kräftig nach oben treten. Beine im Knie schön strecken und wieder stark beugen. Das stärkt auch die Bauchmuskulatur. Mit 20 × anfangen und auf 5 Min. steigern. Probieren Sie die Bewegung auch mal rückwärts. Das Aufstehen wird Ihnen leichter fallen.

Zum Einreiben Gelenk-Aktiv Gel (Salus) mit entzündungshemmender Teufelskralle, Grünlippmuschelextrakt, Panthenol und Menthol.

Fibromyalgie

Manch einer behauptet, Fibromyalgie, übersetzt: Faser-Muskel-Schmerz, ist gar keine Krankheit sondern nur ein unerklärlicher Schmerzzustand. Vielleicht spricht Ihr Arzt von FMS, dem Fibromyalgie-Syndrom oder von Weichteilrheumatismus, was immer die gleiche Erkrankung meint. Tatsächlich gehört sie zum rheumatischen Formenkreis.

Frauen leiden acht- bis neunmal häufiger darunter als Männer. Vielleicht ein Grund, warum die Krankheit oft nicht ganz ernst genommen und auf die psychische Schiene geschoben wird.

Symptome und Diagnose:

Klassische Anzeichen sind:

- Dauerhafte Schmerzen im Bindegewebe verschiedener Körperpartien, wie der Gliederschmerz einer Grippe.
- Verschiedene Körperstellen sind sehr druckempfindlich.
- Steife Gelenke am Morgen.
- Schwellungen, zum Teil mit Flüssigkeitsansammlungen können an allen Gelenken, besonders an den Fingergelenken entstehen. Auch die Augen sind hin und wieder geschwollen.
- Schmerzen im Bereich des Nackens, am Kopf und am Kiefer.
- Müdigkeit, Erschöpfung, Konzentrationsprobleme und Störungen des Kurzzeitgedächtnisses. Auch Schlafstörungen und depressive Verstimmungen.
- Übersteigerte Lärmempfindlichkeit, häufiges Frieren im Wechsel mit Schwitzen.
- Magen-Darm-Beschwerden von Blähungen und Völlegefühl bis hin zu Durchfällen und Verstopfung meist im Wechsel.
- Bei Frauen kommen Schmerzen im Unterleib, vor allem während der Menstruation hinzu.

Die Diagnose ist im Grunde ein Ausschlussverfahren, da echte organische Merkmale kaum existieren. Wichtigstes Hilfsmittel sind die so genannten Tender Points, schmerzhafte Punkte, die besonders an Muskel- und Sehnenansätzen zu finden sind.

Therapie

Konventionell

So problematisch wie schon die Erkennung, ist auch die Behandlung der Fibromyalgie. Medikamente helfen fast gar nicht oder

Allgemeine Erkrankungen

können aufgrund der Nebenwirkungen nicht verabreicht werden. Meist beschränkt sich die medikamentöse Therapie auf die Gabe von Antidepressiva, wie Amitriptylin oder Serotonin-Wiederaufnahmehemmer (zum Beispiel Fluoxetin). Allerdings können vorübergehend auch Schmerzmittel gegeben werden, damit das Gehirn die Chance erhält, seine falsche Programmierung zu löschen.

Alternativ: Aus naturheilkundlicher Sicht handelt es sich bei der Fibromyalgie um eine Übersäuerung, eine Störung des Immun- und hormonellen Systems. Suchen Sie sich einen guten Arzt für Naturheilkunde, der Sie auf dem mühsamen Weg der Lebensumstellung begleitet, und seien Sie sicher: Sie können gesund werden!

Spagyrik: 4–6-Wochen-Kur: Geben Sie je 60 Tr. AREUTID spag. Peka, MUNDIPUR spag. Peka, RELIX spag. Peka und HECHOCUR spag. Peka (Pekana) in 1,5 l stilles Mineralwasser und trinken das über den Tag verteilt.

Pflanzenmittel: 3 × tgl. 3–5 Tr. CERES Taraxacum comp. (Alcea) fördert die Entgiftungsleistung der Ausscheidungsorgane.

Ernährung: Stellen Sie zuerst um auf ökologische Frischkost. Machen Sie eine Fastenkur und beobachten Sie, ob und wie sich die Beschwerden ändern. Es kann nämlich gut sein, dass Sie eine Nahrungsmittelunverträglichkeit haben und auf bestimmte Nahrungsmittel mit Muskelschmerzen reagieren.

Gut zu wissen

Kopf hoch!

Vielen macht die Erkrankung Angst. Da es sich nicht um eine zerstörerische Krankheit handelt, müssen Sie jedoch nicht mit Ausfällen bestimmter Gelenke oder gar Organe rechnen. Erklären Sie Außenstehenden, die Sie für einen Hypochonder halten, das Krankheitsbild anstatt sich zurückzuziehen. Und: Gehen Sie gut mit sich selbst um!

Nahrungsergänzung: Trinken Sie von Anfang an Kanne Brottrunk. Verbessern Sie Ihre Darmfunktion durch die Mikrobiologische Therapie (S. 91). Außerdem z. B. 1 × 1 Tbl. Selenase 200 XXL (biosyn) oder 2–3 × tgl. 1 Tbl. Uniselen (Köhler). Mit Biestmilch (Trixsters) greifen Sie positiv in die Schmerzübertragung und die Immunreaktion ein.

Äußerlich: Auch Kneipp-Kuren können helfen. In manchen Fällen hat sich auch eine moderate Wärmetherapie bewährt. Ganzkörperwaschungen und Leberwickel mit Kanne Brottrunk. Klar zu lokalisierende Schmerzen reiben Sie mit Terrazym Emulgel (Orthim) ein. Darüber hinaus sollten Sie für ausreichend Bewegung aber auch Entspannung sorgen.

Tipp: Entsäuern und Entgiften (S. 59) sollte am Anfang stehen. Sprechen Sie mit Ihrem Arzt über verschiedene Therapiemaßnahmen, wie auch die systemische Enzymtherapie, und deren Kombinationsmöglichkeiten.

Bewegungsapparat ▶

Osteoporose

Das deutsche Wort sagt sehr gut, was hinter der Osteoporose steckt: Knochenschwund. Die primäre Form tritt überwiegend im Alter auf. Risikofaktoren für Frauen sind: Untergewicht, längere Phasen ohne Periode, also auch ohne genügend schützende Hormone, frühe Wechseljahre und Rauchen. Nach den Wechseljahren sind Frauen aufgrund der hormonellen Umstellungen deutlich öfter betroffen als Männer. Etwa 30 % der Frauen und nur halb so viele Männer bekommen im Laufe ihres Lebens einen Knochenbruch durch Osteoporose. Die sekundäre Form ist altersunabhängig und steht im Zusammenhang mit Hormon- oder Stoffwechselerkrankungen oder mit der Einnahme von Medikamenten. Hier ist vor allem Kortison zu nennen. Die primäre Osteoporose nimmt mit 95 % eine klare Führungsrolle ein. Rund ein Viertel der über 50 Jahre alten Deutschen leidet darunter.

So schwinden die Knochen

Knochen ist hart und elastisch. Er besteht nämlich zu 75 % aus elastischem Bindegewebe, in das bis zu 25 % Kalzium eingebaut sind, aber auch noch andere Mineralstoffe. So befindet sich bspw. 60 % des Körper-Magnesiums im Knochen. Knochen unterliegen einem ständigen Umbauprozess: spezielle Zellen, die Osteoblasten bauen ihn auf und andere, die Osteoklasten, bauen ihn ab. Ihre Funktion ist abhängig von verschiedenen Hormonen (u. a. den Geschlechtshormonen Östrogen und Testosteron, sowie dem Parathormon aus der Nebenschilddrüse), Vitaminen, besonders

Vitamin D, Enzymen und nicht zuletzt vom Säure-Basen-Haushalt. Umweltgifte, falsche Ernährung, Stress und Magnesiummangel führen zur Übersäuerung. Das Ergebnis: Die Knochen verlieren an Dichte und Stabilität. Sie brechen leichter, in manchen Fällen sogar im Sitzen oder im Schlaf.

Übrigens: Zum Ende der Pubertät hat der Knochen seine optimale Stärke, der Arzt spricht von der peak bone mass, also der Spitzenknochenmasse. Von da an gehen jährlich 1–2 % verloren. Es ist also ganz wichtig, dass Kinder und Jugendliche durch richtige Ernährung und Bewegung möglichst viel Knochen „ansetzen". Studien haben gezeigt, dass besonders viel Milch dabei keine Hilfe ist.

Symptome und Diagnose

Fatalerweise erfolgt der Schwund schleichend und zeigt zunächst keine Symptome. Meistens werden die Betroffenen und ihre Ärzte erst aufmerksam, wenn es zum Oberschenkelhals-, Handgelenks- oder Wirbelkörperbruch kommt. Dabei ist bei Frauen über 50 ein Wirbelbruch dreimal häufiger als der Bruch eines Röhrenknochens (Schenkelhalsbruch). Bei Rückenschmerzen im fortgeschrittenen Alter sollten Sie auch immer an Osteoporose denken. Eine Veränderung der Gestalt, zum Beispiel das „Schrumpfen" oder die Entstehung eines Buckels, sind Zeichen für eine Osteoporose. Eine Blut- und Urinuntersuchung kann schnell Hinweise auf ein Ungleichgewicht im Kalzium-, Hormon- und Knochenstoffwechsel geben. Eine Messung der Knochenmineraldichte (KMD-Messung) sichert die

307

Allgemeine Erkrankungen

Das rät die Ärztin

Ein Fachmann muss her!

Vermutet der Arzt bei Ihnen eine Osteoporose, gehen Sie unbedingt zum Knochenspezialisten, bevor Sie mit einer Therapie beginnen. Eine leicht erniedrigte Knochendichte ist noch keine Osteoporose. Es wird häufig viel zu früh mit starken Medikamenten eingegriffen. Und noch ein Tipp: lassen Sie zu Beginn der Wechseljahre einmal eine DXA-Knochendichtemessung machen. Haben Sie einen Superknochen, brauchen Sie sich keine Sorgen zu machen. Liegen die Werte sehr niedrig, der Fachmann spricht vielleicht schon von einer Osteopenie, können Sie selber noch sehr viel tun, ehe es zu spät ist (s. u.).

Diagnose. Bei der so genannten DXA-Methode wird mit zwei Röntgenstrahlen unterschiedlicher Stärke gearbeitet. Dies wird von der WHO empfohlen, da schnell gute Ergebnisse vorliegen, der Patient aber nur einer geringen Strahlenbelastung ausgesetzt ist. Ultraschalluntersuchungen, die an Ferse oder Finger gemacht werden, um die Knochendichte abzuschätzen, werden zwar häufig in den Arztpraxen angeboten, sind aber zu ungenau, um ein Frakturrisiko vernünftig einzuschätzen. Haben Sie einen erfahrenen Arzt, dann wird er schon an der Hautfaltendicke ablesen können, ob bei Ihnen auch ein Osteoporoserisiko auftreten könnte, denn das Stützgewebe von Knochen und Haut ähneln sich sehr.

Therapie

Konventionell

Osteoporose ist nicht heilbar. Ziel muss darum sein, die Entwicklung aufzuhalten. Das geschieht in erster Linie, indem in den Knochenstoffwechsel eingegriffen wird. Prinzipiell gibt es zwei Möglichkeiten: der Knochenabbau muss gestoppt werden und der Knochenaufbau gefördert. Für den Aufbau wird beispielsweise Kalzium (1200–1500 mg tgl.) und Vitamin D (400–800 IE) empfohlen. Auch Strontium, ein Spurenelement, kann zusätzlich eingenommen werden. In schweren Fällen wird täglich ein Hormon gespritzt (Parathormon-Analogon). Um den Abbau zu bremsen, gibt es die so genannten Antiresorptiva. Eine Hormonersatztherapie (HRT) oder die hoch dosierte Einnahme von Phytoöstrogenen wird heutzutage aufgrund der hohen Nebenwirkungen nicht mehr empfohlen. Sprechen Sie mit Ihrer Ärztin stattdessen über SERMs. Das sind Stoffe, die eine mit dem Östrogen vergleichbare Wirkung auf die Knochenbildung haben. Am verbreitetsten ist die Behandlung mit Bisphosphonaten, die man einmal täglich, wöchentlich oder monatlich einnehmen kann. Wer Probleme mit dem Magen oder Darm hat, lässt sich am besten alle 3 Monate eine Spritze vom Facharzt geben.

Vorbeugend und unterstützend

Homöopathie: 3 Wochen lang Calcium phosphoricum D6, dann 3 Wochen lang Hekla lava D6 je 3 × tgl. 1 Tbl. Oder 3 × tgl. 1 Tbl. Ranocalcin (Pflüger) mit Calcium, Fluor, Eisen und Zink. Steirocall N (Steierl)

Bewegungsapparat ▶

wirkt günstig auf den Kalkstoffwechsel. Die Anwendung ist langfristig möglich, es wird jedoch eine 2-wöchige Einnahmepause alle 3 Monate empfohlen, um eine neue Stimulation auszulösen.

Schüßler: Je 2 Tbl. tgl. Kalzium fluoratum D12 (Nr. 1), Kalzium phosphoricum D6 (Nr. 2), Natrium chloratum D6 (Nr. 8), Silicea D12 (Nr. 11), Manganum sulfuricum D6 (Nr. 17), statt Kalzium phosphoricum D6 (Nr. 2) auch Kalzium carbonicum Hahnemanni D6 (Nr. 22), zwischendurch Magnesium phosphoricum D6 (Nr. 7) in 1 Glas stilles Wasser auflösen und in kleinen Schlucken über den Tag verteilt trinken.

Spagyrik: 3–4 × tgl. 20 Tr. OSS-REGEN spag. Peka Tropfen (Pekana) in Flüssigkeit vor den Mahlzeiten auch bei bereits verminderter Knochendichte. Mindestens 2 Monate bis zur nachweislich verbesserten Knochendichte nehmen.

Pflanzenmittel: 3 × tgl. 3 Tr. CERES Equisetum Urtinktur (ALCEA) aus Ackerschachtelhalm gibt dem Stützgewebe Halt und kann mit der medikamentösen Therapie kombiniert werden.

Ernährung: Normalerweise ist genug Baumaterial da, kann aber nicht richtig verwertet werden. Sorgen Sie deshalb für basische Kost mit viel Gemüse, wie Brokkoli, Porree und Grünkohl, Sesam und kalziumhaltigem Mineralwasser. Speziell auf den Knochen wirkt sich auch Genistein aus Sojaprodukten günstig aus. Und: Reduzieren Sie Milchprodukte. Sie enthalten zwar viel Kalzium, aber auch viel Phosphat und

Protein und machen sauer, sodass das Kalzium gar nicht in den Knochen aufgenommen werden kann. Auch zu viel Alkohol schädigt Knochen.

Meiden Sie phosphathaltige Nahrungsmittel. Sie sind mit E338-341 und E450 gekennzeichnet. Dazu gehören Schmelzkäse, Weißbrot, Wurst und Fleisch sowie Cola-Getränke und Limonaden. Phosphat bindet Kalzium, so dass es nicht in den Knochen eingebaut werden kann. Übrigens haben Vegetarier seltener Osteoporose als Mischköstler.

Nahrungsergänzung: Führen Sie Basen zu mit Kanne Brottrunk oder mit dem 3-Phasen Säure-Basen Konzept (IHLE VITAL). Oder nehmen Sie regelmäßig Sango in Concept (IHLE VITAL) mit Meeres-Korallenfossilien und ausgewogenem Magnesium-Kalzium-Verhältnis, dazu Silizeen plus (IHLE VITAL).

Sorgen Sie immer für genügend Calcium und Vitamin D, z.B. mit 1 × tgl. 1 Tbl. SalusVital Knochen-Aktiv Calcium 500+D3 Kautbl. oder mit 3 × tgl. 1 Tbl. Calcivitase (biosyn) mit Vitamin K und Inulin für die guten Darmbakterien. In dem magensaftresistenten Calciretard (Köhler) ist Calzium an eine Aminosäure gebunden, so dass der Transport in die Zelle erleichtert wird. Nehmen Sie davon 3 × tgl. 1 Tbl. Auch sinnvoll: 1 × tgl. 1 Tbl. Meno-Formula (Life Light) mit zusätzlich Isoflavonen, Rotklee und Yamswurzelextrakt, die als Pflanzenhormone einen günstigen Effekt auf den Knochen haben können. Nicht vergessen: Bei Stress ist Magnesium wichtiger als Kalzium!

Allgemeine Erkrankungen

Äußerlich: Die zweite Säule neben der Ernährung ist die Bewegung. Werden Knochen belastet, bewahren sie leichter ihre Stabilität. Ideal: ½ Stunde tgl. draußen an der frischen Luft bewegen und gezieltes Muskeltraining, etwa dreimal in der Woche 45 min., zusätzlich.

Tipp: Weg mit dem Glimmstängel! Raucherinnen haben während der Wechseljahre erwiesenermaßen rund 10 % weniger harte und dichte Knochen als Nichtraucherinnen!

Hallux valgus

Hallux valgus heißt übersetzt krummer großer Zeh. Es handelt sich um eine Verkrümmung des großen Zehs, die durch eine falsche Belastung und Druck von außen entsteht. Acht von zehn Patienten sind Frauen. Vor allem ihre Schuhe, spitz zulaufend und hoch, führen zur Deformation. Wer hohe Damenschuhe trägt, belastet nicht den gesamten Fuß gleichmäßig, sondern überwiegend den Vorderfuß. Die Mittelfußknochen werden dadurch auseinandergedrückt, der Spreizfuß entsteht. Der große Zeh neigt sich immer mehr nach innen zu den anderen Zehen. Überschreitet der Winkel zehn Grad, so liegt ein Hallux valgus vor.

Die Krümmungen können bis zu 90 Grad betragen, sodass der große Zeh die anderen Zehen regelrecht überlagert. Gleichzeitig wird das Mittelfußköpfchen nach außen gedrückt. Manche sprechen fälschlicherweise von einem Überbein. Diese Wölbung sorgt für zusätzliche Schmerzen und Probleme beim Tragen von Schuhen.

Eine Bindegewebsschwäche oder Rheuma begünstigen das Phänomen. In verschwindend wenigen Fällen handelt es sich um eine angeborene Verkrümmung.

Therapie

Wenn eine Neigung der großen Zehen zu erkennen ist und Schmerzen auftreten, können Sie zunächst noch gegensteuern. Verzichten Sie auf hohe spitze Schuhe. Greifen Sie stattdessen zu Exemplaren, die dem Fuß viel Platz bieten. Einlagen können das Fußgewölbe unterstützen. Auch gibt es spezielle Übungen, die das Fußgewölbe stärken und die Fehlstellung im Anfangsstadium noch korrigieren oder jedenfalls ein Fortschreiten verhindern können. Lassen Sie sich entsprechende Lektionen beim Physiotherapeuten oder Orthopäden zeigen!

Zum Korrigieren oder Aufhalten bieten sich im frühen Stadium auch Schienen an. Es gibt inzwischen sogar dynamische Schienen sind, die am Tag getragen werden können und die Fußbewegung mitmachen.

Gut zu wissen

Wer die zunehmende Deformation ignoriert, riskiert, eine Arthrose im Zeh, einen Hallux rigidus, zu bekommen.

Bewegungsapparat ◄

Sind die Beschwerden schon sehr stark und treten heftige Druckstellen auf, sodass kein Schuh mehr getragen werden kann, muss über eine Operation nachgedacht werden. Heute versucht man, das Gelenk vollständig zu erhalten. Nicht selten wird das Grundgelenk aber auch noch teilweise oder komplett entfernt.

Das können Sie tun

Wie Sie sehen, liegt die Therapie zu einem großen Teil in Ihren Händen. Unterstützen Sie sie homöopathisch. Nehmen Sie drei Wochen lang Calcium phosphoricum D6 und dann drei Wochen Hekla lava D6 jeweils dreimal täglich eine Tablette. Bei akuten Entzündungserscheinungen helfen dreimal fünf Globuli Apis D6.

Allgemeine Erkrankungen

Haut und Haare

Ob wir uns wohl in unserer Haut fühlen, hängt von vielen Umständen ab. Die Haut erfüllt auch wichtige Schutzfunktionen. Zum einen federt sie viele Stöße ab, zum anderen ist sie die erste Barriere, die Krankheitserreger am Eindringen hindern kann. In der Tiefe sitzt das Unterhautfettgewebe, darüber die Leder- und dann die Oberhaut. Ganz außen sitzt die Hornschicht, die von einem so genannten Hydrolipidfilm überzogen ist. Dieser Film ist äußerst wichtig, denn er glättet die Haut und sorgt dafür, dass Schad- und Giftstoffe nicht so leicht in tiefere Schichten vordringen können. Ein Bestandteil des Films ist Talg, der von den Talgdrüsen ständig gebildet und nach außen abgegeben wird.

Verschiedene Hauttypen

Man unterscheidet zwischen normaler, trockener, fetter und Mischhaut, wobei die so genannte normale Haut kaum zu finden ist.

Trockene Haut: Mit zunehmendem Alter lässt die Tätigkeit der Talgdrüsen nach, sodass die Haut tendenziell eher trocken wird. Trockene Klimazonen, ausgiebige Sonnenbäder und zu geringe Flüssigkeitsaufnahme verstärken das Problem.

Fettige Haut: Bei fettiger Haut produzieren die Drüsen zu viel Talg. Die Haut glänzt, Unreinheiten wie Pickel sind typisch. In der Pubertät leiden viele darunter.

Mischhaut: Bei Mischhaut treten an verschiedenen Hautpartien unterschiedliche Grade der Talgproduktion auf. An Stirn, Kinn und Nase ist die Haut fettig, auf den Wangen dagegen eher trocken.

Akne

Akne ist eine sehr weit verbreitete Erkrankung der Talgdrüsen. Dabei verstopfen die Ausführungsgänge so, dass das Hautöl, Sebum genannt, nicht nach außen abfließen kann. Es sammelt sich in den Drüsen und bietet Bakterien beste Lebensbedin-

gungen. Wird die Menge zu groß, drängt sie an die Oberfläche. Pickel entstehen. Üblicherweise befreit sich die Haut von alten abgestorbenen Hornzellen. Bei dieser Störung ist das nicht so. Sie verklumpen zu einer kompakten Masse und verschließen

Haut und Haare ▶

die Talgdrüse. Eiter tritt nach oben und wird als kleiner gelblich-weißer Pickel sichtbar. Der hormonelle Einfluss auf die Erkrankung ist offensichtlich, wenn man bedenkt, dass rund 80 % der Pubertierenden betroffen sind. Warum bei einigen die Akne bis ins Erwachsenenalter überdauert, bei anderen nicht einmal während der Pubertät wahrnehmbar ist, ist noch nicht geklärt. Fest steht, dass mehrere Faktoren eine Rolle spielen. Da ist die familiäre Veranlagung für große bzw. sehr aktive Talgdrüsen. Darüber hinaus sind Hormone entscheidend, das männliche Hormon Testosteron fördert die Talgproduktion, während das weibliche Östradiol sie hemmt. Einige Bakterien, vor allem das Propionibakterium Acnes bildet reichlich Lipasen, die den Talg in freie Fettsäuren spalten. Sowohl Lipasen als auch die freien Fettsäuren begünstigen Entzündungen extrem. Schließlich spielt die Ernährung eine große Rolle, die Versorgung mit wichtigen Mineralstoffen und u. U. auch eine zu hohe Giftbelastung. Die Dioxinakne ist ein Beispiel, aber auch eine Quecksilberbelastung kann zu Akne führen.

Therapie
Konventionell
Gegen Akne hilft die lokale Anwendung von Vitamin-A-Säure oder Benzoylperoxid, das die Verhornungsstörung der Talgdrüsen bekämpft. Sehr effektiv ist die Verwendung von Iso-Tretinoin, einem Vitamin-A-Abkömmling. Aber Achtung: Wenn Sie ein solches Produkt verwenden, müssen Sie sicher verhüten, da selbst ein Jahr nach Absetzen noch Missbildungen des Embryos zu befürchten sind. Die Akne-Therapie kann in schweren Fällen auch vorüber-

gehend mit Antibiotika unterstützt werden. Vielleicht verschreibt Ihnen Ihr Arzt auch eine Hormonpille, die die Wirkung der männlichen Hormone an der Haut bremst, so genannte Antiandrogene.

Alternativ
Spenglersan: Morgens und abends je 10–20 Sprühstöße Spenglersan Kolloid G (Meckel) in die Ellenbeuge reiben bei entzündlichen Hauterkrankungen.

Spagyrik: 3 × tgl. je 20 Tr. CUTRO spag. Peka Tropfen und TO-EX spag. Peka Tropfen (Pekana) in Wasser vor den Mahlzeiten.

Pflanzenmittel: Je 3 × tgl. 5 Tr. CERES Taraxacum comp. (ALCEA) unterstützt die Leberausleitung, CERES Viola Urtinktur (ALCEA) wirkt innerlich hautregulierend.

Ernährung: Eine deutliche Einschränkung raffinierter Kohlenhydrate, tierischer Fette und Eiweiße ist ratsam. Bevorzugen Sie ökologische Frischkost, die faserreich ist. Kleie oder Leinsamen gehören auf den Speiseplan.

Nahrungsergänzung: Vorsicht: In Vollkornprodukten und Kleie ist Phytin enthalten. Dieser Schutzstoff des Getreides bremst die Verwertung zahlreicher Nährstoffe und kann einen ohnehin schon vorhandenen Zinkmangel verschlimmern. Ergänzen Sie darum z. B. mit Nanosan (Life Light) mit Silizium, Zink, Biotin, und Vitamin E. Bei schwerer Akne ist Zink in hoher Dosierung am wichtigsten, z. B. 3 × tgl. 1 Tbl. ZINKOTASE (biosyn) oder 3 × tgl. 2 Tbl. Unizink 50 (Köhler). Machen Sie eine Darmsanierung (S. 56) und unterstützen Sie

313

Allgemeine Erkrankungen

auch Ihre Leber mit einer Brottrunk-Kur (S. 79). Bei starker Akne nehmen Sie auch Biestmilch (Trixsters), mit 1 Kapsel von 300 mg beginnend und steigern Sie nach Verträglichkeit.

Äußerlich
Reiben Sie betroffene Hautstellen mit Kanne Brottrunk ein und machen zusätz-

lich jeden Abend einen Leberwickel damit. Pflegen Sie Ihre Haut mit Asche Basis (Asche Chiesi). Äußerlich können Sie verdünnt CERES Salvia Urtinktur (ALCEA) einklopfen. Gehen Sie außerdem regelmäßig zum Ausreinigen zur Kosmetikerin. Sie hält die Talgdrüsen offen und beseitigt kleine Mitesser, bevor die sich entzünden können.

Haarausfall

Genau wie die Haut haben auch Haare Schutzaufgaben zu erfüllen. Das Haar auf dem Kopf schützt vor der Sonneneinstrahlung, Wimpern und Nasenhaare schützen vor unerwünschten Eindringlingen. Es ist völlig normal, dass wir täglich Haare verlieren. Erst wenn die Zahl 100 Haare am Tag überschreitet, ist von Haarausfall die Rede.

Ursachen
Über die Ursachen des Haarausfalls, auch Alopezie genannt, herrscht keinesfalls Einigkeit. Bisher hieß es oft, der Haarausfall sei erblich bedingt. Vor allem Männer sind betroffen. Bei ihnen werden ganze Partien kahl, bei Frauen kommt es eher zu einer Ausdünnung. Hormonelle Einflüsse, Ernährung und Umwelteinflüsse spielen eine Rolle.

Diagnose
Der Hautarzt wird bei Ihnen ein Trichogramm machen, das heißt, er reisst Ihnen an einer oder mehreren Stellen mit einer Klemme Haarbüschelchen aus, die er unter dem Mikroskop untersucht. Alternativ kann ein Trichoscan gemacht werden. Dabei wird eine Stelle des Kopfes rasiert,

mit Farbe eingepinselt und nach drei Tagen wird mit einer Digitalkamera computergestützt ausgewertet, wie viele Haare nachgewachsen sind. In schweren oder unklaren Fällen ist auch eine kleine Gewebeentnahme (Biopsie) nötig.

Therapie
Konventionell
Beim kreisrunden Haarausfall werden vom Facharzt Substanzen, meist örtlich, eingesetzt, die das Immunsystem unterdrücken sollen. Wegen der Nebenwirkungen ist von einer Selbstbehandlung abzuraten. Beim androgenetischen oder diffusen Haarausfall wird Frauen in erster Linie eine Pille empfohlen, die Östrogene und Gestagene enthält und damit gewissermaßen die Wirkung der männlichen Hormone abblockt. Darüber hinaus gibt es Präparate, die entweder die Haarwurzel schützen oder die Neubildung von Haaren anregen sollen. In sehr schweren Fällen kann eine Haartransplantation helfen. Da Frauen weniger als Männer betroffen sind, werden sie meist schlimmer angestarrt, wenn der Kopf kahl wird. Aufgrund der hohen psychischen Belastung übernimmt die

Haut und Haare

Krankenkasse möglicherweise die Kosten für eine Perücke oder sogar Transplantation. Besprechen Sie das unbedingt vorab!

Alternativ

Schüßler: Vor dem Frühstück 2 Tbl. Zincum chloratum D6 (Nr. 21), vormittags 3–5 Tbl. Silicea D3 (Nr. 11), nachmittags 3–5 Tbl. Ferrum phosphoricum (Nr. 3).

Spenglersan: Spenglersan Kolloid A (Meckel) in die Ellenbeuge reiben und in die Kopfhaut einmassieren.

Spagyrik: 3–4× tgl. 20 Tr. CRI-REGEN spag. PEKA Tropfen (Pekana) in etwas Flüssigkeit vor dem Essen entgiftet und kurbelt den Haarstoffwechsel an.

Ernährung: Bringen Sie Ihren Säure-Basen-Haushalt ins Gleichgewicht, damit eine ausreichende Nährstoffversorgung gewährleistet bleibt (S. 59).

Nahrungsergänzung: Könnte Ihre Ernährung mangelhaft gewesen sein, ODS1K und ODS1 (hypo-a) plus Darmsanierung. Rühren Sie 2× tgl. 1 EL Gelatine in Wasser an und trinken Sie das. Oder SANA-PRO Beauty-Drink (Bodymed) mit hydrolysierter Gelatine, Vitamin C und D, Zink, Calcium und Biotin. Hinter Haarausfall steckt nicht selten Zinkmangel. Ist Ihr Haar glanzlos und brüchig und zeigt früh erste graue Strähnen, nehmen Sie z.B. mindestens 3 Monate lang 3× tgl. 1 Tbl. Unizink 50

(Köhler) oder eine ZINKOTASE (biosyn). In Nanosan (Life Light) sind außer Zink in niedriger Dosis Silizium und andere Stoffe enthalten, die das Haar zum Wachstum benötigt. Alternativ morgens 7 Tr. Silizeen plus (IHLE Vital).

Tipp: Helfen Sie Ihrem Arzt beim Herausfinden der Ursache (Infektion, Stress, Medikamente usw). Wenn Sie mehr als 100 Haare jeden Tag verlieren, lassen Sie unbedingt die Finger von Dauerwelle und Tönung! Überprüfen Sie Ihre Belastung durch Zahngifte. Eine Gebisssanierung sollte überdacht werden.

Genau wie bei der Akne muss auch bei Haarverlust an ein gestörtes Darmmilieu gedacht werden. Besprechen Sie mit Ihrer Ärztin daher eine Mikrobiologische Therapie.

Äußerlich
- Schützen Sie Ihre Kopfhaut bei Sonne immer mit einem Hut.
- Verzichten Sie auf die tägliche Haarwäsche. Feuchten Sie die Haare lieber nur an und bringen Sie sie in Form.
- Pflegen Sie die Kopfhaut mit Produkten, die speziell auf Ihren Hauttyp abgestimmt sind.
- Koffeinhaltige Haarwässer steigern die Durchblutung.
- Lassen Sie sich die richtige Technik für eine regelmäßige Kopfhautmassage bei Ihrem Friseur zeigen.

Allgemeine Erkrankungen

Immunsystem und Allergien

Unser Immunsystem ist ein hoch spezialisiertes Abwehrsystem, das dafür sorgt, dass äußere Einflüsse unseren Körper nicht schädigen. Immunzellen stehen als Soldaten immer bereit, unsere Gesundheit zu schützen. Dieses System ist unglaublich genial, aber leider genauso kompliziert. Wenn ein Antigen, meist ein fremdes Eiweißmolekül, z. B. von Viren, Bakterien, Hausstaubmilben, Pollen oder Tierhaaren, in den Körper eindringt, werden als Antwort darauf Immunzellen aktiviert und Antikörper gebildet, die sich an den Feind heften und ihn vernichten. Solche Antikörper heißen z. B. IgA, IgE, IgG.

Allergien

Reagiert das Immunsystem über, liegt eine Allergie vor. Einfach ausgedrückt passiert dabei Folgendes: Ein fremder Stoff gelangt in den Körper, weil er mit der Nahrung aufgenommen oder eingeatmet wird oder durch die Haut dringt. Er sorgt für die Produktion von Antikörpern, die sich an die Oberflächen so genannter Mastzellen binden. Diesen Vorgang nennt man Sensibilisierung. Das Immunsystem hat nun einen harmlosen Stoff als Feind markiert.

Gut zu wissen

Freunde unseres Immunsystems sind Bewegung, möglichst an frischer Luft, richtige Ernährung und gute Laune: Lachen ist gesund! Feinde dagegen sind Überarbeitung, Stress, Schlaf- und Bewegungsmangel, schlechte Ernährung, Alkohol und Rauchen.

Beim nächsten Kontakt erkennt es ihn sofort wieder. Die Mastzellen schütten Histamin aus. Das ist ein Botenstoff, der sich blitzschnell im Körper ausbreitet und für die eigentliche allergische Reaktion, das Niesen, Husten oder sonstiges sorgt. Einige Reaktionen treten sofort nach Kontakt mit dem Allergen auf, andere mit solcher Verzögerung, dass sie nicht mehr mit dem Auslöser in Verbindung gebracht werden. Manchmal sind die Symptome kaum wahrnehmbar, dann wieder können sie zum lebensbedrohlichen Schock führen. Die allergischen Reaktionen werden in vier Typen unterteilt, wobei Typ 1 den Soforttyp darstellt (Heuschnupfen, Nesselsucht) und Typ 4 den verzögerten (chronisches Asthma, Kontaktekzem).

Ursachen
Warum sich eine Allergie entwickelt, ist noch nicht sicher geklärt. Unsere Umwelt

Immunsystem und Allergien ▶

scheint eine Rolle zu spielen, in der wir zum einen mit immer mehr chemischen und giftigen Stoffen konfrontiert sind, zum anderen exotische Nahrungsmittel zu uns nehmen können, die gar nicht in unserem natürlichen Umfeld vorkommen. Neben der Theorie, die Abwehr sei überfordert von all den neuen Stoffen, gibt es noch eine These, die das Gegenteil besagt. Einige Forscher gehen nämlich davon aus, dass das Immunsystem nicht ausgelastet sei, weil einige schwere Krankheiten ausgerottet und Parasiten extrem selten geworden sind. Ebenfalls beteiligt ist offenbar die Psyche. Tests haben gezeigt, dass Stress allergische Reaktionen begünstigen kann. Heuschnupfen-Patienten bekamen schon beim Anblick eines Bildes, das eine blühende Wiese zeigte, Symptome.

Diagnose
Die Suche nach dem Allergen ist oft langwierig. Kein Wunder, wenn man bedenkt, dass etwa 20 000 Stoffe dafür bekannt sind, dass sie eine Allergie auslösen.

Anamnese: Ganz wichtig ist das Gespräch mit dem Fachmann. Je genauer Sie ihm sagen können, welche Beschwerden wann zuerst aufgetreten sind, desto leichter hat er es. Eine genaue Befragung über ihr Umfeld und darüber, in welchem Zusammenhang die Symptome zunehmen, gibt wichtige Hinweise.

Hauttest: Entscheidend bei der Allergiediagnostik sind verschiedene Hauttests. Dabei werden Substanzen in die Haut gerieben, die dann möglicherweise Pusteln oder Quaddeln bilden. Diese Möglichkeit wird gern genutzt, um auf sehr viele Allergene, die vorher zu

Das rät die Ärztin

Wie Sie einen guten Allergologen erkennen

Wenn er ein potenzielles Allergen gefunden hat, sollte er mit Ihnen klären, ob Sie dem vermeintlichen Verursacher überhaupt ausgesetzt sind, und ob die Symptome dazu passen. Um sicher zu gehen, dass er richtig liegt, wird er einen Provokationstest durchführen, Sie also mit dem Allergen konfrontieren.

Gruppenextrakten zusammengefasst wurden, gleichzeitig zu testen. Es kann aber auch sein, dass bereits ein konkreter Verdacht vorliegt. Dann wird der Arzt gezielt nur auf wenige Stoffe testen. Achtung: Falls Sie Medikamente nehmen, vor allem so genannte Antihistaminika, sind diese mindestens fünf Tage vor dem Hauttest abzusetzen, da sie das Ergebnis verfälschen.

Achtung: negative Hauttests schließen eine Allergie nicht aus!

Labortest: Bei der Blutuntersuchung wird nachgesehen, ob spezifische Antikörper im Blut sind. Einfache Tests zeigen nur, ob überhaupt so genannte Immunglobuline vorhanden sind, aufwändige spezifische Tests ermöglichen heute eine genaue Allergiediagnostik.

Therapie
Konventionell
Es stehen zwei Wege zur Verfügung. Die Hyposensibilisierung oder Desensibilisierung, auch Allergie-Impfung genannt,

Allgemeine Erkrankungen

wurde in den 1990er Jahren als Allheil-mittel von Allergien gefeiert. Heute weiß man, dass die Erfolgschancen nur dann gut sind, wenn Sie nur gegen eine Substanz oder vielleicht zwei Stoffe allergisch sind. Das Allergen wird stark verdünnt in einer ganz bestimmten Dosierung injiziert oder unter die Zunge gegeben. Ziel ist es, dass der Körper sich allmählich daran gewöhnt und den Stoff nicht mehr als Feind einstuft. Der andere Weg basiert auf zwei Säulen: Vermeidung des Allergens und Medika-mentengabe. Dem Auslöser aus dem Weg zu gehen, ist natürlich nicht immer leicht, geschweige denn hundertprozentig mög-lich. Darum werden Arzneimittel verord-net, die die Symptome bekämpfen. Kurz-zeitig können Antihistaminika verabreicht werden. Sie blockieren den Botenstoff Hist-amin, sodass dieser sich nicht im Gewebe festsetzen und das Startsignal für Entzün-dungserscheinungen geben kann. Sie soll-ten wissen, dass Antihistaminika der alten Generation extrem müde und schläfrig machen. Neue Wirkstoffe, wie Cetirizin, haben diese Nebenwirkung nicht.

Weitere Medikamente sind das Kortison gegen Entzündungen und so genannte Mastzellstabilisatoren, die die Histamin-ausschüttung verringern. Alternative Therapien finden Sie jeweils bei den folgenden häufigsten Allergieformen.

Insektengiftallergie

Stechen Bienen oder Wespen, geben Sie ihr Gift in die Haut ab. Es kommt zu Juckreiz, leichten Schwellungen und Rötungen. Bei Allergikern können die Schwellungen ext-rem stark auftreten und sich auf Hals und Gesicht ausbreiten. Atemnot kann hinzu-kommen bis hin zum allergischen Schock, der lebensbedrohlich werden kann, das Ganze innerhalb weniger Sekunden. Ist die Reaktion auf Insektengift die einzige bekannte Allergie, sollte eine Hyposensibi-lisierung erfolgen. Tragen Sie außerdem immer ein Notfallset mit Antihistaminika, Kortison und Adrenalin bei sich. Ihr Arzt schult Sie im Umgang damit.

Heuschnupfen/allergischer Schnupfen

Beim Heuschnupfen sind es bestimmte Eiweißstoffe verschiedener Pollen von Bäu-men und Gräsern, die Alarm im Immun-system auslösen. Ein sehr großer Teil der Allergiker ist Heuschnupfen-Patient. Dem Auslöser aus dem Weg zu gehen, ist so gut wie unmöglich, denn die winzig kleinen Stoffe dringen auch ins Haus. Bei fast jedem Dritten entwickelt sich später Asthma. Die Symptome betreffen Mund, Nase und Augen. Die Schleimhaut der Nase schwillt an, die Nase läuft, es kommt zu Niesen, Jucken oder Brennen. Die Augen sind rot und jucken, die Lider können geschwollen sein. Außerdem tritt Husten auf, der Atem geht schwer und rasselnd. In schwacher Ausprägung können Nasenspray und Augentropfen schon helfen. Der allergische Schnupfen kann das ganze Jahr über anhal-ten, wenn er von Tierhaaren, Schimmelpilz, Hausstaubmilben oder Federn ausgelöst wird. In dem Fall ist eine sofortige Verban-nung des Allergens unvermeidbar. Ganz neu auf dem Markt: Oralair Gräser, eine Tablette zur Hyposensibilisierung gegen fünf Gräser, die Heuschnupfen-Symptome um über ein Drittel zurückdrängen.

Immunsystem und Allergien ▶

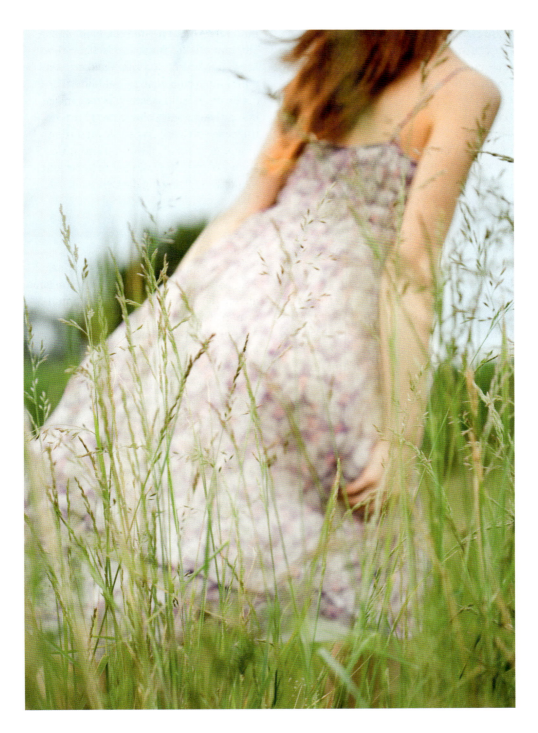

Allgemeine Erkrankungen

Alternativ
Die Präparate der Homöopathie, Spengler-san und Spagyrik können Sie bedenkenlos während der ganzen Saison einnehmen.

Homöopathie: 6 Wochen vor dem Pollen-flug 1 × tgl. 5 Globuli Galphimia glauca D12, in akuten Fällen davon bis 4 × tgl. 5 Globuli in D4 oder C4. Oder Luffa-orthim Tropfen (Orthim).

Schüßler: 1–2 Monate vor der Saison am wirkungsvollsten. Wählen Sie Kombina-tionen zur Vorbeugung und Linderung mithilfe eines Therapeuten oder von Fachliteratur aus.

Spenglersan: Basistherapie: 5 × tgl. 3 Sprüh-stöße Spenglersan Kolloid K (Meckel) in je-des Nasenloch sprühen und hochschnupfen.

Spagyrik: Basistherapie: 3 × tgl. 20 Tr. PROAL spag. Peka Tropfen (Pekana) in Wasser.

Nahrungsergänzung: Stabilisieren Sie das Immunsystem des Darms mit Kanne Brottrunk, Multitaleen (IHLE Vital) und Naturalith (IHLE Vital) oder Biestmilch (Trixsters). Außerdem 3 × tgl. 1–2 magen-saftresistente Tbl. Calcium-EAP, zum Aufbau der Zellmembranen, die dadurch stabilisiert werden und nicht so rasch allergisch reagieren. Auch Zink, z. B. 2 × tgl. 1 Tbl. ZINKOTASE (biosyn) reduziert allergische Reaktionen.

Nahrungsmittelallergie
Immer mehr Menschen reagieren auf verschiedene Nahrungsmittel allergisch, häufig sind das Ei, glutenhaltige Getreide, besonders Weizen (Krankheitsbild Zölia-kie) und Milch. Daneben gibt es noch Unverträglichkeiten, auch Nahrungsmit-telintoleranzen genannt, auf Milchzucker (Laktose), Fruchtzucker (Fructose) oder histaminhaltige Nahrungsmittel, wie Käse und Rotwein.

Nach der ersten Sensibilisierung reicht eine kleine Menge, um eine Reaktion auszu-lösen. Das kann zum Beispiel eine Haut-rötung, Niesen, Durchfall oder Atemnot sein. Oft sind es aber auch nur Bauch-schmerzen, Blähungen.

Der sicherste Weg, beschwerdefrei zu leben, liegt in der Vermeidung des Allergens. Dazu muss es erst bekannt sein. Einen präzisen Allergietest macht das Institut für Mikro-ökologie in Herborn (Adresse s. Anhang). Können Sie dem oder den Allergenen nicht ausweichen, dann nehmen Sie vor jeder Mahlzeit 2–3 Kps. Allergoval (Köhler) ein. Die darin enthaltene Cromoglicinsäure ver-hindert die Histaminausschüttung und damit die allergische Reaktion.

Ekzem
Den Löwenanteil aller Hauterkrankungen macht das allergische Kontaktekzem aus, ausgelöst durch winzige Partikel von Stof-fen, mit denen wir täglich in Berührung kommen. Einer der Hauptübeltäter ist Nickel. Dieses Metall kommt u. a. in Mode-schmuck, Reißverschlüssen, Jeansknöpfen oder Zahnkronen vor. Sehr oft sind Friseure, Mitarbeiter in Krankenhäusern, Maler oder Maurer betroffen. Und auch Hausfrauen leiden nicht selten darunter, weshalb es den Ausdruck Hausfrauenekzem gibt.

Immunsystem und Allergien ▶

Kein Wunder: Die Hände sind oft nass, der Lipidfilm der Haut wird vom Wasser gestört, Allergene aus Putzmitteln aber auch aus Körperpflegeprodukten können leichter eindringen. Stunden bis Tage nach dem Kontakt entzündet sich die Haut. Blasen oder Knötchen zeigen sich, die Haut ist gerötet, schuppt sich, juckt oder brennt.

Alternativ
Äußerlich: Achten Sie darauf, dass die Hautpartien nicht lange im Wasser sind.

Kaltes Wasser ist besser als heißes. Cremen Sie die Haut zur Nacht mit einer fettigen Creme ein, z. B. Asche Basis (Asche Chiesi). Sind die Hände betroffen, ziehen Sie Baumwollhandschuhe darüber, nachts auch Handschuhe aus Silbertextilien (Binamed). So regeneriert der Schutzfilm am schnellsten. Gummihandschuhe machen das Leiden meist noch schlimmer. Umschläge mit kaltem schwarzen Tee lindern den Juckreiz.

Neurodermitis

Bei dieser Hautkrankheit, unter der mehr Mädchen und Frauen als Männer leiden, scheint eine Kombination aus zwei Faktoren vorzuliegen. Zum einen reagiert das Immunsystem generell überempfindlich, wehrt sich sozusagen gegen viele harmlose Stoffe. Zum anderen haben Neurodermitiker eine dünnere Hornschicht, und die Säureregulierung der Haut ist gestört.

Gut zu wissen

Edel

Medizinisches Silber wird seit Jahrtausenden in der Medizin eingesetzt, da es Bakterien abtötet. Jetzt ist es gelungen, Textilien herzustellen, in deren Gewebe ein echter Silberfaden eingesponnen ist (Binamed). Durch die besondere Stricktechnik und die Mikromodalfaser wirken 100 % elementares Silber auf die Haut, die sich rasch erholen kann. Die Kleidung kann normal gewaschen werden.

Die Haut ist sehr trocken, jede Reizung, schon das Reiben von Wolle etwa, löst die Symptome aus. Das Hauptsymptom der atopischen Dermatitis, wie sie auch genannt wird, ist starker Juckreiz. Die Betroffenen kratzen oft, was zu kleinen Verletzungen führt, in die Bakterien eindringen können.

Alternativ
Spenglersan: Mehrmals tgl. 10–20 Sprühstöße Spenglersan Kolloid G (Meckel) in die Ellenbeugen und verreiben während der entzündlichen Phase.

Ernährung: Besonders für Nahrungsmittelallergiker ist Heilfasten günstig. Es erleichtert den Einstieg in eine neue Ernährungsform und entlastet den Darm. Gehen Sie Zusatzstoffen aus dem Weg.

Nahrungsergänzung: Wie unter Heuschnupfen und Asthma beschrieben. Ein speziell auf die Haut abgestimmtes Präparat ist Nanosan (Life Light).

321

Allgemeine Erkrankungen

Tipp: Als generell günstig hat sich eine möglichst gesunde und natürliche Lebensweise erwiesen. Meiden Sie Stress. Besprechen Sie mit Ihrem Arzt auch eine Eigenbluttherapie, homöopathische Behandlung oder Akupunktur.

Übrigens: Kinder von Frauen, die in der Schwangerschaft regelmäßig Kanne Brottrunk trinken, die vermehrt Omega-3-Fettsäuren aus Fischöl, Borretsch-und Leinsamen oder ein Probiotikum mit Lak-

tobazillus zu sich nehmen, leiden seltener in der frühen Kindheit an Allergien und Ekzemen als die Kinder von Frauen mit normaler Ernährung.

Hat es Ihr Kind erwischt, gelten alle Lebensregeln wie bei den Erwachsenen. Und es gibt Schlafanzüge und Handschuhe aus Silber (Binamed) schon für Babys. Sie werden erleben, wie rasch es durchschläft, weil das lästige Jucken aufhört.

Asthma

Beim Asthma bronchiale handelt es sich in rund 90 % der Fälle um allergisches Asthma. Die Auslöser können ganz spezifisch greifbar sein, wie etwa bei einer Allergie gegen Hausstaub oder Tierhaare. Oft geht ein Heuschnupfen voraus, der einen so genannten Etagenwechsel vorgenommen hat. Oder es gibt unspezifische Auslöser, wozu ungewohnte psychische Belastungen ebenso gehören wie Emotionen.

Das rät die Ärztin

Das ist reizend!

Nicht nur selber rauchen kann einen Asthmaanfall auslösen, auch der Aufenthalt in verqualmten Räumen reicht dafür aus. Auch so genannte Beta-Blocker, die in Herz- und Blutdruckmitteln sowie einigen Augentropfen sind, gelten als Risikofaktoren.

Symptome

Typisch an allen vier Hauptanzeichen ist, dass sie immer wiederkehren. Die Leitsymptome sind Husten, Atemgeräusche, wie zum Beispiel Pfeifen oder Brummen, ein Gefühl der Enge im Brustkorb und erschwertes Atmen. Sehr typisch ist, dass die Krankheitszeichen als extrem bedrohlich erlebt werden. Der Betroffene hat nicht selten Todesangst, da er meint, er müsse ersticken.

Therapie

Konventionell

In erster Linie geht es darum, die Symptome derart zu lindern, dass selbst bei körperlicher und seelischer Belastung keine oder nur minimale Beschwerden auftreten. Der Alltag soll ohne Einschränkungen erlebbar sein, die Nacht erholsam ohne Erwachen aufgrund von Atemnot oder Husten. Sie müssen unterscheiden zwischen so genannten **Controllern**, Präparaten zur langfristigen Kontrolle der Erkrankung, und **Relievern**, die bei akuten

Immunsystem und Allergien ◀

Beschwerden genommen werden. Sie sollten solche Medikamente bevorzugen, die inhaliert werden können, da sie mit geringst möglichen Nebenwirkungen am besten funktionieren. Die Langzeittherapie basiert auf dem Hemmen der Entzündung und dem Erweitern der Atemwege.

Die Wahl des Mittels hängt vom Schweregrad der Erkrankung ab. Häufig wird nach einem Stufenplan behandelt, der mit einer hohen Dosierung beginnt und allmählich reduziert wird oder umgekehrt.

Reliever sind Präparate, die der Patient immer bei sich tragen sollte, damit er sie bei Bedarf verwenden kann. Die gebräuchlichsten sind Salbutamol, Terbutalin und Fenoterol.

Unterstützend
Pflanzenmittel: Eucalyptus globulus ist entzündungshemmend und vermittelt durch die Frische das Gefühl, besser Luft zu bekommen. Oder 3 × tgl. 3 Tr. CERES Hedera Urtinktur (ALCEA) mit Efeu.

Ernährung: Übergewicht zu reduzieren, verbessert fast immer die Symptome.

Immuntherapie: Zum Stabilisieren CAREIMMUN BASIC (biosyn). Lassen Sie von einem Speziallabor den Glutathionspiegel messen und füllen Sie ihn in schweren Fällen mit anfangs 1–2 g S-Acetylglutathion (Paramedica) nach Prof. Ohlenschläger auf.

In leichten Fällen und zur Dauertherapie reichen meist 600–900 mg.

Das rät die Ärztin

Schwanger trotz Asthma

Wenn Sie als Asthmatikerin schwanger werden, sollten Sie sofort mit Ihrer Gynäkologin sprechen. Bei einem Fünftel bis Drittel asthmatischer Frauen verschlechtern sich die Symptome während der Schwangerschaft. Bei den anderen jedoch ist die Erkrankung stabil, oder es tritt sogar eine Verbesserung des Befindens ein. Ein Anfall gefährdet das Ungeborene, muss also verhindert werden.

Äußerlich
Treiben Sie moderat aber regelmäßig Sport, am besten in speziellen Lungensportgruppen. Auch Atem- und Physiotherapie sowie eine Entspannungstechnik können sinnvoll sein.

Tipp: Die verschiedenen im Kapitel Husten beschriebenen Therapien gehen Sie am besten mit Ihrem Apotheker durch, um das für Sie am besten geeignete Mittel zu finden. Extrem wichtig ist die Patientenschulung. Sie müssen zum einen absolut sicher in der Handhabung Ihres Inhalators sein. Zum anderen sollten Sie Atemtechniken beherrschen. Z. B. die Lippenbremse für leichte und mittelschwere Anfälle: Atmen Sie durch die Nase ein und schließen beim Ausatmen die Lippen, ohne sie zu verkrampfen. Die Wangen dürfen sich ruhig blähen. Zusätzlich ist auf alles zu achten, was die Atmung erleichtert. Eng am Hals anliegende Kleidung soll gelockert und eine sitzende Position mit geradem Rücken eingenommen werden.

Allgemeine Erkrankungen

Die Psyche

Wenn Sie ein wenig in diesem Buch geblättert oder gezielt Krankheitsbilder nachgeschlagen haben, haben Sie bestimmt mehrfach gelesen,
dass Stressvermeidung die Heilung unterstützt. Körper, Seele und Geist
sind ein Ganzes. Der letzte Abschnitt dieses Buches widmet sich – last but
not least – den psychischen Beschwerden und Erkrankungen. Häufig treten sie im Zusammenhang mit anderen Krankheiten auf. Und Frauen sind
leider besonders oft betroffen.

Stress und Burn-out-Syndrom

Im Abschnitt über Sport (S. 31) ist erklärt,
was bei Stress im Körper passiert, und
warum sich das auf Dauer negativ auswirkt. Eigentlich stand der Begriff zunächst
nur für den Umgang eines Organismus mit
Belastung allgemein. Nur der Disstress war
der mit den negativen Komponenten,
positiver Stress wurde als Eustress bezeichnet. Denn auch das gibt es: Der Kreislauf
kommt in Schwung, die Leistungsfähigkeit
wird angekurbelt, wir fühlen uns energie-
geladen und zufrieden. Erheblich häufiger
ist allerdings der Disstress, Stress ist zum
Synonym dafür geworden.

Die Auswirkungen auf einen Blick:
- Der Sympathikus ist dauerhaft erregt –
  Herz-Kreislauf-Beschwerden entstehen.
- Der Zuckerspiegel ist erhöht – die Leber
  und andere Organe sind belastet.
- Der Cholesterinspiegel ist zu hoch –
  Schlaganfall droht.
- Muskeln sind dauerhaft angespannt –
  Beschwerden des Bewegungsapparates

und Spannungskopfschmerz sind zu
erwarten.
- Das Immunsystem ist ständig in Alarm-
  bereitschaft – die Leistungsfähigkeit
  sinkt, Erschöpfung tritt auf, die Infektanfälligkeit nimmt drastisch zu.

Stress kann durch viele Auslöser hervorgerufen oder verstärkt werden. Es ist von
Mensch zu Mensch sehr unterschiedlich,
worauf mehr oder weniger reagiert wird.
Die Auslöser nennt man Stressoren. Sie
werden kategorisiert in:
- seelische: Prüfungs- und Versagensangst
  sowie das Gefühl der Überlastung und
  Überforderung sind zu nennen.
- soziale: der Verlust geliebter Menschen
  gehört ebenso dazu wie Meinungsver-
  schiedenheiten und Mobbing.
- chemische: Drogen und Chemikalien
  bereiten dem Körper Stress.
- körperliche: schwere Verletzungen,
  Erkrankungen, aber auch Hunger, Kälte
  oder Hitze gehören in diese Kategorie.

324

Die Psyche

Gut zu wissen

Alle Organe können Stresssymptome haben

Interessanterweise drückt sich in vielen Sprichwörtern ein Zusammenhang zwischen Stress und einzelnen Organen aus: Jemand hat die Nase voll, zerbricht sich den Kopf, hat viel um die Ohren. Oder jemandem geht etwas an die Nieren, unter die Haut, schlägt auf den Magen. Nachforschen lohnt sich!

Die Steigerung: Burn-out

Nicht jeder, der Stress hat, muss ein Burn-out-Syndrom bekommen. Doch wer nicht gegensteuert, ist stark gefährdet. Eine anerkannte Definition für das Syndrom gibt es nicht, aber man spricht meist dann davon, wenn mindestens die folgenden vier Faktoren zutreffen.
- Unzufriedenheit mit der eigenen Leistung, sei sie noch so hoch.
- Emotionale Distanz zu den Mitmenschen, zu Kollegen, Kunden oder der Familie bis hin zu Ablehnung.
- Völlige emotionale Erschöpfung, das Gefühl, ausgebrannt zu sein.
- Körperliche Symptome ohne organische Ursachen.

Das Syndrom entwickelt sich in mehreren Phasen, die sich meist gut beobachten lassen. Es beginnt mit hohem Einsatz, oft sogar Euphorie. Dann tritt ein Auf-der-Stelle-Treten ein. Der Betroffene zieht sich zurück, weicht Konflikten aus bzw. gibt anderen die Schuld dafür, dass nicht mehr alles positiv ist. Die nächste Phase ist gekennzeichnet durch Frust. Es kann auch Unsicherheit auftreten. Das wird schließlich abgelöst von Apathie. Motivation und Antrieb gehen verloren. Körperliche Erschöpfungsanzeichen treten auf. Bleibt diese letzte Phase der Apathie bestehen, spricht man von einem Burn-out-Syndrom.

Strategien gegen Stress

Sport baut die körperlichen Erscheinungen ab (S. 31). Auch Entspannungstechniken helfen gut weiter (S. 30). Am besten ist es aber, Sie lassen erst gar keinen Stress aufkommen. Der entsteht, so viele Wissenschaftler, im Kopf. Kontrolle und Anpassung heißen die Zauberwörter. Wenn Sie sich nicht mehr zumuten, als Sie schaffen können, behalten Sie die Kontrolle. Das geht, denn zumindest im privaten, oft auch im beruflichen Bereich lässt sich vieles delegieren oder verschieben, wenn Sie dafür vernünftige Gründe haben. Anpassung bedeutet, sich auf vermutlich stressige Situationen vorzubereiten. Das kann ganz praktisch geschehen, oder indem Sie sie im Geiste schon mehrfach durchgehen. In Stressseminaren, die teilweise von den Krankenkassen bezahlt werden, erlernen Sie den Umgang mit dem verbreiteten Phänomen. Fragen Sie Ihre Ärztin nach Adressen.

… und gegen Burn-out: Es gibt verschiedene Fragebögen, die dem Syndrom auf die Spur kommen sollen. Die Behandlung sollte sofort eingeleitet werden. Oft beginnt sie mit einer langfristigen Erholung in Form einer Kur. Dann müssen die Ursachen erforscht werden. Gut möglich, dass der Auslöser am Arbeitsplatz lauert und

Allgemeine Erkrankungen

nur ein Wechsel Abhilfe schaffen kann. Darüber hinaus müssen die Symptome behandelt werden. Das kann eine Depression (S. 328) oder das Fatigue-Syndrom sein.

Therapie
Alternativ
Homöopathie: Anfangs bis 10 × tgl. 1 Tbl. oder 5 Tr. Neurexan (Heel) mit Hafer, Passionsblume, Kaffee und Zink. Auf Dauer nur noch 3 × tgl. und vielleicht reichen später einige Tropfen zur Nacht. Erschrecken Sie nicht über den Inhaltsstoff Kaffee: Homöopathisch aufbereitet werden damit die Folgen von zu viel Kaffeekonsum bekämpft. Sonst auch gern Konstitutionsmittel!

Spagyrik: 3 × tgl. 15 Tr. NEUREG spag. Peka (Pekana) in Wasser zur Nervenstärkung und bei Überlastung. Nicht mehr nach 15 Uhr nehmen! Sollten Sie sehr überdreht sein, dann kombinieren Sie mit P-sta spag. Peka Tropfen (Pekana) in der selben Dosis.

Pflanzenmittel: Ginkgo steht an erster Stelle, wenn es um Konzentration und Merkfähigkeit geht. Nehmen Sie aber nur standardisierte Präparate in ausreichender Dosis, z. B. 3 × tgl. 1–2 Tbl. oder 20–40 Tr. Gingopret (Bionorica) oder 1 × tgl. Tebonin (Dr. Willmar Schwabe), den hochkonzentrierten Spezialextrakt. Zur Verbesserung der Nerven und der Herz-Kreislauffunktion 3 × tgl. 1–3 Tbl. Tornix (Steierl) mit Extrakten von Weißdornblättern, Passionsblume, Baldrianwurzel und Rutosid mit etwas Flüssigkeit nach den Mahlzeiten. Die Einnahmedauer ist unbeschränkt.

Je 3 × tgl. 3 Tr. CERES Avena sativa Urtinktur (ALCEA) oder CERES Melissa Urtinktur (ALCEA).

Ernährung: Lassen sie mal Fleisch und Milchprodukte weg, die machen nur müde, essen Sie viel Obst und Gemüse oder machen Sie eine Entschlackungskur (S. 61).

Nahrungsergänzung: SymbioVital (Symbio-Pharm) zur Darm- und Leberentlastung, und Stoffwechsel und Stimmung bessern sich. Wie immer günstig Kanne Brottrunk, Multitaleen (IHLE Vital), das Weizenkeimprodukt, und Biestmilch (Trixsters). Oder Sie nehmen z. B. CAREIMMUN BASIC (biosyn) mit Vitaminen und Antioxidanzien oder Flavonatin in Kombination mit Unizink Kombikraft (Köhler). Konzentration, Lernen und Aufmerksamkeit erleichtern 3 × tgl. 2 Kapseln Brain Balance (Life Light) mit Afa-Alge mit B-Vitaminen, Zink, Magnesium und Lecithin, sowie Passionsblumenextrakt für Ausgeglichenheit. Ergänzen können Sie mit ENAZYM Plus (Life Light), das den Serotoninspiegel erhöht und sich positiv auf das emotionale Befinden auswirken kann. Bei großem Stress, auch schon vorbeugend, 4–6 Wochen lang 800mg S-Acetylglutathion (Paramedica) und 600–900µg Selen, länger nur nach Kontrolle der Blutwerte.

Tipp: Wenn Sie merken, dass Sie sich nervös, reizbar und überlastet fühlen, sich vielleicht über Ihre Konzentrationsstörungen ärgern, dann steuern Sie gleich dagegen und versuchen Sie, Ihren Lebensstil etwas zu ändern und Ihrem Körper Nährstoffe zuzuführen, die er dringend benötigt.

Die Psyche ▶

Schlafstörungen

Guter Schlaf ist wichtig für die Gesundheit und die Lebensqualität. Wie Sie Ihr Schlafzimmer ideal gestalten, lesen Sie auf Seite 39. Wenn Sie unter Ein- oder Durchschlafstörungen leiden, sollten Sie Ursachenforschung betreiben. Oft stecken Sorgen dahinter, nicht selten aber auch Bewegungsmangel, schweres Essen am Abend, Alkohol oder Kaffeekonsum.

Therapie
Konventionell
Vermutlich wird Ihr Arzt Ihnen Schlaftabletten verschreiben. Versuchen Sie es lieber anders.

Alternativ
Richten Sie sich bitte auf eine 2–4 wöchige Therapie ein, bevor Sie besser einschlafen.

Homöopathie: Mein Lieblingsrezept: Mischen Sie zu gleichen Teilen Kalium bromatum D12, Magnesium carbonicum D8, Zincum metallicum D12, Natrium chloratum D12 und Nux vomica D12. Davon 10–20 Tr. vor dem Schlafengehen unter die Zunge. Bei Durchschlafstörungen auch nach dem nächtlichen Aufwachen wirkungsvoll.

Anfangs mehrmals tgl. 1 Tbl. Nervoregin H Tbl. (Pflüger) lutschen, möglichst bald auf 3 × tgl. reduzieren.

Wer viel oder spät Kaffee trinkt, nimmt vor dem Schlafengehen 1 Tbl. oder 5 Tr. Neurexan (Heel).

Spagyrik: Bei starkem und spätem Kaffeekonsum ½ Stunde vor dem Schlafengehen 20–25 Tr. SOMCUPIN spag. (Pekana) in Flüssigkeit.

Pflanzenmittel: Mehrmals tgl. ½–1 TL Tinktur aus der Baldrianwurzel in etwas Wasser. Morgens und abends je 1 Tasse Hopfenzapfen. Nehmen Sie 1 TL zerkleinerte Droge/Tasse kochendes Wasser, 10 Min. ziehen lassen. Auch gut Melissen- oder Lavendeltee.

Vor dem Schlafengehen 1 × 12 Tr. CERES Lavandula Urtinktur (ALCEA). Oder 1 Tbl. Euvegal (Dr. Willmar Schwabe) mit Melisse und Baldrian oder Sedacur forte (Schaper und Brümmer) zusätzlich mit Hopfen. Bei starker Nervosität zusätzlich morgens 1 Tbl.

Nahrungsergänzung: 1 Kapsel ENAZYM Plus (Life Light) mit Tryptophan, Passionsblume, Vitamin B6 und Magnesium vor dem Schlafengehen. In hektischen Phasen sehr hilfreich: 3 × tgl. 2 Dragees Phosetamin Drg. (Köhler) mit Magnesium, Kalium und Kalzium, Mineralstoffen, die die Nervenerregbarkeit normalisieren.

Das rät die Ärztin

Mein Lieblingsrezept

30 g Melissenblätter, 30 g Johanniskraut, 20 g Frauenmantelkraut, 10 g Hopfen. ½ Stunde vor dem Schlafengehen 2 TL mit 200 ml kochendem Wasser aufgießen und 10 Minuten ziehen lassen.

Allgemeine Erkrankungen

Depressionen

Die Depression gehört zu den affektiven Störungen und ist die häufigste psychische Erkrankung. Man schätzt, dass 20 % der Erwachsenen in Deutschland einmal im Leben darunter leiden. Frauen sind deutlich öfter betroffen als Männer, wobei man sagen muss, dass bei Männern die Diagnose schwerer gestellt wird. Bei einem Mann wird einfach noch immer eher an eine rein körperliche Erkrankung gedacht. Und so ein echter Kerl geht mit Niedergeschlagenheit ja auch nicht zum Arzt! Mögliche Ursachen:

- Bestimmte Hirnareale, die zum Beispiel für die Entwicklung eigener Ziele, positiver Gefühle oder für soziale Kontakte zuständig sind, sind zu wenig aktiv.
- Serotonin und Noradrenalin, zwei Botenstoffe, die an der Regulierung der Gefühle maßgeblich beteiligt sind, sind in zu geringem Maße vorhanden.
- Epilepsie oder Schilddrüsenstörungen, verschiedene Medikamente.
- Kommen nun psychologische Faktoren hinzu, wächst das Risiko. Das können Misserfolge, schwere Verluste oder ein fehlendes Selbstwertgefühl sein.

Symptome und Diagnose

Die Anzeichen einer Depression sind vielfältig. Zeigen sich folgende Faktoren länger als 2 Wochen ohne Pause, liegt eine Depression vor.

- Antriebslosigkeit und stark abnehmendes Interesse
- Innere Unruhe, Schlafstörungen, Konzentrationsstörungen
- Innere Leere, keine Lebensfreude mehr, schwere Traurigkeit

- Sinkendes Selbstwertgefühl, Schuldgefühle und Selbstvorwürfe
- Gestörte Farbwahrnehmung
- Körperliche Beschwerden und allgemeines Unwohlsein
- Gehäufte Gedanken an den Tod und an Selbstmord

Manchmal kann eine neurologische Untersuchung des Hirnstoffwechsels zur endgültigen Diagnose führen.

Besondere Formen sind die Winterdepression, die offenbar durch den Lichtmangel bedingt ist, die Wochenbettdepression, bei der man hormonelle Ursachen annimmt, und die seltene bipolare Erkrankung, bei der der Patient mal manisch, sprich: tobsüchtig oder übermäßig euphorisch, dann wieder depressiv ist.

Therapie
Konventionell

Die gute Nachricht, Depressionen lassen sich erfolgreich behandeln, je eher sie diagnostiziert und therapiert werden. Sie brauchen allerdings Geduld und müssen Ihrem Arzt gegenüber vollkommen offen und ehrlich sein.

Je genauer er weiß, welche Auslöser die Erkrankung hervorgerufen haben, desto besser kann er die Therapie abstimmen. Er kann klären, ob Sie chemische Medikamente einnehmen müssen oder ob Sie mit seiner Hilfe oder der eines Psychologen und mithilfe naturheilkundlicher Methoden wieder fröhlich werden können. Antidepressiva sind Medikamente, die in

328

Die Psyche ▶

den Hirnstoffwechsel eingreifen. Keine Angst: Sie machen heutzutage nicht mehr süchtig. Nehmen Sie Ihre Medikamente genau nach ärztlicher Vorschrift und ändern Sie keinesfalls eigenmächtig die Dosierung. Zusätzlich ist immer eine Psychotherapie angesagt.

Unterstützend
Spagyrik: 3–4×tgl. 15 Tr. P-sta spag Peka Tropfen (Pekana) in Flüssigkeit vor oder nach den Mahlzeiten trinken.

Pflanzenmittel: Trinken Sie mehrmals tgl. 1 Tasse Johanniskraut-Tee (Salus) mit dem Wirkstoff Hyperforin. Der sorgt im Gehirn dafür, dass die Botenstoffe Serotonin, Dopamin und Noradrenalin den Nervenzellen länger zur Verfügung stehen. Hilft der Tee nicht, erhöhen Sie die Dosis, indem Sie morgens 1 Tbl. patentierten Spezialextrakt Neuroplant AKTIV (Dr. Willmar Schwabe) schlucken. Darin sind 600 mg hochkonzentrierter Johanniskraut-Spezialextrakt WS 5570 enthalten. Auch ein anderer Spezialextrakt in Helarium (Bionorica) ist möglich.

Informieren Sie immer Ihren Arzt, wenn Sie Johanniskrautpräparate nehmen, da sie die Wirkung anderer Medikamente verändern können. Meiden Sie außerdem intensive UV-Bestrahlung, da die Haut besonders lichtempfindlich wird. Ausnahme: 3×tgl. 1 CERES Hypericum Urtinktur (ALCEA). Bei einer sorgenvollen Gemütsverfassung harmonisiert auch die Passionsblume: 2×tgl. 3–5 Tr. CERES Passiflora Urtinktur (ALCEA).

Ernährung: Stellen Sie auf ökologische Frischkost um und lernen Sie, wie lecker frisches Obst und Gemüse ohne Zusatzstoffe schmecken. Statt aus Frust zu Süßigkeiten und Kuchen zu greifen, futtern Sie Trockenfrüchte. Verzichten Sie während einer Therapie auf Alkohol.

Nahrungsergänzung: Biestmilch (Trixsters), AE plus Lycopin (hypo-a) oder auch selenase 200 XXL (biosyn) versorgen Sie mit wichtigen Nährstoffen. Enazym plus (Life Light) beruhigt und entspannt durch die Kombination aus Vitamin B6 und Magnesium, Coenzym1, Tryptophan und Passionsblume.

Äußerlich
Bewegen sie sich, am besten in der Gruppe und an der frischen Luft. Körperliche Aktivität regt die Bildung von Botenstoffen im Gehirn an. Widerstehen Sie daher der Versuchung, sich vor der Welt in Ihrem Bett zu verstecken, gehen Sie raus ans Tageslicht und bewegen Sie sich.

Bei saisonalen Depressionen, die in der dunklen Jahreszeit auftreten, hat sich die Lichttherapie hervorragend bewährt.

Tipp: Vielen hilft es, sich einen Plan für jeden Tag zu machen. Schreiben Sie auf, was sie tun müssen, ohne sich sehr viel vorzunehmen. Notieren Sie auch immer einige angenehme Tätigkeiten. Machen Sie sich Erfolge bewusst. Dazu gehören schon erledigte Routineaufgaben. Kümmern Sie sich dagegen nicht um Misserfolge. Sie haben nicht versagt, sondern sind krank.

Gute Laune gibt es nur, wenn Sie sich in Ihrer Haut wohlfühlen, also pflegen Sie sich, Ihre Haut, Ihren Darm, Ihre Leber!

Allgemeine Erkrankungen

Essstörungen

Essstörungen sind ein typisch weibliches Phänomen. Mindestens 90 % der Patienten mit Mager-, Ess-Brech-Sucht und anderen Störungen sind weiblich.

Magersucht

Die fachlich als Anorexia nervosa bezeichnete Erkrankung liegt vor, wenn

- der BMI unter 18,5 liegt,
- trotz des Untergewichts ständig die Angst herrscht, dick zu werden,
- die Eigenwahrnehmung derartig gestört ist, dass selbst ein erschreckend dürrer Körper nicht so wahrgenommen wird, sondern noch vermeintliche Fettpolster gesehen werden,
- die Regelblutung bei jungen Mädchen nicht eintritt, bzw. bei älteren, die bereits ihre Menstruation hatten, in mindestens drei aufeinander folgenden Monaten ausbleibt.

Ess-Brech-Sucht

Die Bulimie, wie die Ess-Brech-Sucht auch heißt, ist schwieriger zu erkennen als die Magersucht. Während bei letzterer sichtbar Untergewicht vorliegt, kann das Gewicht bei der Bulimie im Normbereich sein. Häufig geht die Einhaltung immer wieder neuer strenger Diäten der Erkrankung voraus. Bulimie liegt vor, wenn

- bei Fressattacken – mindestens zweimal pro Woche über einen Zeitraum von wenigstens drei Monaten – in kürzester Zeit riesige Nahrungsmengen in sich hinein gestopft werden, bevorzugt Fett und Kohlenhydrate,

Gut zu wissen

Die Therapie einer Essstörung ist grundsätzlich extrem schwierig, weil die Betroffenen nur selten einsehen, dass sie überhaupt krank sind. Wenn Sie die Symptome der folgenden Erkrankungen bei sich feststellen oder jemanden kennen, der diese Symptome hat, suchen Sie bitte unbedingt einen auf Essstörungen spezialisierten Verhaltenstherapeuten auf.

- die Kontrolle über das Essverhalten völlig verloren geht,
- völlig unangemessene Maßnahmen ergriffen werden, um Gewicht zu reduzieren. Dazu gehört das selbst herbeigeführte Erbrechen aber auch die Anwendung von Klistieren oder auch vollkommen übertriebene sportliche Aktivität (Anorexia athletica),
- Figur und Körpergewicht das alles bestimmende Thema sind, das auch den Selbstwert definiert.

Binge eating

Bei dieser Störung ist noch nicht geklärt, ob es sich wirklich um ein eigenständiges Krankheitsbild handelt. „To binge" bedeutet „in sich aufsaugen, schlingen". Tatsächlich haben die Betroffenen genau wie die Bulimikerinnen Fressattacken. Sie unternehmen allerdings keine drastischen Schritte, um die aufgenommene Energie wieder loszuwerden. Hält die Störung lange an, führt sie zwangsläufig zu Übergewicht und Adipositas. Sehr hoch ist auch die psychische Belastung, da sich die Be-

Die Psyche

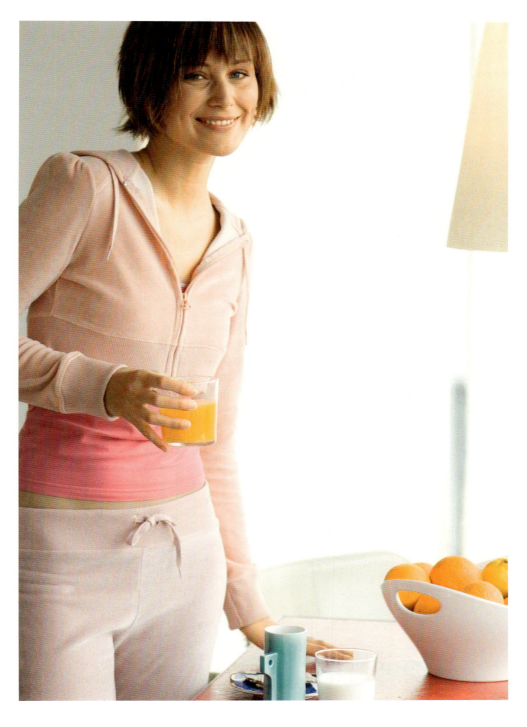

Allgemeine Erkrankungen

troffene vor sich selbst ekelt und mit Schuldgefühlen plagt.

Angst vor Ungesundem

Hinter Orthorexia nervosa verbirgt sich die übersteigerte Angst vor ungesunden oder belasteten Nahrungsmitteln. Die Patientinnen stellen für sich Ernährungsregeln auf und zwingen sich selbst, diese streng einzuhalten. Das Thema wird zum Lebensmittelpunkt, was eine ständige seelische Belastung mit sich bringt.

Therapie

Konventionell

Hierbei steht die Psychotherapie an erster Stelle. Naturheilkundliche Behandlungen können höchstens begleitend eingesetzt werden. Greift man zu Nahrungsergänzungen besteht die Gefahr, dass noch weniger gegessen wird, weil man glaubt, genügend mit wichtigen Nahrungsinhaltsstoffen versorgt zu sein. Bei starker Abmagerung müssen aber, am besten im Rahmen eines Krankenhausaufenthalts, Eiweiß, Vitamine und Mineralien ergänzt werden. Bei regelmäßigem Erbrechen müssen Mineralstoffe einschließlich Zink zugeführt werden, z. B. mit 1–3 × tgl. 1 Tbl. Inzelloval (Köhler).

Unterstützend

Pflanzenmittel: DAS pflanzliche Begleitmittel ist Tausendgüldenkraut: 3 × 3 Tr. CERES Centaurium Urtinktur (ALCEA). Das Wesen dieser Pflanze kommt im Zentaur – dem Doppelwesen zwischen Pferd und Mensch aus der griechischen Mythologie – wunderbar zum Ausdruck. Der Zentaur symbolisiert die Gespaltenheit zwischen Idealität und Realität im menschlichen Wesen, was bei vielen Menschen einen großen Leidensdruck verursacht. Es sind Menschen, die ihr Ideal auf den Körper projizieren und durch denselben Anerkennung und Liebe suchen. Die Heilpflanze Centaurium unterstützt das Bejahen dieser Gespaltenheit bei psychosomatischen Krankheitszuständen der Verdauungsorgane, die sich aus einem solchen Leidensdruck entwickeln können. Hierzu gehört ganz besonders die Magersucht.

Anhang ▶

Anhang

Hersteller und Bezugsquellen

Hersteller und Bezugsadressen					
Firma	**Adresse**	**Telefon**	**Telefax**	**E-Mail**	**www**
ALCEA GmbH	Schloß Türnich 50169 Kerpen	0 22 34/ 93 34 10	0 22 34/ 93 34 1 29	Info@alcea.info	www.alcea.info
Alsitan GmbH	Am Bühl 16–18 86926 Greifenberg	0 81 92/ 93 01-0	0 81 92/ 78 27	alsitan@alsitan. com	www.alsiroyal.com
Asche Chiesi GmbH	Gasstraße 6 22761 Hamburg	040/ 8 97 24-0	040/ 8 97 24-212	produkte@asche-chiesi.de	www.asche-chiesi.de
Binamed Moll GmbH	Kulmbacherstr. 115 95445 Bayreuth	09 21/ 74 59 30	09 21/ 4 39 40	info@binamed.de	www.binamed.de
Biologische Heilmittel Heel GmbH	Dr. Reckeweg-Straße 2–4 76532 Baden-Baden	0 72 21/ 5 01 00	0 72 21/ 5 01 2 10	info@heel.de	www.heel.de
Biomedica Pharma-Produkte GmbH	Forsthausstr. 8 63110 Rodgau	0 61 06/ 8 22 20	0 61 06/ 8 22 22 8	service@L112.com	www.biomedica-pharma.de
Bionorica	Kerschensteiner-str. 11–15 92318 Neumarkt	0 91 81/ 2 31 90	0 91 81/ 2 31 2 65	info@bionorica.de	www.bionorica.de
biosyn	Schorndorfer Straße 32 70734 Fellbach	07 11/ 5 75 32 00	07 11/ 5 75 32 99	info@biosyn.de	www.biosyn.de
Bodymed AG	Am Tannenwald 6 66459 Kirkel	0 68 49/ 6 00 20	0 68 49/ 6 00 2 33	info@bodymed.de	www.bodymed.de
Dr. Willmar Schwabe	Willmar-Schwabe-Straße 4 76227 Karlsruhe	07 21/ 4 00 50	07 21/ 4 00 56 30	info@schwabe.de	www.schwabe.de
Homöopathi-sches Labora-torium A. Pflüger GmbH u. Co. KG	Röntgenstr. 4 33378 Rheda-Wiedenbrück	0 52 42/ 9 28 20	0 52 42/ 5 59 32	info@pflueger.de	www.pflueger.de
Hypo-a	Kücknitzer Hauptstr. 53 23569 Lübeck	04 51/ 3 07 21 21	04 51/ 30 41 79	info@hypo-a.de	www.hypo-a.de

333

Anhang

Hersteller und Bezugsadressen

IHLE Vital Nahrungs-ergänzungen	Postfach 21 31 40745 Langenfeld/ Rhld.	0 21 73/ 92 24 00	0 21 73/ 92 24 01	webmasters@ ihlevital.de	www.ihlevital.de
INNOCEPT Biobedded Medizintechnik GmbH	Am Wiesenbusch 1 45966 Gladbeck	0 20 43/ 9 45-0	0 20 43/ 9 45-100	info(at)innocept.de	www.innocept.de www.prodry.de www.profitlady.de
Interlac GmbH	Postfach 13 40 77673 Kehl	0 78 51/ 50 72	0 78 51/ 57 66	info@kaymogyn.de	www.deumavan.de
Kanne Brot-trunk GmbH u. Co KG	Im Geistwinkel 40 44534 Lünen	0 25 03/ 97 4 00	0 25 92/ 61 3 70	Wilhelm.Kanne@ kanne-brottrunk. de	www.Kanne-Brottrunk. de
Köhler Pharma GmbH	Neue Bergstr. 3–7 64665 Alsbach	0 62 57/ 6 10 31	0 62 57/ 77 90	info@koehler-pharma.de	www.koehler-pharma. de
Life Light Handels GmbH	Aignerstraße 53 A-5026 Salzburg Österreich	(+43) 662/ 62 86 20	(+43) 662/ 62 86 29	info@lifelight.com	www.lifelight.com
Meckel-Spenglersan	Steinfeldweg 13 77815 Bühl/Baden	0 72 23/ 3 06 71	0 72 23/ 87 13	info@spenglersan. de	www.spenglersan.de
Mucos	Malvenweg 2 82538 Geretsried	0 81 71/ 51 80	0 81 71/ 5 20 08	info@mucos.de	www.mucos.de
Orthim GmbH und Bodytect GmbH	Zeisigstr. 5 33378 Rheda-Wiedenbrück	0 52 42/ 90 76 33	0 52 42/ 90 76 69	info@orthim.com info@bodytect.de	www.orthim.de www.bodytect.de
Paramedica GmbH	Postfach 22 01 61292 Bad Homburg	0 61 72/ 17 19 61	0 61 72/ 17 19 63	sag@glutathion.de	www.glutathion.de
Pekana	Raiffeisenstr. 15 88353 Kisslegg	0 75 63/ 9 11 60	0 75 63/ 28 62	info@pekana.com	www.pekana.com
PRIMAVERA LIFE GmbH	Am Fichtenholz 5 87477 Sulzberg	0 83 76/ 808-0	0 83 76/ 808-39	info@primavera-life.de	www.primavera.de
Repha GmbH Biologische Arzneimittel	Postfach 1180 30832 Langenhagen	05 11/ 7 86 10-0	05 11/ 7 86 10 99	info@repha.de	www.repha.de
Salus Haus Dr. med. Otto Greither Nachf. GmbH u. Co. KG	Bahnhofstr. 24 83052 Bruckmühl	0 80 62/ 90 10	0 80 62/ 90 12 19	info@salus.de	www.salus.de
Schaper & Brümmer GmbH & Co. KG	Bahnhofstr. 35 38259 Salzgitter	0 53 41/ 307-0	0 53 41/ 307-124	info@schaper-bruemmer.de	www.schaper-bruem-mer.com www.remifemin.de

Anhang ▶

Hersteller und Bezugsadressen

Steierl Pharma	Mühlfelder Str. 48 8221 Herrsching	08152/ 93220	08152/ 932244	info@steierl.de	www.steierl.de
SymbioPharm	Auf den Lüppen 35745 Herborn-Dill	02772/ 51004	02772/ 51268	Info@symbio.de	www.symbioPharm.de www.vaginalstatus.de www.symbiofem.de www.symbiovaccin.de www.mikrooek.de
Trixsters GmbH	Luxemburgstr. 9 65185 Wiesbaden	0611/ 976510	0611/ 9765125	biestmilch@ biestmilch.com	www.biestmilch.com

Tipps zum Weiterlesen und Adressen

Allgemein/Einführung

- Werner Bartens: Sprechstunde. München: Knaur, 2008
- Marion Grillparzer: Körperwissen. München: GU 2008
- www.netzwerk-frauengesundheit.com
- www.naturundmedizin.de
- www.gesundheit.de
- www.frauenaerzte-im-netz.de
- www.gesundheitpro.de
- www.qualimedic.de
- www.naturheilkunde-ratgeber.de
- www.arzt-auskunft.de
- Internationales Frauen- und Familienzentrum e.V. Tipps für Frauen in 22 Sprachen Theaterstraße 16 69117 Heidelberg Tel 06221/182334 Fax 06221/653673 E-Mail: ifz@t-online.de www.ifz-heidelberg.de

Psychologische Methoden

- Mary McFadyen: Die Heilkraft des Reiki. Mit Händen heilen. Reinbek: Rowohlt, 2000

- Erich Wühr: Gesund durch chinesische Heilkunst. Bindlach: Gondrom, 2005
- Ingrid Schlieske: Japanisches Heilströmen. Tutzing: BIO Ritter, 2007

Verhaltenstherapie

- Ulrike Dahm: Starke Frauen sagen nein. München: Ariston, 2006
- Johannes Heinrich Schultz, Klaus Thomas: Das Original Übungsheft für das Autogene Training. Anleitung vom Begründer der Selbstentspannung. Stuttgart: Trias, 2004
- Dietrich Langen, Barbara Fellenberg: Autogenes Training. München: GU, 2008
- Claus Derra: Autogenes Training und Progressive Muskelentspannung. Doppelt stark gegen Stress. Stuttgart: Trias, 2008
- www.persoenlichkeits-blog.de
- Selbstwerttest auf www.emotion.de (Rubrik: Mich verstehen)

Soziales Engagement/Geist/Religion

- Bernd Wulf: Pro Ehrenamt – Entscheidungsfinder: BOD, 2008
- Dalai Lama: Der Weg zum Glück. Freiburg: Herder, 2002
- Dachverband Geistiges Heilen e.V., www.dgh-ev.de

335

Anhang

www.helpedia.org
www.treffpunkt-ehrenamt.de

Körperübungen/Meditation

Ingrid Ramm-Bonwitt: Der Sonnengruß: Den Körper straffen durch Yoga. Darmstadt: Schirner, 2006

Dinah Rodrigues: Hormon-Yoga. Darmstadt: Schirner, 2005

Anna Trökes, Detlef Grunert: Das Yoga Gesundheitsbuch. München: GU, 2007

Peter Kelder: Die fünf Tibeter. Frankfurt: Scherz, 1990

Petra Hinterthür: Qigong nach den fünf Elementen. München: GU, 2008

Robert Parry: Taichi in einfachen Schritten. München: Hugendubel, 2008

Sport

Klaus-Michael Baumann: Die Heilkraft der Bewegung. München: Irisiana, 2006

Markus Hederer: Laufen statt Diät. München: GU, 2008

Dr. Thomas Wessinghage, Gunnar Ebmeyr: Das Laufbuch für die ersten 10 km. München: Südwest, 2007

Marion Grillparzer, Reinhard Brendli: Mini-Trampolin, schlank und fit im Flug. München: GU, 2008

Schlafen

Frauke und Wilfried Teschler: Einfach schlafen. München: Nymphenburger, 2006

Iris Hammelmann: Einfach gut schlafen. Sanfte Wege zur erholsamen Nachtruhe. Bindlach: Gondrom, 2006

Sexualität

Diana Ecker: Aphrodites Töchter: Wie Frauen zu erfüllter Sexualität finden. München: Goldmann, 2006

Impfen

Hirte, M: Impfen Pro und Kontra. München: Knaur, 2008

www.rki.de
www.individuelle-impfentscheide.de
www.impf-info.de

Ernährung/Darm

Claus Leitzmann, Andreas Hahn: Vegetarische Ernährung. Stuttgart: Trias, 1998

Hans-Ulrich Grimm: Die Ernährungslüge. München: Knaur, 2005

Barbara Hendel, Peter Ferreira: Wasser und Salz, Urquell des Lebens. Postbauer-Heng: Ina, 2001

Maria Köllner: Die Bauchselbstmassage. Tutzing: BIO Ritter, 2007

Sabine Wacker: Basenfasten. Stuttgart: Haug, 2007

www.foodwatch.de
www.wasser-und-salz.org
www.kidslife-magazin-de
www.verbraucherzentrale.de
www.zusatzstoffe-online.de

Umwelt

Thomas Schmitz-Günther: Wenn Wohnen krank macht. München: Südwest, 2007

Karen Kingston: Heilige Orte erschaffen mit Feng Shui. München: Lotos, 2003

Anna Starmer, Heinrich Degen, Tina Flecken: Enzyklopädie Wohnen mit Farben. Köln: Fleurus, 2005

Els Valkenburg: MCS – wenn chemische Substanzen und Duftstoffe krank machen. Freiburg: Hans Nietsch, 2008

Klaus-Dietrich Runow: Wenn Gifte auf die Nerven gehen. Wie wir Gehirn und Nerven durch Entgiftung schützen können. München: Südwest, 2008

Anhang ▶

- www.csn-deutschland.de
- www.dugi-ev.de
- www.foodwatch.de
- www.umwelterkrankte.de
- www.umweltbrief.de
- www.kinder-und-mobilfunk.de
- www.konsumo.de
- www.lichtbiologie.de
- www.bfs.de
- www.greenpeace.de
- www.umweltinstitut.org
- www.wellnessverband.de
- www.oekotest.de
- www.greencross.ch

Nahrungsergänzung

- P. Scholz: Brottrunk. Weil der Stadt: Natura Viva, 2001
- Gunter Gerhardt und Bettina Wenzel: Brottrunk – sauer und gesund. Stuttgart: Haug, 2003
- Wilhelm Kanne: Krebs ist vermeidbar! Krebs ist heilbar! Thannhausen: Deni Druck, 2008
- Andreas Jopp: Risikofaktor Vitamin-mangel: Hochleistungsstoffe für Nerven und Immunsystem-Schutz gegen Krebs, Herz-Kreislauf-Erkrankungen, Alters-demenz. Stuttgart: Haug, 2008
- Winfried Miller: Enzyme, Quelle des Lebens. Germering: Zuckschwerdt, 2007
- Christof Jänicke, Iris Hardewig, Jörg Grünwald: Pflanzenheilkunde Quick-finder: Der schnellste Weg zur richtigen Behandlung. München: GU, 2008
- www.kanne-brottrunk.de
- www.biestmilch.com
- www.phytodoc.de
- www.phytotherapie-komitee.de

Homöopathie

- Sven Sommer: Homöopathie, der große GU Kompass. München: GU, 2007
- Anja Engelsing: Homöopathie ganz weiblich. Stuttgart: Haug, 2008
- Michael Teut: Homöopathische Haus-apotheke, Patientenratgeber Nr. 30, www.naturundmedizin.de
- Walter Köster: Die Logik der Ganzheit. Frankfurt: Quantum Logic Medicine, 2006
- www.homoeopathie-aktuell.org
- www.quantum-logic-medicine.de
- Deutsche Gesellschaft zur Förderung naturgesetzlichen Heilens e.V. Felix-Fechenbach-Str. 39 32756 Detmold Tel 0 52 31/68 00 00 E-Mail: info@homoeopathie-aktuell.org

Massage

- David Chang: Das große Buch der Massa-getechniken – Die heilende Kraft der Hände bei Beschwerden von A bis Z. München: Bassermann, 2006
- Franz Wagner: Reflexzonen-Massage. München: GU, 2007

Schüßler-Salze

- Günther H. Heepen: Schüßler-Salze. Der große GU Kompass. München: GU, 2007
- Thomas Feichtinger, Elisabeth Mandl, Susana Niedan-Feichtinger: Handbuch der Biochemie nach Dr. Schüßler. Stuttgart: Haug, 2006
- Sabine Wacker: In Balance mit Schüßler-Salzen. Stuttgart: Haug, 2006
- www.schuessler-forum.de
- www.schuessler-salze-liste.de

Anhang

Bachblüten
- Mechthild Scheffer: Die Original Bach-blütentherapie. München: Hugendubel, 1999

Aromatherapie
- Gerti Samel, Barbara Krämer: Die heilende Energie der ätherischen Öle. München: Südwest, 2007
- Eliane Zimmermann: Aromatherapie. München: Hugendubel, 2008

TCM
- Xiaolan Zhao: Der Schatten des Mondes auf dem Wasser. München: Irisiana, 2007
- Christine Bodenschatz-Li: Chinesische Medizin für den Alltag. München: GU, 2007

Entgiften und Fasten
- Annette Kerckhoff, Johannes Wilkens: Wundheilung nach Operationen. Essen: KVC Verlag, 2006
- Sandra Cabot, Beate Gormann: Das Leber-Reinigungsprogramm. München: Goldmann, 2008
- Helmut Lützner: Wie neugeboren durch Fasten. München: GU, 2008
- Martin Winkler: Die neue F.-X.-Mayr Kur: schlank, gesund und schön durch Darmreinigung. München: GU, 2008

Beckenboden
- Benita Canten: Tiger feeling, das sinnliche Beckenboden-Training für sie und ihn. München: Südwest, 2000
- Anna E. Röcker: Beckenboden, das ganzheitliche Übungsprogramm. München: Irisiana, 2007

- Gaby Oeftering: Die innere Kraft der Frau, Beckenboden und Bauchtanz. Ulm: Oriental Dance Art, 2006
- Irene Zang-Reeves: Beckenboden. Wie Sie den Alltag zum Training nutzen. München: GU, 2007
- Marita Seleger: Die versteckte Kraft im Mann. Zürich: BeBo Verlag, 2005
- Judith Krucker, Marita Seleger: Entdeckungsreise zur weiblichen Mitte. Zürich: BeBo Verlag, 2007
- www.inkontinenz-selbsthilfe.com
- www.beckenboden.com
- www.profitlady.de

Gebärmutter und Umgebung, Eierstöcke
- Ewald Becherer, Adolf E. Schindler: Endometriose. Rat und Hilfe für Betroffene und Angehörige. Stuttgart: Kohlhammer, 2009
- www.endometriose-liga.eu
- info@endometriose-vereinigung.de
- www.endometriose-vereinigung.de
- www.pcos-selbsthilfe.org
- www.pco-syndrom.de
- Europäische Endometriose Liga e.V. Alte Dorfstraße 51 22397 Hamburg Tel 040/64 20 86 02
- Endometriosevereinigung Deutschland e.V. Bernhard-Göring-Str. 152 04277 Leipzig Tel 03 41/3 06 53 04

Wechseljahre
- Katrin Wiederkehr: Wer los lässt, hat die Hände frei. Frankfurt: Fischer, 2005
- Kate Klimo, Buffy Shutt: Midlife Power. München: dtv, 2007

Anhang ▶

Christiane Northrup: Wechseljahre. München: Zabert Sandmann, 2007

Sven Sommer: Homöopathie ab 50. München: GU, 2008

Fortpflanzung

Michael Teut, Beate Maul, Thomas Rampp, Fransiscus Sulistyo: Das Kinderwunschbuch. Essen: KVC Verlag, 2008

www.fertinet.de

www.Kinderwunsch.infos.de

www.mamiweb.de

www.kinderwunsch.de

Schwangerschaft

www.businessportal24.com

www.9monate.de

www.bmwa.bund.de

www.gyn.de/schwangerschaft/beratung.php3

www.geburtskanal.de

www.umweltbundesamt.de/gesundheit

Fehlgeburt/Totgeburt

www.initiative-regenbogen.de

www.sternenkindmuetter.de

Verhütung

www.natuerliche-familienplanung.de

www.meinkinderwunsch.de

www.uni-duesseldorf.de/NFP

Störungen der Sexualität

www.ecila.net

www.wolfsmutter.com

Krebs

Uwe Reuter, Ralf Oettmeier: Biologische Krebsbehandlung heute. Sag' ja zum Leben. ProLeben, 2005, www.sag-ja-zum-leben.de

Bernd Kleine-Gunk: Brustkrebs vorbeugen: So vermindern Sie Ihr Risiko. Stuttgart: Trias, 2004

Johannes Wilkens: Misteltherapie. Differenzierte Anwendung der Mistel nach Wirtsbäumen. Stuttgart: Sonntag, 2006

Györgsy Irmey: 110 wirksame Behandlungsmöglichkeiten bei Krebs. Stuttgart: Haug, 2005

Martin Müller-Stahl, Dirk-Ingo Wolfrum: Motivation zur Hoffnung. Essen: KVC Verlag, 2004

O. Carl Simonton: Auf dem Wege der Besserung. Reinbek: Rohwolt, 2007

Jeanne Achterberg: Rituale der Heilung. Die Kraft von Phantasiebildern im Gesundungsprozess. München: Goldmann, 1996

Caryle Hirshberg, Marc Ian Barasch: Gesund werden aus eigener Kraft. Spontanheilung bei Krebs. München: Droemer Knaur, 1997

Annette Kerckhoff, Günther Spahn: Nebenwirkungen einer Krebstherapie. Essen: KVC Verlag, 2007

David Servan-Schreiber: Das Anti Krebs Buch. München: Kunstmann GmbH, 2008

www.wcrf.org. Ergebnisse des WCRF (World Cancer Research Fund)

www.krebs-kompass.org

www.frauenselbsthilfe.de

www.krebsinformation.de

Gesellschaft für Biologische Krebsabwehr e.V., GfBK
Voßstraße 3
69115 Heidelberg
Tel 06221/138020
presse@biokrebs.de
http://www.biokrebs.de

Anhang

Infozentrum für Prävention und Früherkennung
Postfach 160434
60067 Frankfurt am Main
E-Mail: info@vorsorge-online.de
Tel 069/23 66 50
www.vorsorge-online.de

Erkältung
Annette Kerckhoff: Die grüne Haus-
apotheke, Patientenratgeber Nr. 17,
www.naturundmedizin.de
Annette Kerckhoff: Nasennebenhöhlenentzündung. Essen: KVC Verlag,
2004

Herz-Kreislauf-Erkrankungen
Anna Paul, Andreas Michalsen:
Natürlich herzgesund. Essen: KVC Verlag,
2008

Gehirn
Deutsche Alzheimer Gesellschaft e.V.
Tel 0 18 03/17 10 17 (9 Cent/Minute)
www.deutsche-alzheimer.de

Augen
Brigitte Schüler: Was tun bei trockenen
Augen. Essen: KVC Verlag, 2008
Brigitte Schüler: Altersabhängige
Makuladegeneration. Essen: KVC Verlag,
2006
Ilse Strempel: Das andere Augenbuch.
Essen: KVC Verlag, 2004
Ilse Strempel: Keine Angst vor grünem
Star. Essen: KVC Verlag, 2006

Ohren
Annette Kerckhoff, Sigrid Kruse: Was tun
bei Mittelohrentzündung. Essen: KVC
Verlag, 2004

Magen-Darm-Erkrankungen
Laktose-Intoleranz: www.leben-s.de
Chronische Darmerkrankung:
www.dccv.de

Bewegungsapparat
www.rheuma-selbst-hilfe.de
www.rheuma-online.de
www.dgrh.de
www.rheuma-wegweiser.de
Deutsche Rheuma-Liga Bundes-
verband e.V.
Susanne Walia
Maximilianstr. 14
53111 Bonn
Tel 02 28/7 66 06-11
E-Mail: bv.walia@rheuma-liga.de
http://www.rheuma-liga.de
Deutsche Fibromyalgie-Vereinigung
(DFV) e.V.
Waidachshoferstraße 25
74743 Seckach
Tel: 0 62 92/92 87 58
Fax: 0 62 92/92 87 61
E-Mail: fibromyalgie-fms@t-online.de
www.fibromyalgie-fms.de

Allergie
www.allum.de

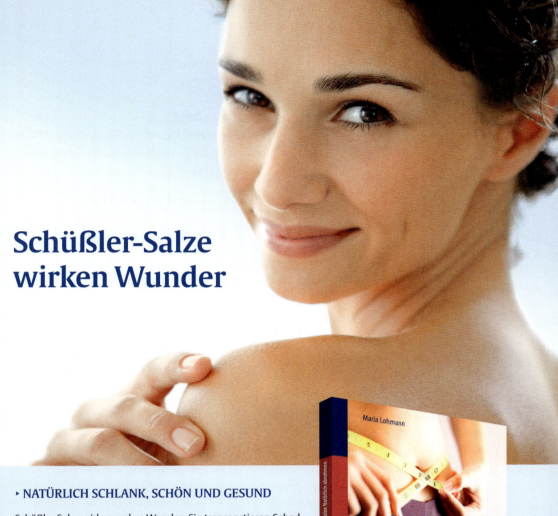

Schüßler-Salze wirken Wunder

▸ **NATÜRLICH SCHLANK, SCHÖN UND GESUND**

Schüßler-Salze wirken wahre Wunder: Sie transportieren Schadstoffe aus unserem Körper, kurbeln wie ein „Turbo" den Fett- und Eiweißstoffwechsel an, bringen den Säure-Basen-Haushalt wieder ins Gleichgewicht und machen auch noch schön.

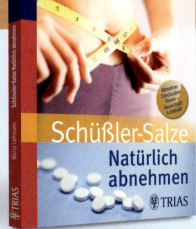

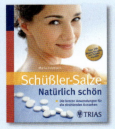

Maria Lohmann
Schüßler-Salze: Natürlich schön
€ 12,99 [D]
ISBN 978-3-8304-3979-0

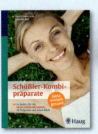

Maria Lohmann
Schüßler-Kombipräparate
€ 12,99 [D]
ISBN 978-3-8304-2244-0

Maria Lohmann
Schüßler-Salze: Natürlich abnehmen
€ 9,99 [D] / € 10,30 [A] / CHF 14,-
ISBN 978-3-8304-6077-0
Alle Titel auch als E-Book

Bequem bestellen über
www.trias-verlag.de
versandkostenfrei
innerhalb Deutschlands

Wissen, was gut tut.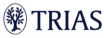

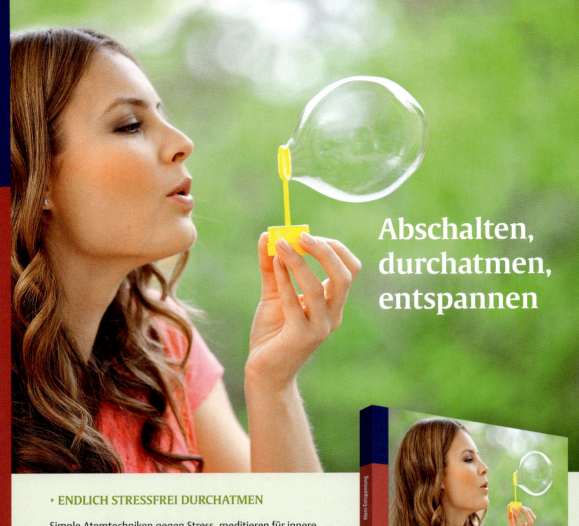

Abschalten, durchatmen, entspannen

▸ **ENDLICH STRESSFREI DURCHATMEN**

Simple Atemtechniken gegen Stress, meditieren für innere Ruhe, spezielle Übungen für typische Alltagssituationen – hier finden Sie die nötigen Atempausen für neue Lebenskraft.

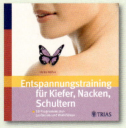

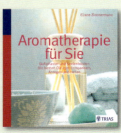

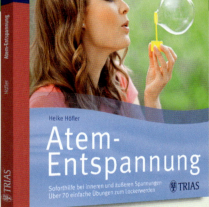

Heike Höfler
Entspannungstraining für Kiefer, Nacken, Schultern
€ 14,99 [D]
ISBN 978-3-8304-3541-9

Eliane Zimmermann
Aromatherapie für Sie
€ 14,99 [D]
ISBN 978-3-8304-6865-3

Heike Höfler
Atem-Entspannung
€ 14,99 [D] / € 15,50 [A] / CHF 21,–
ISBN 978-3-8304-6140-1

Alle Titel auch als E-Book

Bequem bestellen über
www.trias-verlag.de
versandkostenfrei innerhalb Deutschlands

Wissen, was gut tut.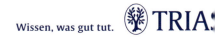

Sachverzeichnis

A

Abnehmen, gesundes 61 f
Abort 209
Abstrich, Beurteilung 230
Abszess 128, 165
Abwehr, körpereigene 110
Adenomyosis 155
Adipositas 253 ff
Adnexe 161
Adnexitis 151, 153
AIDS 130
Akne 312 ff
Akupressur 100 f
Akupunktur 100 f
– gutartige Brusttumoren 169
– Myom 150
Algen 83 ff
Alkohol
– Fettleber 296
– Krebserkrankung 236 f
– Leber 58
– Rhythmusstörungen 267 f
– Schwangerschaft 203
Allergie 316 ff
Allergologe, guter 317
Alopezie 314
Alter 17
– Ernährung 53
– Haut und Haare 45
– Schlafbedürfnis 39
Aluminiumhydroxyd 48
Alzheimer Demenz 275 ff
Amalgam 68
– Schwangerschaft 208
– Spurenelemente 113
Amenorrhö 171
Analpflege 290
Anamnese, ganzheitliche 19
Anamnesebögen, Internet 23
Angina pectoris 264 f
Antihormontherapie (AHT) 117
Anti-Müller-Hormon (AMH) 195
Arbeitsplatz, Schwangerschaft 207
Arbeitsräume, gesunde 71
Aromatherapie 108 f
Arteriosklerose 32, 77
Arthrose 303 ff
Arzneikräutertonika 77
Arzneimittel, anthroposophische 96 ff
Arzt
– für Naturheilverfahren 80
– der Zukunft 20
Ascorbinsäure 88
Asthma 322 f
Aufklärungsbogen 117
Auflagen 78

Augen 277 ff
– Arbeitsplatz 71
– brennende 246
Aura 26
Ausfluss
– Fremdkörper 127
– gelblich-eitriger 151
– grünlich-gelber eitriger 132
– Polypen 147
Ausleitung 111 f
Autogenes Training 29
Autoimmunerkrankung 93, 211

B

Bachblüten 107 f
– Feigwarzen 134
– Hypotonie 261
– prämenstruelles Syndrom 183
– Wechseljahre 192
Bakterien, Scheide 125 f
Ballaststoffe 51, 159, 288
Bandscheibenvorfall 298
Bartholini-Drüsen 128
Basaltemperaturkurve 195, 212
Basenpulver 60
Baubiologe 40
Bauchfett 33
Bauchmassage 57
Bauchspiegelung, Endometriose 158
Bauchtanz 30
Bauchumfang 253
Beckenbodentraining
– Bauchtanz 30
– Hämorrhoiden 290
– Senkung 138 f
– Sport 36
Beckenorgane, innere, Senkung 136 ff
Beckenschiefstand 298 f
Behandlungsformen, konventionelle 116 ff
Belastungsinkontinenz 140
Beschwerden, psychosomatische 27
Besenreiser 269
Bestrahlung 117
Bewegung 51
– Diabetes mellitus 258
– Krebserkrankung 238
– Schwangerschaft 205
Bewegungsapparat 298 ff
Bezugsquellen 333 ff
Biestmilch 82 f
Bifido-Bakterien 56
Bindegewebsmassage 102
Bindegewebsschwäche 136
Bindehautentzündung 246, 277
Binge eating 330 ff

Bioenergetische Analyse 29
Biofeedbacktherapie-Systeme 139
Biomineralstoffe 104
Biopsie 118, 224
Biotin 88
Blase 120 ff
Blasenentzündung 142 f
Blasenschwäche, Rückenschmerzen 140
Blasentee 144
Blutarmut 148
Blutdruck
– hoher 262 ff
– niedriger 32, 260 ff
– normaler 260
Blutdruckmessung 262
Bluterguss 114
Blutfette 258 ff
Blutung, schmerzhafte 177 ff
Blutungsrhythmus, Störungen 171
Blutungsstärke, Störungen 175 ff
Body-Mass-Index 253
Braunalgen 83
Bronchitis 248 f, 252
Brust 165 ff
– Dreifachdiagnostik 168
– gutartige Veränderungen 168 f
– Selbstuntersuchung 225
Brustentzündung 165
Brustkrebs 188, 221 ff
– Bestrahlung 227
– Chemotherapie 227
– Diagnose 223 f
– Formen 222 f
– Risikofaktoren 221 f
– Schutz 241
– Symptome 223
– Vorsorge 224 f
– Wahrscheinlichkeit 225
– Zusatzuntersuchungen 226
Brustkrebsfrüherkennung 46
Brustschmerzen, prämenstruelles Syndrom 184
Brustzysten 167 f
Burn-out-Syndrom 58, 324 ff
Bürostuhl 72

C

Candida albicans 123
Carotinoide 86 f
Chemotherapie 116, 239
Chirotherapie 102
Chlamydieninfektion 130 f
Cholesterin 50, 258 ff
Chromosomen 21
Coitus Interruptus 212
Colitis ulcerosa 291

343

Sachverzeichnis

Colostrum, bovines 82
Computerarbeitsplatz 71 f, 279
Computertomographie (CT) 115
Corpus uteri 146 f
Corpus-luteum-Zyste 161

D

Damm-Öl 45
Darm
– pflanzliche Mittel 57
– Prä- und Probiotika 79
– Schwangerschaft 208
Darmentleerung, Senkung 138
Darmentzündungen 92
Darmerkrankung, chronisch entzünd-
  liche 290 ff
Darmflora 91
Darmgesundheit 56 f
Darmkrebs, Vorsorge 46
Dehnungsstreifen 45
Demenz 275 ff
Depression 328
Dermatitis, atopische 321 f
Dermoidzyste 161
Desensibilisierung 317 f
Designer Food 62
Designerhormone 187
Deszensus perinei 136
Deutsche
– Gesellschaft für Ernährung (DGE)
  49
– Krebshilfe 233
DHEA 180
Diabetes mellitus 256 ff
Diagnoseformen 115 f
Diagnostik, konventionelle 115 ff
Diaphragma 213
Diäten 61 f
Dickdarmentzündung 290
Dinner cancelling 54
Diphtherie 48
Disstress 324
Döderleinsche Bakterien 120
Dopamin 34, 41
Doppelbelastung 14
Dranginkontinenz 140 f
Drei-Monats-Spritze 216
Drogen, Schwangerschaft 204
Dünndarmbakterien 91
Durchfall 92, 246, 286 ff
Duschen 43 f
DXA-Knochendichtemessung 308
Dysmenorrhö 177, 179

E

Eier 49 f
Eierstöcke 161 ff, 198 f
Eierstockentzündung 151
Eierstockzyste 161 f
Eigenbluttherapie 103, 211
Eileiter 161

Eileiterentzündung 151
Eisen 89
Eisenmangel 110
Eisenspeicherkrankheit 46
Eisprung, Auslösen 164
Ekzem 320 f
Elektrosmog 39, 63 ff, 67
Embolisation 149
Embryo, Definition 201
Endometriose 154 ff
– Formen 155
– Medikamente 158
– Risikofaktoren 155 f
– Symptome 155
– Verschleppungstheorie 158
Endometritis 151
Endometriumkarzinom 231
Endomyometritis 151
Endorphine 41
Endoskopie 118
Energieaufnahme 61
Energiefluss 26
Energieumsatz 33
Enterozele 136
Entgiften 111 f
Entschlackungskur 184
Entzündungen
– erste Hilfe 111
– Geschlechtsorgane 120 ff
Enzymaktivität 93
Enzymtherapie 92 f
– Chlamydieninfektion 131
– Darmerkrankungen 292
– Endometriose 159
– gutartige Brusttumoren 169
– Krampfadern 270
– Krebserkrankung 238
– Lungenentzündung 251
– Mastitis 166
– Mittelohrentzündung 283
– Rheuma 302
– Scheidenvorhofentzündung 129
– Unterleibsentzündung 154
Erkältung 246 ff, 248 ff
Ernährung 49 ff
– alternative 52
– Bewegungsapparat 309
– Blutfette 259
– Blutungsstörungen 174
– Brustschmerzen 184
– Darmerkrankungen 292 f
– Diabetes mellitus 257
– Eierstockzyste 162
– Endometriose 159
– gutartige Brusttumoren 169
– Harnwegsinfektionen 144
– Haut 313
– Herpes 135
– Hypertonie 263
– Hypotonie 261
– Inkontinenz 140

– Kinderwunsch 195 f
– Krampfadern 270
– Krebserkrankung 237
– Lungenentzündung 251
– Mastitis 166
– Myom 149 f
– Perlschnurzysten 164
– Polypen 147
– prämenstruelles Syndrom 183
– Schwangerschaft 202
– Übergewicht 255 f
– Wechseljahre 190
Ernährungsumstellung 61
Erregungsstörungen 217
Erste Hilfe 244 ff
– Naturheilmittel 110 ff
Erwachsenwerden 15
Escherichia coli 142
Ess-Brech-Sucht 330
Essstörungen 330 ff
Eumenorrhö 170
Eustress 324

F

Familienplanung, natürliche 212
Fasten 59, 112, 174
Fatigue Syndrom 238
Fehlgeburt 205, 209 ff
Feigwarzen 133 f
Femidom 213
Feng Shui 70
Fertilisationsrate, normale 197
Fett 50
Fettaufnahme, extrem reduzierte 174
Fettleber 295 ff
Fettleibigkeit 253 ff
Fettstoffwechselstörungen 258 ff
Fetus, Definition 201
Fibroadenom 168
Fibromyalgie 305 f
Fisch 49 f
Fitnessstudio 32
Fleisch 49 f
Follikel stimulierendes Hormon (FSH)
  180
Follikelzyste 161
Folsäure 87, 202, 262
Fortpflanzung 195 ff
Frauenbild 14
Frauenkrebs, Schutz 240
Freie Radikale 85 f
Fremdkörper, Scheide 127 f
Fruchtbarkeit, Perlschnur-Zysten
  163
Früherkennung, Tumoren 233 f
Früherkennungsmammographie
  225
Frühgeburt, infektionsbedingte 121
FSME 48
Functional Food 62
Fünf Tibeter 30

Sachverzeichnis ▶

G

Ganzheitlichkeit 19
Garen 51
Gastritis, akute 284
Gebärmutter und Umgebung 146 ff
Gebärmutterentzündung 150 ff
Gebärmutterhalskrebs
– Impfung 240
– Therapie 230 f
Gebärmutterhalszysten 146
Gebärmutterkrebs 228 ff
Gebärmuttermyom 148
Gebärmutterschleimhautkrebs 231 ff
– Schutz 241
– Therapie 233
Gebärmutterspiegelung 147 f
Gebärmutterveränderungen, Kinder-
  wunsch 198 ff
Geburtstermin, Berechnung 202
Gehirn 272 ff
Gehirnerschütterung 246
Gehirnjogging 276
Geistiges Heilen 26
Gelbkörperhormon 180
Gelbkörperzyste 161
Gelenkbeschwerden, unklare
  302
Gemüse
– 5 am Tag 49
– Schadstoffe 66
Gendefekt 210
Gender Medizin 20
Gentechnik 54
Gentest, Brustkrebs 227
Genussgifte, Schwangerschaft 203
Gerinnungsstörungen 93
Gerstenkorn 277
Gesamtcholesterinwert 258
Geschlechterunterschied 20
Geschlechtskrankheiten 130 ff
Geschlechtsorgane, äußere 120 ff
Geschlechtsverkehr
– Senkung 136
– vermehrter 142
Gestagen 180
Gesundheitsleistungen, individuelle
  s. IGEL-Leistungen
Gesundheitswesen, Kostenexplosion
  18 f
Getreide 49, 81 f
Gewicht, Schwangerschaft 202
Gewichtskontrolle, Sport 33 f
Gewichtsregulation, gestörte 61
Gicht 254
Giftausleitung, Fasten 112
Glaukom 279 f
Gleitmittel 121, 130
Gliederschmerzen 248
Glückshormone 34, 41
Glutathion 89, 240
Glutenunverträglichkeit 49

glyx 61, 149
Gonorrhö 131 f
G-Punkt 42
Grauer Star 278 f
Grüner Star 279 f
Grünlippmuschel 85
Grüntee 76 f
Güsse 78

H

Haarausfall 314 f
Haare 44
Haarspray 44
Hallux valgus 310
Halsschmerzen 248
Hämorrhoiden 289 f
Handauflegen 26
Händewaschen 43
Handy 65
Happy Aging 194
Harndrang, häufiger 138, 142
Harninkontinenz 139
– Organsenkung 136
Harnsteine 142
Harnverhalt 138
Harnverlust, ungewollter 139 ff
Harnwegsinfekte 136 f, 142 ff
Hatha Yoga 30
Haut 312 ff
– Wechseljahre 192
Hauttest, Allergie 317
HDL-Cholesterin 258
Heiler 26 f
Heilmethoden 19
Heilpflanzen-Tee 76 f
Heilpraktiker 80
Heiße Sieben 104
Hepatitis 294
Herpes 134 f
Hersteller 333 ff
Herzbeschwerden 267
Herzerkrankung koronare (KHK)
  264 ff
Herzinfarkt 265 f
Herzinfarktrisiko, Bauchfett 34
Herz-Kreislauf-Erkrankungen
  32, 260 ff
Herzneurose 267
Herzschrittmacher 267
Heuschnupfen 318 ff
Hexenschuss 298
Himalayasalz 50
Histamin 316
Hitzewallungen 185
HIV 130
Hochleistungssport 33
Hodenschädigung 200
Holzschutzmittel 66
Homocystein 262
Homöopath 80
Homöopathie 95 ff

– Allergie 320
– Anwendungsregeln 98
– Augen 277
– Bewegungsapparat 299, 302, 304,
  308
– Blasenentzündung 143
– Blutungsstörungen 173, 176
– Brustschmerzen 184
– Darmerkrankungen 292
– Durchfall 287
– Eierstockfunktion 198
– Eierstockzyste 162
– Endometriose 159
– Feigwarzen 133
– Fettleber 296
– gutartige Brusttumoren 169
– Hexenschuss 299
– Komplexmittel 96
– Krebserkrankung 239
– Lungenentzündung 249
– Mastitis 166
– Migräne 273
– Myom 150
– Polypen 147
– prämenstruelles Syndrom
  183
– Scheidenentzündung 122
– Schlafstörungen 327
– Schwangerschaft 208
– Schwindel 275
– Senkung 139
– Stress 326
– Tinnitus 282
– Unterleibsentzündung 153
– Verstopfung 289
– Wechseljahre 188
Homosexualität 42
Homotoxikologie 96
Hormone 170 ff, 180 f
– natürliche 188
– Sex 41
– synthetische 187
Hormon-Bestimmung 170
Hormonersatztherapie, Brustkrebs
  222
Hormonspirale 216
Hormonstörungen 170 ff
Hormontherapie (HRT) 116 f
– Brusttumoren 227 f
– Endometriose 158 f
HPV-Test 230
Humanes Papillomvirus (HPV)
  133, 228 f
Husten 248
Hyaluronsäure 304
Hygiene 43
Hypermenorrhö 175
Hypertonie 262 ff
Hypomenorrhö 176
Hyposensibilisierung 317 f
Hypothalamus 181

345

Sachverzeichnis

Hypotonie 260 ff
Hysterektomie 149
Hysteroskopie 147

I

IGEL-Leistungen 19, 47
Immunsystem 26, 316 ff
– Endometriose 156
Immuntherapie
– Asthma 323
– Endometriose 159
– Feigwarzen 134
– Geschlechtskrankheiten 130
– Scheidenentzündung 122 f
– Unterleibsentzündung 154
Impfungen 47
– Hepatitis 295
Index, glykämischer 61, 149
Industriechemikalien 63, 68
Infertilität 196
Insektenallergie 318
Insektenstich 244
Insemination 200
In-situ-Karzinom 222
Intimbereich, Hygiene 44
In-vitro-Fertilisation 201
Ischias 298
Isoflavonoide 190

J

Jin Shin Jyutsu 27
Jod 90, 202
Jugendliche, Ernährung 52

K

Kaffee 58, 203, 236
Kalendermethode 212
Kalium 89, 263
Kalzium 88
Kanne Brottrunk 80 f, 110
Karriere 14
Kartoffeln 49
Karyogramm 209
Karzinom 222 f
Keloide 114
Kernspintomographie, Brustkrebs 224
Kind
– Ernährung 52
– Knochenschmerzen 303
Kinderlosigkeit 196, 200
Kinderwunsch 195 ff
– Brustkrebs 228
– Untersuchung des Mannes 197
Kinderzimmer 73
Kinesiologie, angewandte 29
Kleidung 66
Klimakterium, Definition 186
Klitoris 42
Kneipp-Anwendungen
– Inkontinenz 140
– Wechseljahre 193

Knochenschwund 307 ff
Knötchen, Geschlechtsorgane 132
Kommunikation, geschlechtsspezifi-
    sche 21
Kondome 130, 213
Kondylome 133 f
Kopfschmerzen 248, 272
Körperarbeit 139
Körperkult 14 f
Körperlotion, basische 44
Körperpflege 43 ff
Körperübungen 30
Korpuskarzinom 231 ff
Korpuspolypen 147
Krafttraining 32
– Herzdurchblutung 268
Krampfadern 269 ff
Kräuterteekur 112
Krebs 221 ff, 234 ff
– Begleittherapie 235 ff
– Therapie 81
Kreislauftraining 32
Kupfer 89

L

Labordiagnostik 116
Laktobazillen, Schwangerschaft 208
Latextücher 130
LDL-Cholesterin 258 ff
Lebenshälfte, zweite 15 ff
Lebensmittel, basische 60
Lebensmittelvergiftung 113
Lebensmittelzusätze 51
Leber 294 ff
Leberpflege 296
Leberschutz 58 f
Leberstoffwechsel 58 f
Leberwickel 78, 314
Leinsamen 190
Leistungsdruck 27, 29
Lichen sclerosus et atrophicus 129
Licht 69 f
Lichttherapie 70, 329
Lignane 190
L-Karnitin 90
Lues venerea 132
Lungenentzündung 249 ff
Lustlosigkeit, sexuelle 217
Luteinisierendes Hormon (LH) 180
Luteinzyste 161
Lymphdrainage 102
Lymphödem 239

M

Macawurzel 217
Magenband 255
Magen-Darm-Erkrankungen 284 ff
Magenschleimhautentzündung
    284 ff
Magersucht 330
Magnesium 88 f

Magnetresonanztomographie (MRT)
    116 f
Makuladegeneration 278
Mammographie 46
– Brustkrebs 223 f
– Zweitmeinung 23
Mangan 89 f
Manuelle Therapie 101 f
Marsupialisation 128
Massage 102
Mastitis 165
Mastopathie, fibrös-zystische 168
Mastzellen 316
Medikamente, Schwangerschaft 204
Meditation 30
Medizin
– ganzheitliche 19
– geschlechtsspezifische
    s. Gender Medizin
– integrative 20
Medizinbetrieb, moderner 18
Meinung, zweite 22 f
Melatonin 37, 69
Menarche 171
– Bauchschmerzen 177
Menopause 185
– Definition 186
– Myom 148
Menopausen-Rating-Scale (MRS)
    186
Menorrhagie 175
Menstruation
– retrograde 156
– Sport 35 f
Menstruationsbeschwerden
– Akupunktur 101
– Bauchtanz 30
Meridiane 99 f
Methionin 145
Methoden
– energetische 26 f
– psychologische 26 ff
Metrorrhagie 172 f
Migräne 272 f
Mikrobiologische
– Reinigungskur 57
– Therapie 91 f
Mikropille 215
Mikrowelle 68
Milch 49 f
Milchsäurebakterien 56
Milzextrakte 238 f
Mineralien, Sport 34
Minipille 215
Missbrauch, sexueller 219
Misteltherapie 238
Mittelohrentzündung 282 f
Mittelstrahlurin 143
Moorbäder, Hormonhaushalt 192 f
Morbus Crohn 290
Müdigkeit, Leber 58
Müll 73

Sachverzeichnis ▶

Muschelextrakte 83 ff
Muskelaufbau 32
Muskelentspannung, progressive,
　nach Jacobson 29
Muttermund 150 f
Muttermundschleim 212
Mutterpass 201
Muttersaft 62
Myom 148 ff
Myometritis 151

N

Nachblutung 114
Nahrungsergänzung 51, 54, 79 ff
– Allergie 320
– Bewegungsapparat 302, 306, 309
– Blutfette 259
– Blutungsstörungen 174, 177
– Darmerkrankungen 293
– Demenz 276
– Depression 329
– Diabetes mellitus 257 f
– Dysmenorrhö 179
– Eierstockfunktion 198
– Eierstockzyste 162
– Endometriose 159 f
– gutartige Brusttumoren 169
– Haare 315
– Hämorrhoiden 290
– Harnwegsinfektionen 144
– Haut 313
– Herpes 135
– Hypertonie 263
– Hypotonie 261
– Kinderwunsch 196
– Krampfadern 270 f
– Krebserkrankung 237 f
– Lungenentzündung 251
– Mastitis 166 f
– Migräne 273
– Mittelohrentzündung 283
– Myom 150
– Neurodermitis 321
– Perlschnurzysten 164
– prämenstruelles Syndrom 183
– Rhythmusstörungen 268
– Scheidenpilze 125
– Schlafstörungen 327
– Schwangerschaft 202
– Stress 326
– Übergewicht 256
– Wechseljahre 190 ff
Nahrungsmittel 79 f
Nahrungsmittelallergie 320
Narbengeschwülste 114
Nasenduschen 252
Nasennebenhöhlenentzündung 248
Natrium 89
Naturheilmittel, erste Hilfe 110 ff
Nervensystem 272 ff
Netzfreischalter 73

Neuraltherapie 102, 252
Neurodermitis 47, 321 f
Niacin 87
Nierenbeckenentzündung 142
Nierenversagen 142
Nikotin, Schwangerschaft 203 f
NLP 29
Notfalltropfen 108
Nötigung, sexuelle 219

O

Obst, Schadstoffe 66
Ohrakupunktur 101
Ohren 280 ff
Ohrenschmerzen 246
Oligo-Amenorrhö 171, 173
Oligomenorrhö 171
Ölwickel 154, 162
Omega-3-Fettsäuren 50, 54, 90
– Endometriose 159 f
– Schwangerschaft 202 f
Orgasmus 217
Orthomolekulare Therapie 86 ff
Orthorexia nervosa 332
Osteopathie 102
Osteoporose 32, 307 ff
Östradiol 180
Östriol 180
Östrogen 41, 180
– Organsenkung 138
Östron 180
Ovarialtumor 161
Ovarialzyste 161
Oxytocin 41, 180

P

Paget-Karzinom 223
Pantothensäure 88
PAP-Abstrich 46, 229
peak bone mass 307
Pearl-Index 212
Pelvic inflammatory disease (PID)
　153
Perimenopause 185 ff
Periodenstörungen 170 ff
Perlschnur-Zysten 163 f
Pessar, Inkontinenz 140
Pestizide 63, 65 ff
Pflanzen, gesunde 93 ff
Pflanzenmittel
– Asthma 323
– Bewegungsapparat 304, 306, 309
– Blasenentzündung 143
– Blutfette 259
– Blutungsstörungen 173 f, 176 f
– Brustschmerzen 184
– Darmerkrankungen 292
– Demenz 276
– Durchfall 287
– Dysmenorrhö 179
– Eierstockfunktion 198

– Eierstockzyste 162
– Endometriose 159
– Essstörungen 332
– gutartige Brusttumoren 169
– Hämorrhoiden 290
– Harnwegsinfektionen 144
– Haut 313
– Herpes 135
– Herzerkrankung 266
– Hypertonie 263
– Hypotonie 261
– Inkontinenz 140
– Krampfadern 270
– Lungenentzündung 249 ff
– Myom 149 f
– prämenstruelles Syndrom 183
– Rheuma 302
– Rückenschmerzen 299
– Scheidenentzündung 122
– Scheidenvorhofentzündung 129
– Schlafstörungen 327
– Senkung 139
– Sodbrennen 285
– Spagyrik, Depression 329
– Stress 326
– Tinnitus 282
– Übergewicht 255
– Unterleibsentzündung 153 f
– Wechseljahre 188
Pflanzenschutz 66 f
pH-Wert 59
Phytohormone 188
Phytoöstrogene 192
Phytotherapie 93 f
Pille 213 f
– danach 220
Pilzdiät 125
Pilze 123 f
Plastikflaschen 67
PMS s. Prämenstruelles Syndrom
Podophyllotoxin 134
Polkörperchenanalyse 210
Polymenorrhö 172, 175
Polypen 146 f
Polyzystisches Ovarialsyndrom
　(PCOS) 163, 198
Portiokappe 213
Portiokarzinom 228 ff
Postkoital-Test 197
Postmenopause 185 ff
– Definition 186
– Zyste 162
Prämenopause, Definition 186
Prämenstruelles Syndrom 182 ff
– Akupunktur 101
Prana-Heilen 26
Prellung 244
Probiotika 91
Progesteron 41, 180
Prolaktin 41, 165, 180 f
– Oligomenorrhö 171

347

Sachverzeichnis

Prolaktinom 171 f
Promiskuität 42
Prostaglandine 177
Psyche 324 ff
Pubertät 15
Punktion 118
PVC 67, 156
Pyridoxin 87

Q

Q 10 258 f
Qigong 30
Quarkwickel 167, 184
Quecksilber 48

R

Rasterbrillen 71
Rauchen
– Endometriose 160
– koronare Herzerkrankung 264
– Krebserkrankung 236 f
– Pille 215
– Schwangerschaft 203
– Vitamin C 88
Reflexinkontinenz 140
Reflexzonenmassage 102
Reflexzonentherapie 100
Regelblutung
– schmerzhafte 155
– verlängerte 148
Reiki 26
Reisekrankheit 275
Reisen, Schwangerschaft 207
Reizblase 140, 143
Reizdarmsyndrom 291
Rektozele 136
Rescue Remedy 108
Rheuma 300 ff
Rhythmusstörungen 266 ff
Riboflavin 87
Risikoschwangerschaft 208 f
Röntgen 115
Rotaviren, Impfung 47
Rotlicht
– Abszess 166
– Schnupfen 251
Rückenschmerzen 298 ff

S

Salz 50, 263
Sauerstofftherapie, Krebserkrankung 235
Säure-Basen-Haushalt 53, 59 f
– Schwangerschaft 207 f
Schamlippen, schmerzhafte 128
Scheide
– Bakterien 125 f
– Fremdkörper 127 f
Scheidenentzündung 121
Scheidenkrampf 218
Scheidenpilze 123 f

Scheidensekret
– Säuregrad 208
– Untersuchung 122
Scheidenvorhof, Entzündung 128 f
Schilddrüse 172, 186 f
Schlaf 37 ff
Schlafrituale 40
Schlafstörungen 39 f, 327
– Wechseljahre 185, 188
Schlafzimmer 39, 72
Schleimhäute 91
Schmerzen beim Sex 218
Schmierblutung 172
Schnittverletzung 244
Schnupfen 248
– allergischer 318 ff
Schüßler-Salze 104 ff
– Allergie 320
– Augen 277 f
– Bewegungsapparat 302, 309
– Blasenentzündung 143
– Blutungsstörungen 173, 176
– Durchfall 287
– Dysmenorrhö 179
– Eierstockzyste 162
– Haare 315
– Harnwegsinfektionen 144
– Herpes 135
– Krampfadern 270
– Lungenentzündung 249
– Mastitis 166
– Myom 150
– Polypen 147
– Scheidenentzündung 122
– Senkung 139
– Sodbrennen 285
– Verstopfung 289
– Wechseljahre 188
Schwangerschaft 201 ff
– Bärentraubenblätter 144
– Ernährung 52
– Körperpflege 45
– Sex 42
– Sport 35
– Verstopfung 289
Schwarztee 76 f
Schweißausbrüche 185
Schwerhörigkeit 280 ff
Schwermetalle 68, 113
Schwindel 273 ff
Segmenttherapie 102
Sehkraft, Schutz 279
Sekundenherztod 267
Selbstbefriedigung 217
Selbstbehandlung, klassische 76 ff
Selbstverantwortung 22 f
Selbstwertgefühl 27
Selen 90
Senium, Definition 186
Senkung 136 ff
Serotonin 34, 41

Sex
– sinkende Lust 186
– ungeschützter 131
Sexualität 41 f
– Schwangerschaft 205
– Störungen 217 ff
– zunehmendes Alter 194
Sick-building-Syndrom 68
Silber, medizinisches 321
Silymarin 58 f
Sinubronchitis 248
Situation heute 14 ff
Sitzbad 129, 290
Sitzen, gesundes 72
Smoothies 62
Sodbrennen 284 ff
Sonne 69 f
Sonnenbrand 246
Sonnenstich 246
Sonographie 116, 224
Spagyrik 96
– Allergie 320
– Bewegungsapparat 306, 309
– Blutfette 259
– Blutungsstörungen 173, 176
– Depression 329
– Durchfall 287
– Dysmenorrhö 179
– Feigwarzen 133
– Fettleber 296
– Geschlechtskrankheiten 130
– gutartige Brusttumoren 169
– Haare 315
– Hämorrhoiden 290
– Haut 313
– Herzerkrankung 266
– Hypotonie 261
– Inkontinenz 140
– Krampfadern 270
– Mastitis 166
– Migräne 273
– prämenstruelles Syndrom 183
– Rheuma 302
– Rhythmusstörungen 267
– Schlafstörungen 327
– Senkung 139
– Sodbrennen 285
– Stress 326
– Unterleibsentzündung 153
– Verstopfung 289
– Wechseljahre 188
Spenglersan 98 f
– Allergie 320
– Durchfall 287
– gutartige Brusttumoren 169
– Haare 315
– Harnwegsinfektionen 144
– Haut 313
– Hypertonie 263
– Lungenentzündung 249
– Mastitis 166

348

Sachverzeichnis

– Neurodermitis 321
– Rhythmusstörungen 267
– Scheidenvorhofentzündung 128 f
Spermieninjektion, intrazytoplasmatische 201
Spiegelung 118
Spirale 215 f
Spontanheilung 235
Sport 31 ff
– Blutfette 259
– Blutungsstörungen 174
– Eierstockzyste 162
– Endometriose 160
– für Frauen 35 f
– Hypotonie 261 f
– prämenstruelles Syndrom 184
– Regelschmerzen 182
– Schwangerschaft 205
Spotting 172
Spurenelemente 68
Steatosis hepatis 295
Stein-Leventhal-Syndrom 163
Sterilisation 220
Sterilität 196
Stevia 50
Stillzeit, Ernährung 52
Stoffwechsel 33, 61, 253 ff
Störfeldtherapie 103
Strahlentherapie, Begleitung 239
Stress 26, 31, 324 ff
– Blutfette 259
– koronare Herzerkrankung 264
– oxidativer, Operation 113
– Strategien gegen 325 f
– Übersäuerung 60
Stressabbau, Sport 31
Stresshormone 181
Stressinkontinenz 140
Stuhlinkontinenz 140
Stuhlprobe 91
Stützstrümpfe 270
Subfertilität 196, 200
Symbioflor 91
Symptombehandlung 19
Syphilis 132 f
Systemische Enzymtherapie 92 f

T
Tachykardie 267
Tai Chi 30
Tee
– grüner 53
– krampflösender 179
Testosteron 163, 180
Therapie, konventionelle 115 ff
Thiamin 87
Thromboserisiko
– Hormontherapie 188
– Schwangerschaft 207
Thymusextrakte 238 f

Thyroxin 181
Tiefschlafphasen 37
Tinnitus 282
Tonika 77
Totgeburt 209 ff
Traditionelle Chinesische Medizin (TCM) 99 ff
Traubensilberkerze 188
Trauerarbeit, naturheilkundliche Verfahren 210 f
Trauma, sexuelles 218 f
Trichomonaden 126 f
Trijodthyonin 181
Trinken 51, 59
Trinkwasser 66
Tripper 131 f
Tuben 161
Tuina 27
Tumoren, gutartige, Brust 167 ff
Tumorimpfung 235
Tumornachsorge, systemische Enzymtherapie 93

U
Übergewicht 163, 253 ff
Überlaufinkontinenz 140
Übersäuerung 59
Umwelt 63 ff, 207
Umweltanalyse, habitueller Abort 211
Umweltgifte
– Brustkrebs 222
– Myom 148
Unterbauchschmerzen, Endometriose 155
Unterleibsentzündungen 150 ff
Urethritis 142
Urgeinkontinenz 140
Urinuntersuchung 143
Uterus 146 ff

V
Vaginaltampon 140
Vaginose 121, 125 f
Varizen 269 ff
Verbrennung 246
Verdauungsenzyme 92
Vergewaltigung 219
Verhaltenstherapie 27 ff
Verhütung 212 ff, 216 f
Verletzungsschock 244
Versagen 27
Verstauchung 244
Verstopfung 138, 246, 288 f
Viagra der Natur 217
Visualisieren 29
Vitamine 85 f
– A 86 f
– B1 87
– B12 88, 202, 262

– B2 87
– B3 87
– B6 87 f, 202
– C 86, 88
– D 69, 87
– E 87
VLDL-Cholesterin 258
Vollkornprodukte 53
Vorsorgeuntersuchungen 46

W
Wärmetherapie, Krebserkrankung 235
Warmlichtlampen 69
Wasserlassen
– plötzliches 140
– schmerzhaftes 142
Wechseljahre 17, 185 ff
– Brustkrebs 239
– chinesische Medizin 193
– Definition 186
– Hormontherapie 117
– künstliche 158
Wickel 78, 283
Winterdepression 70
Wirbelbruch 307
Wohnen, gesundes 66 f, 70 f
Wunden 113 f, 246
Wundstarrkrampf 48

Y
Yoga 30
Yuccakur 112

Z
Zähne 44 f, 68, 265
– Schwangerschaft 208
Zeckenbiss 244
Zeolithe 57
Zerrung 244
Zervix 146
Zervixkarzinom 228 ff
– Diagnose 230
– Schutz 240
– Symptome 229 f
Zervizitis 151, 153
Zigaretten 68
Zink 90, 111
Zivilisationskrankheiten 194
Zöliakie 49
– unerkannte 211
Zucker 50
Zuckerkrankheit 256 ff
Zyklusstörungen 170 ff
Zysten
– Eierstock 161 f
– Brust 167 ff
– Gebärmutterhals 146
Zystitis 142
Zystozele 136

349

**Bibliografische Information
der Deutschen Nationalbibliothek**

Die Deutsche Nationalbibliothek verzeichnet diese Publi-
kation in der Deutschen Nationalbibliografie; detaillierte
bibliografische Daten sind im Internet
über http://dnb.d-nb.de abrufbar.

Programmplanung: Simone Claß

Redaktion: Con:text; Thomas Kopal
Bildredaktion: Christoph Frick

Umschlaggestaltung und Layout:
CYCLUS Visuelle Kommunikation, Stuttgart

Bildnachweis:
Umschlagfoto vorn: istock
Fotos im Innenteil: Lothar Bertrams, Stuttgart: S. 28, 137;
Goodshoot: S. 157, 199, 206, 214, 301; Image Source: S. 4,
5, 6, 7, 12/13, 16, 24/25, 38, 74/75, 97, 118/119, 124, 178,
232, 242/243, 274; Jupiter Images: S. 191; Photo Alto: S.
319; Photononstop: S. 64, 250, 281, 331; Pixland: S. 84,
152; Stockbyte: S. 55, 105; Michael Zimmermann, Thieme
Verlagsgruppe: S. 245

Die abgebildeten Personen haben in keiner Weise etwas
mit der Krankheit zu tun.

2. unveränderte Auflage

© 2009, 2014 TRIAS Verlag in MVS
Medizinverlage Stuttgart GmbH & Co. KG
Oswald-Hesse-Straße 50, 70469 Stuttgart

Printed in Germany

Satz: kaltnermedia GmbH, Bobingen
gesetzt in (Satzsystem): InDesign CS3
Druck: Grafisches Centrum Cuno GmbH & Co. KG, Calbe

Gedruckt auf chlorfrei gebleichtem Papier

ISBN 978-3-8304-8197-3   1 2 3 4 5 6

Auch erhältlich als E-Book:
eISBN (PDF) 978-3-8304-8198-0
eISBN (ePub) 978-3-8304-8199-7

Wichtiger Hinweis: Wie jede Wissenschaft ist die Medizin
ständigen Entwicklungen unterworfen. Forschung und
klinische Erfahrung erweitern unsere Erkenntnisse. Ganz
besonders gilt das für die Behandlung und die medikamentöse Therapie. Bei allen in diesem Werk erwähnten
Dosierungen oder Applikationen, bei Rezepten und
Übungsanleitungen, bei Empfehlungen und Tipps dürfen
Sie darauf vertrauen: Autoren, Herausgeber und Verlag haben große Sorgfalt darauf verwandt, dass diese Angaben
dem Wissensstand bei Fertigstellung des Werkes entsprechen. Rezepte werden gekocht und ausprobiert. Übungen
und Übungsreihen haben sich in der Praxis erfolgreich
bewährt. Eine Garantie kann jedoch nicht übernommen
werden. Eine Haftung des Autors, des Verlags oder seiner
Beauftragten für Personen-, Sach- oder Vermögensschä-
den ist ausgeschlossen.

Geschützte Warennamen (Warenzeichen) werden nicht besonders kenntlich gemacht. Aus dem Fehlen eines solchen
Hinweises kann also nicht geschlossen werden, dass es
sich um einen freien Warennamen handelt.

Das Werk, einschließlich aller seiner Teile, ist urheber-
rechtlich geschützt. Jede Verwertung außerhalb der engen
Grenzen des Urheberrechtsgesetzes ist ohne Zustimmung
des Verlags unzulässig und strafbar. Das gilt insbesondere
für Vervielfältigungen, Übersetzungen, Mikroverfilmungen
und die Einspeicherung und Verarbeitung in elektroni-
schen Systemen.

SERVICE

Liebe Leserin, lieber Leser,

hat Ihnen dieses Buch weitergeholfen? Für Anregungen, Kritik, aber auch für Lob sind wir
offen. So können wir in Zukunft noch besser auf Ihre Wünsche eingehen. Schreiben Sie uns,
denn Ihre Meinung zählt!

Ihr TRIAS Verlag
E-Mail Leserservice: Kundenservice@trias-verlag.de
Lektorat TRIAS Verlag, Postfach 30 05 04, 70445 Stuttgart, Fax: 0711-8931-748

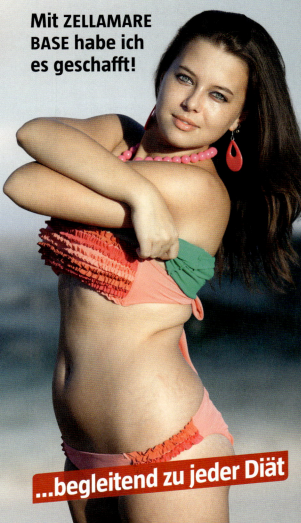

Probleme beim Abnehmen?

Mit ZELLAMARE BASE habe ich es geschafft!

Ursache ist oft eine Übersäuerung!

ZELLAMARE BASE
- leichter abnehmen
- frische Energie
- Stoffwechsel aktivieren

...begleitend zu jeder Diät

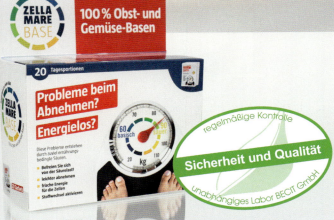

PZN 9612868   www.zellamare.de

WIR FORSCHEN FÜR IHRE GESUNDHEIT: QUINTESSENZ HEALTH PRODUCTS GMBH, BADENIASTR. 27, 41564 KAARST

Gratisgutschein ZELLAMARE BASE
Eine Tagesportion anfordern unter
0800/00 499 499
(gebührenfrei aus Deutschland)

Sie können bis zu **35.000 Haare** im Jahr **verlieren!**

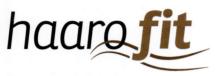

- für volles, voluminöses Haar[2,3]

HAAROFIT enthält hochdosierte, ausgesuchte Inhaltsstoffe für den Erhalt normaler Haare:

L-Methionin 1.500 mg
Pantothensäure 6 mg
Zink[2] 10 mg
Biotin[3] 50 µg.

für die Haarwurzel

Sichtbare Ergebnisse nach 3 Monaten

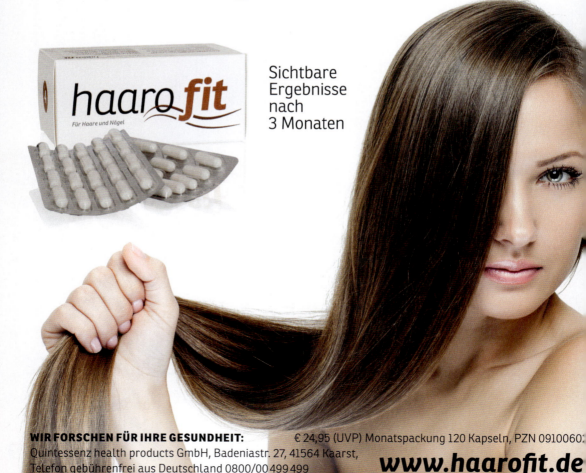

WIR FORSCHEN FÜR IHRE GESUNDHEIT:
Quintessenz health products GmbH, Badeniastr. 27, 41564 Kaarst,
Telefon gebührenfrei aus Deutschland 0800/00 499 499

€ 24,95 (UVP) Monatspackung 120 Kapseln, PZN 0910060

www.haarofit.de

1) Nicht krankheitsbedingter Haarausfall, basierend auf einem durchschnittlichen Haarausfall von 100 Haaren pro Tag.

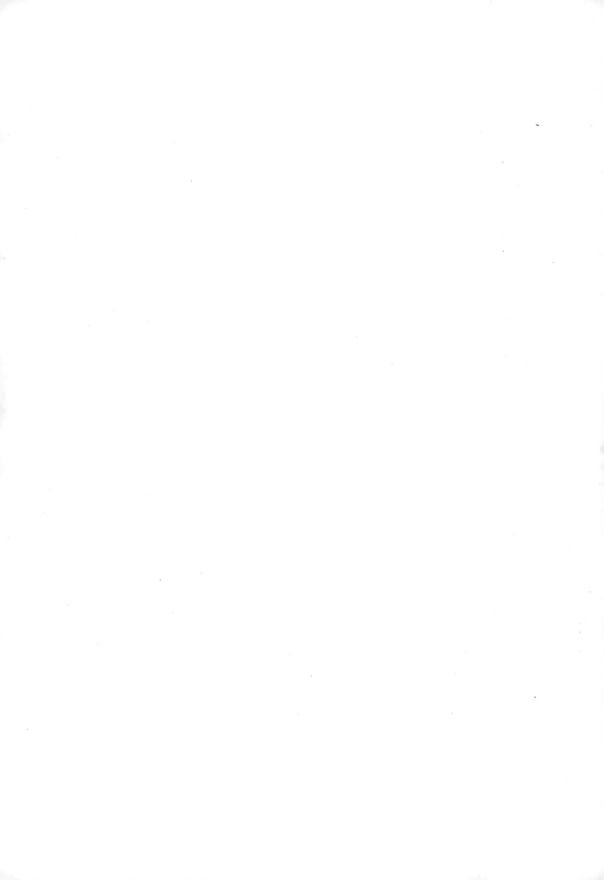